Polak
Doppler
Cuello y extremidades

Polak
Doppler
Cuello y extremidades

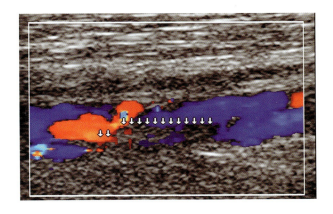

Joseph P. Polak
Professor of Radiology and Director
of Cardiovascular Imaging
Department of Radiology
Tufts Medical School
New England Medical Center
Boston, Massachusetts

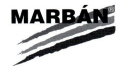

©⋅2007
© **MARBÁN LIBROS, S.L.**
Joaquín María López, 72
28015 Madrid. España
Teléf.: (34) 91 543 55 55
Fax: (34) 91 544 13 80

Edición en español de:
Peripheral Vascular Sonography. A Practical Guide
Joseph F. Polak, 2 ed.

© Edición original
Lippincott Williams & Wilkins
Published by arrangement with
Lippincott Williams & Wilkins
530 Walnut Street
Philadelphia, PA 19106 USA

Fotocopiar es un delito (Art. 270 C.P.)
Este libro está legalmente protegido por los derechos de propiedad intelectual. Cualquier uso, fuera de los límites establecidos por la legislación vigente, sin el consentimiento del editor, es ilegal. Esto se aplica en particular a la fotocopia y, en general, a la reproducción en cualquier otro soporte.

MARBÁN® es marca registrada.
La fotocopia o el uso de productos protegidos bajo una marca registrada ® constituye delito tipificado en el artículo 274 C.P. que protege el derecho de propiedad industrial.

Traducción a cargo de:
Dra. S. Merino Menéndez
Servicio de Radiodiagnóstico.
Hospital Clínico San Carlos.
Madrid. España

ISBN rústica: 978-84-7101-554-9 (**MARBÁN, S.L.** - Edición en español)
ISBN cartoné: 978-84-7101-572-3 (**MARBÁN, S.L.** - Edición en español)
ISBN: 0-7817-4871-2-2004 (Lippincott Williams & Wilkins - Edición en inglés)

M-8.555-2007
Impreso en España. Printed in Spain

Contenido

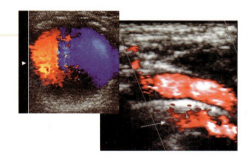

1. Ecografía Doppler: características generales 1
2. Fisiopatología 48
3. Eficacia de las pruebas de diagnóstico vascular 78
4. Arterias del cuello 110
5. Trombosis venosa 168
6. Trombosis venosa crónica e insuficiencia venosa 221
7. Patología arterial periférica 252
8. Estudios de imagen de intervenciones quirúrgicas y endovasculares 302

    Apéndice: formulario de evaluación vascular 350

    Índice 359

Prefacio

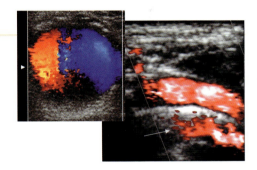

Este libro presenta todos los aspectos prácticos de la ecografía Doppler de cuello y extremidades. Se presta especial atención a la enfermedad de la arteria carótida y al diagnóstico de enfermedades venosas y arteriales de las extremidades superiores e inferiores. La ecografía posee una innegable importancia dentro de las técnicas de imagen vasculares no invasivas, llegando a sustituir a la angiografía por tomografía computarizada (ATC) y la angiografía por resonancia magnética (ARM).

Aunque la ecografía se emplea también para evaluar la aorta, la vena cava y otras estructuras vasculares del abdomen y de la pelvis, este libro se centra en el estudio por imagen de los vasos de los brazos, las piernas y el cuello. La ATC y la ARM ya nos proporcionan un medio práctico y efectivo de evaluar los grandes vasos del cuerpo. La combinación de estas tres técnicas, la ecografía, la ATC y la ARM, ha reemplazado, o lo hará en un futuro, a los estudios tradicionales mediante venografía y arteriografía.

¿Cuáles son las ventajas de la ecografía, y en particular de la *dúplex* y la incluso más reciente imagen mediante flujo de color, en comparación con otras modalidades de imagen no invasivas? La ecografía es portátil, relativamente económica, se puede utilizar en el estudio de estructuras y en la localización del flujo sanguíneo, y se adapta fácilmente al resultado de exámenes seriados en un paciente determinado. Estas ventajas son especialmente relevantes en el estudio de pacientes con enfermedad tromboembólica venosa y lesiones ateroscleróticas obstructivas en las arterias.

La ecografía ha demostrado ser una técnica de imagen eficaz y precisa en el diagnóstico de las trombosis venosas. Su función también se está extendiendo a la monitorización de pacientes sometidos a distintas terapias. Un ejemplo de una cuestión que se puede resolver mediante ecografía, por ejemplo, es si la morbilidad crónica que se produce después de un tratamiento con éxito de una trombosis venosa profunda aguda disminuye aplicando un tratamiento precoz y más agresivo. La reabsorción precoz de trombos empleando agentes trombolíticos como la uroquinasa, la estreptoquinasa y t-PA reduce el daño a la cubierta endotelial y a las válvulas de las venas. Sólo monitorizando los cambios en la extensión y el tipo de trombo de forma seriada se podría dar una respuesta a estas cuestiones.

La ecografía se puede utilizar para identificar qué pacientes se podrían beneficiar de las opciones terapéuticas disponibles para tratar la enfermedad arterial carotídea y de la extremidad inferior. También sirve para monitorizar de manera no invasiva los efectos de las intervenciones y detectar la hiperplasia de la fibroíntima, un proceso que suele ser responsable

Prefacio

de recurrencias tras endarterectomía, aterectomía, colocación de endoprótesis vasculares y cirugía de derivación arterial. Esta patología es distinta de la aterosclerosis, y produce una estenosis progresiva que suele resultar en la oclusión del vaso afectado. La eficacia de las técnicas de intervención se juzga por su habilidad para restablecer y mantener el flujo sanguíneo normal a la extremidad. El componente Doppler del examen ecográfico detecta los cambios precoces de velocidad del flujo sanguíneo en las zonas en las que se está desarrollando la estenosis. La efectividad de la intervención y de cualquier terapia farmacológica coadyuvante para controlar la proliferación en la fibroíntima puede ser cuantificada y evaluada objetivamente, entonces, con mediciones seriadas.

Se está empezando a reconocer la importancia de la imagen ecográfica de alta resolución como un instrumento de gran utilidad para determinar la extensión de la aterosclerosis precoz. Puede mostrar la formación de placas precozmente y medir el grosor de la íntima-media en la pared arterial. El aumento de este grosor en una etapa temprana es indicativo del desarrollo de aterosclerosis, incluso en pacientes jóvenes. Esto no sólo facilita la valoración de la extensión de la aterosclerosis precoz, sino que también sirve para justificar una intervención en un estadio temprano y así prevenir el desarrollo de la enfermedad.

La técnica ecográfica depende en gran manera de la persona que la realice. La habilidad técnica afecta a la calidad de los estudios y a la posibilidad de detectar cambios patológicos tanto en los vasos como en los tejidos blandos circundantes. Incluso cuando el estudio es técnicamente perfecto, las imágenes que conforman el estudio final son seleccionadas entre muchas otras y, por lo tanto, reflejan un sesgo inherente del ecografista. La adquisición de imágenes de TC y RM depende menos de la persona que las realiza que en el caso de la ecografía. El grado de precisión que se consigue cuando se realizan varios exámenes, y que se describe en este libro, depende en última instancia de las habilidades técnicas y la experiencia del ecografista.

Esta segunda edición es un compendio de mis experiencias durante los últimos 16 años. En un primer momento formé a ecografistas vasculares en el laboratorio vascular del hospital. También enseñé la técnica y la interpretación de la ecografía vascular a una audiencia más amplia de técnicos, médicos especializados en enfermedades vasculares y de otras especialidades. Este manual se ha escrito para dar respuesta a algunas de las cuestiones que se le pueden plantear a este variado público. He intentado, siempre que he podido, describir las técnicas básicas de una manera práctica. Esta guía también incluye información básica sobre patologías y hemodinámica. Es absolutamente necesario poseer el conocimiento de los mecanismos patológicos que operan en las distintas enfermedades vasculares, ser capaz de reconocer los cambios fisiológicos asociados y darse cuenta de la potencialidad diagnóstica de la ecografía para proporcionar el mejor servicio al paciente. La información que aquí se presenta debería serle útil a un médico en todas las ocasiones en las que deba emplear la ecografía para establecer un diagnóstico, realizar un tratamiento y monitorizar los resultados de una terapia en pacientes con enfermedades vasculares.

Agradecimientos

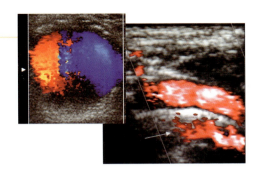

Me gustaría dar las gracias a todos los ecografistas con los que he tenido el placer de trabajar durante todos estos años. Su esfuerzo y su experiencia me han permitido perfeccionar y seguir avanzando en el campo de la ecografía vascular.

Aunque soy el autor de la mayoría de las imágenes del libro, nunca habría sido capaz de obtenerlas sin la ayuda del grupo de ecografistas con los que he trabajado. Quería agradecer especialmente a la jefe de mi servicio de ecografía, la doctora Jean Alessi-Chinetti, su ayuda en la realización de esta nueva edición, mediante su aportación de imágenes de una excelente calidad y gracias a su capacidad de organización en un ambiente tan duro y exigente.

Finalmente me gustaría expresar mi agradecimiento al doctor Irwin Kuperberg, presidente del Institute of Advanced Medical Education. Gracias a su ayuda en la organización de conferencias me ha permitido acceder a un público que no sólo estaba interesado en perfeccionar su conocimiento sobre ecografía vascular, sino que además no tenía ningún miedo a hacer preguntas. Espero que este libro pueda dar respuesta a muchas de estas cuestiones.

A Alex y a Jo-Anne. Gracias por vuestra paciencia.

Polak
Doppler
Cuello y extremidades

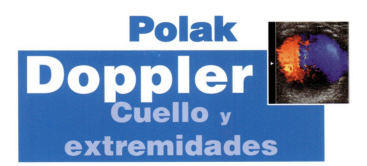

Capítulo **1**

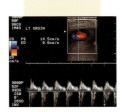

Ecografía Doppler:
características generales

IMAGEN EN ESCALA DE GRISES

La imagen en escala de grises (modo B) se obtiene a partir de un pulso de radiofrecuencia que es dirigido a un grupo de cristales con propiedades piezoeléctricas que se encuentran en contacto con la piel; posteriormente, los ecos reflejados a partir de los tejidos blandos subyacentes son detectados y registrados. Las ondas acústicas son de elevada frecuencia (3.000.000 a 10.000.000 ciclos por segundo) en comparación con el umbral de audición humano, que se encuentra en 20.000 ciclos por segundo. Estas ondas acústicas, que difícilmente se transmiten por el aire, viajan de forma óptima por el agua y los tejidos blandos del organismo. Para asegurar una adecuada transmisión entre los cristales y los tejidos blandos, se aplica en la piel una interfase con propiedades acústicas similares a las del agua consistente en un gel soluble en agua. Los cristales piezoeléctricos absorben la energía eléctrica en forma de señal de radiofrecuencia y la emiten en forma de onda acústica, que penetra en los tejidos. Parte de dicha onda acústica es reflejada de nuevo hacia el transductor al encontrar en su camino interfases con propiedades acústicas diferentes. La codificación sobre la posición de los ecos reflejados se obtiene en función del tiempo entre la transmisión del pulso acústico y la detección de la señal reflejada. Las ondas acústicas reflejadas interactúan entonces con los cristales, produciéndose ahora el efecto contrario y transformando la energía acústica en energía eléctrica. Dado que la velocidad del sonido en los tejidos blandos es relativamente constante a 1.540 m/seg, un retraso en el tiempo puede traducirse en un desplazamiento físi-

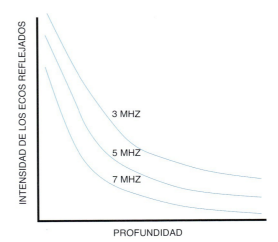

Figura 1-1. Este gráfico refleja el efecto de la frecuencia del transductor y la profundidad de la imagen en la intensidad de señal de los ecos reflejados. Existe una pérdida significativa de la penetración del haz acústico conforme aumenta la frecuencia. Además, para una determinada frecuencia, existe también una pérdida rápida de fuerza de los ecos reflejados a medida que aumenta la profundidad de la estructura estudiada.

co. Por ejemplo, el haz de ultrasonidos tarda 6,5 microsegundos en atravesar una distancia de 1 cm en los tejidos blandos. Por tanto, un pulso tardaría 13 microsegundos en profundizar 1 cm de tejidos blandos y regresar al transductor. Por otra parte, el haz de ultrasonidos también pierde energía a medida que aumenta la profundidad de los tejidos blandos (Fig. 1-1). Esta atenuación hace que los ecos reflejados desde estructuras más profundas no tengan mucha energía y sean por tanto de menor intensidad. Normalmente se aplica a los ecos reflejados una compensación tiempo-ganancia (CTG) para nivelar la intensidad de las señales conforme se registran en el monitor; se denomina curva de CTG (Fig. 1-2).

La naturaleza de los ecos reflejados es una función del tipo de tejido biológico encontrado por el haz acústico. Los músculos y los diferentes tejidos blandos de las extremidades se relacionan con el haz de ultrasonidos a través de una interacción dispersa. La dispersión tiene lugar por la existencia de ecos reflejados de cierta intensidad, ya que el tamaño de la mayoría de las estructuras físicas de los tejidos blandos es significativamente mayor que el de la longitud de onda del haz de ultrasonidos. En contraste, las células rojas de la sangre aparecen oscuras por ser un tamaño mucho menor que el de la longitud de onda del haz de ultrasonidos, de forma que no envían ecos fuertes (Fig. 1-3). El término utilizado para describir este tipo de interacción física es dispersión Raileigh. La buena delimitación entre estructuras con propiedades acústicas diferentes también puede acentuarse en función de que la estructura explorada, a menudo la pared arterial, sea perpendicular al haz de ultrasonidos. Este tipo de interacción se denomina reflejo especular (Fig. 1-4). La imagen en escala de grises (modo B) se explica por una combinación de estos efectos (Fig. 1-5). El haz interacciona con los componentes estructurales de los tejidos de interés. El término utilizado para describir la intensidad de la señal que retorna es ecogenicidad. La ecogenicidad de un tejido describe el aspecto ecográfico de éste o la intensidad de imagen relativa a los tejidos adyacentes. El tejido o estructura de baja intensidad de señal aparecerá negra en la imagen ecográfica en modo B y se denomina ecolucente o hipoecoica (Fig. 1-6). Aquellos tejidos que reflejan ecos de cierta intensidad mayor se llaman normalmente isoecoicos o isodensos. Por último, si los ecos en el interior de la estructura de interés presentan elevada intensidad (blancos en el modo B) en relación con los tejidos blandos adyacentes y los músculos, se dice que dicha estructura es hiperecogénica o ecodensa.

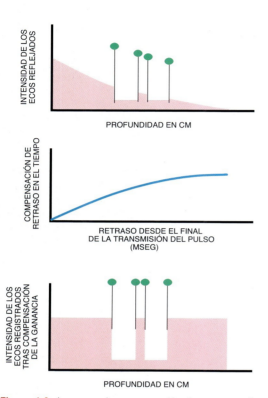

Figura 1-2. La curva de compensación tiempo-ganancia (CTG) se aplica para proporcionar una imagen más aceptable de los ecos reflejados. Debido a los efectos de atenuación, la intensidad de los ecos reflejados normalmente disminuye drásticamente con la profundidad (*arriba*). Los puntos negros corresponden a la localización del vaso de interés. La compensación tiempo-ganancia realiza una amplificación de los ecos reflejados en función del retraso entre la transmisión y la recepción de las ondas acústicas (*medio*). Cuanto más profunda sea la estructura, mayor será el retraso y mayor la amplificación de la señal de los ecos. El resultado final se muestra en la figura de abajo. Ahora existe incluso mayor distribución de los ecos reflejados. Este ajuste afecta al aspecto de la imagen en modo B y hace más sencillo comparar la estructura ecogénica de un trombo venoso o de una placa carotídea con los tejidos blandos adyacentes.

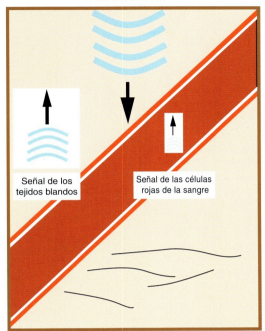

Figura 1-3. Los ecos utilizados para obtener una imagen ecográfica son creados a través del proceso físico conocido como dispersión. Las intensidades de señal reflejadas a partir de los diferentes tejidos son función de la densidad de estos dispersores, del tamaño de los mismos y de su distribución en los tejidos. En general, la longitud de onda del haz de ultrasonidos tiene un tamaño similar al de las estructuras responsables del proceso de dispersión en los músculos y en otras estructuras no vasculares. Es responsable de la mayoría de señales de fondo que se ven en la imagen en modo B. Las células rojas también interactúan con el haz de ultrasonidos en una forma de dispersión que se conoce como dispersión Rayleigh. La longitud de onda del haz de ultrasonidos es mayor que el tamaño de dichas células y en este tipo de interacción no influye el ángulo. La fuerza de los ecos reflejados aumenta a la cuarta potencia de la frecuencia de ultrasonidos. La fuerza de la señal debida a los ecos generados por las células rojas es de 10.000 a 1.000.000 de veces menor que la de los tejidos blandos contiguos.

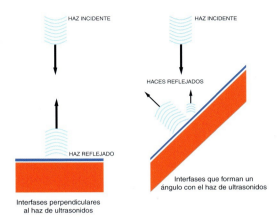

Figura 1-4. El reflejo especular es la interacción entre el tejido y el haz de ultrasonidos en la interfase entre materiales con propiedades acústicas diferentes (impedancia). Es fundamentalmente responsable de la capacidad para identificar interfases de la pared de las arterias y sus límites. Este tipo de interacción depende enormemente del ángulo, como se muestra en la figura. Las interfases de las paredes arteriales perpendiculares al haz son claramente visibles. A medida que aumenta el ángulo entre el haz y la interfase, la mayoría de los ecos reflejados son enviados fuera del transductor y no contribuyen a la intensidad de señal.

En origen se utilizaron transductores compuestos por un único cristal para la obtención de imágenes en modo B, que funcionaban conjuntamente con un brazo mecánico articulado a partir del cual se registraba la posición de los ecos reflejados desde los tejidos de interés. Estos aparatos eran grandes, difíciles de manejar, no proporcionaban imágenes Doppler y no permitían un posicionamiento rápido y el mapeo de las estructuras de interés. Por ello fueron sustituidos por aparatos de ultrasonidos en tiempo real en los que existía un cristal que se movía o el sonido se reflejaba desde un espejo acústico móvil. El movimiento rápido hacia delante y atrás sobre un arco corto definía un ángulo que a su vez dibujaba un campo de visión en forma de sector, de ahí el nombre de aparato sectorial. Estos aparatos permitían una adecuada resolución de la mayoría de las estructuras vasculares de interés, pero no proporcionaban una imagen simultánea 2D en tiempo real ni tampoco señal Doppler. Había que utilizar un segundo cristal de ultrasonidos (Fig. 1-7) o suspender el movimiento en el transductor

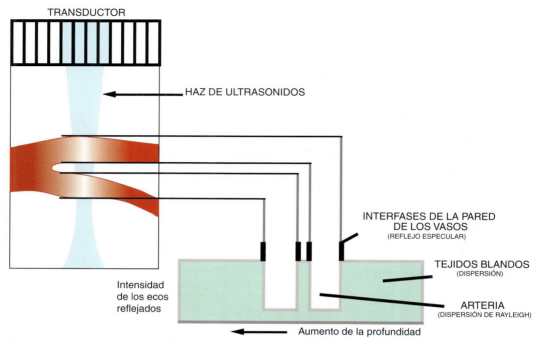

Figura 1-5. Esta figura representa el origen de las señales en la imagen ecográfica. Las interfases de las paredes arteriales, cuando son observadas perpendicularmente, actúan como reflectores especulares. Ello hace que la intensidad relativa de los ecos reflejados sea ligeramente más brillante para dichas interfases. Los ecos que nacen de los tejidos blandos están sometidos al fenómeno de dispersión y los pequeños reflectores especulares orientados en distintas direcciones contribuyen a la señal de fondo. Las señales procedentes de las células rojas de la sangre son consecuencia de la dispersión de Rayleigh. La intensidad de señal producida por dichas células es de una magnitud algunas veces menor que la de los tejidos blandos adyacentes.

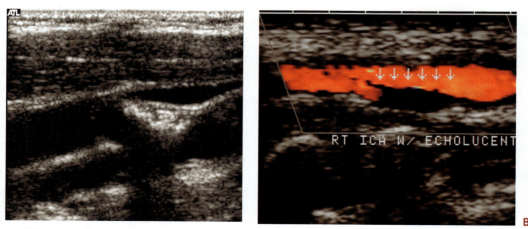

Figura 1-6. La placa aterosclerótica puede mostrar niveles distintos de ecogenicidad, que van desde la ecodensidad (hiperecogénica) a la ecolucencia (hipoecogénica). El aspecto de la misma depende de la densidad de los ecos en los tejidos blandos adyacentes. **A:** Una placa próxima indica una fuerte señal por tratarse de una estructura predominantemente hiperecogénica. **B:** Esta placa más alejada (*flechas*) es hipoecogénica y sólo visible con la imagen Doppler color.

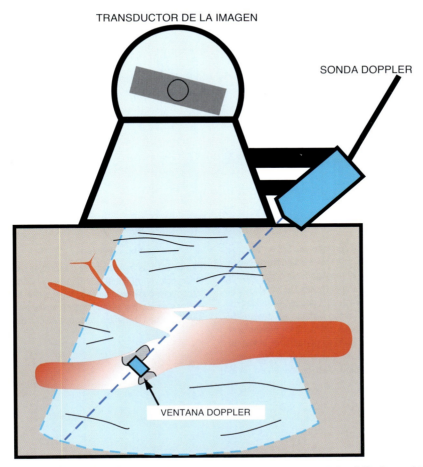

Figura 1-7. La aplicación clínica original del aparato de imagen dúplex se consiguió mediante la adición de un cristal nuevo al sistema sectorial mecánico, que se utilizaba para generar una imagen en modo B en tiempo real y localizar el sitio donde colocar la ventana de la muestra Doppler. El transductor Doppler procesaba entonces la información Doppler en esta localización y se registraba simultáneamente una imagen en modo B en tiempo real y una curva Doppler. El acoplamiento del transductor Doppler debía estar perfectamente alineado con el transductor de la imagen para prevenir así incongruencias en la colocación de la ventana Doppler. Ésta era a menudo la causa de algunos problemas y requería un cuidadoso mantenimiento del montaje del transductor.

para obtener imágenes que posteriormente fueran procesadas para proporcionar ondas espectrales Doppler.

El uso de múltiples pequeños cristales con propiedades piezoeléctricas permitió la aparición de antenas de formas diferentes que sustituyeron al aparato sectorial mecánico (Fig. 1-8). Esta tecnología de imagen coincidió con el desarrollo de microprocesadores especializados capaces de coordinar las tareas necesarias para la formación de la imagen. Los materiales usados para dichas antenas han ido variando a lo largo de la pasada década. Las cerámicas modernas, típicamente compuestas de circonato titanato de plomo, tienen una amplia banda de frecuencia y permiten la creación de pulsos muy estrechos de ultrasonidos, lo cual propor-

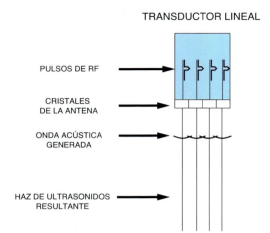

Figura 1-8. El transductor lineal contiene 96, 128 o más cristales colocados en serie. Señales de radiofrecuencia aplicadas a cada cristal hacen que éstos vibren y generen ondas acústicas, que posteriormente viajarán por los tejidos blandos. Los cristales son excitados sólo durante una pequeña cantidad de tiempo (microsegundos). En el tiempo restante, los ecos reflejados de los tejidos blandos pueden interaccionar con los cristales, lo cual genera pequeñas señales de radiofrecuencia en respuesta a las ondas acústicas que chocan contra ellos, señales que son procesadas para crear la imagen de ultrasonidos.

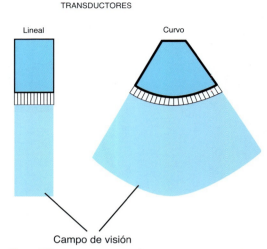

Figura 1-9. Los transductores disponibles para el estudio vascular incluyen el lineal y el cónvex. El campo de visión del transductor cónvex es mucho mayor que el del lineal. El transductor sectorial (no se muestra) es similar en diseño al cónvex, pero tiene una superficie de apoyo mucho menor.

ciona una buena resolución axial debido a la corta longitud de pulso y ofrece una penetración profunda por los componentes de baja frecuencia del pulso de ultrasonidos emitido.

Existen básicamente tres formas disponibles de transductor para el estudio ecográfico vascular periférico: sectorial, lineal y cónvex (curvo) (Fig. 1-9). Los tres comparten la característica de carecer de partes móviles. El enfoque del haz de ultrasonidos se obtiene introduciendo una demora en el tiempo para un determinado cristal de la antena cuando se emite el pulso de energía de ultrasonidos; se consigue provocando un retraso de longitud variable en la liberación de un pulso pequeño de radiofrecuencia al cristal. Variando la secuencia y localización del pulso de radiofrecuencia, es posible focalizar más señal de ultrasonidos para una determinada profundidad, aumentando de esta forma la resolución, así como manejar el ángulo de interrogación

de la antena (Fig. 1-10). La capacidad de enfocar aplicando un orden en el disparo de los elementos de la antena se denomina ajuste de fase. Por tanto, en la mayoría de las aplicaciones vasculares, el explorador debe utilizar un transductor lineal con ajuste de fase. Esta última propiedad resulta útil cuando se estudia una estructura vascular que hace una brusca curva respecto a la interfase transductor-piel. La capacidad de focalizar la energía de ultrasonidos para una determinada profundidad también aumenta la discriminación en detalle a dicha profundidad (Fig. 1-11); puede conseguirse o bien variando el camino del haz acústico o bien utilizando algoritmos especiales para procesar los ecos reflejados, lo que se denomina enfoque dinámico.

El transductor lineal resulta apto para la imagen vascular, no permitiendo la distorsión geométrica de la imagen que hace que segmentos arteriales rectos aparezcan curvos en los márgenes del campo

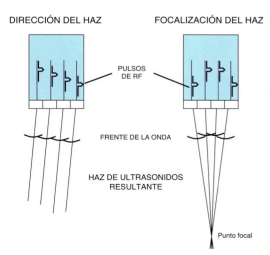

Figura 1-10. Los cristales contiguos del transductor lineal son excitados en momentos diferentes para conseguir dirigir o focalizar el haz. Los mismos efectos pueden conseguirse variando el tiempo de las señales recibidas por los cristales del transductor. En la izquierda, un grupo de cuatro cristales es excitado con retrasos cada vez mayores, lo cual hace que el haz se dirija hacia la izquierda. En la derecha, los cristales del centro son excitados más tarde para conseguir una mayor focalización del haz. Estos efectos se consiguen actuando en un pequeño número de cristales cada vez (normalmente cuatro, como en el ejemplo).

de la imagen. Este fenómeno es compartido, sin embargo, por los transductores sectorial y cónvex, y es mayor a medida que aumenta la profundidad. Un campo de visión de 4 y 6 cm permite la muestra contigua de segmentos arteriales largos en un tiempo razonable (Fig. 1-12), lo cual permite cubrir la longitud de los vasos de las extremidades superiores e inferiores. El campo de visión del transductor lineal puede ampliarse dirigiendo el haz a los extremos de la antena y ofreciendo así mayor cobertura de la estructura de interés (Fig. 1-13).

Los transductores sectorial y curvo tienen algunas ventajas cuando los vasos son tortuosos o se encuentran por debajo de estructuras que impiden la transmisión de las ondas acústicas. Además, son más fácilmente aplicables sobre la espina ilíaca anterior en el estudio de las arterias ilíacas y facilitan la visualización de la arteria y vena subclavias en su transcurso por debajo de la clavícula. En general, son mejores cuando la ventana acústica es pequeña y los segmentos vasculares a explorar son bastante profundos. Por la forma de las ondas acústicas emitidas, los transductores sectorial y curvilíneo mostrarán segmentos más largos de la arteria y vena conforme aumente la profundidad.

La forma del transductor lineal también influye en la capacidad para realizar determinadas tareas diagnósticas. Por ejemplo, un ligero afilamiento en su forma disminuirá la superficie de contacto con la piel, facilitándose así la transmisión de presión desde el transductor hasta las venas más profundas durante el estudio ecográfico con compresión.

La mayoría de las estructuras vasculares de interés en las extremidades superiores e inferiores varían en tamaño de 1 mm a 1 cm. Normalmente se necesita un aparato de ultrasonidos de alta resolución para explorar adecuadamente estructuras de este tamaño. Puesto que la resolución del transductor es directamente proporcional a su frecuencia, el aumento de dicha frecuencia mejora la visualización de venas y arterias. No obstante, el aumento de la frecuencia implica un efecto colateral que consiste en una menor penetración en profundidad del haz de ultrasonidos. Además tiene un efecto en la distribución de frecuencias que regresan al transductor. Aunque el transductor sólo puede transmitir a una frecuencia, existe un espectro de frecuencias emitidas por el transductor que penetran en los tejidos, así como de frecuencias que son reflejadas al transductor. Los tejidos blandos influyen en el trayecto del haz de ultrasonidos atenuando los componentes de mayor frecuencia del espectro y haciendo mayor el retorno al transductor de aquellos componentes de baja frecuencia. Ello reduce la capacidad de discriminar detalles minúsculos o de resolución a mayor profundidad (Fig. 1-14); este efecto es más pronunciado cuanto más profunda se encuentre la estructura de interés. La resolución de contraste también varía en función de la frecuencia; es posible no observar la estructura interna de un trombo con 3 MHz, pero sí con frecuencias de 5 a 7 MHz.

El transductor de frecuencia de al menos 4 a 5 MHz es el más útil en la mayoría de las aplicaciones clínicas del estudio vascular periférico. Ello garantiza que los ecos reflejados desde estructuras más profundas contengan componentes de frecuencia en este rango. En ocasiones, se requiere una

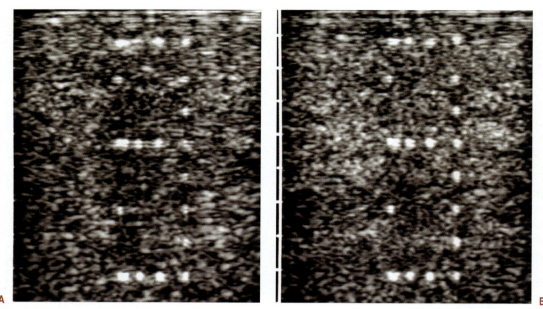

Figura 1-11. El efecto producido al focalizar selectivamente componentes distintos del transductor lineal se muestra en este esquema. **A:** La focalización selectiva en una profundidad de 4,5 cm muestra claramente la separación entre los alfileres más alejados pero no claramente la de los más cercanos. Se consigue variando el tiempo de las señales de radiofrecuencia aplicadas a los cristales del transductor o procesando las señales recibidas por estos cristales. **B:** La focalización simultánea a profundidades múltiples hace que todos los alfileres sean claramente discernibles. Con este tipo de focalización, el cuadro de imagen se recuce drásticamente.

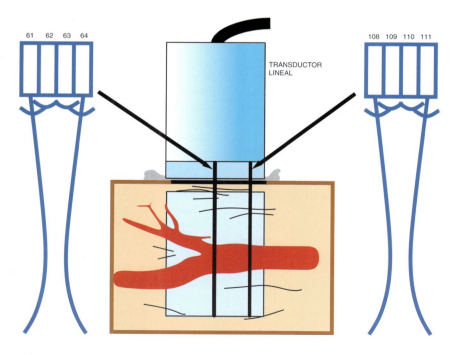

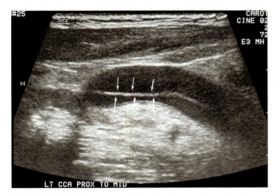

Figura 1-13. El campo de visión de un transductor lineal puede ampliarse guiando el haz. El haz de ultrasonidos es enviado a un extremo del transductor lineal y posteriormente se capturan los ecos reflejados. Ello proporciona mayor cobertura de la carótida en este caso de extensión de una disección aórtica a la carótida común.

mayor resolución, por ejemplo, cuando se estudia una estructura vascular superficial como la arteria carótida y se pretende caracterizar una placa aterosclerótica precoz. La frecuencia menor requerida para el estudio de las carótidas es de 7 a 10 MHz. Para el estudio de las venas de las extremidades inferiores, particularmente las venas y arterias femorales más profundas, un transductor de 4 a 5 MHz suele bastar en la mayoría de los sujetos. Para la detección de trombos precoces en pequeñas venas de la pantorrilla se pueden requerir frecuencias próximas a los 7 MHz. En ocasiones, pacientes con muslos grandes y vasos profundos pueden necesitar transductores de baja frecuencia, de hasta 3 MHz. En estos casos, la resolución de contraste en los tejidos blandos adyacentes disminuye significativamente.

IMAGEN ARMÓNICA NATIVA

El uso de transductores de ultrasonidos modernos con ancho de banda de amplia señal ha permitido un enfoque distinto a la imagen de ultrasonidos. El ancho de banda es tan grande que pueden detectarse los armónicos (múltiplos de la línea de base o frecuencia fundamental) de una frecuencia transmitida. El transductor que emite un pulso de 4 MHz puede detectar también la señal armónica que retorna de 8 MHz. Ello permite aumentar la resolución de contraste y reducir algunos de los artefactos causados por los tejidos blandos que se encuentran inmediatamente por debajo del transductor. Las señales armónicas generadas surgen por la naturaleza asimétrica de la interacción de los tejidos blandos con el pulso de ultrasonidos. El componente de presión positiva de la onda ultrasónica (pico) se propaga de forma más rápida que el componente negativo, lo cual distorsiona la forma del pulso de ultrasonidos (Fig. 1-15). La onda fundamental genera armónicos por su interacción con los tejidos blandos que atraviesa. La profundidad a la que se produce depende de la atenuación de señal combinada de la onda fundamental y de la señal armónica reflejada (Fig. 1-16). Estas puede usarse para evaluar mejor las características en escala de grises de los tejidos blandos al reducir el ruido producido por múltiples causas: reverberación, lóbulos laterales y moteado. Además reduce también el moteado de la imagen, que se produce debido a la interferencia entre ondas que parecen originarse del mismo objeto. En este caso, las ondas reflejadas del haz fundamental son mucho más numerosas que las reflejadas del armónico. Una aplicación clara en el futuro de esta técnica es la caracterización de placas ateroscleróticas (Fig. 1-17).

Figura 1-12. El transductor lineal codifica la posición en función de la localización de los diferentes cristales. En la izquierda se están utilizando cuatro cristales; normalmente los cristales son disparados en grupos de cuatro, como se muestra. El segundo grupo está colocado 47 cristales más allá. El tiempo que se tarda en adquirir una línea de imagen es función de la profundidad; cada centímetro de profundidad corresponde a 13 microsegundos. Por tanto, la imagen tardará 2,5 mseg en progresar hasta el segundo grupo de cristales en el caso de 4 cm de profundidad.

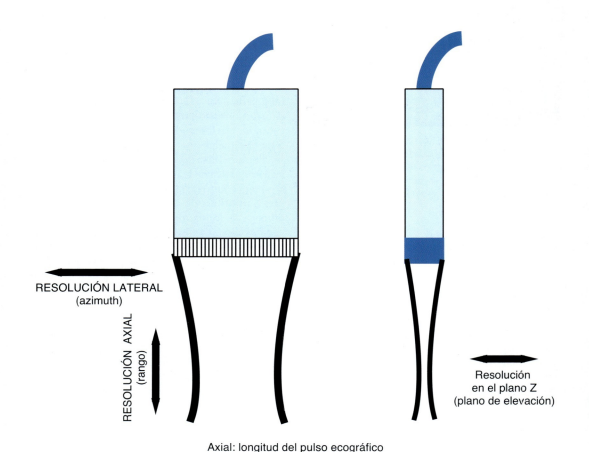

Axial: longitud del pulso ecográfico
Lateral: elementos del transductor
Azimuth: forma de la cara de la sonda (matriz simple o forma del pulso (matriz multidetector)

Figura 1-14. Existen tres formas de evaluar la resolución. La primera, a la cual se hace poca referencia, tiene que ver con la resolución en el eje Z y viene determinada por la forma del cristal cuando se observa desde el margen del transductor, no pudiendo ser modificada durante la obtención de la imagen a menos que se produzca un alejamiento. Los transductores con múltiples detectores pueden focalizar de forma activa en este plano. La resolución lateral hace referencia a la capacidad de discriminar dos objetos localizados a ambos lados de la imagen. Se consigue mediante la focalización activa de los cristales del transductor. La resolución axial puede modificarse ligeramente cambiando la forma de procesar los ecos reflejados y depende fundamentalmente de la duración y la morfología del pulso de radiofrecuencia utilizado para excitar los cristales del transductor.

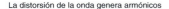
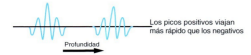

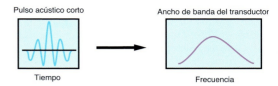

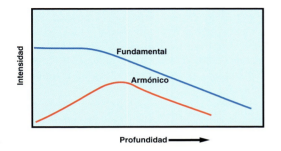

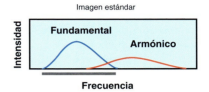

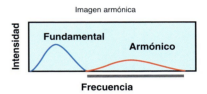

Figura 1-15. La propagación de un pulso de ultrasonidos está influida por la diferencia ligera en velocidad de sus componentes positivo (también llamado "compresivo") y negativo (componente de rareficación). El componente positivo (pico) viaja más rápido que el negativo (a través). Conforme el haz fundamental se propaga, la diferencia cada vez mayor entre los componentes positivo y negativo del pulso provoca un aumento de la fuerza de señal con la profundidad. Al atenuarse el haz fundamental, disminuye la generación de armónicos. La señal armónica tiende inicialmente a crecer con la profundidad para luego disminuir.

Figura 1-16. En la imagen armónica de los tejidos, el aparato debe discriminar entre los ecos que se originan por la reflexión de la frecuencia fundamental de aquellos que se generan a medida que el pulso de frecuencia fundamental interactúa con los tejidos blandos.

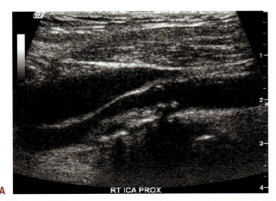
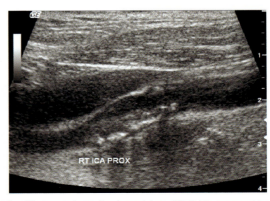

Figura 1-17. Esta imagen en modo B de una placa aterosclerótica ha sido generada mediante armónicos. **(A)** Existe menor ruido y moteado que en la imagen fundamental **(B).**

IMAGEN DOPPLER

En la actualidad existen tres formas de imagen Doppler en uso: Doppler continuo, Doppler pulsado y Doppler color.

Ecografía Doppler continuo/ Principios de la ecografía Doppler

El Doppler de onda continua comenzó a desarrollarse a principios de los años 50. Se utiliza un cristal con propiedades piezoeléctricas para enviar señales de ultrasonidos de forma continua, siendo un segundo cristal el encargado de detectar también continuamente los ecos reflejados (Fig. 1-18). Las señales que retornan se encuentran en línea con la sonda que contiene dichos cristales.

El principio físico que le sustenta es el de cambio Doppler. Las células rojas de la sangre, aunque también cualquier tejido blando que se mueva, provocan un cambio en la frecuencia de la señal de ultrasonidos reflejada (Fig. 1-19). Este cambio de frecuencia es proporcional a la velocidad de movimiento de dicha estructura respecto al transductor y se ve afectado por el ángulo relativo entre la dirección del haz de ultrasonidos y la dirección de la estructura móvil. En resumen, el cambio de frecuencia aumenta conforme la estructura se mueve hacia el transductor y disminuye a medida que se aleja de él. Esta relación viene reflejada en la ecuación Doppler, propuesta por Christian Doppler en 1889 (Fig. 1-20).

Cuando comenzó a usarse clínicamente a principio de los 60, esta información se codificaba en forma de señal acústica o era registrada como un valor medio del cambio Doppler detectado por la sonda. Los cambios en la frecuencia provocados por el movimiento de la sangre se encuentran en el rango de audición humano. Por ejemplo, con una sonda Doppler de 5 MHz de frecuencia que forme un ángulo de 60° con la estructura vascular, una velocidad de 20 cm/seg en una vena provocará un cambio de frecuencia de 640 Hz. Las velocidades picosistólicas en una carótida normal (por ejemplo, de 80 cm/seg) provocan un cambio de frecuencia cuatro veces mayor, de 2.560 Hz. Si el haz de ultrasonidos alcanza la arteria y la vena, las señales procedentes de la vena y la arteria serán de 4.999.360 Hz y 5.002.440 Hz, respectivamente. Este cambio de frecuencia está influenciado por la frecuencia portadora del haz de ultrasonidos. Para la misma velocidad del flujo sanguíneo (proporcional al diámetro del vaso e inversamente proporcional al grado de estenosis), el cambio de frecuencia medido aumentará al hacerlo la frecuencia portadora (Fig. 1-21). En aplicaciones previas, se detectaba y mostraba la media instantánea de los cambios de frecuencia; el aparato utilizado para ello se llama detector de cruce cero y permite una cuantificación aproximada de la velocidad media de flujo sanguíneo y también información cualitativa sobre el patrón de flujo sanguíneo.

Cualquier estructura que se mueva por debajo del haz de ultrasonidos hace retornar señales que contienen información sobre el cambio de frecuencia. Por tanto, no es posible localizar el origen de los ecos reflejados y correlacionarlos con una determinada estructura anatómica. Precisamente para

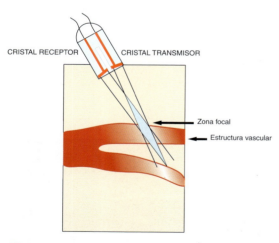

Figura 1-18. El aparato tradicional sin Doppler es la sonda de onda continua. Se llama así ya que envía señales acústicas de forma continua a partir de un cristal mientras que el otro permanece en un modo de recepción constante. Estas sondas registran señales de cada estructura en su línea de visión. Sin embargo, la mayoría de los aparatos tienen cristales con formas que contienen una zona focal efectiva que oscila entre uno y varios centímetros.

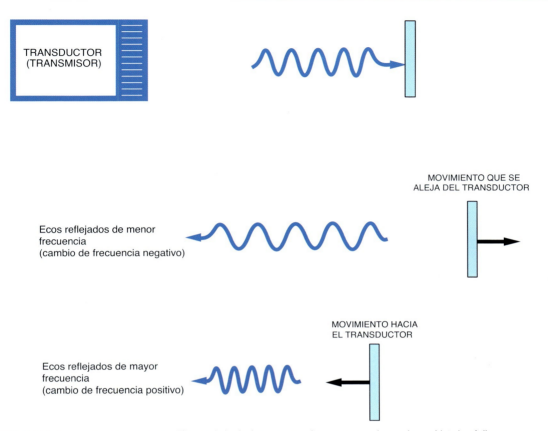

Figura 1-19. El efecto Doppler puede simplificarse de la siguiente manera. Los ecos procedentes de un objeto inmóvil no provocan ningún cambio en la frecuencia del haz de ultrasonidos. Sin embargo, aquellos ecos reflejados desde un objeto que se aleja del transductor tienen menor frecuencia. La diferencia entre las frecuencias recibidas y emitidas corresponde a un cambio de frecuencia Doppler negativo. Los ecos procedentes de un objeto que se mueve hacia el transductor tienen mayor frecuencia que la frecuencia emitida; la diferencia es un cambio de frecuencia Doppler positivo.

conseguir localizar el origen de dichos ecos, suele construirse un mecanismo de enfoque en los cristales piezoeléctricos. El haz de ultrasonidos es entonces capaz de cuestionar las señales que nacen a distintas profundidades (por ejemplo, 2-3 cm). También se aumenta la penetración del haz de ultrasonidos cuando disminuye la frecuencia portadora (Fig. 1-22).

Una limitación del detector de cruce cero es la ambigüedad producida al procesar los cambios de la frecuencia media (Fig. 1-23). El flujo sanguíneo en vasos contiguos con movimiento en direcciones opuestas puede cancelar el uno al otro en el registro de cambio de frecuencia Doppler. Un paso importante en la aplicación clínica de la ecografía Doppler fue el desarrollo del analizador de espec-

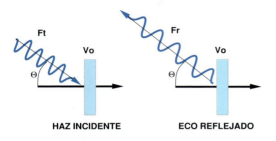

Figura 1-20. La ecuación Doppler es una herramienta esencial en el uso del sonido para la medición de la velocidad del flujo sanguíneo. Los términos esenciales son los siguientes. La frecuencia del haz de ultrasonidos transmitido (Ft) se denomina también frecuencia portadora Doppler. La frecuencia de los ecos reflejados se denomina Fr. El cambio de frecuencia Doppler provocado por el movimiento del objeto se llama FD y es igual a la diferencia entre Ft y Fd. El cambio Doppler, por ejemplo, raramente alcanza los 20.000 Hz, mientras que Fd y Ft oscilan normalmente entre 3.000.000 y 5.000.000 Hz. La velocidad Vo del objeto en movimiento es proporcional al FD, el cambio Doppler medido. La medición de la velocidad actual requiere el conocimiento de la velocidad del sonido (c=1.540 m/seg) y del ángulo formado entre la dirección del movimiento del objeto y el haz de ultrasonidos θ. El término θ se utiliza frecuentemente para describir este ángulo.

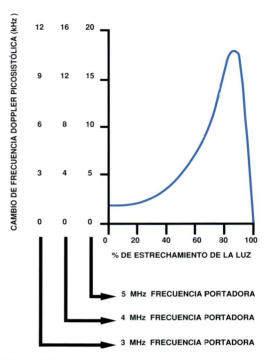

Figura 1-21. La curva que describe la relación entre el cambio de frecuencia y la estenosis de la luz de una arteria es similar en forma para las diferentes frecuencias portadoras Doppler. Los valores correspondientes a la presencia de una estenosis crítica son, sin embargo, diferentes. En los tres casos que se muestran, un 50% de estenosis causa un cambio de frecuencia de 3.000, 4.000 ó 5.000 Hz, para frecuencias portadoras diferentes de 3, 4 y 5 MHz, respectivamente. El conocimiento del ángulo (que se asume de 60° si no ha sido medido) y de la velocidad del sonido es todo lo que se necesita para determinar la velocidad del flujo de acuerdo con la ecuación Doppler. La ecuación cancela el efecto de la frecuencia portadora y hace que la velocidad estimada sea la misma a pesar de cambios de frecuencia aparentemente diferentes.

tro, que hizo posible el registro de la distribución de cambios de frecuencia producidos por la sangre en movimiento.

El analizador de espectro consiste en un aparato electrónico especial capaz de realizar una transformación matemática denominada transformación de Fourier (Fig. 1-24). En esencia, las señales reflejadas que contienen información sobre el cambio de frecuencia son detectadas por el transductor y codificadas en sus valores de frecuencia de componente (Fig. 1-25). Las señales que retornan son procesadas para crear un espectro o registro de la distribución de velocidades para un determinado intervalo de tiempo. En la mayoría de los aparatos, el registro se realiza cada 1 a 5 mseg. Durante este pequeño intervalo de tiempo, toda la distribución de cambios de frecuencia en la señal reflejada a la sonda es recogida, procesada y mostrada. El refresco continuo de estos espectros a lo largo del ciclo cardíaco crea lo que se denomina comúnmente onda espectral Doppler. La intensidad de la señal

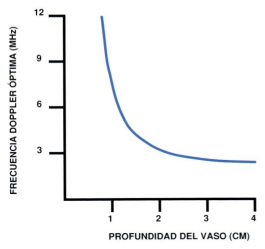

Figura 1-22. La frecuencia Doppler portadora es la frecuencia del haz de ultrasonidos enviada por los cristales que conforman el elemento activo del transductor. Los cambios de frecuencia son medidos respecto a la frecuencia base que puede ser seleccionada por el explorador, y que puede variar entre 3 y 7 MHz. Como se muestra en este dibujo, una frecuencia menor permite una mejor penetración del haz de ultrasonidos hasta la arteria o la vena que una frecuencia más alta.

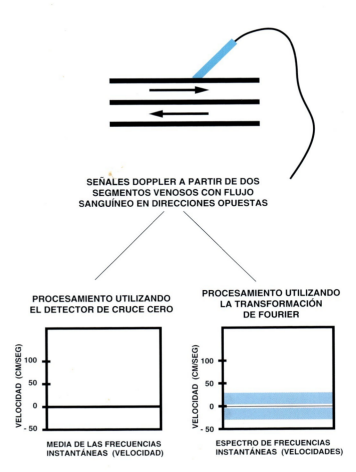

Figura 1-23. Los aparatos de Doppler más antiguos proporcionan un rendimiento de señal que es proporcional a la velocidad media de las células rojas. Como se muestra, movimientos de igual amplitud pero dirección opuesta tienden a cancelarse. El analizador moderno de espectro Doppler muestra la distribución de velocidad de las células sanguíneas rojas móviles.

ANÁLISIS DE FOURIER DEL REFLEJO DE LA SEÑAL DOPPLER

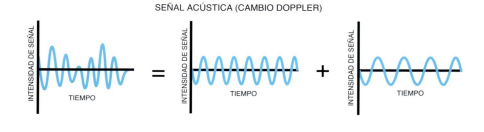

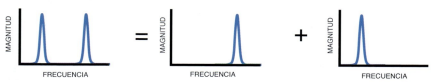

Figura 1-24. El método básico utilizado para extraer y procesar el cambio de frecuencia Doppler contenido en los ecos reflejados de un haz de ultrasonidos es la transformación rápida de Fourier, algoritmo que se utiliza para descomponer la señal acústica del cambio Doppler en espectros que muestran las distribuciones actuales de las frecuencias en los ecos reflejados. En la línea más alta, la señal acústica compleja de la izquierda corresponde a una combinación de los dos cambios de frecuencia Doppler mostrados en la derecha. Estas señales, procesadas siguiendo la transformación rápida de Fourier, se muestran en la línea de más abajo. Los cambios de frecuencia se muestran ahora como espectros. En la izquierda, se aprecia la señal acústica compleja que contiene tanto el componente de baja como de alta frecuencia, equivalente a añadir los dos espectros en la derecha.

Figura 1-25. A: Los espectros Doppler mostrados en la pantalla de ultrasonidos son procesados para extraer información sobre el cambio de frecuencia de las células rojas móviles. Esta información es posteriormente formateada como representación en el tiempo del movimiento de la sangre, donde la intensidad de señal es proporcional al número de células rojas que se mueven a una determinada velocidad. **B:** Esta acción se realiza cada 1 a 5 mseg en cada parte del ciclo cardíaco. **C:** La onda espectral Doppler se crea a partir de la información sobre el cambio de frecuencia contenida en los ecos reflejados desde un lugar físico definido por un retraso en el tiempo o ventana, Doppler. Algunos factores importantes que influyen en el aspecto de la onda son la localización y el tamaño de la ventana, así como los vasos y el tipo de flujo presente en ellos. En la línea más alta, se ha colocado una ventana Doppler estrecha en el centro de una arteria con flujo laminar (parabólico). Se utiliza la transformación rápida de Fourier para crear un espectro o distribución del número de células rojas para un determinado cambio de frecuencia. Este espectro se adquiere normalmente cada 1 a 10 mseg, dependiendo del fabricante del aparato y de la profundidad de la ventana Doppler. A partir de entonces, el espectro es formateado en una parte de la onda Doppler final mostrada en la derecha. Esto tiene lugar primero mostrando el espectro en dirección vertical y codificando después la amplitud del espectro como trazo de la intensidad de la onda Doppler. En la segunda línea, se han seguido los mismos pasos con una ventana Doppler más ancha. Ello fuerza al transductor a recibir una distribución más ancha distribución de velocidades de células rojas. El efecto es ampliar el ancho de la onda Doppler en la derecha y estrechar la ventana por debajo del trazado, el trazado espectral. En la última línea, se ha magnificado el ancho de la ventana Doppler para demostrar el origen del "ensanchamiento espectral" artificial de la onda Doppler. Ahora, la ventana Doppler incluye todas las velocidades de las células rojas en movimiento en el vaso, incluyendo las más lentas, próximas a cero, en la inmediación de las paredes del vaso. El espectro es más ancho que en los dos primeros casos. La ventana espectral o extensión vertical de la onda Doppler está prácticamente rellena. La banda estrecha persistente de ausencia de señal en la base del espectro se debe al filtro de pared, que se llama así porque anula las señales de baja frecuencia (velocidad) provocadas normalmente por el movimiento de la pared arterial durante el ciclo cardíaco.

Capítulo 1 · Ecografía Doppler: características generales 17

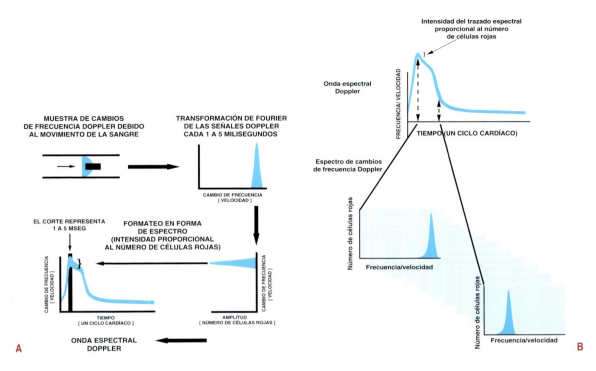

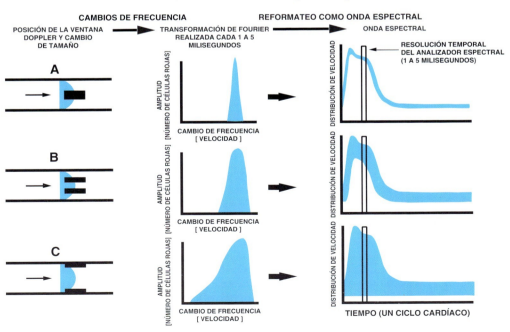

reflejada para una determinada frecuencia corresponde sólo vagamente con el número de células sanguíneas que se mueven a la misma velocidad. La intensidad de la onda espectral Doppler es codificada para ser proporcional al número de los ecos reflejados y es por tanto aproximadamente proporcional al número de células rojas que viajan a la velocidad correspondiente.

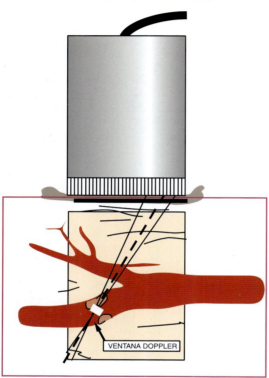

IMAGEN EN TIEMPO REAL

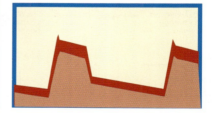

ADQUISICIÓN Y ESPECTRO DOPPLER SIMULTÁNEO DURANTE IMAGEN

Figura 1-26. La ecografía Dúplex hace referencia al uso combinado de la imagen en tiempo real y la adquisición de información espectral Doppler. Generalmente se basa en el tipo de transductor lineal que se muestra en el dibujo. No existen componentes móviles. Los ecos reflejados alcanzan el transductor y son procesados para generar tanto la imagen en modo real como la onda Doppler. El explorador puede colocar mejor la ventana Doppler al disponer también de imagen en tiempo real. Los mismos circuitos electrónicos utilizados para crear la imagen ayudan también a colocar la ventana Doppler. Los pulsos de ultrasonidos enviados para medir cambios Doppler son más largos en duración que aquellos utilizados para la imagen y también es diferente el procesamiento. El analizador Doppler y la imagen en escala de grises compiten el uno con el otro por tiempo de imagen. La tasa máxima a la que son enviados los pulsos utilizados para medir cambios Doppler se denomina frecuencia de repetición del pulso (PRF). La PRF máxima depende de la profundidad del campo de imagen, que marca el tiempo que tarda en alcanzar el objeto más distante de la imagen y regresar. La PRF puede aumentar cuando disminuyen las vistas por unidad de tiempo de la imagen en tiempo real. Con la imagen en modo B congelada o inactiva puede conseguirse la PRF más alta. La velocidad máxima que puede ser medida con el análisis del pulso Doppler es directamente proporcional a la PRF.

Ecografía Dúplex

Las dos mayores limitaciones de los aparatos de Doppler continuo son su incapacidad para localizar de forma fiable el lugar de toma de las señales que llevan información sobre el cambio de frecuencia Doppler y la dificultad para determinar la velocidad real de la sangre en movimiento. A finales de los años 70, el concepto se creó al tratar de localizar el lugar en el que se originaban los cambios de frecuencia Doppler. En vez de utilizarse una sonda de onda continua Doppler, un pequeño pulso de señales de radiofrecuencia es enviado al cristal del transductor. Este pequeño pulso es capaz de codificar la información espacial de forma que el retraso en el tiempo entre la transmisión y la recepción de la señal es dos veces el que tarda el pulso en alcanzar la estructura de interés. Por ser la velocidad del sonido constante, este retraso corresponde a la distancia recorrida por el pulso de ultrasonidos. De esta forma es posible determinar la localización relativa del pulso del eco reflejado. Esta localización traduce el retraso en el tiempo que tarda el haz de ultrasonidos en alcanzar y retornar desde una cierta profundidad y en una dirección definida. Aunque se usa un retraso en el tiempo, la muestra actual se soporta en un volumen, de ahí el término de volumen de muestra Doppler. Una forma simple pero práctica de definir este volumen es la ventana de muestra Doppler presentada en la imagen en modo B y usada en la ecografía dúplex. La información sobre el cambio de frecuencia que lleva este

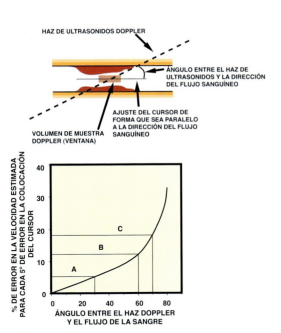

Figura 1-27. Este esquema resume el efecto que producen pequeños errores de cálculo del ángulo entre el haz de ultrasonidos y la dirección de la sangre en movimiento cuando se realizan medidas de velocidad Doppler. La colocación del ángulo se realiza normalmente girando un pequeño botón o apretando un interruptor de palanca que mueve un cursor móvil en incrementos de 1, 2 ó 5°. Pequeños errores en la determinación de este ángulo tienen un efecto menor con ángulos Doppler menores, en la zona A. El efecto es peor conforme el ángulo entre el haz y el vaso aumenta por encima de 60°.

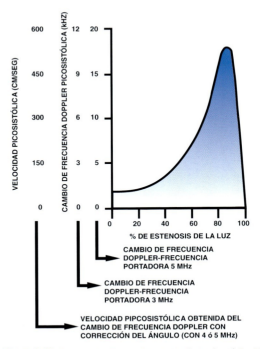

Figura 1-28. Aunque las frecuencias portadoras (aquí 3 y 5 MHz) de dos aparatos Doppler pueden ser diferentes, la aplicación de la ecuación Doppler dará los mismos valores de velocidad independientemente de la frecuencia portadora.

pulso, provocada por la interacción con un objeto en movimiento, también regresa al transductor. Aplicando la transformación de Fourier a esta señal reflejada, se obtiene un espectro Doppler de una determinada localización en el campo de la imagen (Fig. 1-26). El conocimiento del ángulo formado entre el flujo en la luz del vaso y el haz de ultrasonidos (Fig. 1-27) permite calcular la velocidad de la sangre en movimiento (Fig. 1-28).

La mayor limitación de esta práctica reside en que cada pulso sólo puede ser transmitido después de haber sido recibidos los ecos reflejados del pulso anterior. Por tanto, deben transcurrir retrasos en el tiempo equivalentes al período que necesita un pulso de ultrasonidos para retornar desde la estructura más lejana en el campo de la imagen antes de poder ser transmitido otro pulso. Una excepción es el uso del modo de frecuencia de repetición del

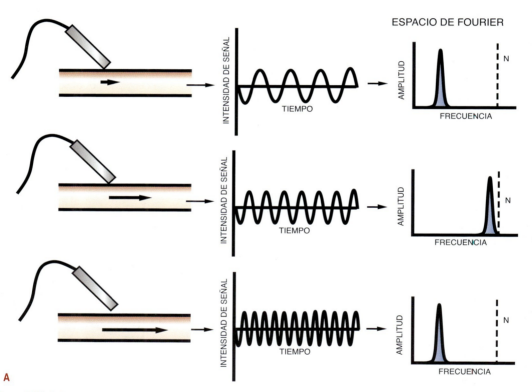

Figura 1-29. A: Este esquema muestra el efecto del *aliasing* en la información sobre el cambio Doppler. Se muestra la información sobre el cambio de frecuencia Doppler en el espacio de Fourier. La línea vertical discontinua corresponde a la frecuencia de Nyquist, que equivale a la mitad de la tasa a la que son transmitidos los pulsos de ultrasonidos usados para el análisis de Doppler pulsado. La frecuencia de repetición del pulso es dos veces la frecuencia de Nyquist. Al aumentar el cambio de frecuencia (velocidad), disminuye el cambio de frecuencia máxima medida (velocidad). En la parte de arriba, la velocidad constante en un vaso ideal corresponde a un cambio de frecuencia Doppler pequeño, que se representa en el espacio de Fourier como un pico de señal de baja frecuencia. En la segunda línea, la velocidad es ahora el doble que arriba. El cambio de frecuencia resultante es mayor, así como la localización del pico de señal en el espacio de Fourier. En la línea de abajo, el cambio de frecuencia es tres veces el representado en la primera línea; sin embargo es mayor que la frecuencia Nyquist. Por tanto, no puede ser transformado de forma fiable por la electrónica en el procesador de señal Doppler. El resultado final es una ambigüedad en la medición real del cambio de frecuencia. El rendimiento del procesador de señal es un pico de señal en la porción de baja frecuencia del espectro.

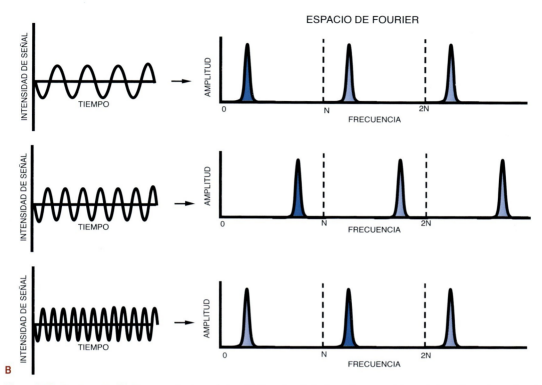

Figura 1-29. *Continuación.* **B:** Se encuentra fuera de los objetivos de este texto explicar completamente la razón por la que los elevados cambios de frecuencia Doppler pueden producir *aliasing*. El proceso matemático utilizado para transformar la información sobre el cambio de frecuencia en valores en el espacio de Fourier no lo hace estableciendo una correspondencia de uno a uno, sino que se crean series de ventanas repetidas que contienen la misma información. El tamaño de cada una de estas ventanas se define por el valor de la frecuencia Nyquist. Bajo circunstancias normales, la información recogida está por debajo de la frecuencia Nyquist, siendo representada en la primera ventana (*picos sombreados*). Las dos primeras líneas muestran este efecto. Obsérvese que hay picos de señal adecuadamente situados (*no sombreados*) en las otras ventanas. Un cambio de frecuencia incluso mayor, normalmente se localizaría en la segunda ventana (*pico sombreado*). Sin embargo, debido al proceso de obtención de la muestra, el pico es leído como si estuviera en la primera ventana. Un ejemplo simple de este efecto es el experimento del Science Laboratory utilizando una luz estroboscópica. El movimiento de una rueda de hilar se encuentra aparentemente ralentizado e incluso invertido por la velocidad de las vistas de la película en el proyector. En ambos casos, la información visual es limitada, o bien por los fogonazos de la luz del estroboscopio o por el ritmo de la película. Un proceso similar ocurre con la electrónica del analizador Doppler. El resultado es una visión limitada y alterada de la realidad.

pulso alto (PRF). Los ecos procedentes de estructuras más profundas aún no han tenido tiempo de regresar cuando el pulso siguiente está siendo enviado, y la señal recibida es una combinación de señales procedentes de estructuras cercanas y lejanas. El uso de esta técnica puede ser confuso y es siempre mejor aceptar una señal con *aliasing* que usar el modo PRF alto. La frecuencia de repetición del pulso pone un límite alto al contenido de frecuencia de las señales que son mostradas siguiendo la operación de la transformación de Fourier (Fig. 1-29), límite que se conoce comúnmente como el teorema de la muestra o límite Nyquist. En esencia, la electrónica de los ultrasonidos se comporta como un estroboscopio. Las señales reflejadas son procesadas de forma similar a como percibimos la infor-

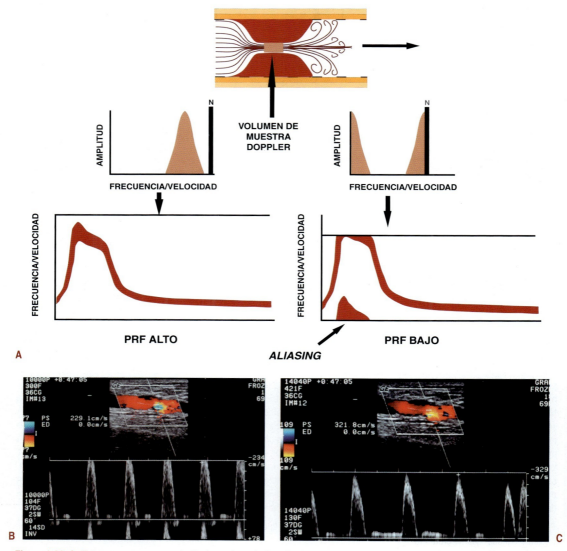

Figura 1-30. A: Este esquema resume el *aliasing* en la onda Doppler. Las velocidades más altas (cambios de frecuencia) están plegadas y muestran señales de baja amplitud (o negativa). **B:** El *aliasing* del espectro Doppler puede producir confusión e impedir una adecuada cuantificación de la severidad de la estenosis de alto grado. La velocidad picosistólica no puede ser medida directamente pero sí estimada. La velocidad picosistólica es de 234 cm/seg. El pico se pliega y mide aproximadamente 78 cm/seg por debajo de la línea de base, lo cual da un total de aproximadamente 312 cm/seg. **C:** Se obtiene una velocidad picosistólica de 321 cm/seg después de reconstruir el espectro aumentando la frecuencia de repetición del pulso, cercano a los 312 cm/seg procedentes de la suma de la porción plegada del espectro mostrado en B.

mación visual transmitida cuando se utiliza un estroboscopio con un objeto en movimiento. El estroboscopio puede crear la impresión de que la rueda de una bicicleta está rodando a menor velocidad de la que lo está haciendo, lo cual se debe a una toma de muestra temporal limitada provocada por el aparato. Un fenómeno similar ocurre con el espectro Doppler. La información contenida en los cambios de mayor frecuencia se muestra a menor frecuencia (Fig. 1-30), fenómeno que se conoce como *aliasing*. La electrónica de los aparatos de ecografía puede procesar la información procedente de los ecos de ultrasonidos a la máxima tasa definida por el PRF. Cuando aumenta el PRF pueden mostrarse cambios de mayor frecuencia y es menos probable el *aliasing*, más habitual en zonas poco profundas. Si disminuye el PRF, la probabilidad de *aliasing* es mayor.

Ecografía Doppler color

La imagen Doppler color es una variante en la tecnología del proceso del pulso Doppler. La información sobre el cambio de frecuencia contenida en los pulsos de radiofrecuencia que retornan al transductor a lo largo de una línea es decodificada a una determinada profundidad y a lo largo de esa línea, dependiendo del correspondiente retraso en el tiempo. Así se extrae un valor medio de cambio de frecuencia de cada punto a lo largo de esa línea. Suele obtenerse para múltiples líneas definidas por una caja de color. El cambio de frecuencia

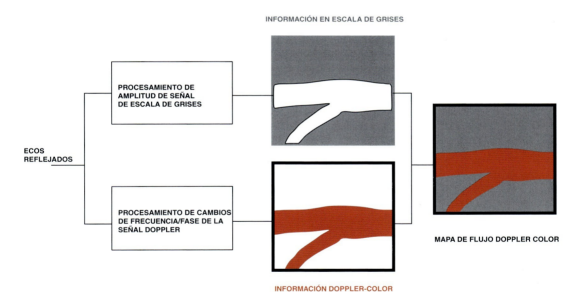

Figura 1-31. La imagen Doppler color es una combinación de dos tipos de información. Está compuesta por la imagen normal en escala de grises, que se crea a través del procesamiento de la amplitud de los ecos reflejados, y el componente Doppler color se crea normalmente a menor frecuencia que la imagen en escala de grises. Nace de un procesamiento especial de los ecos reflejados, de forma que se extraen los cambios en la dirección y la fase de los ecos que retornan. El proceso matemático utilizado se denomina autocorrelación. Se requiere un mínimo de tres ecos, pero los resultados son mejores conforme aumenta el número de ecos utilizados, generalmente de 8 a 16. La imagen es procesada como si estuviera compuesta por series de ventanas Doppler distribuidas por la imagen. La imagen Doppler color posee por tanto una frecuencia de repetición del pulso (PRF), y las vistas por segundo de la imagen Doppler color pueden aumentar al hacerlo el PRF. Ello también incrementa el cambio de frecuencia máxima (velocidad) que puede ser registrado. Desafortunadamente, esto disminuirá la tasa de vistas por unidad de tiempo en la imagen en tiempo real, ya que ambas compiten por una mayor fracción de tiempo de imagen. Ambos tipos de información se combinan en una imagen Doppler color final con la ayuda de algoritmos especiales. Hay que tener cuidado para suprimir señales de color de estructuras muy hiperecogénicas, ya que es muy improbable que se encuentren en relación con sangre.

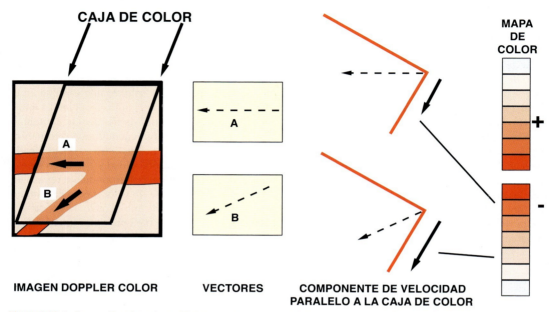

Figura 1-32. La imagen Doppler color codifica la velocidad media del flujo paralelo a una "caja de color". La caja de color define el eje del haz de ultrasonidos y puede ser dirigido.

Doppler medio de cada línea de la caja se superpone después en la parte más alta de la imagen en modo B para crear la imagen Doppler color (Fig. 1-31). En vez de seguir todo el proceso de la transformación de Fourier para cada punto de la imagen, se utilizan técnicas más eficientes. Estos algoritmos de procesamiento muestran los cambios de frecuencia media (velocidad) de forma muy similar al detector de cruce cero utilizado con las sondas antiguas de Doppler continuo. Además, se requiere la información procedente de más de un pulso para extraer la información necesaria para crear una línea Doppler color. Se precisan al menos tres pulsos, utilizándose por razones prácticas normalmente series de 8 a 16 pulsos. Puesto que se necesitan muchos pulsos, el pico de frecuencia de repetición es menor con la imagen Doppler color que con los valores conseguidos con el Doppler pulsado. Ello hace que las señales Doppler color puedan sufrir antes *aliasing* –para cambios de baja frecuencia– que el Doppler pulsado. Además, la tasa de vistas por unidad de tiempo que se consigue con Doppler color es mucho más lenta que la aportada por la imagen en modo B. La imagen Doppler color puede ser dirigida orientando la dirección de la caja de color (Fig. 1-32). La escala de velocidad refleja el cambio de frecuencia media de las células rojas que se mueven paralelamente al eje de la caja de color.

Doppler Power

La imagen Doppler Power es otro método de procesamiento de la información contenida en la sangre en movimiento. Mientras que la imagen en Doppler color se centra en la velocidad media de un grupo de células rojas, la imagen Doppler Power se basa en la energía de las células rojas en movimiento y se corresponde con la integral del número de células rojas que se mueven en una muestra de volumen dada. La creación de la imagen es similar a como tiene lugar en el Doppler color, obteniéndose una representación de la energía total debida al movimiento de las células rojas y no de la velocidad media de las células rojas que se mueven en el mismo volumen (Fig. 1-33).

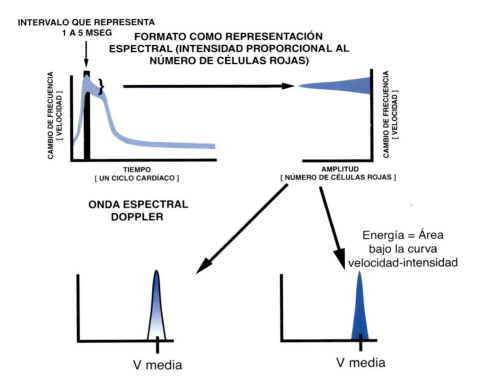

Figura 1-33. Se puede entender mejor la imagen Doppler Power analizando el origen de la información Doppler. Observando el espectro de cambios de frecuencia estimado en volumen de muestra de la imagen, las diferencias se hacen más evidentes. Se utiliza la "media" del cambio de frecuencia de la sangre en movimiento en un determinado píxel de la imagen para crear la imagen Doppler color. También se utiliza la integral (suma de intensidad y cambio de frecuencia) de la distribución del cambio de frecuencia de las células rojas en movimiento en el mismo píxel para crear la imagen Doppler Power.

Consideraciones prácticas

La aplicación del Doppler pulsado, Doppler color y Doppler Power varía entre los diferentes fabricantes de equipos de ecografía.

El Doppler pulsado utiliza normalmente menor frecuencia que la frecuencia de la imagen, penetrando por tanto más profundamente en los tejidos. Además, puede devolver ecos que contienen información sobre la velocidad incluso cuando la imagen en escala de grises, creada a una frecuencia portadora mayor, no puede resolver estructuras de interés.

Dado que el Doppler pulsado y la imagen en escala de grises comparten procesamiento en el aparato ecográfico, puede aumentarse el PRF en algunos aparatos "congelando" o al menos disminuyendo la tasa de vistas por unidad de tiempo de la imagen en escala de grises, lo que reduce la posibilidad de que aparezca *aliasing*.

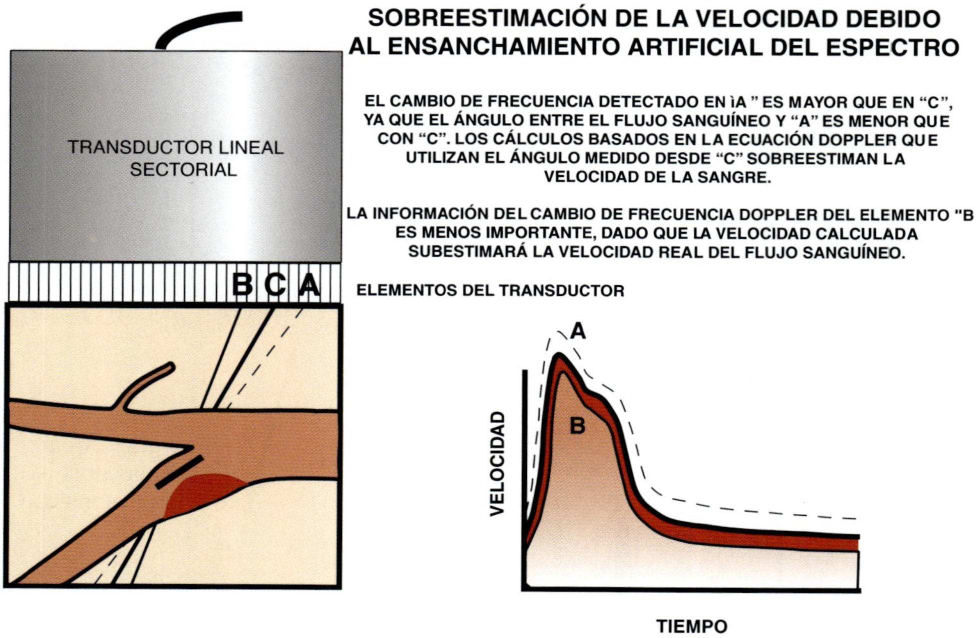

SOBREESTIMACIÓN DE LA VELOCIDAD DEBIDO AL ENSANCHAMIENTO ARTIFICIAL DEL ESPECTRO

EL CAMBIO DE FRECUENCIA DETECTADO EN "A" ES MAYOR QUE EN "C", YA QUE EL ÁNGULO ENTRE EL FLUJO SANGUÍNEO Y "A" ES MENOR QUE CON "C". LOS CÁLCULOS BASADOS EN LA ECUACIÓN DOPPLER QUE UTILIZAN EL ÁNGULO MEDIDO DESDE "C" SOBREESTIMAN LA VELOCIDAD DE LA SANGRE.

LA INFORMACIÓN DEL CAMBIO DE FRECUENCIA DOPPLER DEL ELEMENTO "B" ES MENOS IMPORTANTE, DADO QUE LA VELOCIDAD CALCULADA SUBESTIMARÁ LA VELOCIDAD REAL DEL FLUJO SANGUÍNEO.

Figura 1-34. La diferencia aparente en el ángulo de los haces de ultrasonidos que parten del transductor para crear la imagen Doppler puede provocar cierta ambigüedad en el ángulo necesario para corregir el cambio de frecuencia Doppler. Se ha observado una sobreestimación de la velocidad Doppler (ensanchamiento artificial del espectro) debido a esta limitación inherente en la dirección del haz. Los aparatos modernos de ultrasonidos utilizan algoritmos heurísticos para corregir este efecto.

Se necesita más de un cristal en el transductor lineal multicristal para adquirir el espectro Doppler, lo cual aumenta la sensibilidad de la señal del Doppler pulsado. La sensibilidad del componente Doppler es algo menor que la de la imagen en escala de grises, a pesar de la frecuencia de operación menor de las señales del Doppler pulsado. Además, puesto que se utiliza más de un elemento para dirigir el haz, existe más de un ángulo de incidencia entre los haces Doppler y la sangre en movimiento (Fig. 1-34). Ello puede llevar a una sobreestimación de la velocidad del flujo sanguíneo en el vaso en cuestión debido a un ensanchamiento artificial del espectro. Los fabricantes utilizan algoritmos heurísticos para corregir este problema.

Una ventaja importante del uso de aparatos de ecografía Dúplex es la capacidad de dirigir de forma independiente el haz Doppler y la imagen en escala de grises. En general, en las aplicaciones vasculares, las interfases arterial o venosa se detectan mejor cuando el haz de ultrasonidos es perpendicular a ellas. Desafortunadamente, esta configuración de la imagen es inaceptable en el caso de la imagen Doppler. Las mejores señales Doppler se obtienen cuando el haz forma un ángulo de 30 a 60° con el vaso. Ambas funciones se disocian mejor permitiendo una dirección separada del haz.

Se recomienda que el ángulo entre el haz de ultrasonidos y el del vaso sea menor de 60° (Fig. 1-35), lo cual no quiere decir que deban ignorarse espectros obtenidos a 70 u 80°. El fenómeno que limita el uso de ángulos mayores es una progresión rápida en la magnitud de error al determinar el ángulo entre el haz de ultrasonidos y el vaso de interés. Con 30°, un error de 5° en la colocación del ángulo provoca un error del 5% en la estimación de la velocidad. Con 60°, el error sería del 12%, a 70° del 19% y a 80° del 33% (Fig. 1-35). Este efecto se contrarresta con una

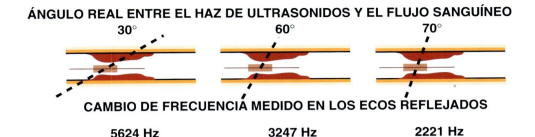

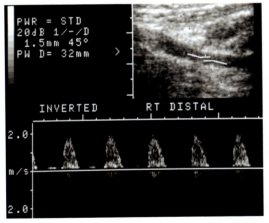
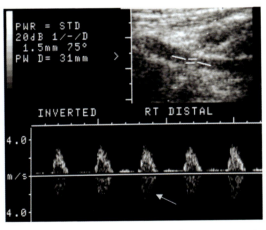

Figura 1-35. A: Se muestran los cambios de frecuencia provocados por la sangre en movimiento como una función del ángulo formado entre el vaso y la dirección del haz de ultrasonidos utilizado para adquirir las señales Doppler. La aplicación de la ecuación Doppler con ángulos adecuadamente medidos dará la misma velocidad (125 cm/seg) en los tres casos. Los mismos cambios de frecuencia se utilizan entonces para calcular la velocidad, añadiendo los mismos 5° de error provocados a propósito en cada caso. El error hace que la velocidad sea muy sobreestimada cuando el ángulo Doppler es mayor de 70°, siendo casi despreciable con un ángulo de 30°. **B:** El efecto de una adecuada corrección del ángulo se muestra en el esquema. Se usa un ángulo de 45° para medir cambios de frecuencia en una estenosis clara al nivel de la arteria poplítea. Se miden velocidades picosistólicas próximas a los 200 cm/seg. Un pequeño ensanchamiento espectral sugiere que la toma de muestra está siendo cogida algo más allá del cuello físico actual de la estenosis. **C:** Una imagen correspondiente tomada con un ángulo mayor (75°) muestra cambios significativos en el espectro de velocidad. La velocidad picosistólica medida es mayor, por encima de los 300 cm/seg, correspondiente a una diferencia mayor del 33% en la velocidad de flujo sanguíneo estimada. Ahora se observan simultáneamente los flujos retrógrado y anterógrado (*flecha*). Esto corresponde a un artefacto debido a las células rojas que se encuentran por fuera del volumen de muestra.

menor sensibilidad de los aparatos Doppler con ángulos pequeños, especialmente cuando se utilizan sondas lineales. Un ángulo pequeño (<30°) de intersección de los ecos reflejados con el transductor disminuye la fuerza de dichos ecos.

Las limitaciones de la imagen Doppler color son similares a las del Doppler pulsado. Pueden verse imágenes procedentes de la sangre en movimiento en la imagen Doppler color aunque no exista ninguna estructura visible en la escala de grises. Puede usarse la menor frecuencia del Doppler color para detectar vasos más profundos y servir como guía para la colocación de la ventana Doppler en sucesivos análisis espectrales Doppler.

Con algunos aparatos es posible congelar o hacer más lenta la imagen en escala de grises para ofrecer mayor señal y más rápida con el Doppler color. Raramente resulta útil dicha estrategia, ya que la escala de grises continúa siendo el componente más importante de la evaluación ecográfica en los vasos periféricos. En cualquier caso, es posible aumentar las vistas por unidad de tiempo con el Doppler color y disminuir así el *aliasing* limitando el tamaño de la caja de color (ventana). En vez de perder la información procesada por el ordenador fuera de esta región de interés, se aplica más potencia del ordenador a esta pequeña porción de la imagen. De forma similar, el procesador no necesita esperar por las señales que nacen fuera del volumen de muestra, reduciendo así la ambigüedad en las señales reflejadas.

Aunque normalmente se utilizan las señales procedentes de todos los cristales para crear la imagen en color, la eficacia de las señales que contie-

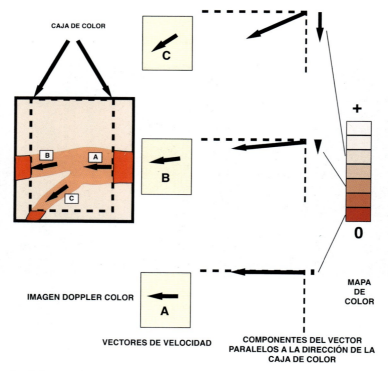

Figura 1-36. El ángulo relativo entre la ventana de color y el movimiento de la sangre afecta a la intensidad de señal reflejada en el mapa de color. En este caso, la ventana de color señala hacia abajo en el vaso. El movimiento puede ser descompuesto en elementos paralelos a la ventana de color (máxima señal) y componentes perpendiculares a la misma (ausencia de señal). En el lado derecho, el caso A muestra ausencia de componentes paralelos a la ventana y no existe por tanto señal en el mapa de color. En el caso B, el ángulo entre el vaso y la ventana de color es muy pequeño, y se corresponde en el mapa de color con una baja velocidad. El caso C muestra el efecto de un mayor ángulo y mayores valores de velocidad en el mapa de color.

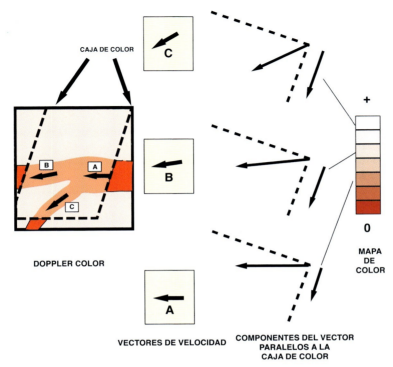

Figura 1-37. El cambio de dirección de la ventana de color normalmente hará más evidentes las diferentes velocidades de la sangre moviéndose de forma paralela al transductor. El mayor cambio se ve en el caso A. El movimiento de la sangre, que previamente apenas era perceptible, ahora es decodificado con un mucho mayor componente de flujo paralelo a la ventana Doppler. Los cambios en el caso B son también significativos. En el caso C, las diferencias no son tan sustanciales.

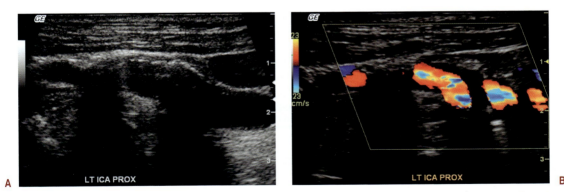

Figura 1-38. A: Esta imagen en tiempo real y modo B muestra una calcificación densa que oculta parte de la luz de la arteria carótida interna. **B:** En esta imagen en color de la carótida se ha perdido la señal en la línea de visión (arriba y abajo) de la imagen en modo B debido a la sombra acústica producida por la placa calcificada. Al mover la caja de color a la derecha o izquierda, la información Doppler color parece llegar por debajo del área de sombra y de pérdida de señal en la imagen en modo B. La dirección de la caja de Doppler color es diferente a la dirección de la imagen en modo B y explica la paradoja.

nen información sobre el cambio de frecuencia varía con el ángulo que existe con el transductor. Siempre se obtiene la máxima amplitud de los ecos reflejados para un haz perpendicular al transductor. La sensibilidad de los ecos reflejados disminuye a medida que lo hace el ángulo que forman con el transductor. Un ángulo pequeño reduce la magnitud de señal disponible para el procesamiento de la información sobre el cambio de frecuencia. Este efecto tiende a disminuir la magnitud de las señales utilizadas para crear la imagen en color.

La separación en la dirección de las imágenes Doppler color y en escala de grises tiene una máxima importancia en el estudio vascular periférico. La información sobre el flujo obtenida con ángulos de 60° o menores es muy superior a la que se obtiene con aquellos perpendiculares al vaso (Figs. 1-36 y 1-37). Sin embargo, probablemente pierda intensidad a medida que disminuye más el ángulo. La capacidad de dirigir el haz de forma separada puede también ayudar a evitar obstrucciones como placas calcificadas (Fig. 1-38).

Tanto la ecografía dúplex como el Doppler color necesitan tasas rápidas de vistas por unidad de tiempo para reducir el *aliasing*. El efecto de incrementar la frecuencia de las señales de ultrasonidos utilizadas con la imagen Doppler es aumentar la sensibilidad para el flujo lento a la vez que disminuye la penetración del haz. Aunque podría parecer que una frecuencia portadora mayor aumentaría la velocidad máxima que puede ser registrada antes de que tenga lugar el *aliasing*, esto

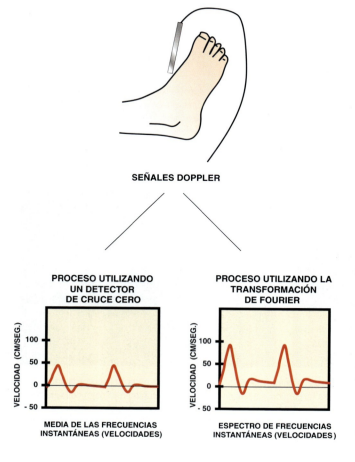

Figura 1-39. El uso moderno del analizador del espectro ha permitido una determinación más consistente de la distribución de las células sanguíneas en movimiento. Mediciones previamente publicadas de velocidades de la sangre fueron obtenidas utilizando un enfoque de análisis no espectral. Estos valores son estimaciones de la velocidad media de la sangre en movimiento. Algunos parámetros de dinámica de flujo sanguíneo, como el índice de pulsatilidad, son calculados a partir de estos perfiles de velocidad media. Los valores derivados de la representación espectral Doppler no debieran ser los mismos.

no es así. De hecho, cuanto mayor es la frecuencia portadora, menor es la velocidad efectiva a la que tiene lugar el *aliasing*.

IMAGEN EN MODO B FRENTE A IMAGEN DOPPLER

La importancia que se da a los diferentes componentes de la exploración ecográfica depende de las necesidades clínicas. A menudo, la obtención de una imagen en modo B y escala de grises de alta calidad es esencial, ya que muestra interfases de tejidos blandos y delimita de forma específica la interfase entre la luz del vaso y su pared, y la de ésta con los tejidos blandos adyacentes. Este tipo de imagen requiere una mayor frecuencia de ultrasonidos. Los detalles estructurales que sirven para la caracterización de la placa se exploran mejor con 7 MHz que con 5 MHz.

El tipo de aparato Doppler utilizado depende del tipo de análisis del flujo sanguíneo que se precise. Una sonda sencilla sin imagen normalmente es suficiente para la medición de las ondas arteriales en las arterias dorsal del pie o tibial posterior en el tobillo. Para análisis espectrales sencillos de segmentos arteriales cortos, como en la carótida, una sonda de onda continua con analizador espectral suele resultar bastante eficiente (Fig. 1-39). La sensibilidad es alta en la detección de estenosis significativa de la arteria carótida interna, próximas al 90%. Para estructuras más profundas, y para una identificación más fiable del origen de las señales de flujo, es más práctica la utilización del Doppler pulsado (ecografía Dúplex). Por ejemplo, para la clasificación de las estenosis en las arterias periféricas, deben obtenerse las velocidades tanto en el sitio de sospecha de estenosis como en las zonas más proximales, de forma que puedan ser calculados los ratios de velocidad.

La imagen Doppler color ofrece información simple bidimensional, tanto desde el punto de vista anatómico como de dinámica de flujo sanguíneo. Por tanto, es posible explorar grandes volúmenes de forma rápida para presencia y patrón de flujo sanguíneo. Las áreas específicas que muestran patrones fuera del rango normal pueden ser evaluadas con análisis pulsado.

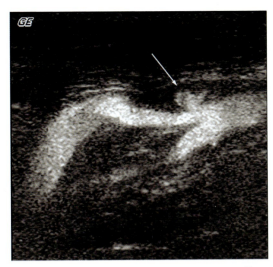

Figura 1-40. Esta imagen en modo B muestra una gran úlcera en una placa de la carótida interna. Al no utilizarse técnicas Doppler, es menos susceptible a ocultar el contorno de la luz y estructuras en el interior de la luz.

IMAGEN DE FLUJO-B

Esta técnica captura el movimiento dibujando cambios en el patrón moteado de la sangre en movimiento. Se consigue procesando los pulsos de ultrasonidos transmitidos de forma que puedan ser procesados o decodificados en su retorno. Esta técnica carece de las limitaciones del Doppler color o Doppler Power y permite la caracterización del contorno de la luz de la arteria y de las placas ateroscleróticas (Fig. 1-40).

Agentes de contraste

Los agentes de contraste utilizados en ultrasonidos consisten en un gas encapsulado y partículas muy pequeñas que son inyectadas. Principalmente se usan para aumentar la capacidad de reflexión de la sangre y por tanto la fuerza de la señal en la imagen y el análisis Doppler. Sus principales aplicaciones son la ecografía Doppler transcraneal y la ecocardiografía. Se ha descrito también una forma de imagen destructiva en la evaluación de la distribución sanguínea en los órganos, en la que los pulsos de ultrasonidos son suficientemente fuertes como

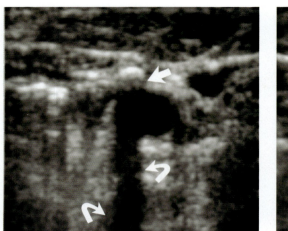 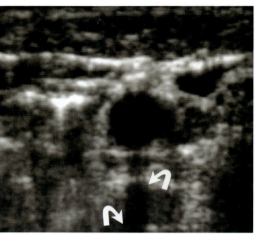

Figura 1-41. A: En esta imagen axial se proyecta una zona de ausencia de señal (*flechas curvas*) desde la pared de la carótida (*flecha*). **B:** La segunda imagen fue tomada mientras el paciente tragaba. La zona de ausencia de señal (*flechas curvas*) se ha movido, lo cual sugiere un origen extrínseco a la pared de la carótida. En principio, este hallazgo es típico de placa calcificada en la carótida. La ausencia de señal distal a la placa se debe al hecho de que casi no existe energía del haz del transductor capaz de atravesar el calcio. Esta pérdida de señal también tiene lugar cuando el haz de ultrasonidos encuentra un gas como el aire. La entidad responsable del artefacto es de hecho un divertículo con una pequeña cantidad de aire en su interior procedente de la laringe, un laringocele, de ahí que su situación varíe con la deglución.

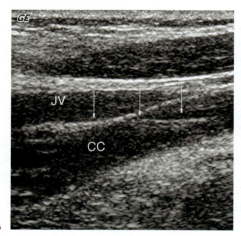 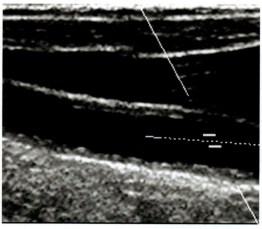

Figura 1-42. A: La primera imagen longitudinal muestra una línea de aumento de ecogenicidad en la carótida común (*flechas*) inmediatamente caudal a la vena yugular. Se trata de un artefacto producido por la reflexión del haz de ultrasonidos en la pared de la vena yugular interna. Este artefacto lineal puede también simular una disección arterial. **B:** El origen de este tipo de artefacto lineal se aprecia mejor en esta imagen, que muestra una serie de ecos paralelos que se radian desde la pared cercana de la vena yugular interna.

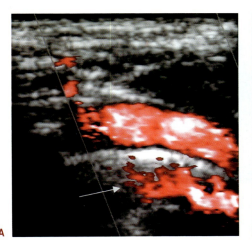
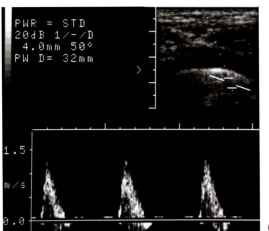

Figura 1-43. A: La imagen Doppler color de la arteria subclavia muestra una aparente duplicación del vaso. El vaso más superficial es la arteria subclavia verdadera; la luz más distal (*flecha*) corresponde a un artefacto debido a un mal registro en la localización de la señal Doppler por la reflexión del haz acústico en la interfase altamente acústica del pulmón: artefacto especular. **B:** La luz verdadera de la arteria subclavia, muestra el típico patrón trifásico de flujo sanguíneo. **C:** La imagen especular de la arteria también contiene señales de flujo con distribución espectral similar. Este artefacto no se limita a la arteria subclavia, sino que puede observarse en cualquier vaso que curse por encima de una interfase altamente reflectiva (pleura o hueso).

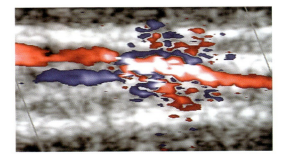

Figura 1-44. Pueden observarse vibraciones de los tejidos blandos inducidas o bien por estenosis o bien por la existencia de una fístula arteriovenosa en la imagen Doppler color. En este caso, la existencia de una estenosis severa en la anastomosis distal de un *bypass* femorotibial ha provocado vibraciones en los tejidos blandos distales al chorro estenótico. Este fenómeno corresponde al efecto físico del chorro de alta velocidad conforme éste golpea la pared del vaso y dispersa la energía. Se percibe mejor con parámetros de mayor sensibilidad y con la escala de menor velocidad del Doppler color.

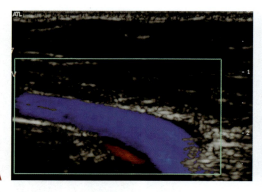 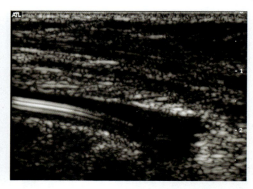

Figura 1-45. A: La señal Doppler color enmascara la presencia de un catéter central en la vena subclavia. **B:** La imagen en escala de grises demuestra perfectamente la presencia de dicho catéter.

para causar cavitación y disrupción del complejo que contiene gas.

No existe aún evidencia científica significativa sobre los beneficios reales de los agentes de contraste en la ecografía vascular periférica.

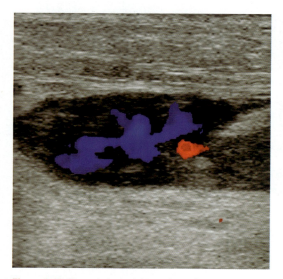

Figura 1-46. El movimiento del transductor hace que aparezcan algunas señales de color en el interior de este hematoma localizado en la región posterior de la rodilla.

ARTEFACTOS

Los artefactos pueden aparecer tanto en la escala de grises como en la ecografía Doppler y pueden resultar muy desconcertantes para el ecografista recién iniciado.

Uno de los artefactos más frecuentes se produce por la presencia de calcificación o aire en los tejidos blandos. El haz de ultrasonidos es incapaz de penetrar dichas áreas y la transmisión del haz no puede atravesar estas zonas de sombra acústica (Fig. 1-41). Ello afecta tanto a la imagen en escala de grises como al componente Doppler.

Los artefactos de reflexión pueden proyectar de forma artificial estructuras distantes en otras estructuras de la imagen. La reflexión del haz acústico desde la interfase de la vena yugular puede proyectarse hacia la luz de la arteria carótida y simular una disección carotídea (Fig. 1-42).

La imagen en espejo se origina por la reflexión del haz acústico contra la interfase entre zonas de impedancia acústica alta y baja, respectivamente, y puede ocurrir en la interfase del pulmón y crear un artefacto en espejo de la arteria subclavia (Fig. 1-43).

La turbulencia provocada por la disipación de la energía cinética almacenada en chorros de alta velocidad del flujo sanguíneo puede producir vibraciones en los tejidos blandos adyacentes (Fig. 1-44). Esto se observa frecuentemente en la región distal de áreas de estenosis de alto grado o en fístulas arteriovenosas.

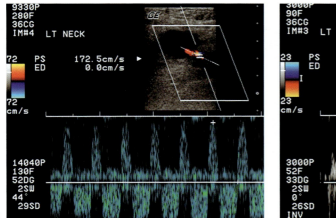 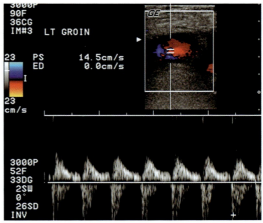

Figura 1-47. A: Esta imagen en Doppler color muestra una colección con señales de color en su interior que corresponde a un pseudoaneurisma complejo de localización profunda secundario a la punción de la arteria femoral. La comunicación física actual con la colección viene señalada por las cabezas de flecha, y las señales en el canal de comunicación muestran un patrón de ida y vuelta. **B:** El flujo en el pseudoaneurisma presenta sobre todo un componente anterógrado que alterna con zonas de inversión de la dirección del movimiento de las células rojas. La ventana Doppler está colocada en el lugar en que se invierte el flujo y demuestra movimiento hacia delante en el pseudoaneurisma (por encima de la línea de base) e inversión del flujo debido a turbulencias. La imagen Doppler color no demuestra señal en la pequeña zona de la interfase en que el movimiento de las células rojas es muy lento.

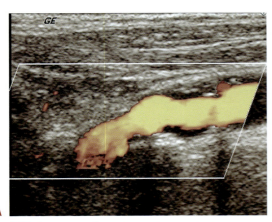 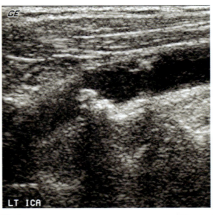

Figura 1-48. Esta imagen Doppler Power de la carótida interna proximal (**A**) dibuja la luz y oculta una lesión densa visible en la imagen en modo B (**B**). Este artefacto lo comparten el Doppler color y el Doppler Power.

Otros artefactos más benignos pueden confundirnos. Las señales Doppler color a menudo sobrepasan los límites físicos de los vasos sanguíneos. Este aumento de flujo en Doppler color puede ocultar pequeñas lesiones como placas, pequeños trombos venosos no obstructivos u otras estructuras (Fig. 1-45).

Puede aparecer un fogonazo de color con el movimiento rápido del transductor en una estructura hipoecogénica (Fig. 1-46). Este artefacto surge de la premisa básica de muchos algoritmos de procesamiento Doppler color que asignan de forma prioritaria señales Doppler a aquellas estructuras "negras", como la luz de los vasos sanguíneos. Pue-

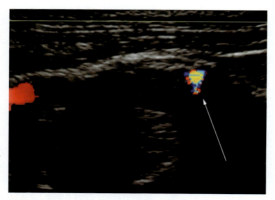

Figura 1-49. El artefacto secundario a la presencia de una calcificación grosera es el artefacto "de centelleo", que se localiza por detrás de una placa densamente calcificada en la derecha de la imagen (*flecha*). Se cree que se origina por un error de reloj a la hora de procesar los fuertes ecos reflejados de las placas calcificadas.

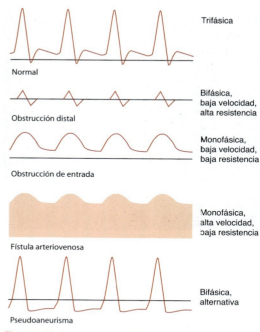

Figura 1-50. Resumen de los típicos patrones de flujo en arterias normales y patológicas de las extremidades.

de asignarse de forma inapropiada señales Doppler color a quistes u otras estructuras hipoecoicas.

Una limitación básica de la imagen Doppler color es el hecho de que sólo representa el cambio de frecuencia medio (velocidad). La interfase entre zonas que contienen células rojas en movimiento en direcciones opuestas a menudo aparecerá como carente de señal Doppler color. La imagen en color demostrará el movimiento neto de estas células rojas, quedando en el medio una zona de aparente ausencia de flujo sanguíneo correspondiente a la interfase entre ambos grupos de células rojas móviles (Fig. 1-47).

El Doppler Power comparte algunas de las limitaciones del Doppler color (Fig. 1-48).

La imagen Doppler presenta un interesante artefacto asociado con la presencia de calcificaciones densas. Originalmente descrito en las calcificaciones del tracto urinario, el signo "del centelleo" se ve en áreas de calcificación densa en la pared de las arterias (Fig. 1-49). Se cree que es debido a un pequeño error en el procesamiento del eco provocado por una ambigüedad en el reloj del procesador digital del aparato de ultrasonidos.

PATRONES DE FLUJO DE INTERÉS

Arterias normales

El patrón de flujo en las arterias periféricas o más centrales es fundamentalmente anterógrado durante la mayor parte del ciclo cardíaco (Fig. 1-50). En las arterias carótida y vertebral el flujo es anterógrado durante la sístole y la diástole; sólo raramente puede registrarse una inversión en la dirección del flujo, en el caso de severa insuficiencia de la válvula aórtica con flujo retrógrado hacia el corazón durante el ciclo cardíaco y, en ocasiones, flujo en las diferentes luces de una disección aórtica.

En las arterias periféricas, el flujo tiende a ser trifásico con un fuerte componente anterógrado durante la sístole, seguido de un flujo inverso al final de la sístole de corta duración. La vuelta al flujo anterógrado durante el final de la diástole es

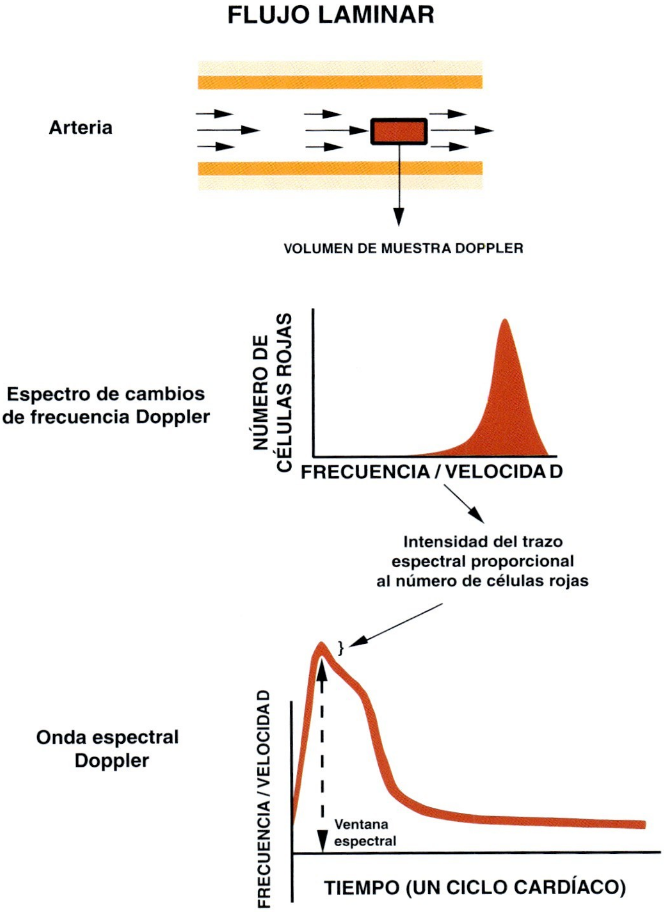

FLUJO LAMINAR

Arteria

VOLUMEN DE MUESTRA DOPPLER

Espectro de cambios de frecuencia Doppler

NÚMERO DE CÉLULAS ROJAS

FRECUENCIA / VELOCIDAD

Intensidad del trazo espectral proporcional al número de células rojas

Onda espectral Doppler

FRECUENCIA / VELOCIDAD

Ventana espectral

TIEMPO (UN CICLO CARDÍACO)

Figura 1-51. El espectro en la pantalla del aparato de ultrasonidos se crea obteniendo una muestra y calculando después los cambios de frecuencia de los ecos reflejados. En este caso se han tomado de muestra los ecos procedentes del centro de una arteria con flujo laminar normal. El espectro se calcula con los cambios de frecuencia de los ecos que retornan. El resultado es una distribución de los diferentes cambios de frecuencia observados en un intervalo de tiempo de 1 a 10 mseg, que forma parte como componente de la onda espectral Doppler (en el intervalo indicado por la flecha). La intensidad de la onda es proporcional a la amplitud de las señales en la representación espectral. En este caso se han tomado las velocidades en el centro del vaso, por lo que tienen un espectro afilado que representa células rojas esencialmente con la misma velocidad. Ello se traduce en una onda Doppler con ventana limpia.

variable en presencia y extensión, y muestra cambios dramáticos fisiológicos y en condiciones patológicas. En pacientes normales, la respuesta típica al ejercicio en las arterias de los miembros inferiores es la vasodilatación periférica intensa, descenso total de la resistencia periférica y aumento de la velocidad del flujo sanguíneo. Este descenso en la resistencia periférica se traduce en un cambio significativo en la onda espectral Doppler. Existe pérdida de la onda pulsátil de alta resistencia y aparición de un patrón similar al que se ve en la carótida interna: perfil de flujo de baja resistencia con flujo anterógrado en sístole y diástole.

Es posible observar un patrón similar cuando existe patología arterial periférica severa distal a una estenosis. Bajo estas circunstancias, la vasodilatación es provocada por una respuesta fisiológica de reclutamiento y dilatación de las arterias de los músculos. Esta vasodilatación periférica y la presencia de ramas colaterales reduce la resistencia total del vaso distal a la estenosis y da paso a un perfil de baja resistencia con flujo anterógrado durante la sístole y la diástole.

La distribución del flujo sanguíneo en la luz de la arteria sigue un patrón laminar (Fig. 1-51). Las velocidades más altas se registran en el centro de la luz arterial. La sangre disminuye como función del cuadrado de la distancia a la pared arterial, siendo la velocidad próxima a cero en la interfase de la sangre con el recubrimiento endotelial de la íntima, característica inherente al flujo sanguíneo que sigue la ley de Poiseuille. Se utiliza una ecuación para

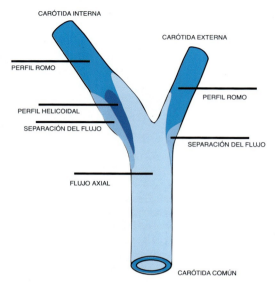

Figura 1-52. Los patrones de flujo en la bifurcación carotídea normal son complejos. La carótida común tiene normalmente un patrón laminar de flujo (axial) que diverge desde la línea media a 1 ó 2 cm del bulbo carotídeo. Normalmente existen dos zonas de separación del flujo, donde el flujo es estanco y a menudo inverso. La mayor se localiza en la pared lateral de la carótida interna, y la menor en el origen de la carótida externa. Se cree que existe *in vivo* una región de flujo helicoidal complejo, que no puede ser medido con técnicas Doppler. El patrón de flujo hacia abajo desde la bifurcación puede necesitar cierta distancia para recobrar el patrón laminar. En el intervalo, la distribución de velocidad en la arteria es más roma, con células rojas que se mueven agrupadas a velocidad similar.

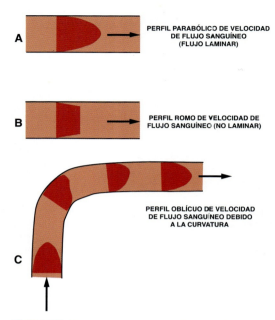

Figura 1-53. En la mayoría de las arterias periféricas existe flujo laminar. Consiste en una morfología parabólica en la distribución de velocidades de flujo en la luz del vaso. Las velocidades más lentas se localizan cerca de la pared del vaso, mientras que el componente más rápido se sitúa en el centro del mismo. El flujo "romo" hace referencia a un agrupamiento relativo de células rojas que se mueven aproximadamente a la misma velocidad en la luz del vaso, visible en zonas de estenosis hemodinámicamente significativa. El perfil de velocidad del flujo en un acodamiento del vaso muestra una distribución oblícua de velocidades de células rojas. Existe una pérdida del patrón laminar donde las células rojas que se mueven más rápido migran hacia la región más externa del vaso al alcanzar dicha acodadura.

enfatizar que la resistencia del flujo en un vaso es inversamente proporcional al radio a la cuarta potencia. Sin embargo, las implicaciones de esta ecuación son mayores. La ecuación conlleva que para un flujo estable aparecerá un flujo sanguíneo parabólico (flujo laminar). Más importante es el hecho de que bajo condiciones ideales, la media de la velocidad del flujo en el vaso es la mitad de la velocidad máxima en el centro del vaso.

Este patrón normal se altera en zonas de bifurcación y en segmentos tortuosos. En las bifurcaciones, como en la carótida, puede registrarse con ecografía Doppler una zona de separación del flujo y de inversión de la dirección del mismo, tanto *in vivo* como *in vitro* (Fig. 1-52). Esta zona de estancamiento relativo es además un sitio frecuente de formación de placas ateroscleróticas. La importancia fisiopatológica de la interacción entre el recubrimiento endotelial de la arteria y la sangre en lento movimiento sugiere que esta zona es el sitio de formación precoz de placas, probablemente debido a una mayor penetración del colesterol LDL.

Los vasos tortuosos presentan zonas de elevada velocidad en la región externa de la curva del vaso (Fig. 1-53). Estas diferencias en velocidad se observan tanto con estudio dúplex como Doppler color (Fig. 1-54).

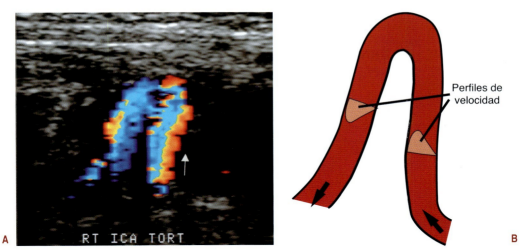

Figura 1-54. A: La dinámica de flujo en una curvatura o acodamiento de la carótida interna puede ser confusa. La codificación en rojo corresponde a flujo que se dirige hacia el transductor en el bulbo carotídeo-carótida interna proximal (*flecha*). El flujo que se aleja del transductor está codificado en azul. Se aprecia *aliasing* en la región más externa de la curva (azul en el lado derecho y rojo en el izquierdo). **B:** El gráfico correspondiente explica el origen del *aliasing*: los perfiles de velocidad se desvían del patrón laminar normal para acomodarse a la curvatura de la arteria.

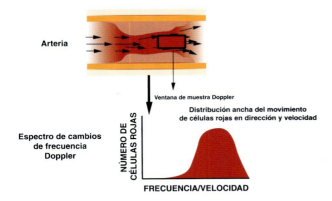

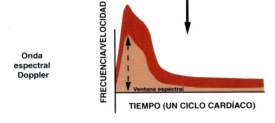

Figura 1-55. La estenosis leve a moderada de la arteria provoca una pérdida del patrón laminar normal. Este efecto es más pronunciado en el punto de salida de dicha estenosis. La toma de velocidades en ese punto mostrará una distribución ancha de cambio de frecuencia (velocidad), lo cual se traducirá en un llenado de la onda espectral Doppler (última fila). El "ensanchamiento espectral" se asocia a flujo alterado.

ENSANCHAMIENTO ESPECTRAL Y MAYOR ALTERACIÓN DEL FLUJO CON PÉRDIDA DEL FLUJO LAMINAR

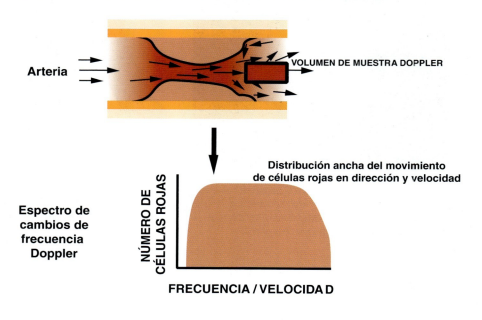

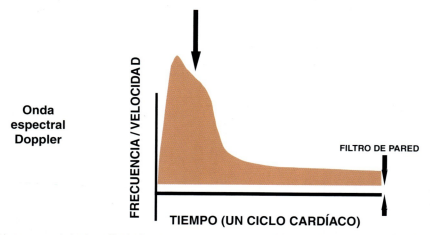

Figura 1-56. A medida que aumenta la alteración del flujo, se produce una mayor pérdida de la distribución laminar del flujo distal a la estenosis. El registro de los cambios de frecuencia Doppler en esta región de flujo alterado mostrará un marcado ensanchamiento del espectro de velocidades.

Capítulo 1 · Ecografía Doppler: características generales

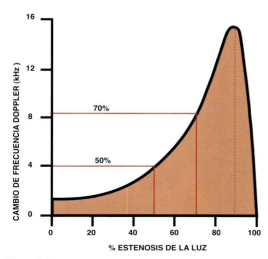

Figura 1-57. La relación entre el cambio de frecuencia picosistólica y la estenosis de la luz de una arteria permite el uso de la ecografía Doppler para detectar y graduar estenosis significativas de la carótida y de otras arterias periféricas. Esta curva tiene componentes diferentes que son dignos de ser estudiados. El primero es la región de bajo cambio de frecuencia/velocidad para una estenosis menor del 50%. Aunque los cambios de frecuencia aumentan lentamente como función de la estenosis no crítica, el error en la medición limita normalmente el uso de cambios de frecuencia picosistólicos para este rango de severidad de estenosis. Una estenosis del 50% se considera hemodinámicamente significativa. El cambio de frecuencia Doppler aumenta semilinealmente con la severidad de la estenosis por encima del 50%. Este segmento de la curva puede representarse mediante una transformación logarítmica. Los cambios de frecuencia seguirán aumentando hasta que se alcancen estenosis del 90 al 99% y los cambios de frecuencia/velocidades medidas empezarán entonces a disminuir. Esta porción de la curva Doppler es una posible causa de error en la estimación de la severidad de la estenosis. Pueden pasar inadvertidas estenosis de muy alto grado. La imagen Doppler color ofrece la capacidad de observar estenosis muy significativas y evaluar su severidad.

ARTERIAS ESTENÓTICAS

La estenosis progresiva de segmentos arteriales altera el patrón laminar de flujo sanguíneo. La distribución de velocidades en la luz muestra un aspecto más heterogéneo y puede medirse con la onda espectral Doppler en forma de ensanchamiento espectral (Fig. 1-55), correspondiendo a un patrón de flujo alterado. El llenado del espectro Doppler refleja un alboroto del flujo sanguíneo y una distribución más heterogénea de velocidades (Fig. 1-56). Estos efectos son bastante variables y difíciles de cuantificar, ya que incluso el tamaño de la ventana Doppler puede simular ensanchamiento espectral en ausencia de estenosis (Fig. 1-25).

A medida que aumenta el grado de estenosis, el cambio medible más consistente es un aumento en la velocidad picosistólica (Fig. 1-57). La velocidad media medida del flujo sanguíneo aporta una información similar a la velocidad picosistólica pero resulta más variable. La estenosis relativa de la arteria provoca una aceleración en la sangre, que alcanza una velocidad máxima en la zona de estenosis (Fig. 1-58). En el lugar de máxima estenosis, en la "garganta", todas las células sanguíneas tienden a viajar a la misma velocidad y el espectro Doppler es estrecho, registrándose un flujo "en tapón", que indica que todas las células rojas se mueven más o menos a la misma velocidad. Distal a la estenosis, los patrones de velocidad se alteran, ya que la energía es disipada en un conducto de mayor diámetro, viéndose un chorro de flujo distal a la estenosis mayor del 50% (Fig. 1-59) que puede extenderse de 1 a 2 cm más allá de la zona de mayor estenosis. Inmediatamente por debajo de la estenosis, aparece un vórtice de dirección invertida de flujo junto al chorro estenótico y más evidente durante la diástole. La heterogeneidad en la dirección del flujo es más notable para valores de velocidad mayores y tiende a ser máxima inmediatamente distal a la zona de inversión de flujo. Es éste un punto de transición en el que el chorro de velocidad aumenta en radio efectivo al disminuir la velocidad. El producto del radio efectivo y la velocidad alcanzan un punto de corte donde existe turbulencia. El número Reynold al que tiene lugar la turbulencia de de 2.000 a 2.500.

Re = (velocidad × diámetro × densidad) / viscosidad,
    donde Re es el número de Reynold.

Por ejemplo, para un diámetro efectivo de 0,4 cm, una velocidad de 250 cm/seg provoca alguna turbulencia. Una velocidad de 160 cm/seg causaría cierta turbulencia en un vaso de 0,6 cm de diámetro. Ello explica la presencia de flujo turbulento en los accesos de las diálisis donde las velocidades

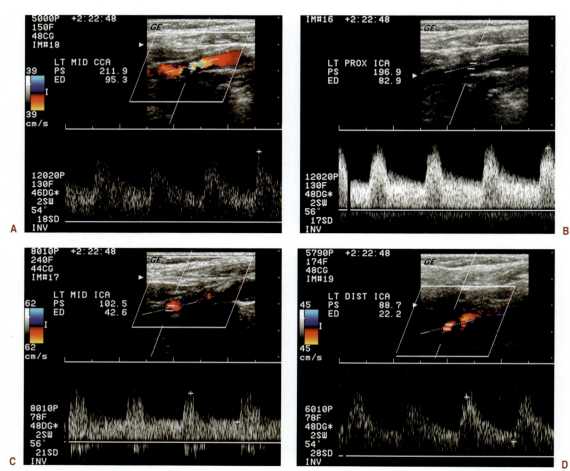

Figura 1-58. Estenosis significativa con alteración del patrón normal de flujo. Se desarrolla una zona de separación de flujo más abajo de la placa. El chorro de velocidad se extenderá desde la garganta (punto más estrecho) de la estenosis en una distancia variable. Resulta esperable una turbulencia algo más abajo, donde la energía de las células rojas se disipa rápidamente (*flechas curvas*). **A:** Se muestra el aspecto típico en Doppler color de la estenosis de alto grado. La señal Doppler color oscila entre rojo de baja intensidad y amarillo hasta azul, cuando se alcanza el rango de mayor velocidad. Este cambio en la intensidad de señal corresponde al fenómeno físico de *aliasing*. Las señales de alta velocidad no pueden ser procesadas de forma fiable con los algoritmos utilizados para crear la imagen Doppler color. Las transiciones desde rojo a amarillo y después azul corresponden a velocidades de flujo en aumento. La presencia de flujo inverso deben distinguirse de la estenosis, ya que la transición entre las señales de color rojo y azul debe obtenerse a través de cambios de baja frecuencia (bajas velocidades) indicados por una zona negra. El aspecto típico de la onda Doppler en la garganta o parte más estrecha de la estenosis es el de una señal de alta velocidad con aumento de las velocidades picosistólicas. La ventana espectral es relativamente clara, ya que las células rojas en la zona de estenosis se mueven a una velocidad similar. **B:** A un centímetro por debajo de la estenosis aproximadamente, el chorro estenótico mantiene un flujo cohesivo. La ventana espectral muestra cierto llenado por existir direcciones divergentes de movimiento de células rojas. **C:** A dos centímetros por debajo de la estensosis, la irregularidad de la onda Doppler en la sístole se debe a la presencia de movimiento aleatorio (turbulencia). El componente de flujo inverso sugiere que la ventana Doppler ha sido colocada cerca de una zona limítrofe entre lo que queda de chorro estenótico y la zona de flujo inverso. El filtro de pared se ve como una banda oscura alrededor de la línea de base: **D:** A tres centímetros de la estenosis, el patrón de flujo vuelve a ser normal.

Capítulo 1 • Ecografía Doppler: características generales 43

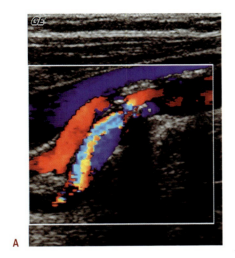

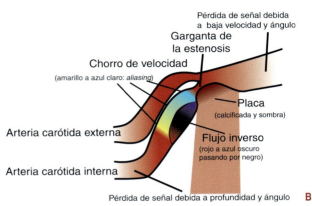

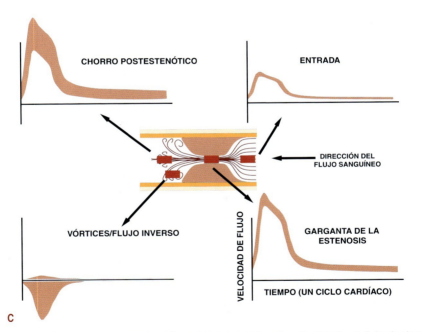

Figura 1-59. A: Esta imagen en Doppler color muestra los típicos efectos de la estenosis en la dinámica de flujo, donde coexisten el *aliasing* y el flujo inverso en el lado del chorro de velocidad. **B:** El esquema resume los hallazgos vistos en la imagen previa en Doppler color. **C:** El flujo sanguíneo proximal a la estenosis de alto grado es laminar. En la zona de estenosis, todas las células rojas tienden a viajar a igual velocidad (perfil de flujo romo o "en tapón"). El espectro es por tanto más estrecho que aquel tomado en la arteria proximal a la estenosis y tiene una mayor amplitud, ya que todas las células rojas deben pasar a través del orificio. Distal a la estenosis, se desarrolla un chorro más claro de aumento de velocidades rodeado de una zona de inversión de flujo. El chorro a menudo es asimétrico y golpea a uno y otro lado de la pared de la arteria más que directamente hacia el centro de la misma. La zona de flujo inverso se ve en el lugar donde existe un remolino que hace que la sangre vuelva sobre sí misma. El chorro continuará disipando energía a medida que aumenta el radio efectivo. Con la velocidad/radio efectivo apropiada, aparecerá turbulencia.

(Continúa página siguiente)

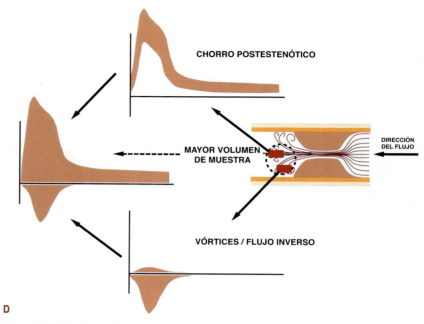

Figura 1-59. *Continuación.* **D:** Distal a la estenosis, es posible observar células que se mueven hacia delante y atrás. Si la ventana de muestra es lo suficientemente grande y está colocada en la interfase entre la zona de flujo inverso y el chorro de velocidad, se registrará un patrón de flujo complejo.

oscilan entre 100 y 200 cm/seg para diámetros de conductos de 4 a 8 mm.

La estenosis provoca una caída efectiva de la presión cuando aumenta la velocidad del flujo. Es la base para la utilización de la ecuación modificada de Bernoulli:

Caída de presión =   1/2 {densidad
  × (velocidad del flujo
  × velocidad del flujo)}

Por tanto, es posible bajo ciertas condiciones calcular el grado de estenosis midiendo la velocidad del flujo sanguíneo, particularmente en el chorro de salida de la válvula aórtica. Sin embargo, las lesiones estenóticas en las arterias periféricas y carótidas están colocadas en vasos de menor diámetro, donde no pueden ser ignorados efectos de resistencia. Ello limita la aplicación de la ecuación de Bernoulli en la medición de la severidad de la estenosis en la carótida y en otras arterias periféricas.

El grado de severidad de la estenosis puede establecerse utilizando el ratio de la velocidad picosistólica en vez de empleando un corte absoluto de valores de velocidad. El ratio de la velocidad se basa en el principio de conservación de la masa. En general, el flujo de volumen sanguíneo es constante en un vaso sin ramas y el número de células rojas que atraviesa un vaso en un periodo determinado de tiempo permanece constante incluso si disminuye o aumenta el calibre del vaso. La velocidad del flujo se debe entonces aumentar si se estrecha el vaso o disminuir si éste se ensancha. El producto de la velocidad de las células rojas y el área en un corte transversal del vaso es una constante. Esta relación se usa como un ratio de la velocidad picosistólica. La velocidad picosistólica medida en la estenosis se compara con la velocidad picosistólica medida en un segmento normal de la arteria, que sirve como referencia. El ratio derivado constituye una buena correlación no invasiva de la severidad de la estenosis.

Pueden verse otros efectos en la zona de estenosis. La onda Doppler que se registra en la zona de estenosis de la carótida interna pierde su componente pulsátil al aumentar las velocidades de flujo

Capítulo 1 · Ecografía Doppler: características generales

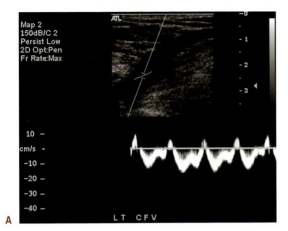

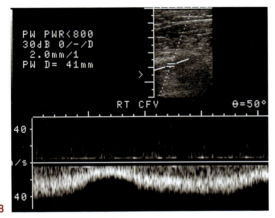

Figura 1-60. El flujo venoso en la vena femoral común es variable y muestra marcadas variaciones en sincronía con el ciclo cardíaco (**A**) o variación cíclica con la respiración (**B**). La pequeña cantidad de flujo (**A**) representa un cambio en la dirección de flujo que es fisiológica. Este flujo retrógrado se debe a una combinación de reflujo de sangre necesario para el cierre de las válvulas más proximales en la vena superficial y profunda. Existe también un aumento de capacidad de estos vasos de mayor diámetro en respuesta al aumento de la presión venosa.

diastólica y sistólica. Pueden utilizarse las velocidades picosistólica o al final de la diástole para caracterizar el grado de estenosis. En las arterias periféricas, el componente diastólico del flujo es variable y, de hecho, a menudo está ausente. Debido a esta variabilidad, se considera la velocidad picosistólica como un mejor indicador de la presencia de estenosis significativa.

CANALES VENOSOS NORMALES

El patrón de flujo normal en las venas de las extremidades superiores e inferiores tiende a ser anterógrado y constante de retorno hacia el corazón con oscilaciones debido a la respiración (Fig. 1-60) y a pulsaciones cardíacas (atriales) transmitidas. La amplitud de estas oscilaciones depende de la localización de la vena, el grado de hidratación, la presencia de obstrucción proximal y/o insuficiencia cardíaca derecha. Una simple maniobra fisiológica puede acentuar el retorno venoso.

La compresión manual de las venas periféricas de la pantorrilla provoca un aumento relativo del flujo venoso, que puede medirse con el espectro Doppler en una vena proximal a la pantorrilla. Este aumento del flujo venoso permite descartar obstrucción de un canal venoso. Una ventaja añadida de esta maniobra es aumentar la velocidad del flujo sanguíneo haciendo así posible detectar cambios de frecuencia Doppler en la luz de la vena, que podría no ser detectables debido a una velocidad latente baja del flujo sanguíneo. Además, dicha maniobra puede ayudar a localizar vasos y descartar obstrucción del segmento explorado.

OBSTRUCCIÓN VENOSA

Cuando hay obstrucción venosa, existe pérdida de la variación normal del flujo venoso con la respiración y también de la respuesta normal al aumento venoso. También son signos indirectos de obstrucción la pérdida de la respuesta normal a maniobras de respiración forzadas. Por ejemplo, en la extremidad inferior, la maniobra de Valsalva aumenta la presión intraabdominal y provoca una distensión de las venas de la pierna. En la extremidad superior, la inspiración profunda a menudo produce colapso de la luz venosa a través de la transmisión de una onda de presión negativa; este colapso de la vena normal excluye trombosis obstructiva.

Es signo indirecto de obstrucción venosa el desarrollo de colaterales venosas: múltiples pequeñas venas en los tejidos blandos en el nivel de sospecha de obstrucción.

INCOMPETENCIA VENOSA

Cada vez existe un mayor interés en detectar y graduar la extensión de la insuficiencia venosa y de localizarla en el sistema venoso profundo o superficial del miembro inferior. La respuesta normal a la maniobra de Valsalva es el cese de flujo y ausencia de flujo retrógrado. Cuando hay incompetencia venosa, existe flujo franco retrógrado por debajo de las venas incompetentes. De forma similar, la compresión proximal no debiera causar aumento de flujo venoso distal o retrógrado. Las venas incompetentes mostrarán una respuesta anómala y flujo retrógrado. Por último, en posición vertical es posible identificar fácilmente las venas incompetentes comprimiendo manualmente las venas de la pantorrilla. Los segmentos venosos incompetentes mostrarán reflujo y flujo retrógrado tras el flujo anterógrado en respuesta a la compresión manual.

COMUNICACIONES ARTERIOVENOSAS

El uso de la ecografía dúplex en el diagnóstico de las malformaciones congénitas arteriovenosas de las extremidades inferiores es muy importante. La mayoría de dichas malformaciones son claramente detectables junto a la piel y se manifiestan clínicamente en forma de cambios cutáneos. En ocasiones, la ecografía Doppler color puede ayudar a identificar el canal arterial nutriente. En general, estos canales vasculares distendidos contienen fuertes señales de flujo. Las malformaciones AV más profundas pueden ser detectadas con ecografía Doppler. La ecografía Doppler color ha permitido una mayor identificación y mapeo de las arterias nutrientes y de las venas de drenaje. La ecografía puede servir de guía para intervenciones percutáneas y para monitorizar sus efectos.

Las fístulas arteriovenosas iatrogénicas secundarias a cateterización, traumatismo o cirugía se pueden también detectar mediante ecografía. La presencia de señales turbulentas de alta velocidad en la vena, frecuentemente la femoral, indica la presencia de fístula. Otros signos incluyen señales de baja resistencia en la arteria proximal a la comunicación y señales de alta resistencia distal a ella. El uso reciente del mapeo con Doppler color permite la localización actual del sitio de comunicación fistulosa.

MASAS

La utilidad de la ecografía Doppler en la evaluación de las masas periféricas consiste básicamente en excluir la presencia de flujo vascular. La ausencia de flujo en una masa periférica permite la biopsia o la aspiración seguras, sin riesgo.

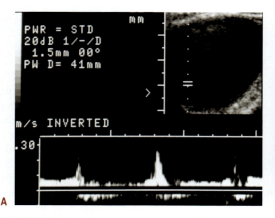 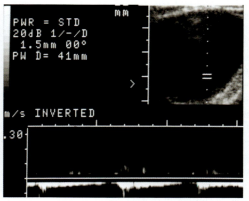

Figura 1-61. El patrón de flujo en los pseudoaneurismas puede documentarse de forma rápida y eficiente con imagen Doppler color. La imagen dúplex mostrará patrones bastante diferentes dependiendo del sitio en el que se coloque la ventana Doppler. **A:** Se aprecia un fuerte componente de flujo de entrada cerca de la base del pseudoaneurisma por la proximidad al cuello. **B:** En esta porción más baja del pseudoaneurisma, el flujo es fundamentalmente lento y retrógrado.

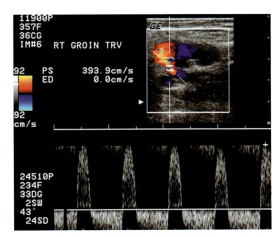

Figura 1-62. El patrón de flujo en la comunicación entre la arteria y el pseudoaneurisma muestra una combinación de flujos anterógrado y retrógrado. El flujo anterógrado en el interior de la colección tiene lugar durante la sístole, cuando las presiones arteriales son mayores que las presiones en los tejidos blandos. El flujo diastólico de mayor duración y menor amplitud tiene lugar cuando las presiones arteriales sistémicas superan la presión en el interior del pseudoaneurisma.

Un patrón típico de turbulencia es prácticamente diagnóstico de la presencia de un pseudoaneurisma, rotura localizada en la pared de la arteria. Las ondas espectrales Doppler en la colección son mucho más variables (Fig. 1-61). A menudo es posible visualizar la comunicación con la arteria en la imagen Doppler color. La onda Doppler mostrará el típico movimiento de untado para otro (Fig. 1-62), que sirve como signo diagnóstico específico de pseudoaneurisma.

Bibliografía

Abildgard A, Egge TS, Klow NE, et al. Use of sonicated albumin (Infoson) to enhance arterial spectral and color Doppler imaging. *Cardiovasc Intervent Radiol* 1996;19: 265-271.

Barber FE, Baker DW, Nation AWC, et al. Ultrasonic duplex echo Doppler scanner. *IEEE Trans Biomed Eng* 1974; 21: 109-113.

Brands PJ, Hoeks AP. A comparison method for mean frequency estimators for Doppler ultrasound. *Ultrasonic Imaging* 1992; 14:367-386.

Cloutier G, Allard L, Durand LG. Characterization of blood flow turbulence with pulsed-wave and power Doppler ultrasound imaging. *J Biomech Eng* 1996; 118:318-325.

Daigle RJ, Stavros AT, Lee RM. Overestimation of velocity and frequency values by multielement linear array Dopplers. *J Vasc Technol* 1990; 14: 206-213.

Goldberg RL, Smith SW. Optimization of signal-to-noise ratio for multilayer PZT transducers. *Ultrasonic Imaging* 1995: 17:95-113.

Gudmundsson S, Valentin L, Pirhonen J, et al. Factors affecting color Doppler energy ultrasound recordings in an *in-vitro* model. *Ultrasound Med Biol* 1998:24:899-902.

Guidi G, Licciardello C, Falteri S. Intrinsic spectral broadening (ISB) in ultrasound Doppler as a combination of transit time and local geometrical broadening. *Ultrasound Med Biol* 2000;26(5):853-862.

Hutchison K, Karpinski E. Stability of flow patterns in the *in vivo* post-stenotic velocity field. *Ultrasound Med Biol* 1988:14:269-275.

Kamaya A, Tuthill T, Rubin JM. Twinkling artifact on color Doppler sonography: dependence on machine parameters and underlying cause. *AJR* 2003;180:215-222.

Kasai C, Namekawa K, Koyano A, et al. Real-time two-dimensional blood flow imaging using an autocorrelation technique. *IEEE Trans Sonics Ultrasound* 1985: 32(suppl): 458-463.

Kremkau FW. Doppler color imaging. Principles and instrumentation. *Clin Diagn Ultrasound* 1992:27:7-60.

Landini L, Santarelli F, Pomata F, et al. Dynamically variable electronic delays for ultrasound imaging. *J Biomed Eng* 1991;13(6):469-472.

Middleton WD, Erickson S, Melson GL. Perivascular color artifact: pathologic significance and appearance on color Doppler US images. *Radiology* 1989:171:647-652.

Porter TR. Xie F, Li S, et al. Increased ultrasound contrast and decreased microbubble destruction rates with triggered ultrasound imaging. *J Am Soc Echocardiogr* 1996;9: 599-605.

Reneman R, Spencer M. Local Doppler audio spectra in normal and stenosed carotid arteries in man. *Ultrasound Med Biol* 1979;5:1-11.

Spencer MP, Reid JM, Quantitation of carotid stenosis with continuous-wave (C-W) Doppler ultrasound. *Stroke* 1979; 10:326-330.

Winkler AJ, Wu J. Correction of intrinsic spectral broadening errors in Doppler peak velocity measurements made with phased sector and linear array transducers. *Ultrasound Med Biol* 1995;21:1029-1035.

Capítulo **2**

Fisiopatología

TROMBOSIS VENOSA

Incidencia y prevalencia

La imagen ecográfica ha servido de ayuda en la determinación de la incidencia y prevalencia de la trombosis en las extremidades superiores e inferiores.

Extremidad inferior

El cálculo de la tasa de trombosis venosa profunda (TVP) en las extremidades superior e inferior puede realizarse a partir de las tasas registradas de embolismo pulmonar fatal. La tasa de mortalidad anual secundaria a embolismo pulmonar alcanzó los 8 casos por 100.000 personas/año a mediados de los años 70. A principio de los 80, dicha tasa disminuyó a 6 casos por 100.000 personas/año. Puesto que los casos de embolismo pulmonar fatal representan probablemente menos de un 10% del número total de episodios de embolismo pulmonar cada año, podría estimarse una tasa anual de 60 a 80 casos por 100.000 personas por año o de aproximadamente 120.000 a 160.000 episodios en los Estados Unidos cada año. Este número es bajo, ya que el embolismo pulmonar es ignorado como causa de muerte en muchas ocasiones. La dificultad reside en extrapolar, a partir de este número, la incidencia de trombosis venosa de miembros inferiores, pélvica o de extremidades superiores.

El embolismo pulmonar agudo se asocia a trombosis venosa de miembros inferiores en más de un 80% de los casos. Esto se ha calculado observando el número de veces que es posible detectar trombos venosos con venografía en pacientes con tromboembolismo pulmonar (Fig. 2-1). Por tanto, la incidencia de trombosis venosa podría oscilar entre 48 y 160 episodios por 100.000 personas/año. Otros factores relacionados, como la raza o la dieta, tienen una incidencia 50% del mayor en africanos y una menor incidencia en asiáticos. Este cálculo combina tanto los casos sintomáticos como asintomáticos de TVP. Sin embargo, la edad continúa siendo un factor de riesgo importante para el desarrollo de TVP.

La determinación objetiva de la incidencia de TVP sintomática de miembros inferiores procede de un estudio sueco en el que se realizó una venografía a pacientes sintomáticos. La incidencia observada fue de 90 episodios por 100.000 personas/año. Dicha trombosis venosa en pacientes sintomáticos es más frecuente en las venas poplítea y femoral, donde resulta obstructiva por naturaleza. A la inversa, puede verse embolismo pulmonar en hasta un 50% de los pacientes con trombosis venosa, fundamentalmente entre la población blanca. Estudios más recientes han complementado los datos obtenidos con la venografía con datos ecográficos. Recientemente se ha calculado que la incidencia de TVP en la población americana es de 1,45 por 1.000 personas/año.

Capítulo 2 · Fisiopatología

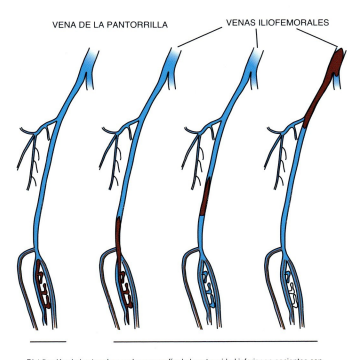

Figura 2-1. Nuestro conocimiento sobre la relación entre la trombosis venosa periférica y el embolismo pulmonar se encuentra algo sesgado. La distribución de la trombosis periférica observada con venografía periférica tras un episodio agudo de embolismo pulmonar muestra que la mayoría se originan en las venas femoropoplíteas. Los casos con afectación limitada de las venas de la pantorrilla pueden representar ejemplos de rotura libre de la porción más proximal del coágulo. Por último, no se conoce la causa probable de embolismo en hasta el 20% de los casos; algunos de éstos pueden corresponder a casos en los que todo el trombo ha sido embolizado al pulmón. Estudios de autopsia han observado que todos los casos de embolismo pulmonar se asocian a trombosis periférica. La mayoría de los trombos se localizaban en las venas femoropoplíteas y una proporción significativa podría proceder de las venas de la pantorrilla. La incidencia del embolismo pulmonar en casos de trombosis periférica es del 20 al 30%, siendo cuatro de cada cinco asintomáticos.

La trombosis venosa asintomática se asocia frecuentemente a antecedentes quirúrgicos e inmovilización en pacientes hospitalizados. Se ha registrado una incidencia de TVP de entre el 20 y el 50% de los pacientes sometidos a ciertos procedimientos quirúrgicos, fundamentalmente neuroquirúrgicos, ortopédicos y urológicos. Existe una elevada prevalencia de trombosis venosa asintomática de las venas de la pantorrilla y, con menos frecuencia, de las venas poplítea y femoral (Fig. 2-2). La incidencia de embolismo pulmonar asintomático en este grupo de pacientes probablemente ha sido subestimada. Puede detectarse embolismo pulmonar asintomático en más de la mitad de los pacientes con trombosis venosa de miembros inferiores. Estos trombos no obstructivos tienden a permanecer asintomáticos, y a ser autolimitados y disueltos por el organismo y su sistema trombolítico en el curso postoperatorio. Los trombos asintomáticos de las venas de la pantorrilla pueden extenderse hacia la vena poplítea en el 20% de los casos aproximadamente, siendo entonces clasificados como "TVP por encima de la

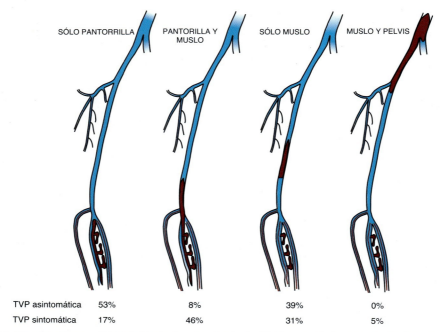

Figura 2-2. Existen dos patrones clínicos de trombosis venosa profunda. El primero suele verse en pacientes sintomáticos, habitualmente pacientes ambulantes con síntomas localizados en una extremidad y que tenderán a presentar trombosis obstructiva. El segundo tipo predomina en pacientes asintomáticos que han sufrido una intervención quirúrgica reciente y que tienden a presentar trombosis no obstructivas de sus venas profundas. A la presentación, casi tres cuartas partes de los pacientes sintomáticos tienen trombosis de venas femorales. El patrón de trombosis sugiere también una diseminación contigua desde las venas de la pantorrilla en más de la mitad. La pequeña incidencia de trombosis proximal (vena iliofemoral) es debida a pacientes que tienden a formar trombos en la vena ilíaca, tumores malignos pélvicos y embarazadas. Los pacientes asintomáticos muestran una mayor incidencia de trombosis aislada de las venas de la pantorrilla y trombosis aislada de la vena femoropoplítea tras cirugía reciente.

rodilla", incluidos aquellos casos en los que la extensión se realiza a una porción de la vena poplítea por debajo de la articulación de la rodilla. Una vez alcanzada la vena poplítea, los trombos se convierten en una amenaza más seria de tromboembolismo pulmonar. Aproximadamente, el 80% de los trombos postoperatorios se desarrollan durante los primeros 5 a 7 días.

La TVP de los miembros inferiores puede iniciarse a nivel de las venas ilíacas y extenderse distalmente, así como hacia la vena cava inferior (VCI). La trombosis de venas pélvicas es más frecuente después de cirugías amplias por procesos malignos pélvicos. La tromboflebitis de la vena ovárica, más frecuente después del embarazo, puede diseminarse hacia la VCI y las venas pélvicas. El síndrome de Budd-Chiari puede provocar obstrucción relativa y trombosis con extensión hacia la VCI desde las venas hepáticas. La diseminación de un trombo a partir de la vena renal en el carcinoma de células renales o la trombosis relacionada con tumores de la VCI en tumores pancreáticos son causas raras de trombosis venosa profunda proximal con extensión distal a las venas femorales.

En el embarazo, la incidencia de TVP antes del parto es de hasta 1 de cada 1.000 partos. El trombo se forma preferentemente en las venas ilíacas desde donde se extiende hacia la vena femoral. Es más frecuente en la extremidad inferior izquierda, debido a la compresión relativa de la vena ilíaca izquierda en su cruce por debajo de la aorta o de la arteria ilíaca derecha. Este efecto compresivo provoca una disminución discreta del retorno venoso desde la extremidad inferior izquierda, en comparación con la derecha. Esta asimetría en el flujo sanguíneo es responsable de la discreta mayor incidencia de TVP en el lado izquierdo. Las venas ilíacas además pueden contener bandas fibrosas o redes, también más frecuentes en la vena ilíaca izquierda y común en su cruce por debajo de la aorta o la vena ilíaca. Ello puede llevar a una trombosis de vena ilíaca, preferentemente izquierda, el síndrome de May-Thurner (también denominado síndrome de Cockett). Existe una asociación entre patología maligna prostática, vesical y pélvica y trombosis proximal de venas ilíacas.

La *phlegmasia cerulea dolens* es una forma rara pero seria de TVP. Se presenta en forma de trombosis venosa profunda de rápida evolución, drenaje venoso colateral escaso y obstrucción severa al retorno venoso que impide el paso de sangre en la pierna afectada. En estos casos, la obstrucción venosa puede comprometer la circulación arterial y provocar isquemia. Si no se trata rápida y agresivamente con anticoagulación, trombolisis o trombectomía, puede ser necesaria la amputación e incluso acontecer la muerte.

Extremidad superior

La incidencia de la trombosis venosa de la extremidad superior en la población general es mucho menor que la de la extremidad inferior, aunque está en ascenso por el uso de catéteres de acceso venoso de larga duración. A partir de datos obtenidos en los hospitales, se ha calculado una tasa de TVP de miembros superiores de 2 por cada 1.000 admisiones hospitalarias. En ausencia de catéter, los casos de TVP primaria de miembros superiores son aproximadamente de un 1 a un 5% de los que se ven en la extremidad inferior. La trombosis en estos casos puede ser espontánea, en relación con compresión localizada de la luz venosa, más frecuentemente a la altura de las venas subclavia-axilar (trombosis de "esfuerzo") o debida a traumatismo contuso o penetrante. Los casos de TVP espontánea de miembros superiores se correlacionan más frecuentemente con fallo cardíaco congestivo, diabetes y obstrucción mediastínica por neoplasia o inflamación. La trombosis de miembros superiores relacionada con la instrumentación y la colocación de catéteres es actualmente muy frecuente. Los catéteres endoluminales pueden permanecer en el organismo durante largos periodos de tiempo coexistiendo con mecanismos que previenen la infección; se consigue creando un túnel subcutáneo entre el punto de entrada en la vena y el punto de salida en la piel. Además, los catéteres incorporan un mecanismo barrera o "puño", que se localiza en dicho túnel y sirve de barrera para el paso de posibles bacterias. Los catéteres de larga duración suelen colocarse en pacientes con neoplasias para la administración de quimioterapia o periodos prolongados de nutrición parenteral. Los catéteres sencillos de las venas yugular interna o subclavia suelen colocarse para algunas semanas o meses; la punta debe situarse en la porción más baja de la vena cava superior o en la porción más craneal de la aurícula derecha. Los catéteres conectados a reservorios subcutáneos *(port-a-cath)* pueden usarse durante años y no necesitan puño, ya que el aparato está completamente implantado. Los catéteres de hemodiálisis también son colocados para largos periodos de tiempo en pacientes con insuficiencia renal y son los que mayor diámetro presentan de los catéteres endoluminales. El tamaño de los catéteres endoluminales centrales oscila de entre 6 French (2 mm) y 15 French (5 mm). Los pacientes con catéteres endoluminales tienen mayor riesgo de formación de trombos venosos, especialmente aquellos con procesos malignos. Por tanto, no debe sorprender que la incidencia de TVP de la extremidad superior haya aumentado en la última década. Con estos catéteres, es más frecuente que la TVP tenga lugar en las venas centrales subclavia, yugular interna o braquiocefálica. Incluso la vena cava superior puede convertirse en un sitio primario de formación de trombo. Una variante de catéter endoluminal es el catéter venoso ventral periféricamente inserto, cuyo lugar de inserción es una vena periférica como la vena cefálica, basílica e incluso la vena braquial. Su presencia aumenta el riesgo de TVP, pero el lugar de formación del trombo es con más frecuencia la vena periférica en la que se encuentra inserto. La tromboflebitis superficial puede entonces extenderse hacia venas más centrales.

Factores de riesgo

Los factores de riesgo más frecuentes para el desarrollo de la TVP son un episodio previo de TVP y la edad. Otros factores de riesgo se derivan del conocimiento de los mecanismos básicos propuestos por Virchow en el siglo XIX: lesión en la pared del vaso, estasia sanguínea e hipercoagulopatía.

Puede observarse una lesión en la pared de un vaso habitualmente tras traumatismos con fractura o procedimientos quirúrgicos. Por ejemplo, puede verse trombosis de vena femoral en las fracturas de cadera o fémur. No es necesario que se haya producido punción de la pared de la vena, sino que basta un simple efecto de transmisión de fuerzas al recubrimiento endotelial de la pared venosa sobre la vena con el traumatismo de la fractura. Dichas fuerzas pueden romper el endotelio y exponer así el colágeno a la sangre, incitando a la formación del trombo. Se ha provocado lesión directa a la pared venosa en modelos animales de TVP; mediante el traumatismo o alteración endotelial mecánica, química o eléctrica de un segmento de vena puede inducirse la formación de un trombo.

Es indudable que la estasia venosa contribuye al desarrollo y diseminación de la TVP. Los datos de autopsia de Sevitt y Gallagher sugieren que los trombos se forman en las bolsas producidas por las válvulas, una zona donde es mayor la estasia sanguínea y el flujo lento (Fig. 2-3). El flujo venoso en los senos venosos que drenan el músculo sóleo en la pantorrilla disminuye drásticamente durante la mayoría de los procedimientos quirúrgicos, ya que los músculos de la pantorrilla son paralizados e incapaces de aclarar la sangre estancada, procedente de los senos venosos (Fig. 2-4). Este mecanis-

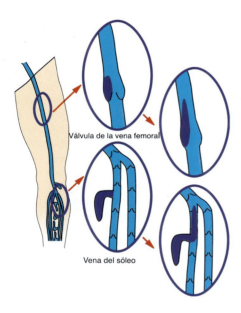

Figura 2-3. Estudios de autopsia y postquirúrgicos han demostrado que es probable que el trombo se forme siguiendo uno de estos dos mecanismos. El patrón más común es su formación precoz en los senos venosos de los músculos de la pantorrilla, siendo éste el lugar más probable de origen de la mayoría de las trombosis venosas profundas sintomáticas adquiridas en la población ambulante y en la mayoría de las trombosis venosas profundas asintomáticas postquirúrgicas. La otra localización es la válvula venosa de las venas femoral o poplítea. El mecanismo parece deberse a estasis y agregación de sangre desde el aparato valvular en el seno de la válvula. Suele verse en pacientes encamados y con estados de hipercoagulabilidad o malignidad (a menudo con múltiples sitios de formación de trombo).

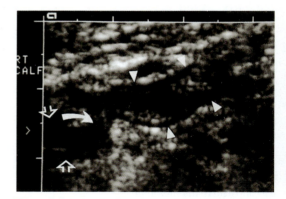

Figura 2-4. La trombosis venosa profunda se desarrolla por detrás de las válvulas venosas y en los senos venosos musculares profundos. En esta imagen oblicua, se observa un típico seno venoso muscular con trombo precoz en su interior (*cabezas de flecha*). Presenta una morfología ovalada que recuerda a un pepinillo jalapeño. El tallo del seno no se encuentra distendido ni deformado (*flecha curva*) y el trombo se limita al seno venoso no habiendo alcanzado las venas tibiales posteriores (*flechas abiertas*).

mo es la explicación más probable para la mayor incidencia de TVP y tromboembolismo pulmonar en viajes de larga distancia. La larga duración de los vuelos transoceánicos, la posición del viajero y la relativa inmovilidad durante periodos prolongados de tiempo contribuyen a incrementar el riesgo de TVP, lo que se conoce como "síndrome de la clase turista". Aunque el riesgo absoluto sigue siendo extremadamente bajo, el gran número de viajeros hace de éste un factor de riesgo reconocible de TVP y embolismo pulmonar.

El estado de hipercoagulabilidad es complejo y presenta distintas etiologías. De forma genérica, puede decirse que existe un aumento global de factores procoagulantes durante el postoperatorio, con aumento de los niveles en sangre de fibrinógeno, así como de factores II, V, VII y XII de la cascada de coagulación. Se ha visto también que el déficit en antitrombina III, proteína C y proteína S aumenta el riesgo de TVP. Además, se ha observado una reducción de la actividad fibrinolítica de la sangre durante el postoperatorio. Deficiencias de factores trombolíticos o aumento de la actividad de inhibidores de la vía trombolítica pueden contribuir a una mayor tendencia a desarrollar trombosis venosa. Un marcador genético, el factor V Leiden, constituye un factor de riesgo para TVP. Aunque el riesgo absoluto es bajo, estos factores tienen efectos aditivos significativos. Por ejemplo, el riesgo de TVP para una mujer joven que comienza a fumar y que además tiene un déficit de factor V puede ser mayor que el triple del riesgo de TVP. El riesgo absoluto continúa siendo menor del 1%.

Localización y patrones

Los trombos venosos se forman habitualmente en los plexos venosos musculares de la pantorrilla y se diseminan por contigüidad hacia las venas tibioperoneas. En el 20% de los casos se extienden hacia la vena poplítea, a la vena femoral superficial y, por último, alcanzan la vena femoral común. Es éste el patrón de afectación que se cree que tiene lugar en la mayoría de los casos de TVP de la extremidad inferior. En ocasiones, el trombo alcanza venas ilíacas y VCI.

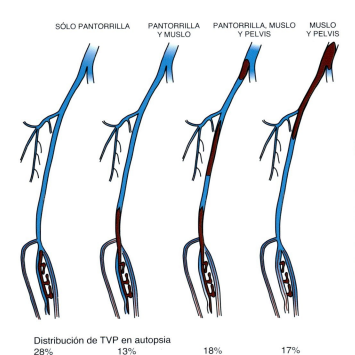

Figura 2-5. La distribución de la trombosis de la extremidad inferior en autopsias es diferente de la observada durante la venografía. Esto refleja el hecho de que los pacientes con riesgo de muerte tienden a estar encamados y con escasa movilidad, y por tanto con mayor riesgo de trombosis venosa profunda más extensa. Se observa afectación de las venas de la pantorrilla en 8 de cada 10 casos. Los casos de autopsia tienen una mayor incidencia de trombosis proximal. Esto puede reflejarse en la población con más probabilidad de tener patologías pélvicas como masas tumorales o procesos traumáticos. Estos procesos favorecen la estasis y se asocian a lesión local de la pared venosa, factores que favorecen el crecimiento del trombo.

Los datos acerca de la distribución de la trombosis venosa profunda se han obtenido de grandes series de autopsias. Estas series, realizadas en pacientes o bien con procesos malignos o bien hospitalizados con politraumatismo, han demostrado la mayor prevalencia de trombos en los canales venosos de los músculos de la pantorrilla. La probabilidad de trombosis disminuye en la vena poplítea media, la porción media e inferior (superficial) de la vena femoral, la vena femoral común y las venas ilíacas externas (Fig. 2-5). El responsable para la formación del trombo parece ser un mecanismo básico: los trombos surgen normalmente de los senos en la base de las válvulas venosas, donde el flujo sanguíneo se encuentra prácticamente estanco. La dinámica de flujo sanguíneo se debe a la morfología del seno valvular donde existe una típica zona de disminución e inversión del flujo (Figs. 2-6 y 2-7). Esto puede explicar por qué la TVP no es siempre una patología unifocal. Los trombos pueden originarse en múltiples localizaciones en el mismo paciente, ya que pueden formarse en casi cualquier válvula venosa; esto también explica por qué la TVP comienza preferentemente en la pantorrilla, donde la densidad de las válvulas venosas es mucho mayor, comparándolas con las venas poplítea o femoral.

Otro mecanismo de formación del trombo es la exposición de la sangre a los componentes de la pared venosa. Los pacientes que han sufrido fracturas de fémur y posterior prótesis de cadera o colocación de clavo son más propensos a trombosis de vena femoral proximal cerca del sitio de la cirugía. Las fuerzas de cizallamiento son transmitidas a través de los tejidos blandos, pudiendo dañar el recubrimiento endotelial de la pared venosa. De forma similar, pacientes con fracturas de tibia o peroné tienen una mayor incidencia de TVP próxima al lugar del traumatismo. La TVP de las venas pélvicas es más probable tras el traumatismo pélvico. El daño local de la pared y el endotelio de la vena se cree que es el factor común que lleva a la formación local del trombo en estos casos.

El uso combinado de fibrinógeno yodado radiactivo y venografía ha demostrado una prevalencia de trombosis de venas de la pantorrilla de hasta el 50% en los primeros días del postoperatorio. Estos trombos pueden extenderse en el 20% de los casos hacia la vena poplítea, constituyendo entonces una causa más significativa de embolismo pulmonar. La asociación entre embolismo pulmonar y la localización y tipo de trombo venoso han generado controversia. Un enfoque inicial del problema es la creencia de que la trombosis venosa poplítea y femoral proximal aislada puede provocar embolismo pulmonar. El mayor calibre de estas venas aumenta la probabilidad de que trombos mayores no adherentes puedan ser soltados y obstruir una porción suficientemente larga de las ramas arteriales pulmonares como para ser sintomáticos. Sin embargo, es posible que los trombos en las venas de la pantorrilla sean causa de embolismo pulmonar. Los trombos en estas venas tienden a ser pequeños, siendo probablemente menos sintomáticos que aquellos situados por encima de las venas de la rodilla. El hecho de que los trombos en las venas de la pantorrilla pueden provocar embolismo pulmonar se ha confirmado en estudios de investigación donde se han visto defectos de perfusión en pacientes con TVP postoperatoria de las venas de la

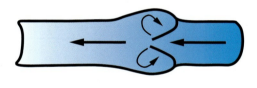

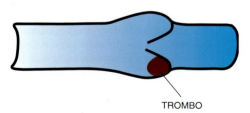

TROMBO

Figura 2-6. En este esquema se representa uno de los mecanismos implicados en la formación de la trombosis. Bajo condiciones normales, se desarrolla una zona de estancamiento sanguíneo en la base de la válvula venosa. Esta región es un sitio de agregación precoz de plaquetas y células rojas. Se conocen poco otros factores adicionales que determinen por qué un determinado individuo desarrolla un trombo precoz.

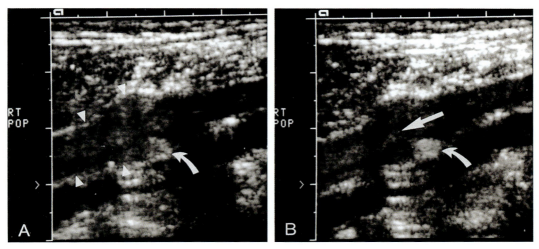

Figura 2-7. La formación y diseminación del trombo depende de la geometría de la válvula venosa. Normalmente, se forma una zona de estancamiento de sangre en la base de la válvula, que es parcialmente responsable de la agregación precoz de células rojas. **A:** En esta primera imagen longitudinal, se observa un conglomerado heterogéneo de señales ecogénicas (*cabezas de flecha*) en el interior de la vena poplítea, más apreciables en la base de la válvula venosa (*flecha curva*). **B:** Esta segunda imagen ecográfica fue tomada durante maniobras de dilatación venosa. Prácticamente han desaparecido las señales ecogénicas que nacen de la sangre casi estanca, encontrándose en este momento en movimiento (*flecha larga*). Un grupo de células rojas permanece atrapado por detrás de la válvula (*flecha curva*).

pantorrilla. Los trombos en la vena femoropoplítea son más peligrosos por ser más posible su embolización y el bloqueo de ramas de la arteria pulmonar de mayor calibre. Los grandes trombos que flotan libremente en las venas ilíaca o femoral proximal han sido considerados como susceptibles de ser soltados y de provocar embolismo pulmonar. El uso de la ecografía ha demostrado que esto no es tan probable como en un principio se pensó en el caso de los trombos de la vena femoral, donde no se ha conseguido demostrar un mayor riesgo de embolismo pulmonar.

Estudios acerca de la localización de la TVP tras un episodio de embolismo pulmonar sintomático han demostrado una afectación de las venas femoral o poplítea en la mayoría de los casos. En el 10% al 20% de los casos sólo se han visto trombos en las venas de la pantorrilla. No ha sido posible determinar si éstos son el origen de los émbolos o los remanentes de una TVP más extensa.

Evolución

La trombosis venosa atraviesa distintos estadios en su evolución. Se cree que el trombo en origen no es obstructivo y se forma en la base de una válvula venosa (Figs. 2-8 y 2-9). Factores de riesgo individuales como la inmovilización prolongada, el daño local y las anomalías de la coagulación, o una combinación de ellos, pueden provocar la diseminación proximal del trombo en el 20% de los casos. Con el tiempo, la afectación de los segmentos poplíteo y femoral puede llevar a un proceso obstructivo causante de dolor y tumefacción en la extremidad inferior. El trombo obstructivo puede causar dolor a través de la expansión relativa del segmento venoso que ocupa; además, por el compromiso sobre el retorno venoso, puede producir también edema distal al sitio de afectación. El trombo venoso en un segmento venoso duplicado puede causar dolor sin tumefacción. El trombo no obstructivo tiende a no

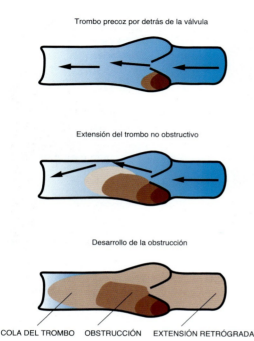

Figura 2-8. Los factores responsables de la propagación del coágulo siguen sin ser bien conocidos. Sin embargo, el patrón de diseminación del trombo ha sido observado *in vivo* y en autopsias. En la parte de arriba, el trombo precoz crece en la zona de estancamiento relativo en la base de la válvula venosa. La ilustración del medio demuestra la extensión del trombo hacia la luz. En este estadio aún no existe obstrucción del flujo sanguíneo. El continuo crecimiento del trombo depende entonces de la actuación de múltiples factores. Concurrente con la acción de los factores de procoagulación, existe una acción opuesta de factores responsables de la fibrinolisis. No se conoce aún por qué uno de dichos mecanismos supera al otro en un determinado individuo. El dibujo de abajo muestra una de las posibles evoluciones. El trombo ha continuado creciendo y ha provocado una obstrucción al flujo sanguíneo y trombosis en la porción más periférica de la vena.

ser sintomático, al no distender la vena ni obstruir significativamente el flujo venoso; si no es lisado por completo el trombo, frecuentemente queda fijado a la pared de la vena. En la mayoría de los casos, el trombo que flota libremente se adherirá a la pared de la vena en un período de 3 a 7 días, siendo menos probable así su rotura y liberación en forma de embolismo pulmonar.

El trombo en formación es una amalgama de plaquetas y células rojas atrapadas en una red de fibrina. Una matriz de fibrina entremezclada hace que dicha estructura se organice en pocas horas. La hemólisis local de las células rojas o la lisis de parte de la matriz de fibrina puede dar lugar a un trombo heterogéneo visible en la imagen ecográfica. Dado que el trombo está en continua formación, el mismo paciente puede tener segmentos venosos con trombos recientes y otros con trombos viejos.

Debido a esta continua interacción de mecanismos trombóticos y fibrinolíticos, la estructura del trombo visible con ultrasonidos puede variar enormemente. La presencia de trombos venosos obstructivos estimula la formación de vías colaterales para el flujo sanguíneo. Las venas perforantes que comunican las venas superficiales y profundas establecen corriente de flujo entre las venas safenas mayor y menor, asegurando así el drenaje venoso de la extremidad inferior. La vía colateral a través de las ramas musculares profundas del muslo forma a menudo un camino entre la vena poplítea y la vena femoral profunda; esta vía está potencialmente presente en el 50% de la población.

Los segmentos venosos obstruidos pueden recanalizarse lentamente gracias a mecanismos fibrinolíticos del organismo o permanecer ocluidos permanentemente. La recanalización parcial se asocia a canales de morfología irregular. Las válvulas venosas además pueden cicatrizar y hacerse disfuncionales. En hasta el 30% de los casos, los segmentos ocluidos no llegan a recanalizarse.

Secuelas

La recanalización parcial de los segmentos venosos, la cicatrización del mecanismo valvular y la alteración de la dinámica de flujo contribuyen al desarrollo de insuficiencia venosa y síndrome postflebítico. Este síndrome, en su forma más leve, se acompaña de dolor y edema. Las formas más severas se asocian con cambios cutáneos permanentes y ulceración.

Tras la TVP aguda, del 50 al 75% de los pacientes con trombosis severa de la vena poplítea o por encima de ella presentan síntomas de insuficiencia venosa de los 5 a 6 años. Los pacientes con trombos limitados a las venas de la pantorrilla tienen una probabilidad del 20% de desarrollar síntomas. Grupos de control sin TVP aguda documentada tienen una probabilidad del 14% de desarrollar síntomas de insuficiencia venosa. Esta diferencia tan pequeña en la incidencia puede deberse a un sesgo en la selección de los pacientes. Por ejemplo, pacientes sintomáticos sin historia aparente de TVP aguda pueden haber tenido un episodio clínicamente inadvertido de TVP, o sus síntomas de presentación pueden deberse a una insuficiencia venosa precoz que continúa progresando durante el intervalo de seguimiento.

Intervención

El conocimiento actual de la patología de la trombosis venosa favorece dos estrategias principales.

Prevención

Lo primero es la prevención del desarrollo de trombosis venosa en los grupos de pacientes de alto riesgo, entre los que se incluyen aquellos que han sufrido cirugía reciente neuroquirúrgica, ortopédica o urológica. Entre las medidas preventivas se incluye el uso de medias de compresión, compresión neumática intermitente o la administración oral, intravenosa o subcutánea de anticoagulantes.

Se ha demostrado que la introducción de estas medidas reduce la incidencia de trombosis venosa postquirúrgica. Un impacto mayor ha sido el descenso en la incidencia de embolismo pulmonar secundario. La aspirina puede disminuir la incidencia de trombosis venosa iliofemoral en el paciente postquirúrgico, aunque no tiene efecto sobre los trombos de la pantorrilla. El uso de compresión venosa intermitente reduce significativamente la incidencia de trombosis venosa de la pantorrilla en estudios de control. La heparina subcutánea continúa siendo el gold estándar en la prevención postquirúrgica. La anticoagulación oral en bajas dosis ha demostrado tener efectos importantes en la prevención postquirúrgica de la TVP en las semanas que siguen a los procedimientos ortopédicos.

Tratamiento

El tratamiento de la TVP es variado. El régimen estándar consiste en la anticoagulación durante 6 meses con warfarina, tras 5 a 10 días de administración intravenosa de heparina. El seguimiento de pacientes con TVP ha demostrado que el tratamien-

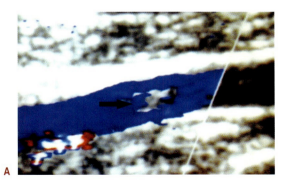
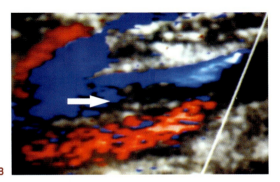
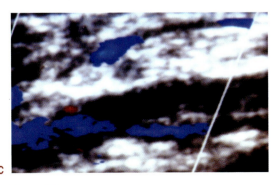

Figura 2-9. Esta serie de imágenes tomadas del mismo paciente resume en gran parte la evolución de la trombosis venosa profunda (TVP) aguda. **A:** La primera imagen longitudinal muestra señal ecogénica anormal en la válvula venosa del tercio medio de la vena poplítea, que se interpretó como un posible trombo precoz no obstructivo. **B:** A los 2 días se repitió la ecografía, observándose una gran masa ecogénica (*flecha*) secundaria a diseminación del trombo original. **C:** Transcurridos 3 días, en la imagen longitudinal no se detecta señal de flujo en la vena poplítea. La progresión de un trombo precoz no obstructivo formado en la válvula venosa a TVP totalmente obstructiva por encima de la rodilla es la evolución típica de una TVP.

to anticoagulante puede necesitar ampliarse más allá del periodo previamente aceptado de 3 a 6 meses. Las reapariciones de la TVP siguen siendo un riesgo significativo incluso 6 meses después del tratamiento.

El tratamiento con heparina intravenosa en la fase aguda de la TVP "estabiliza" el trombo y reduce la probabilidad de diseminación de la trombosis venosa de la extremidad inferior y de embolismo pulmonar. La introducción de heparinas de bajo peso molecular ha mejorado la seguridad y posiblemente la eficacia del periodo de anticoagulación precoz, permitiendo además el tratamiento de pacientes de "bajo riesgo" en el ámbito del ambulatorio. Estos pacientes de bajo riesgo probablemente presenten TVP idiopática, no asociada con factores de riesgo definidos como cirugía reciente, procesos malignos o anomalía del mecanismo de anticoagulación.

La probabilidad de tromboembolismo pulmonar es del 30 al 50% en pacientes no tratados y disminuye al 10% bajo tratamiento con heparina. Esta reducción significativa en el número de embolismos pulmonares fatales es la justificación básica del uso de la anticoagulación.

Igualmente se ha visto que la administración posterior de warfarina, durante un periodo de 3 a 6 meses después del evento agudo, reduce la incidencia de trombosis venosa recurrente y de embolismo pulmonar. El tratamiento de la trombosis venosa "por debajo de la rodilla" (venas de la pantorrilla) con warfarina durante 3 meses también reduce la tasa de recurrencia de TVP. No obstante, el tratamiento durante 6 semanas parece suficiente.

En aquellos pacientes que no pueden recibir anticoagulación con warfarina durante largos periodos de tiempo, la disposición de filtros de VCI colocados percutáneamente ha sustituido a la interrupción quirúrgica o el clipaje de la VCI. La colocación percutánea de filtros de VCI se requiere en sólo una minoría de pacientes con TVP. El seguimiento con ecografía ha demostrado una prevalencia del 30% de trombosis de vena femoral común tras la colocación de filtros de VCI de gran diámetro y diseño antiguo. La nueva generación de filtros de VCI de menor diámetro se asocia a una menor probabilidad de trombosis de vena femoral.

La ecografía puede usarse para determinar la extensión de los trombos venosos durante la administración de agentes trombolíticos. Con la combinación de maniobras de compresión y Doppler color, es posible determinar la extensión de los trombos venosos obstructivos y no obstructivos. Se puede seguir y cuantificar la disolución del trombo durante y después de la administración de la terapia trombolítica. No obstante, los agentes trombolíticos raramente son aplicados de forma sistémica, prefiriéndose su administración dirigida con catéter. La ecografía puede utilizarse para confirmar el diagnóstico, colocar el catéter y en el seguimiento a largo plazo de los efectos de la trombolisis.

ATEROSCLEROSIS DE LAS ARTERIAS CARÓTIDAS

Incidencia y prevalencia

La estimación de la prevalencia de la estenosis significativa de la arteria carótida interna parte parcialmente de la incidencia de infartos o accidentes isquémicos transitorios (AIT). Del 15 al 20% de los pacientes que se presentan con infarto o AIT no muestran patología en ninguna arteria carótida, pero exponen otra explicación posible para su sintomatología, como la presencia de émbolos de origen cardíaco. Menos de un 30% de los pacientes tienen una lesión estenótica de la carótida interna mayor del 50%. Una gran proporción de pacientes sin estenosis significativa, sin embargo, tienen placas de menor importancia (Fig. 2-10). Estos datos se encuentran algo sesgados por el hecho de estudiarse en pacientes sintomáticos.

Exploraciones ecográficas de grandes grupos de población con aparatos de alta resolución y en tiempo real han estudiado la prevalencia de la patología arterial carotídea. Por ejemplo, en sujetos de 45 a 65 años, la prevalencia de patología significativa de la carótida interna con estenosis mayor del 50% es menor del 5%. Lesiones estenóticas del 25 al 50% están presentes en hasta el 30% de la población y pueden verse placas focales menores entre el 20 y el 30%. Incluso en pacientes de 65 años o mayores, la prevalencia de estenosis mayor del 50% (velocidad picosistólica de 150 cm/seg en la arteria carótida interna) es menor del 10%.

Los datos de las autopsias demuestran que la aterosclerosis es una patología sistémica que se

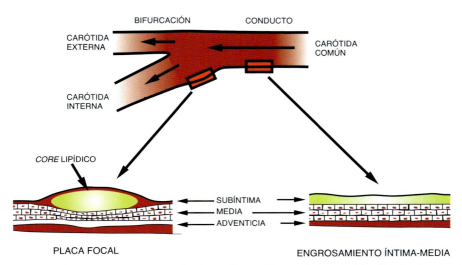

Figura 2-10. La aterosclerosis es un proceso generalizado que afecta a diferentes lechos arteriales. Estudios de autopsia han revelado que la afectación de la aorta abdominal superior suele ser el hallazgo más precoz. La afectación de arterias carótidas y coronarias surge tras un lapso de tiempo de 5 a 10 años. Actualmente, se cree que la arteria responde de dos formas diferentes a la exposición a factores de riesgo de aterosclerosis. La primera es la placa focal que se forma en la íntima, cerca de los puntos de ramificación de la arteria. La segunda es un engrosamiento difuso de la pared del conducto arterial en lugares distantes a cualquier punto de ramificación o bifurcación. Este engrosamiento se suma al engrosamiento normal de la pared arterial relacionado con la edad.

desarrolla inicialmente en la aorta abdominal y posteriormente en la torácica. Las carótidas y coronarias muestran afectación con un retraso de 5 a 10 años en comparación con la aorta.

Factores de riesgo

El desarrollo de la placa aterosclerótica se asocia a la exposición a factores de riesgo cardiovascular reconocidos, que incluyen: cifras elevadas de colesterol, consumo de cigarrillos, diabetes e hipertensión. La fracción lipoproteica de baja densidad del colesterol (LDL) se asocia a la formación de placas, mientras que la lipoproteína de alta densidad parece tener un efecto protector. Otros factores menos conocidos empiezan a ser considerados, en parte por la ayuda proporcionada por la ecografía carotídea. La asociación entre niveles elevados en sangre de homocisteína y la aterosclerosis carotídea es un ejemplo de la ayuda del uso de la ultrasonografía carotídea en la identificación de la importancia de este factor de riesgo.

La exposición constante a distintos factores de riesgo acelera el desarrollo de la placa aterosclerótica y la progresión a lesiones más severas que por último terminan en oclusión arterial. Estas lesiones progresan en ausencia de síntomas significativos. La retirada y el control de dichos factores de riesgo resultan beneficiosos por no ser necesariamente irreversible el depósito de la placa. De hecho, se ha visto que el descenso de las cifras de colesterol en sangre frena e incluso revierte el desarrollo de la placa. Se ha demostrado que los inhibidores de la 3-hidroxi-3-metilglutaril coenzima A reductasa disminuyen la extensión de la aterosclerosis carotídea.

Localización y patrón

Las lesiones ateroscleróticas tienen lugar preferentemente en la bifurcación carotídea, en la región del bulbo carotídeo que se extiende en los primeros 2 cm del origen de la carótida interna. Esta localización preferente se cree que es debida al patrón de flujo existente en el punto de ramificación de la carótida interna (Fig. 2-11). Aunque al principio se creía que las zonas con mayor fuerza de cizallamiento eran más susceptibles al depósito precoz de las placas, actualmente se piensa que son las áreas con relativo estancamiento sanguíneo las que se asocian a un mayor depósito de lesiones ateroscleróticas precoces. Las placas ateroscleróticas tienden a desarrollarse como pequeñas protuberancias focales hacia la luz de la arteria. Estas pequeñas placas precoces pueden ser detectadas con ecografía de alta resolución en tiempo real. Son muchos los intentos realizados para caracterizar su aspecto. Las placas más fibrosas tienden a mostrar mayor señal (hiperecogénicas), mientras que aquellas compuestas básicamente de células musculares lisas son isoecogénicas. Las zonas focales de depósito de trombo agudo o depósito graso pueden mostrarse iso o hipoecogénicas, dependiendo de su distribución en los distintos componentes de la pared de la arteria.

Las lesiones estenóticas focales coexistentes en la carótida común son mucho menos frecuentes y tienen lugar en menos del 5% de los pacientes con estenosis de alto grado también de la carótida inter-

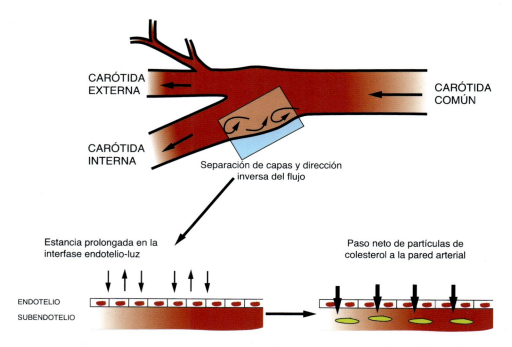

Figura 2-11. Los mecanismos fisiopatológicos responsables del depósito precoz de la placa han sido motivo de controversia durante años. Anteriormente se pensaba que la placa se depositaba en lugares de alta tasa de turbulencias. Son éstos lugares en donde la velocidad de la sangre cambia rápidamente en función de su distancia a la pared arterial, como la división del flujo de la carótida común. Actualmente se cree que la placa se forma en lugares de estancamiento relativo o flujo lento, como la pared más lejana de la carótida interna proximal. En el dibujo se representa una propuesta de posible mecanismo para el depósito de la placa. Un tiempo prolongado de estancia de pequeñas partículas lipídicas favorece su paso hacia la pared arterial. Una vez en el subendotelio, la lipoproteína de colesterol de baja densidad se oxida y queda atrapada. Otra posibilidad es que se produzca una activación de las plaquetas en el lugar de agresión de la pared arterial. A continuación, estos productos localizados en el área de flujo lento o invertido atravesarían la pared arterial y ejercerían un efecto mitogénico en las células adyacentes.

na. Una historia de irradiación previa al cuello en la región de la carótida común se asocia a una patología preferentemente de la carótida común y estenosis, que tarda normalmente al menos 10 años desde el inicio de la irradiación. La arteritis de Takayasu o formas muy precoces o agresivas de aterosclerosis se asocian a lesiones de distribución preferente en la arteria carótida común.

Evolución

El depósito lipídico no es el único mecanismo responsable del crecimiento de la placa. Se cree que existe un ciclo de crecimiento de la placa, que incluye episodios de rotura de la misma, seguidos de períodos de reparación. Las lesiones focales precoces se originan en zonas de dinámica de flujo alterada en la carótida interna, donde tiene lugar una disfunción endotelial local que contribuye a la penetración del colesterol LDL en la pared de la arteria, donde es oxidado y atrapado. A partir de entonces, este depósito progresa lentamente en la capa subintimal de la pared arterial. A medida que la placa va cogiendo forma, continúa creciendo lentamente. Según aumenta de tamaño, se crean nuevos canales vasculares a partir de los *vasa vasorum* en la media de la pared que pueden alcanzar la base de la placa. Esta neovascularización puede no proporcionar suficientes nutrientes para la placa en desarrollo, pudiendo entonces producirse la muerte celular en las porciones más profundas de la placa; en ese caso, los *debris* celulares se acumulan entremezclándose con los *debris* de colesterol, el denominado *core* lipídico de la placa. Se producen fuerzas de rozamiento por el flujo sanguíneo por encima de la placa que son mayores cuanto más

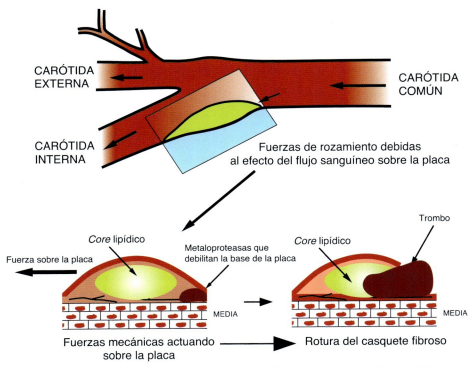

Figura 2-12. La formación de placas precoces probablemente esté favorecida en zonas de disminución local del flujo sanguíneo; esto cambia una vez que la placa ha alcanzado un determinado tamaño. La placa se extiende lo suficiente hacia la luz como para ser susceptible a las fuerzas de rozamiento, que tratan de arrancar la placa de la pared arterial. La estructura de la placa se ve debilitada por la concentración local de metaloproteasas de matriz. Las fuerzas mecánicas y la debilidad de la estructura de la placa aumentan la probabilidad de hemorragia en el interior de la placa. La placa entonces puede romperse o aumentar de volumen.

protruye la placa en la luz. Estas fuerzas tienden a arrancar la placa de la pared arterial (Fig. 2.12). La placa está cubierta por un casquete fibroso y por un endotelio intacto. El aumento del estrés mecánico producido por el flujo sanguíneo se transmite a la base de la placa. Es éste también el sitio de mayor actividad metabólica y de actividad preferente de metaloproteinasas de matriz que tienen a remodelar la placa. La combinación de fuerzas de rozamiento y la actividad de las metaloproteinasas aumenta la vulnerabilidad en los márgenes de la placa, pudiendo romperse el casquete fibroso. Este trauma local puede ocasionar hemorragia en el interior de la placa, que ocasionalmente puede verse como área hipoecogénica en la placa, cerca de la base (Fig. 2-13 y 2-14); no obstante, el aspecto

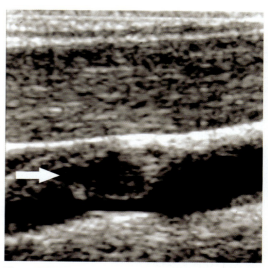

Figura 2-14. Esta gran placa (*flecha*) localizada en el bulbo carotídeo contiene una gran zona hipoecogénica en su interior, probablemente en relación con una zona de depósito de lípidos o hemorragia intraplaca.

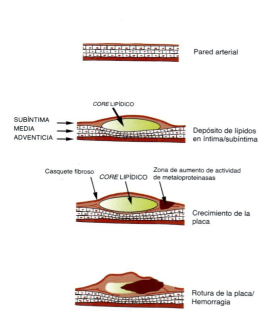

Figura 2-13. El crecimiento precoz de la placa tiene lugar por el depósito progresivo de lípidos. El desarrollo de neovascularización a partir de los *vasa vasorum*, localizados en la unión de los tercios medio y externo de la media, contribuye al crecimiento de la placa y alimenta la proliferación miointimal que tiene lugar. Este crecimiento lento y progresivo casi siempre se ve interrumpido por un episodio de hemorragia en el interior de la placa, por lo que es infrecuente observar grandes placas de superficie lisa. Las grandes placas suelen tener una superficie irregular y aspecto heterogéneo incluso cuando permanecen asintomáticas.

del *core* lipídico es indistinguible. La hemorragia puede ser autolimitada o provocar rotura de la placa (Fig. 2-15). Si la placa permanece intacta, lo más probable es que continúe creciendo lentamente, ayudada por mecanismos locales de reparación y depósito lipídico continuo. Si existe rotura, las plaquetas se agregan y se forma un trombo en el lugar de exposición del colágeno (Figs. 2-16 y 2-17). La ulceración persistente puede entonces ser la causa de formación de pequeños émbolos en el lugar expuesto de la placa, que a su vez pueden producir síntomas neurológicos como AITs, *amaurosis fugax* o infartos. Se activa así un proceso de curación aparente consistente en el depósito de tejido fibroso a partir de migración y proliferación de células musculares lisas. El ciclo de rotura y reparación de la placa puede repetirse varias veces sin que el paciente experimente ningún síntoma (Fig. 2-18). Por tanto, la placa puede sufrir múltiples ciclos similares de crecimiento, rotura y más crecimiento (Fig. 2-19). El depósito cada vez mayor de tejido en la placa provoca un adelgazamiento localizado de

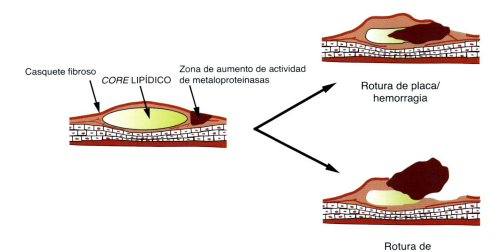

Figura 2-15. La placa precoz se localiza en la íntima y está formada por un *core* lipídico rodeado por pequeños capilares que crecen desde la porción más externa de la media (*vasa vasorum*). Las elevadas concentraciones de metaloproteinasas de matriz también ayudan a debilitar la estructura de la placa. Las dos evoluciones más probables son la hemorragia contenida o la rotura de la placa. La primera acostumbra a permanecer asintomática. Los pacientes sintomáticos suelen haber sufrido rotura completa de la placa, pero la presencia de una rotura de la placa no implica necesariamente la presencia de síntomas. Es probable que los efectos de la hemorragia aguda pasen inadvertidos para el paciente.

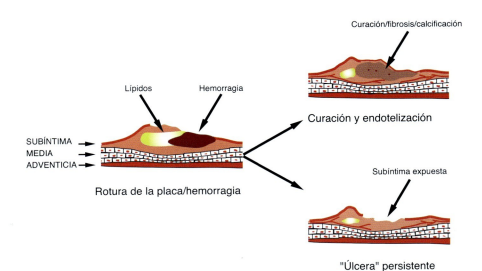

Figura 2-16. Las secuelas de la rotura aguda de la placa aún no han sido estudiadas de forma sistemática. Parece que de las dos evoluciones posibles (curación o úlcera persistente), resulta más probable la curación. La superficie de la placa ocupada por la hemorragia se suele curar lentamente a través de la formación de una zona fibrosa similar a una cicatriz. Las úlceras persistentes son más infrecuentes, pero cuando existen son bastantes probables los síntomas de AIT o *amaurosis fugax*.

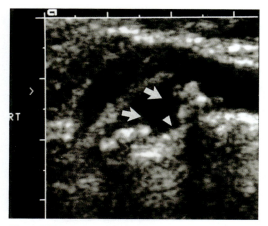

Figura 2-17. El diagnóstico ecográfico de la úlcera de la placa es difícil y a menudo poco fiable. Estas úlceras tienden a localizarse en las placas más complejas y extensas, y es frecuente su calcificación, lo cual hace aún más dificultoso el estudio de la placa. Es infrecuente que sea posible delimitar claramente una úlcera pequeña, como la que se muestra (*flechas*). Una dificultad frecuente es la diferenciación entre una úlcera y una porción normal de la pared arterial entre dos pequeñas placas. Suele tratarse de una úlcera cuando el suelo del segmento en cuestión se extiende hacia la media de la pared arterial (*cabeza de flecha*).

la luz arterial, que progresivamente aumenta en severidad. Aunque pueden aparecer síntomas en cualquiera de los momentos del ciclo, son más frecuentes cuando la placa es grande y provoca una estenosis significativa de la luz de la carótida interna (Fig. 2-20). Si la rotura tiene lugar en estos estadios finales, cuando la placa ya obstruye una porción significativa de la luz arterial, la formación del trombo tiende a ser más probable y extensa. Esto aumenta la probabilidad de émbolos sintomáticos o de oclusión de la arteria carótida interna. No obstante, la oclusión primaria de la carótida interna es un evento raro comparado con la incidencia del infarto secundario a formación de émbolos desde la placa.

Secuelas

Las dos principales y posibles evoluciones clínicas de la estenosis de la carótida interna son los AITs y el infarto. La progresión de la placa y la estenosis de la carótida interna pueden culminar en uno o ambos de estos síntomas clínicos. La tasa de infarto o AIT en pacientes sin intervención aumenta con la severidad de la estenosis. Los pacientes sin estenosis significativa (<50%) de la carótida interna

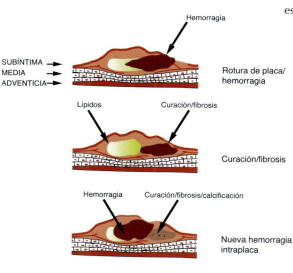

Figura 2-18. Resulta infrecuente que una placa crezca progresivamente hasta provocar una estenosis hemodinámicamente significativa. Estudios realizados en las arterias coronarias sugieren que las placas pueden sufrir ciclos de crecimiento interrumpidos por episodios de hemorragia y reparación. Este esquema resume dicha hipótesis. Permanece sin aclarar cuántos de estos ciclos tienen lugar antes de que la lesión pase a ser la causa de los síntomas o progrese hacia una estenosis hemodinámicamente significativa. Con cada uno de estos ciclos, la superficie de la placa va haciéndose progresivamente más irregular. De forma similar, las placas que han sufrido muchos ciclos de crecimiento y reparación suelen mostrarse heterogéneas en el estudio ecográfico.

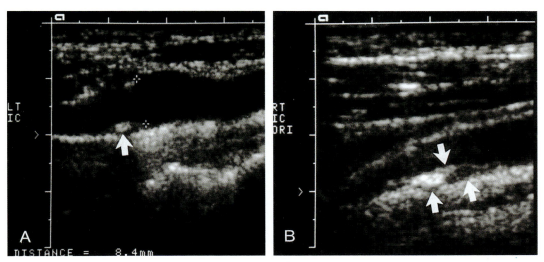

Figura 2-19. A: El desarrollo de una placa precoz heterogénea suele ser secundario a fibrosis en el lugar de la hemorragia intraplaca. Esta placa en el origen de la carótida interna tiene un área central de elevada ecogenicidad, probablemente de dicho origen (*flecha*). **B:** Esta placa moderadamente grande (*flechas*) en el origen de la carótida interna es característicamente de componente heterogéneo y superficie irregular. De acuerdo con los conceptos actuales de evolución de la placa, es probable que esta placa haya sufrido al menos un episodio previo de hemorragia intraplaca.

tienen una baja probabilidad (<5%) de desarrollar infarto o AIT en el periodo de un año. Los pacientes con estenosis documentada de la carótida interna son mucho más susceptibles. Por último, el AIT a menudo se ve como un precursor del infarto; es lo más frecuente en pacientes con estenosis documentada de alto grado de la carótida interna. Sin embargo, la oclusión completa de la carótida interna no implica necesariamente que vaya a existir un infarto. El paciente puede encontrarse totalmente asintomático, y el flujo sanguíneo a través del polígono de Willis intacto puede compensar la pérdida de flujo en la carótida interna.

Grado de estenosis

Son dos los asuntos a discutir respecto al grado de estenosis. La primera cuestión es área frente a diámetro de luz. Gran parte de los estudios antiguos hacen referencia al uso del área de estenosis a la hora de clasificar la estenosis de la carótida interna con Doppler. La ecuación básica de conservación de la masa requiere que el producto de la velocidad media por el área en un corte transverso del vaso sea constante a medida que la sangre fluye a través de la estenosis. Esto lógicamente favorecería el uso de área de estenosis una vez medidas las velocidades de flujo con Doppler. La ecuación de Bernoulli

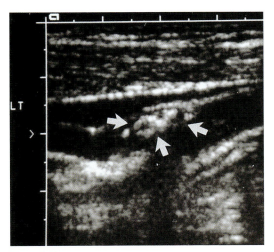

Figura 2-20. La caracterización de la placa se consigue comparando la textura ecográfica de la misma con los tejidos blandos adyacentes. En este caso, la placa (*flechas*) localizada en el bulbo carotídeo tiene un aspecto heterogéneo, entremezclándose zonas de hiperecogenicidad con áreas isoecogénicas.

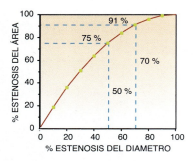

ASOCIACIÓN ENTRE EL GRADO DE ESTENOSIS EN FORMA DE ESTENOSIS DEL DIÁMETRO (GOLD ESTÁNDAR ACTUAL) VERSUS ESTENOSIS DEL ÁREA

Figura 2-21. Este diagrama muestra la relación entre estenosis del área y estenosis del diámetro de la luz expresada en forma de porcentaje.

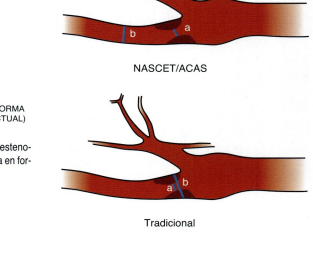

% de estenosis se define como (b-a)/b x 100%

Figura 2-22. La clasificación de la severidad de la estenosis de la carótida interna se llevaba a cabo relacionando el diámetro de la luz residual en la zona de la estenosis con lo que se suponía que era el diámetro externo local de la arteria. Un gran estudio europeo, el *European Carotid Surgery Trial*, ha utilizado este enfoque para evaluar la arteriografía carotídea de los participantes en el estudio. Este método tradicional ha sido cambiado por el *North American Symptomatic Carotid Trial* (NASCET)/*Asymptomatic Carotid Artery Surgery* (ACAS), que relaciona el diámetro en la zona de la estenosis con el diámetro de la carótida interna por encima de la lesión. Tanto el NASCET como el ACAS han utilizado este método para la clasificación del grado de severidad de estenosis en los estudios arteriográficos de carótida.

para la clasificación de las estenosis de la válvula aórtica también relaciona las velocidades obtenidas con el Doppler con el área de estenosis. Sin embargo, por convención, la estenosis de la carótida interna se clasifica en función de la estenosis por el diámetro de la luz. Una lesión clasificada en función del grado de estenosis por el diámetro de la luz parece por tanto menos severa que si fuera clasificada en función del área de estenosis (Fig. 2-21).

La segunda cuestión es cómo clasificar el grado de estenosis de la luz. El estándar de clasificación de la estenosis ha cambiado en la pasada década. Anteriormente se daba mayor importancia al grado de estrechamiento relativo a nivel de la estenosis (Fig. 2-22). Después de la publicación de los resultados de estudios quirúrgicos de endarterectomía carotídea, la clasificación de las lesiones de la carótida interna se realiza con respecto al diámetro de la línea de base de la carótida interna a nivel de la estenosis (Fig. 2-22). Este enfoque no funciona para estenosis de muy alto grado (del 90 al 99%). En estos casos, la carótida interna distal se encuentra tan adelgazada que no tiene sentido su medición. Por convención se denominan lesiones "subtotales" o con signo "de la cuerda".

Intervenciones

Desde 1990-1991, con la publicación de los resultados del *North American Carotid Endarterectomy Trial* (NASCET), la endarterectomía se considera la forma de tratamiento estándar en las estenosis sintomáticas de alto grado (>70%) de las arterias carótidas internas y posiblemente más bajas. Las tasas de complicaciones son bajas y la morbilidad total es menor que en aquellos pacientes sintomáticos con estenosis de alto grado que no reciben tratamiento. Las ventajas de la intervención son mayores que las del tratamiento médico, y la recurrencia de estenosis tiene lugar en un 5 a un 10% de los casos en el primer año desde el procedimiento. Esto es debido a la hiperplasia fibrointimal (o miointimal) más que a la progresión de la aterosclerosis.

Actualmente se considera la intervención quirúrgica en aquellas estenosis sintomáticas de alto grado, por encima del 50%, basándose en los datos del NASCET, con lo que se asume una tasa de complicaciones muy baja (normalmente en torno al 3%) (Fig. 2-23).

Anteriormente se optaba por una actitud conservadora cuando se detectaban estenosis de alto grado en un paciente asintomático, retrasando la intervención hasta la aparición de síntomas. Los resultados del estudio de la *Asymptomatic Carotid Artery Surgery* han demostrado el beneficio de la cirugía en aquellas estenosis del 60% o mayores de la carótida interna. La morbilidad asociada con la intervención quirúrgica (endarterectomía) es algo mayor que en el caso de optar por una actitud conservadora si la lesión permanece asintomática. Sin embargo, los beneficios del paciente eran marginales. El enfoque actual consiste en practicar cirugía cuando la lesión de la carótida interna alcance una estenosis del 80% o mayor.

La progresión en la severidad de estas estenosis de alto grado, o la velocidad diastólica alta en el estudio Doppler en el paciente asintomático, puede usarse para identificar a los pacientes con riesgo más inmediato de desarrollo de AIT o infarto. Por último, si se desarrollan síntomas de isquemia transitoria en un paciente con estenosis de alto grado, existe una alta probabilidad de infarto durante los meses siguientes.

La naturaleza sistémica de la aterosclerosis y la coexistencia de patología coronaria y carotídea hace probable que pacientes sometidos a bypass coronario tengan estenosis significativas de las carótidas internas. La endarterectomía profiláctica, si se realiza, queda reservada para los mayores grados de estenosis, habitualmente por encima del 80%.

La angioplastia con balón y la colocación de *stent* en la carótida son alternativas de tratamiento que han sufrido un gran progreso. La angioplastia simple se usó a principios de los años 90 obteniendo resultados peores que con la cirugía. Entonces se utilizaron los *stents* con balón; no obstante, su diseño mecánico les hacía susceptibles de deformación. Los nuevos *stents* son autoexpandibles y mantienen una fuerza radial en la arteria en la que se colocan, permaneciendo a la vez relativamente flexibles. Además se han introducido aparatos de protección cerebral que se colocan, por encima de la zona a tratar y que han sido diseñados para atrapar fragmentos que puedan romperse a partir de la placa durante el procedimiento; las tasas de éxito publicadas son altas. Queda por determinar si los riesgos de la colocación de stents son similares a los de la cirugía, no habiendo sido aún publicado el beneficio a largo plazo de los mismos. Sin embargo, los *stents* recubiertos con fármacos diversos que retrasan o anulan la respuesta fibrointimal en las arterias coronarias podrían tener los mismos efectos en las arterias carótidas.

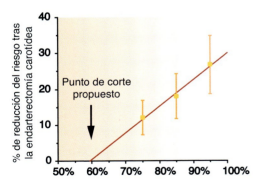

Figura 2-23. Este diagrama resume los resultados durante dos años del *North American Symptomatic Carotid Trial*. Se aprecia un beneficio neto con la intervención quirúrgica en pacientes con estenosis del 50 al 60% o mayor. La línea muestra el punto esperado en el que no existen beneficios derivados de la cirugía respecto a regímenes médicos tradicionales.

ATEROSCLEROSIS DE LA EXTREMIDAD INFERIOR

Incidencia y prevalencia

La incidencia y prevalencia de la aterosclerosis de la extremidad inferior es incluso más difícil de determinar que en el caso de las arterias carótidas, y eso se debe parcialmente a la abundante red de colaterales arteriales que puede desarrollarse durante la progresión de una estenosis arterial significativa u oclusión de las arterias de la extremidad inferior. Estudios arteriográficos realizados en pacientes con patología coronaria o carotídea significativa muestran una elevada prevalencia de patología arterial periférica también significativa.

Aún es preciso realizar estudios no invasivos con ecografía para evaluar la distribución de la patología en la población general. Cuestionarios como el Rose han sugerido que la prevalencia de claudicación es aproximadamente del 2 al 5% en pacientes mayores. La determinación no invasiva del ratio tobillo/braquial, con valor menor de 0,9 como umbral diagnóstico, sugiere que la prevalencia de patología es aproximadamente del 12% en pacientes mayores de 65 años. Se cree que de dos tercios a la mitad de los pacientes con hemodinámica anormal secundaria a patología arterial periférica no presenta síntomas de claudicación.

Localización y patrón

La placa aterosclerótica de las arterias periféricas se desarrolla preferentemente en los puntos de ramificación a lo largo de las arterias femoral y poplítea. El adelgazamiento significativo es más

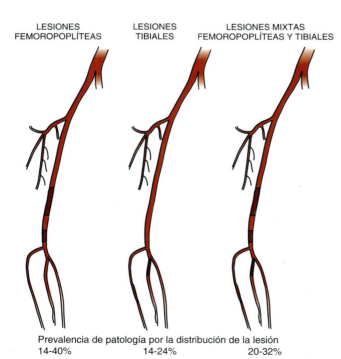

Figura 2-24. La distribución de las lesiones arteriales significativas de la extremidad inferior (definidas como estenosis >50% de la luz u oclusiones totales) ha sido determinada en su mayor parte por los estudios angiográficos de pacientes preoperatorios. Como se muestra en el diagrama, la mayoría de las lesiones se localizan en territorio femoral o poplíteo. Las lesiones aisladas de la arteria tibial son más frecuentes en pacientes diabéticos y ocasionalmente en pacientes con la enfermedad de Buerger. Aunque no se indica aquí, pueden verse lesiones aortoilíacas coexistentes en el 10 al 20% de estas extremidades, aunque también pueden aparecer como hallazgo aislado, fundamentalmente en mujeres de mediana edad.

probable en la unión de la arteria femoral superficial y la arteria poplítea. Esta distribución preferencial de las estenosis significativas de alto grado en la región del canal adductor ha sido verificada en series angiográficas y de autopsia. La afectación adicional de al menos una de las arterias de la pantorrilla (tibial anterior, tibial posterior o peronea) es también frecuente (Fig. 2-24), siendo más típica en pacientes con diabetes que en aquellos libres de esta enfermedad. La afectación de la aorta y de arterias ilíacas es más frecuente en mujeres jóvenes, de 45 a 55 años. La probabilidad de lesiones obstructivas aumenta cuando existen antecedentes de tabaquismo.

La enfermedad de Buerger, aunque asociada frecuentemente a la aterosclerosis, es una respuesta inflamatoria difusa de la pared arterial que afecta de forma preferente a varones sobre mujeres (10:1) y que está directamente relacionada con el consumo de cigarrillos. Inicialmente afectan a los pequeños vasos de la pantorrilla, para después extenderse proximalmente hacia las arterias poplítea y femoral. También se le conoce como tromboangitis obliterante y afecta tanto a la extremidad inferior como a la superior. Raramente es diagnosticada.

La patología aneurismática o arteriomegalia se asocia frecuentemente a la aterosclerosis. Estudios recientes sugieren que hasta en el 40% de los casos la aterosclerosis es sólo un proceso asociado. El mecanismo causante subyacente es una debilidad de la pared arterial. Los aneurismas tienden a aparecer en múltiples sitios en el mismo paciente. Por ejemplo, un aneurisma poplíteo puede asociarse con otro contralateral en hasta un 50% de los casos, y se observan aneurismas aórticos coexistentes en el 30% de los casos. El crecimiento progresivo por fuera de la pared arterial altera la dinámica de flujo y propicia el depósito del trombo. En las arterias poplíteas, la progresión del trombo es probable que cause embolización distal u oclusión total, y no es infrecuente la necesidad de amputación.

Evolución

No necesariamente existe claudicación con lesiones arteriales significativas u oclusiones en una extremidad. Esto se debe parcialmente al desarrollo de extensas ramas colaterales arteriales que comunican con las arterias distales por debajo del segmento patológico y a la tendencia de los pacientes a disminuir su nivel de actividad. Las colaterales se forman típicamente de las ramas femorales profundas o de colaterales más altas de la arteria femoral superficial, que comunican directamente con el segmento arterial poplíteo o con las ramas tibiales infrapoplíteas.

Se observa una progresión de los síntomas en aproximadamente el 60% de los pacientes no sometidos a intervención. Hasta el 30% de los pacientes permanecen asintomáticos durante un periodo de 3 a 5 años si no se efectúa cirugía. La regresión de los síntomas puede tener lugar hasta en un 10% de los pacientes, lo cual puede atribuirse a cambios de adaptación por la formación de colaterales y parcialmente a la disminución de los niveles de actividad. Los programas de ejercicio han demostrado que reducen la extensión de la claudicación sintomática; la mejoría de estos pacientes parece explicarse por la promoción de nuevos y mayores canales colaterales.

Se ha demostrado que existen factores de crecimiento que estimulan el desarrollo de ramas colaterales cuando son inyectados en los músculos de la pantorrilla, aunque se desconoce cómo puede llegar a utilizarse esta forma de tratamiento.

Secuelas

La progresión de la estenosis arterial, en último término, conduce a oclusión total y trombosis asociada de segmentos arteriales no necesariamente afectados por lesiones significativas. La zona o extensión de la trombosis está parcialmente definida por la extensión de la vascularización colateral y el patrón de ramificación de la arteria en cuestión. La trombosis tiende a extenderse proximalmente hacia las siguientes colaterales mayores o ramas nutrientes profundas (Fig. 2-25). El desarrollo de lesiones adicionales y el adelgazamiento progresivo del árbol arterial en múltiples puntos puede, en último término, llevar a isquemia y gangrena, al afectarse por aterosclerosis también las colaterales con el tiempo. En estos casos, la única opción terapéutica es la amputación. Una vez practicada la cirugía con *bypass* en los segmentos patológicos, se consigue el alivio de síntomas para el paciente, siendo la presencia de lesiones arterioscleróticas concomitantes y significativas de quien más dependa probable-

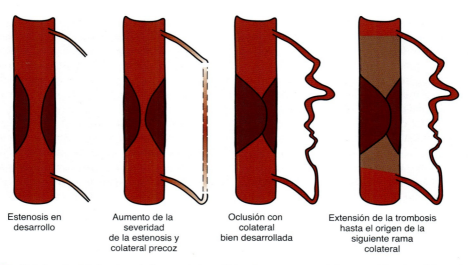

| Estenosis en desarrollo | Aumento de la severidad de la estenosis y colateral precoz | Oclusión con colateral bien desarrollada | Extensión de la trombosis hasta el origen de la siguiente rama colateral |

Figura 2-25. La historia natural de la estenosis de una arteria periférica sigue una secuencia bastante típica. A medida que la lesión progresa se forman más y más ramas colaterales, cuyo desarrollo se ve facilitado por el ejercicio. Cuando la estenosis se hace casi totalmente obstructiva, el segmento arterial puede ocluirse y trombosarse. La extensión de la trombosis normalmente depende de la longitud del segmento entre las colaterales dominantes.

mente la mortalidad del paciente. Esto ocurre normalmente antes de que la patología de la extremidad inferior vuelva a progresar lo suficiente como para causar daño irreversible al miembro.

Intervenciones quirúrgicas

Se han desarrollado múltiples estrategias para ignorar los segmentos arteriales ocluidos y perfundir las porciones distales de la extremidad. Esto no sólo previene el dolor producido por la isquemia, sino que además interrumpe la progresión normal hacia la isquemia, gangrena y, por último, la amputación. Se incluyen una variedad de alternativas quirúrgicas y percutáneas.

Los injertos sintéticos de Dacron son más utilizados en la pelvis para los *bypass* aortoilíaco y aortofemoral. Suele utilizarse politetrafluoretileno (PTFE) reforzado en los *bypass* axilofemoral o femorofemoral. El PTFE es el material que sigue usándose ocasionalmente en los procedimientos de *bypass* de la extremidad inferior. El *bypass* con vena autóloga es el preferido para la revascularización por encima de la rodilla y especialmente por debajo de las arterias tibial y peronea. El *bypass* de estas arterias "por debajo de la rodilla" se consigue utilizando segmentos venosos invertidos u observando *in situ*. Dichos *bypass* permanecen permeables en más del 80% de los casos a los 5 años. Desafortunadamente, los pacientes que desarrollan revascularización arterial periférica tienen una mayor morbilidad y menores tasas de supervivencia debido a eventos vasculares coronarios o cerebrales. Es frecuente observar pacientes que mueren por infarto cerebral o de miocardio con *bypass* funcionales.

Los injertos pueden fallar entre el segundo mes y el segundo año tras la cirugía debido a un proceso denominado hiperplasia miointimal o fibrointimal. Este proceso patológico representa una proliferación de las células musculares lisas que causa un adelgazamiento progresivo de la luz del injerto venoso. Estas lesiones son más frecuentes en el lugar de la anastomosis, incluyendo los 2 cm proximales y distales a la anastomosis quirúrgica. Si son detectados y corregidos antes de que tenga lugar la trombosis del injerto, la tasa de permeabilidad del injerto vuelve a su valor normal (hasta el 80% de los 3 a 5 años).

Intervenciones percutáneas (endovasculares)

El uso de intervenciones no quirúrgicas ha aumentado significativamente en los últimos 20 años. Nuevos planteamientos como la aterectomía y la angioplastia con láser no han demostrado ningún beneficio sobre la angioplastia tradicional. La angioplastia percutánea se ha convertido en una alternativa aceptable a la cirugía con *bypass* en estenosis de segmentos cortos e incluso en oclusiones. Un catéter con balón es insertado percutáneamente e inflado en el lugar de la estenosis, lo que produce una rotura de la placa y de parte de la pared arterial subyacente, considerándose reparada la luz arterial remodelada. Los éxitos a largo plazo no alcanzan el 70%. La técnica no funciona tan bien en oclusiones segmentarias mayores de 4 cm y ofrece tasas de permeabilidad menores del 40 al 60% en pocos años. La colocación de *stents* en la arteria ilíaca resulta más beneficiosa que la angioplastia sencilla. Sin embargo, los *stents* localizados en las arterias femoral, poplítea o tibial están sujetos a una elevada tasa de estenosis y oclusión.

La aterectomía percutánea rompe parte de la placa aterosclerótica. Una vez alcanzada la lesión, un pequeño balón central se infla en una fracción de la presión utilizada en la angioplastia, recortando la placa lentamente con una cuchilla rotante mediante un movimiento de ida y vuelta. La tasa de éxito es menor que con la angioplastia.

La angioplastia con láser se realiza aplicando una gran cantidad de energía en la lesión arterial a través de un haz de alta intensidad de fotones. Se efectúa en dos fases: la primera utiliza la energía láser para calentar una punta de metal que quema la obstrucción; su utilidad es secundaria y no parece funcionar mejor que la angioplastia tradicional. La segunda aplicación, recientemente introducida, consiste en el uso de frecuencias láser seleccionadas que vaporizan los elementos constitutivos de la placa aterosclerótica. Esta técnica igualmente provoca hiperplasia miointimal en el segmento arterial tratado.

Todos estos tratamientos percutáneos se asocian a elevadas tasas de reestenosis (30% en el primer año), provocadas por el mismo proceso patológico que se produce en la cirugía con *bypass* de injerto venoso: la hiperplasia fibrointimal, que continúa siendo la limitación más importante para el uso de técnicas percutáneas. Aún es pronto para decir si los *stents* recubiertos pueden resultar más beneficiosos. Los *stents* por sí mismos mantienen el segmento arterial tratado abierto a través de la aplicación de fuerzas radiales. No obstante, el relativo pequeño tamaño de las arterias tratadas y la marcada proliferación miointimal típica de las arterias de la extremidad inferior limitan las tasas de permeabilidad. Se cree que los *stents* recubiertos con materiales que retrasan este proceso proliferativo pueden ofrecer cierto beneficio y mejorar dichas tasas, algo que tendrá que ser probado.

Patología cardiovascular subclínica

La ecografía de alta resolución se ha venido utilizando en la búsqueda de alteraciones precoces de la pared arterial y de su dinámica. Son tres las principales líneas de investigación: engrosamiento de la pared (íntima-media) de la carótida (EIM), distensibilidad carotídea y función endotelial medida como reactividad de la arteria braquial.

Engrosamiento de la pared (íntima-media) de la carótida

En 1986, un grupo de investigadores observó una fuerte asociación entre la presencia de aterosclerosis y la medida ecográfica del grosor de la pared arterial. Esta medición se aplicó a la pared de la carótida y se vio que se correlacionaba con la presencia de factores de riesgo cardiovascular (hipercolesterolemia y tabaquismo). Consiste en medir la distancia entre el margen de la interfase luz-pared de la arteria y la interfase entre la media y la adventicia (Fig. 2-26). El grosor combinado de esta región anatómica se define como EIM.

Las mediciones de la EIM han sido investigadas en múltiples estudios epidemiológicos como los que siguen: estudio de *Atherosclerosis Risk in Communities, Kuopio Atherosclerosis Prevention Study, Cardiovascular Health Study, Multi-Ethnic Study of Atherosclerosis y Framingham Heart Study*. Los individuos con EIM mayores (paredes más gruesas) tienen mayor número de factores de riesgo cardiovascular que aquellos con paredes más finas; además son más propensos a sufrir futuros eventos cardiovasculares. Esta medición cuantitativa del grosor de la pared arterial requiere de algoritmos específi-

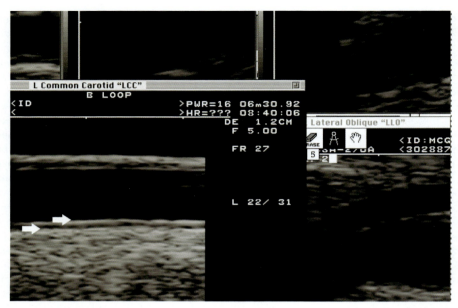

Figura 2-26. La ecografía en modo B y alta resolución permite una adecuada definición de las interfases de la pared arterial. Las interfases son las producidas entre la luz y la íntima, y entre la media y la adventicia (*flechas*). La distancia entre las dos se define como engrosamiento íntima-media (EIM).

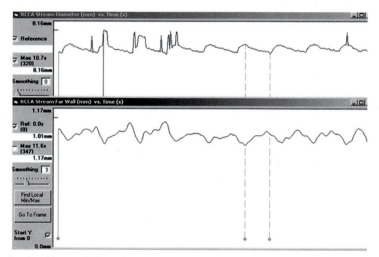

Figura 2-27. El trazo fue obtenido a partir de un detector de márgenes diseñado para medir la distancia entre las paredes proximal y distal de la arteria, así como el engrosamiento de la pared distal. La arteria carótida común es una arteria elástica cuyo diámetro puede aumentar hasta en un 10% de su diámetro basal (final de la diástole) durante la sístole. La pérdida de la capacidad de distensión es un marcador de los efectos producidos por la aterosclerosis en la pared de la arteria. La curva más baja es un trazo del engrosamiento de la pared distal en el mismo segmento arterial. Las irregularidades en el contorno de la curva se deben a pequeños errores de trazo producidos por el detector por culpa de un mal alineamiento del transductor sobre las interfases de la pared.

cos, así como de detectores del margen para mejorar la precisión. Las mediciones utilizando sofisticados detectores del margen pueden marcar la progresión o regresión de la patología aterosclerótica en la arteria carótida común. Los efectos beneficiosos de los diferentes tratamientos farmacológicos, como los inhibidores de la HMG-CoA reductasa, han sido documentados con la medición de la EIM. La medición de la EIM en la carótida es una de las más influyentes de la patología cardiovascular subclínica. Con la mejoría en la tecnología y en el software del detector de márgenes, parece probable que se consiga una estimación precisa de la carga aterosclerótica para un paciente concreto en un futuro próximo.

Distensibilidad arterial

Es bien conocido que las arterias se hacen más rígidas con la edad. Es posible medir los diámetros arteriales y cambios en los mismos en la arteria carótida común utilizando transductores ecográficos de alta frecuencia (resolución). Habitualmente, las paredes superficial y profunda deben encontrarse alineadas y las mediciones deben realizarse cuando ambas interfases de pared aparezcan claramente delineadas. Inicialmente, las mediciones se llevaron a cabo con imágenes ecográficas en modo M. La ecografía en modo M, a través del estudio de sólo un pequeño segmento lineal de la imagen, permite una elevada resolución temporal y el registro del movimiento de la pared arterial. Además, el componente de señales de radiofrecuencia puede ser directamente procesado. Estas interfases pueden medirse con transductores ecográficos de alta resolución. A continuación, los detectores del margen registran cambios en el grosor de la pared (Fig. 2-27). Combinando la medición de cambios en los diámetros de la arteria con presiones sanguíneas, se pueden obtener varios índices de rigidez local de la pared y elasticidad, así como otros índices deriva-

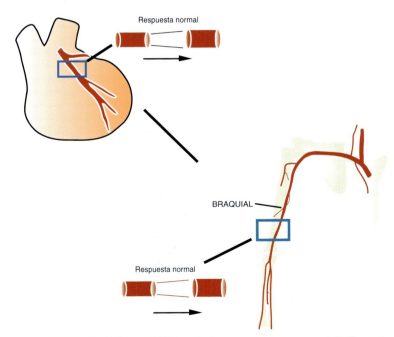

LA RESPUESTA DE LA ARTERIA BRANQUIAL NORMAL AL ESTÍMULO ENDOTETIAL SE CORRESPONDE CON LA DE LA ARTERIA CORONARIA

Figura 2-28. La función endotelial puede medirse como la capacidad de una arteria muscular para distenderse tras la aplicación del estímulo apropiado que libera óxido nítrico. La respuesta normal en las arterias coronarias y braquiales es la vasodilatación.

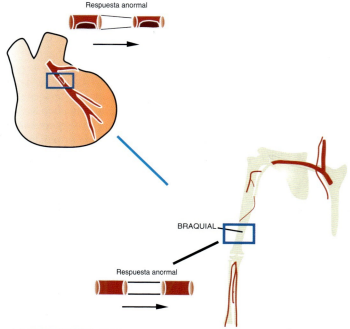

LA RESPUESTA DE UNA ARTERIA CORONARIA ANÓMALA AL ESTÍMULO ENDOTETIAL PUEDE SER UNA DISMINUCIÓN DEL DIÁMETRO, MIENTRAS QUE LA DE LA ARTERIA BRANQUIAL ES UNA PÉRDIDA DE LA RESPUESTA DILATADORA

Figura 2-29. Tanto la función endotelial de la arteria coronaria como la de la braquial disminuirán en presencia de aterosclerosis. En el sistema coronario, esto puede manifestarse en forma de respuesta vasoconstrictora. En la arteria braquial, se manifiesta como pérdida de la respuesta vasodilatadora.

dos como el módulo Young. Alteraciones precoces en la elasticidad de la pared pueden predecir el desarrollo futuro de una elevada presión sanguínea.

Función endotelial (reactividad de la arteria branquial)

Las paredes de las arterias coronaria y braquial comparten una respuesta similar a la liberación de óxido nítrico endógeno (factor de relajación derivado del endotelio): normalmente se dilatan (Fig. 2-28). Se ha confirmado que el óxido nítrico es la sustancia liberada por las células endoteliales de la pared arterial en respuesta a fuerzas de rozamiento cerca de la interfase de la pared arterial. La reactividad de la arteria braquial se mide tras el desinflado de un manguito oclusivo en el antebrazo (o brazo en algunos casos). La oclusión debe durar 5 minutos, puesto que se ha comprobado que éste es el

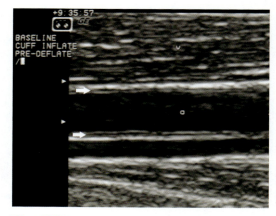

Figura 2-30. Se muestran claramente las interfases proximal y distal de la pared de la arteria braquial. La distancia entre estas interfases (*flechas*) será registrada tras la liberación del manguito oclusivo de presión sanguínea. Se observa una de las venas braquiales por debajo de la arteria.

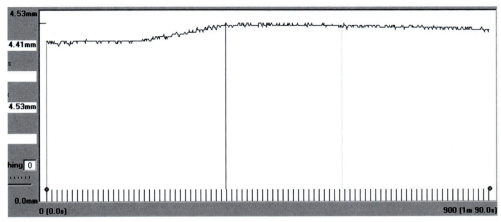

Figura 2-31. La imagen muestra la típica respuesta en el diámetro tras la liberación del manguito oclusivo de presión sanguínea. La hiperemia reactiva y el aumento de flujo sanguíneo estimulan la liberación de óxido nítrico. A partir de entonces, la arteria tarda escasos segundos, normalmente menos de 60, en reaccionar. En este caso, la dilatación máxima tuvo lugar un poco antes y la magnitud de la respuesta es muy pequeña.

tiempo en el que se produce una máxima respuesta en el aumento de flujo sanguíneo y una máxima distensión de la luz arterial. Se ha visto que el descenso de la reactividad en la arteria braquial va en paralelo con la presencia de patología cardiovascular y, más importante, de factores de riesgo (Fig. 2-29). La depresión de la función endotelial, medida por la reactividad de la arteria braquial, también refleja un componente de estrés oxidativo en el organismo. Y lo que es más importante, es posible invertir la reactividad anormal de la arteria braquial, al menos en parte, con la ingesta de antioxidantes.

Las mediciones se realizan habitualmente en la arteria braquial, inmediatamente por encima del codo. Las interfases proximal y distal de la pared de la arteria braquial deben ser claramente visibles, tomándose entonces las mediciones del diámetro, como la distancia entre las líneas m (interfase media-adventicia) de las paredes proximal y distal (Fig. 2-30). La dilatación máxima tiene lugar 60 segundos después de la liberación del manguito oclusivo (Fig. 2-31).

Bibliografía

Agnelli G, Prandoni P, Santamaria MG, et al. Warfarin Optimal Duration Italian Trial I. Three months versus one year of oral anticoagulant therapy for idiopathic deep venous thrombosis. Warfarin Optimal Duration Italian Trial Investigators. *N Engl J Med* 2001;345:165-169.

Anand SS, Pinede L, Ninet J, et al. Comparison of 3 and 6 months of oral anticoagulant therapy after a first episode of proximal deep vein thrombosis or pulmonary embolism and comparison of 6 and 12 weeks of therapy after isolated calf deep vein thrombosis. *Circulation* 2001;103:2453-2460.

Baldridge ED, Martin MA, Welling RE. Clinical significance of free-floating venous thrombi. *J Vasc Surg* 1990;11:62-67.

Belcaro G, Nicolaides AN, Errichi BM, et al. Superficial thrombophlebitis of the legs: a randomized, controlled, follow-up study. *Angiology* 1999;50:523-529.

Blumenberg RM, Barton E, Gelfand ML, et al. Occult deep venous thrombosis complicating superficial thrombophlebitis. *J Vasc Surg* 1998;27:338-343.

Bots ML, Hoes AW, Koudstaal PJ, et al. Common carotid intima-media thickness and risk of stroke and myocardial infarction: the Rotterdam Study. *Circulation* 1997;96:1432-1437.

Browse NL. Diagnosis of deep vein thrombosis. *Br Med Bull* 1978;34:163.

Browse NL, Lea Thomas M. Source of non lethal pulmonary emboli. *Lancet* 1974; 1:258.

Bucek RA, Koca N, Reiter M, et al. Algorithms for the diagnosis of deep-vein thrombosis in patients with low clinical pretest probability. *Thromb Res* 2002; 105:43-47.

Carter SA. Clinical measurement of systolic pressures in

limbs with arterial occlusive disease. *JAMA* 1969;207:1869-1874.

Celermajer DS, Sorensen KE, Gooch VM, et al. Non-invasive detection of endothelial dysfunction in children and adults at risk of atherosclerosis. *Lancet* 1992;340:1111-1115.

Constantinides P. Plaque fissures in human coronary thrombosis. *J Atheroscler Res* 1966;6:1-17.

Corretti MC, Anderson TJ, Benjamin EJ, et al. International Brachial Artery Reactivity Task Force. Guidelines for the ultrasound assessment of endothelial-dependent flow-mediated vasodilation of the brachial artery: a report of the International Brachial Artery Reactivity Task Force. *J Am Coll Cardiol* 2002;39:257-265.

Cronenwett JL, Warner KG, Zelenock GB, et al. Intermittent claudication. Current results of nonoperative management. *Arch Surg* 1984;119:430-436.

Davies MJ, Thomas A. Thrombosis and acute coronary-artery lesions in sudden cardiac ischaemic death. *N Engl JMed* 1984;310:1137-1140.

De Stefano V, Chiusolo P, Paciaroni K, et al. Epidemiology of factor V Leiden: clinical implications. *Semin Thromb Hemost* 1998; 24(4): 367-379.

European Carotid Surgery Trialists' collaborative group. Randomised trial of endarterectomy for recently symptomatic carotid stenosis: final results of the MRC European Carotid Surgery Trial (ECST). *Lancet* 1998;351:1379-1387.

Executive Committee for the Asymptomatic Carotid Atherosclerosis Study. Endarterectomy for asymptomatic carotid artery stenosis. *JAMA* 1995;273:1421-1428.

Fowkes FG, Housley E, Cawood EH, et al. Edinburgh Artery Study: prevalence of asymptomatic and symptomatic peripheral arterial disease in the general population. *Int J Epidemiol* 1991;20:384-392.

Fuster V. Elucidation of the role of plaque instability and rupture in acute coronary events. *Am J Cardiol* 1995;76:24C-33C.

Glagov S, Zarins C, Giddens DP, et al. Hemodynamics and atherosclerosis. Insights and perspectives gained from studies of human arteries. *Arch Pathol Lab Med* 1988; 112: 1018-1031.

Haimovici H. Patterns of arteriosclerotic lesions of the lower extremity. *Arch Surg* 1967;95:918-933.

Haimovici H, Steinman C. Aortoiliac angiographic patterns associated with femoropopliteal occlusive disease: significance in reconstructive arterial surgery. *Surgery* 1969;65:232-240.

Hanson JN, Ascher E, DePippo P, et al. Saphenous vein thrombophlebitis (SVT): a deceptively benign disease. *J Vasc Surg* 1998;27:677-680.

Henderson RD, Steinman DA, Eliasziw M, et al. Effect of contralateral carotid artery stenosis on carotid ultrasound velocity measurements. *Stroke* 2000;31:2636-2640.

Hillner BE, Philbrick JT, Becker DM. Optimal management of suspected lower-extremity deep vein thrombosis. An evaluation with cost assessment of 24 management strategics. *Arch Intern Med* 1992;152:165-175.

Hosoi Y, Geroulakos G, Belcaro G, et al. Characteristics of deep vein thrombosis associated with prolonged travel. *Eur J Vasc Endovasc Surg* 2002;24:235-238.

Imparato A, Riles T, Mintzer R, et al. The importance of hemorrhage in the relationship between gross morphological characteristics and cerebral symptoms in 376 carotid artery plaques. *Ann Surg* 1983;197:195-203.

Imparato AM, Kim G-E, Davidson T, et al. Intermittent claudication: its natural course. *Surgery* 1975;78:795-799.

Kalebo P, Anthmyr BA, Eriksson BI, et al. Phlebographic findings in venous thrombosis following total hip replacement. *Acta Radiol* 1990;31:259-263.

Kannel WB, McGee DL. Update on some epidemiologic features of intermittent claudication: the Framingham study. *J Am Geriatr Soc* 1985;33:13-18.

Kannel WB, Shurleff D. The natural history of arteriosclerosis obliterans. *Cardiovasc Clin* 1971;3:38-52.

Karino T, Motromiya M. Flow through a venous valve and its implication for thrombus formation. *Thromh Res* 1984; 36:245-257.

Kearon C, Gent M, Hirsh J, et al. A comparison of three months of anticoagulation with extended anticoagulation for a first episode of idiopathic venous thromboembolism. *N Engl J Med* 1999;340:901-907.

Kistner RL, Ball JS, Nosdyke RA, et al. Incidence of pulmonary embolism in the course of thrombophlebitis of the lower extremities. *Am J Surg* 1972; 124:169-176.

Kuller LH, Shemanski L, Psaty BM, et al. Subclinical disease as an independent risk factor for cardiovascular disease. *Circulation* 1995;92:720-726.

Kurz X, Kahn SR, Abenhaim E, et al. Chronic venous disorders of the leg: epidemiology, outcomes, diagnosis and management. Summary of an evidence-based report of the VEINES task force. Venous Insufficiency Epidemiologic and Economic Studies. *Int Angiol* 1999; 18:83-102

Labropoulos N, Webb KM, Kang SS, et al. Patterns and distribution of isolated calf deep vein thrombosis. *J Vasc Surg* 1999;30:787-791.

Liu GC, Ferris EJ, Reifsteck JR, et al. Effect of anatomic variations on deep venous thrombosis of the lower extremity. *AJR* 1986; 146:845-848.

Lusby RJ, Ferrell LD, Ehrenfeld WK, et al. Carotid plaque hemorrhage. Its role in production of cerebral ischemia. *Arch Surg* 1982;117:1479-1488.

Maki DD, Kumar N, Nguyen B, et al. Distribution of thrombi in acute lower extremity deep venous thrombosis: implications for sonography and CT and MR venography. *AJR* 2000;175:1299-1301.

Morris GK, Mitchell JR. Evaluation of 125 fibrinogen test for venous thrombosis in patients with hip fractures. A comparison between isotope scanning and autopsy. *BMJ* 1977; 1:254.

Newman AB, Siscovick DS, Manolio TA, et al. Ankle-arm index as a marker of atherosclerosis in the Cardiovascular Health Study. *Circulation* 1993;88:837-845.

Norris CS, Greenfield EJ, Herrmann JB. Free-floating iliofemoral thrombus. A risk of pulmonary embolism. *Arch Surg* 1985;120:806-808.

Nylander G, Olivecrona H. The phlebographic pattern of acute leg thrombosis within a defined urban population. *Acta Chir Scand* 1976;142:505.

O'Leary DH, Polak JF, Kronmal RA, et al. Distribution and correlates of sonographically detected carotid artery disease in the Cardiovascular Health Study. The CHS Collaborative Research Group. *Stroke* 1992;23:1752-1160.

O'Leary DH, Polak JF, Kronmal RA, et al. Thickening of the carotid wall. A marker for atherosclerosis in the elderly? Cardiovascular Health Study Collaborative Research Group. *Stroke* 1996;27:224-231.

Paciaroni M, Eliasziw M, Sharpe BL, et al. Long-term clinical and angiographic outcomes in symptomatic patients with 70% to 99% carotid artery stenosis. *Stroke* 2000;31:2031-2042.

Pacouret G, Alison D, Pottier JM, et al. Free-floating thrombus and embolic risk in patients with angiographically confirmed proximal deep venous thrombosis. A prospective study. *Arch Intern Med* 1997;157:305-308.

Pignoli P, Tremoli E, Poli A, et al. Intimal plus medial thickness of the arterial wall: a direct measurement with ultrasound imaging. *Circulation* 1986;74:1399-1406.

Polak JF, Shemanski L, O'Leary DH, et al. Hypoechoic plaque at US of the carotid artery: an independent risk factor for incident stroke in adults aged 65 years or older. Cardiovascular Health Study. *Radiology* 1998;208:649-654.

Prandoni R, Polistena R, Bernardi E, et al. Upper-extremity deep vein thrombosis. Risk factors, diagnosis, and complications. *Arch Intern Med* 1997;157:57-62.

Ridker PM, Goldhaber SZ, Danielson E, et al. Long-term, low-intensity warfarin therapy for the prevention of recurrent venous thromboembolism [Comment]. *N Engl J Med* 2003; 348:1425-1434.

Rothwell PM, Gutnikov SA, Warlow CP, European Carotid Surgery Trialists. Reanalysis of the final results of the European Carotid Surgery Trial. *Stroke* 2003;34:514-523.

Sevitt S, Gallagher N. Venous thrombosis and pulmonary embolism: a clinico-pathological study in injured and burned patients. *Br J Surg* 1961:48:475-489.

Stary HC, Chandler AB, Dinsmore RE, et al. A definition of advanced types of atherosclerotic lesions and a histological classification of atherosclerosis. A report from the Committee on Vascular Lesions of the Council on Arteriosclerosis, American Heart Association. *Circulation* 1995;92: 1355-1374.

Svindland A, Torvik A. Atherosclerotic carotid disease in asymptomatic individuals: a histological study of 53 cases. *Acta Neurol Scand* 1988; 1988:506-517.

Watt JK. Arterial occlusion in the lower leg. *BMJ* 1966;1:18-20.

Weinberger J, Ramos L, Ambrose JA, et al. Morphologic and dynamic changes of atherosclerotic plaque at the carotid artery bifurcation: sequential imaging by real time B-mode ultrasonography. *J Am Coll Cardiol* 1988;12:1515-1521.

Capítulo **3**

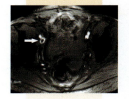

Eficacia de las pruebas de diagnóstico vascular

La eficacia diagnóstica de la ecografía vascular ha sido evaluada básicamente con estudios comparativos realizados con pruebas gold estándar. Los dos métodos tradicionales de diagnóstico vascular utilizan la inyección de contraste yodado en el interior del vaso para conseguir la opacificación de la luz de la arteria (arteriografía) o la vena (venografía o flebografía); mientras dura la administración de contraste, se obtienen las radiografías. Estos dos métodos constituyen el gold estándar contra los que otras pruebas vasculares no invasivas necesitan ser comparados para ser validadas.

Otras modalidades, como la angio-RM y la angio-TC, todavía no han alcanzado el nivel de eficacia suficiente como para considerarse pruebas gold estándar.

VENOGRAFÍA

La venografía (flebografía) está reconocida como prueba gold estándar para el diagnóstico de la trombosis venosa profunda (TVP) aguda. No obstante, bajo ciertas circunstancias, puede cuestionarse su estatus como gold estándar. Por ejemplo, los dos criterios diagnósticos más fiables para clasificar una prueba como positiva para TVP son la terminación abrupta de la columna de contraste en la luz de la vena (signo del corte) o la presencia de un claro defecto de repleción (Fig. 3-1). En una proporción significativa de exploraciones (10%), se registra un relleno pobre con contraste de largos segmentos venosos. La opacificación con éxito de estos segmentos, que pueden presentar o no trombosis, depende del que realiza la exploración y de la apli-

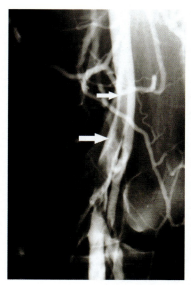

Figura 3-1. Este venograma de la rodilla muestra un claro defecto de repleción en una de las venas poplíteas duplicadas (*flechas*). Es éste un hallazgo típico de trombosis venosa profunda.

cación de técnicas especiales como la colocación de torniquetes por encima de las pantorrillas y los muslos, la movilización del paciente y el masaje de las pantorrillas; a pesar de ello, en algunos casos no se consigue el relleno total de todos los segmentos venosos. Se considera que aproximadamente el 5% de los venogramas son técnicamente un fracaso. Por tanto, cuando se comparan los resultados de una prueba no invasiva con este gold estándar, debe tenerse en cuenta el número de pruebas fallidas y los criterios diagnósticos utilizados. Esto puede no ser tan crítico para el establecimiento de la eficacia diagnóstica de la prueba, que consiste en determinar si existe o no un trombo. Estas pruebas con limitaciones técnicas no pueden usarse cuando se evalúa la presencia de trombosis de venas de la pantorrilla o en la determinación de la extensión de los segmentos venosos trombosados. Los segmentos no opacificados pueden simplemente no estar rellenos de contraste y, sin embargo, libres de trombo.

El gold estándar, en último término, es la autopsia. Las correlaciones realizadas entre la venografía y la autopsia no han proporcionado datos fiables y son difíciles de obtener debido a la naturaleza dinámica de la TVP. Los canales venosos permeables, 1 ó 2 días antes de la autopsia, pueden sufrir oclusión en el intervalo de tiempo antes de la muerte, y los venogramas realizados a cadáveres pueden presentar segmentos opacificados que podrían no ser visualizados en el paciente con vida.

ARTERIOGRAFÍA

La situación en la patología arterial periférica es más compleja. La arteriografía es la prueba gold estándar para el diagnóstico de la patología arterial oclusiva, ya que permite el relleno de la luz arterial; sin embargo no ofrece información alguna sobre los tejidos blandos adyacentes. La ecografía en tiempo real es mejor en el diagnóstico de aneurismas de la arteria poplítea y en la valoración de su extensión. Su elevada eficacia ha sido correlacionada con hallazgos quirúrgicos. Existen muchas situaciones en las que segmentos arteriales poplíteos son opacificados, normalmente durante la arteriografía, a pesar de la presencia de un aneurisma; se debe al trombo laminar que a menudo se deposita en la pared del aneurisma. Aunque la arteriografía está reconocida como prueba gold estándar en el diag-

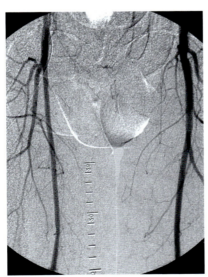 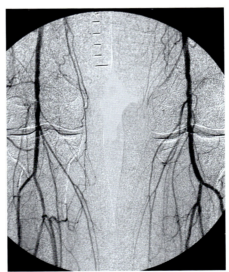

Figura 3-2. Estas dos arteriografías digitales han sido obtenidas durante una inyección prolongada de contraste con movimiento de mesa durante la adquisición. Pueden obtenerse arteriografías digitales en forma de grupo de imágenes de distintas localizaciones o de película obtenida durante la inyección prolongada de contraste. **A:** La adquisición de imágenes se realiza a nivel del muslo. El curso de las arterias femorales está bien definido y no hay lesiones visibles. **B:** En la rodilla se delimitan bien ambas arterias poplíteas y sus ramas, observándose una lesión sutil en la arteria poplítea derecha.

nóstico de la patología arterial periférica, está limitada también por el hecho de que no puede ser utilizada para evaluar la presencia de masas en los espacios perivasculares. Además, si la técnica radiográfica no es adecuada, pueden pasar desapercibidas posibles lesiones debido al escaso tiempo de espera entre la inyección del contraste en la arteria y la obtención de imágenes, posible causa de sobreestimación significativa de la extensión de segmentos arteriales ocluidos durante la arteriografía periférica.

La angiografía intraarterial con sustracción digital ha sustituido a la arteriografía tradicional (Fig. 3-2). Las técnicas de sustracción digital contienen en sí mismas calidad diagnóstica, pero su resolución no es tan grande como la del arteriograma estándar; necesitan de la colocación de un catéter en el origen de la arteria de interés y menores concentraciones de material de contraste que con la arteriografía convencional. La duración de la exploración es menor con la arteriografía estándar. La arteriografía digital es ahora la prueba gold estándar con la que se compara la ecografía Doppler carotídea y arterial periférica.

Angio-resonancia magnética

La angio-RM se realiza actualmente según dos enfoques de imagen: tiempo de vuelo *(time-of-flight, TOF)* (de recuperación de coherencia de fase mediante gradiente) e imagen tridimensional tras la inyección de un bolo de contraste con gadolinio.

La técnica de recuperación de coherencia de fase mediante gradiente se limita prácticamente a la imagen bidimensional TOF, y mediante ella se obtiene una serie de finas imágenes axiales. El resultado es la demostración del flujo sanguíneo y su distinción clara del resto de los tejidos blandos. Se utiliza una secuencia especial de pulso para eliminar el flujo en una dirección. El flujo sanguíneo en el eje perpendicular al plano de adquisición proporciona las señales más potentes. El flujo sanguíneo que transcurre paralelo al plano de adquisición o en vasos tortuosos provoca una pérdida de señal y puede simular estenosis u oclusiones. Las múltiples imágenes axiales pueden ser reformateadas para crear proyecciones similares a las angiográficas utilizando un algoritmo denominado proyección de máxima intensidad (Fig. 3-3).

Los estudios con gadolinio se llevan a cabo con secuencias de pulso similares a las que se usan para la imagen *time-of-flight* (TOF) tridimensional. Sin embargo, el acortamiento de las características de señal de la sangre provocado por el gadolinio crea una serie de imágenes que no son sensibles al flujo cuando la concentración de gadolinio en sangre es relativamente constante (Fig. 3-3). Las imágenes son una representación de la luz de la arteria. Además, la adquisición excluye parte de la información de la imagen y utiliza secuencias especiales para permitir la adquisición en un corto periodo de tiempo.

Ambas técnicas se utilizan en el estudio de las arterias periféricas y de las carótidas, y se consideran complementarias a la ecografía Doppler; no obstante, pueden utilizarse como pruebas gold estándar cuando sea necesario. Es más frecuente utilizar la angio-RM con gadolinio como prueba gold estándar, ya que su representación de la estimación de la severidad de la estenosis recuerda a la de la arteriografía (Fig. 3-4). Con las secuencias *time-of-flight*, a menudo existe un "corte" en la señal debido a la presencia de estenosis severa. No obstante, los clips metálicos provocan importantes artefactos que a menudo simulan lesiones estenóticas (Fig. 3-5).

Flebo-resonancia

La flebografía-RM se obtiene con una secuencia de pulso similar a la angio-RM *time-of-flight*. La secuencia de recuperación de coherencia de fase mediante gradiente se utiliza para la adquisición de una serie de imágenes axiales finas. El flujo sanguíneo se muestra en blanco, y el flujo en el eje perpendicular al plano de adquisición proporciona la señal más fuerte. La presencia de un trombo puede anular la señal o provocar un descenso en la intensidad de la misma; sin embargo, la presencia de un defecto de repleción apoya claramente el diagnóstico (Fig. 3-6).

Angio-tomografía computarizada

El desarrollo de esta técnica se basa en la capacidad creciente de los nuevos aparatos de TC helicoidal de obtener múltiples imágenes axiales de forma rápida. Puede usarse cuando se precisa contraste y fundamentalmente en el estudio del

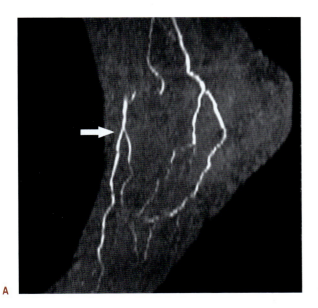

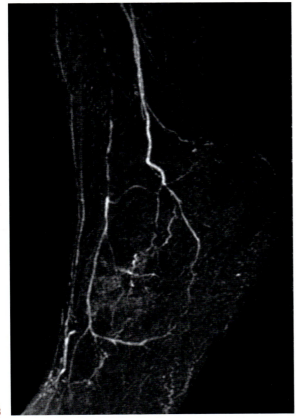

Figura 3-3. Las imágenes con RM del pie han sido obtenidas con dos técnicas diferentes. **A:** Las imágenes *time-of-flight* (TOF) se adquieren como series de finas imágenes en el plano axial que posteriormente son reformateadas. La imagen del pie muestra reconstrucción de la arteria dorsal del pie y de la arteria tibial posterior. **B:** La angio-RM con gadolinio utiliza técnicas de imagen de alta velocidad para adquirir imágenes durante la administración de gadolinio, un material de contraste que modifica las características de relajación magnética de la sangre. Esta imagen fue obtenida en el mismo paciente y pie que la imagen superior. Se aprecia cierto realce de tejidos blandos (probablemente secundario a cambios inflamatorios y relleno precoz de las venas superficiales).

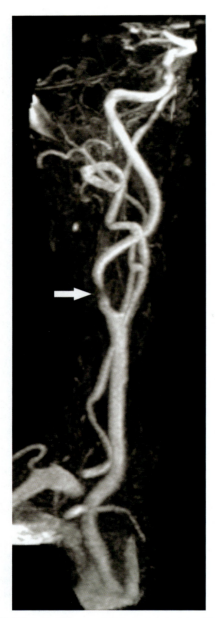

Figura 3-4. Angio-RM con gadolinio de un lado del cuello en la que se observa no sólo el curso de la carótida común desde su origen, sino también la presencia de una estenosis de la carótida interna (*flecha*).

abdomen para la evaluación de las arterias renales y aneurismas aórticos y en los estudios de las arterias pulmonares, arterias del cuello y de la extremidad inferior. Es preciso el estudio de las imágenes utilizadas para la reconstrucción, de unos 3 mm de grosor, así como la reconstrucción de las imágenes en forma de representación angiográfica, que supone trabajo añadido para el explorador; no obstante, las imágenes reformateadas multiplanares se obtienen fácilmente (Fig. 3-7).

Definición de términos: eficacia de la ecografía Doppler

Dada la disponibilidad de una prueba gold estándar, la eficacia de una prueba vascular no invasiva se evalúa normalmente determinando algunos parámetros como sensibilidad, especificidad, valor predictivo positivo, valor predictivo negativo, verdadero positivo, verdadero negativo, falso positivo, falso negativo, razón de probabilidad y curvas ROC *(receiver operating characteristic)*. Tradicionalmente utilizados con este propósito, deben estar disponibles para todas las pruebas y proporcionan datos generales acerca de cómo realiza su labor diagnóstica una determinada prueba no invasiva.

Sensibilidad, especificidad y prevalencia de enfermedad

La sensibilidad de una prueba diagnóstica es su capacidad para detectar la presencia de un determinado proceso patológico. La verdad, o la presencia de un proceso patológico, viene definida normalmente en virtud de una prueba gold estándar positiva. Un ejemplo es el uso de la ecografía carotídea para establecer el diagnóstico de estenosis significativa en la carótida interna. La sensibilidad (o tasa de verdaderos positivos) se define como el número de veces que la prueba resulta positiva, dividido por el número total de individuos estudiados de los que se conoce que padecen la enfermedad por angiografía. En este caso, la existencia de enfermedad viene definida por una estenosis mayor o igual al 50% del diámetro de la luz de la carótida. La angiografía se considera la prueba gold estándar.

La especificidad se define como el número de veces que la prueba resulta negativa (verdaderos

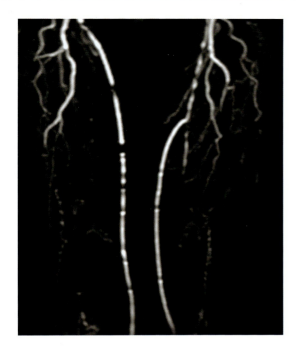

Figura 3-5. Angio-RM con gadolinio en un paciente con *bypass* femorotibial bilateral. Ambos injertos tienen áreas focales de pérdida de señal provocadas no por estenosis, sino por artefactos producidos por los clips. Es ésta una causa frecuente de resultados falsos positivos en angio-RM.

negativos), dividido por el número de pacientes libres de enfermedad. Por ejemplo, la especificidad de la ecografía dúplex en la detección de la patología de la carótida interna se define como el número de pacientes que tienen, por ecografía, velocidades picosistólicas por debajo de 125 cm/seg. El número de estos pacientes, dividido por el número total de pacientes sin estenosis significativa (estenosis <50%), define la especificidad de esta prueba.

Continuando con nuestro ejemplo en la evaluación de la ecografía dúplex, la eficacia de la prueba

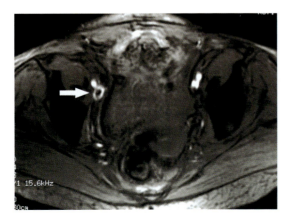

Figura 3-6. Imagen de recuperación de coherencia de fase mediante gradiente con flebo-RM de la pelvis menor que muestra un claro defecto de repleción extendiéndose hacia la vena ilíaca externa. Este es el margen superior de la TVP femoropoplítea.

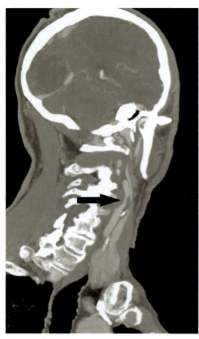

Figura 3-7. Esta imagen reformateada fue obtenida tras angio-TC del cuello. Se aprecia una estenosis de la arteria carótida interna (*flecha*) en esta proyección sagital-oblicua.

Tabla 3-2. Prevalencia de enfermedad del 30%			
Sensibilidad			27/30 (90%)
Especificidad			56/70 (80%)
Eficacia			83/100 (83%)
Valor predictivo positivo			27/41 (66%)
Valor predictivo negativo			56/59 (95%)
Razón de probabilidad			27/30 × 70/14 = 4,5
	Gold estándar		
	Positivo	Negativo	Total
Ecografía			
Positivo	27	14	27
Negativo	3	56	73
Total	30	70	100

da. Por ejemplo, en 100 pacientes, si la prevalencia de enfermedad es baja (por ejemplo del 10%), una sensibilidad del 90% y especificidad del 80%, darán una eficacia total del 81%. Si la prevalencia de la enfermedad es del 60%, entonces una sensibilidad del 90% y especificidad del 80% resultarán en una mayor eficacia de la prueba (54+32 o del 86%). Este efecto se resume en las tablas 3-1 a 3-3.

También pueden usarse los datos obtenidos de estudios de validación para determinar la capacidad de una prueba de diagnosticar o descartar una enfermedad. Estos parámetros son, respectivamente, el valor predictivo positivo y el valor predictivo negativo de la enfermedad y, cuando se aplican a una determinada población, son capaces de predecir cómo discriminan la prueba aquellos pacientes con patología de aquellos libres de ella. El valor predictivo positivo de una prueba ecográfica se define como el número de verdaderos positivos, dividido por el número total de pruebas ecográficas positivas y negativas. El valor predictivo negativo es

se calcula sumando los resultados verdaderos positivos y verdaderos negativos, y dividiendo el total por el número total de pacientes sometidos a angiografía y ecografía dúplex. Esta eficacia depende del número de pacientes con el proceso patológico (prevalencia de enfermedad) en la cohorte estudia-

Tabla 3-1. Prevalencia de enfermedad del 10%			
Sensibilidad			9/10 (90%)
Especificidad			72/90 (80%)
Eficacia			81/100 (81%)
Valor predictivo positivo			9/27 (33%)
Valor predictivo negativo			72/73 (99%)
Razón de probabilidad			9/10 × 90/18 = 4,5
	Gold estándar		
	Positivo	Negativo	Total
Ecografía			
Positivo	9	18	27
Negativo	1	72	73
Total	10	90	100

Tabla 3-3. Prevalencia de enfermedad del 60%			
Sensibilidad			54/60 (90%)
Especificidad			32/40 (80%)
Eficacia			86/100 (86%)
Valor predictivo positivo			54/62 (87%)
Valor predictivo negativo			32/38 (84%)
Razón de probabilidad			54/60 × 40/8 = 4,5
	Gold estándar		
	Positivo	Negativo	Total
Ecografía			
Positivo	54	8	27
Negativo	6	32	73
Total	60	40	100

el número de verdaderos negativos, dividido por el número total de pruebas ecográficas positivas y negativas.

Todos estos parámetros dependen de la prevalencia de la enfermedad y del tipo de población. Es más probable observar mayor prevalencia de la enfermedad en un centro de referencia terciario que en un consultorio. Utilizando valores publicados de sensibilidad y especificidad para las pruebas ecográficas se ofrecen pronósticos diferentes; un paciente con elevación de la velocidad Doppler de 125 cm/seg, por ejemplo, tiene o no estenosis carotídea significativa simplemente en virtud del lugar en donde se realizó la prueba.

El cálculo de la muestra con el ejemplo visto expone que los valores predictivo positivo y predictivo negativo son del 33 y del 99%, respectivamente, para una prevalencia de enfermedad del 10%, y del 87 y el 89% para una prevalencia de enfermedad del 60%, a igual sensibilidad y especificidad. Un parámetro útil para determinar si una prueba es buena a la hora de precisar si un determinado paciente presenta o no un proceso patológico en concreto es la razón de probabilidad, que se define como el ratio de verdaderos positivos, dividido por el ratio de falsos positivos. No depende de la prevalencia de la enfermedad en nuestro ejemplo ni, en general, cuando se estudian poblaciones con diferentes prevalencias de enfermedad. En el ejemplo anterior, un paciente con resultado positivo en la prueba Doppler tiene 3,5 veces más posibilidades de presentar el proceso patológico que se sospecha (estenosis significativa de carótida interna) que un paciente con velocidad de flujo menor a 125 cm/seg.

Análisis ROC (Receiver Operating Characteristic)

Una pregunta que suele hacerse es cómo se ven afectadas la sensibilidad y la especificidad cuando cambia un determinado criterio de velocidad Doppler. Una forma sencilla de calcularlo consiste en trazar una curva ROC. Con la ecografía Doppler, el análisis ROC se utiliza habitualmente para determinar la relación entre los verdaderos positivos y los verdaderos negativos como función del parámetro de velocidad Doppler. Para un determinado umbral de severidad de la patología, estenosis carotídea del 70% determinada por arteriografía, por ejemplo, las tasas de verdaderos positivos y de falsos positivos (1-tasa de verdaderos negativos) se calculan para valores seleccionados de velocidad Doppler. Para cada criterio seleccionado de velocidad Doppler, la tasa de verdaderos positivos se representa en el eje Y del gráfico, mientras que la tasa de falsos positivos se coloca en el eje X. Cuanto más se dirige la curva hacia la izquierda, mejor es el rendimiento diagnóstico de la prueba. Pueden determinarse los valores de sensibilidad (1-tasa de verdaderos positivos) y especificidad (1-tasa de falsos positivos) para cada criterio de velocidad Doppler si se siguen los puntos de las curvas.

Estas curvas pueden usarse para comparar el valor diagnóstico relativo de los parámetros de velocidad Doppler (Fig. 3-8).

TROMBOSIS VENOSA

Venografía

La prueba gold estándar para excluir o confirmar la presencia de TVP es la venografía. La venografía consiste en la inyección de material de contraste en las venas de las extremidades superiores o inferiores y la obtención posterior de radiografías de dichas regiones, obteniéndose una representación de la luz de las venas de drenaje. La ausencia de visualización de la luz de un determinado segmento venoso puede deberse a la presencia de TVP o a factores técnicos que impiden la óptima distribución del contraste. A menudo se explica por la presencia de canales venosos colaterales o comunicación con las venas de drenaje superficiales. El diagnóstico de trombosis aguda se establece cuando existe terminación abrupta de la columna de contraste, masa aparente que produce menisco o defecto de repleción en la luz de la vena. La primera venografía fue realizada en 1923 por Berberich y Hirsch utilizando como agente el estroncio. La expansión de la venografía comenzó a finales de los años 30 con la introducción de agentes de contraste yodados más eficaces. Son muchas las variantes de la técnica; algunas requieren la colocación de torniquetes en muslos y pantorrillas. La colocación del paciente en supino constituye una técnica estándar que permite la óptima visualización de las venas profundas de la pantorrilla. A principio de los

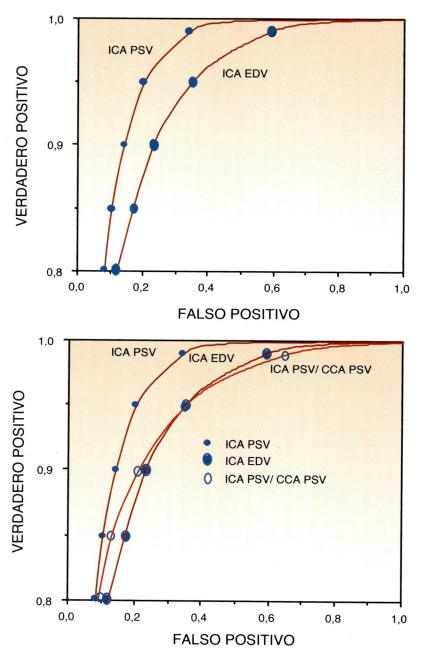

Figura 3-8. A: La curva *receiver operating characteristic* (ROC) de la velocidad picosistólica de la carótida interna es mayor y se desplaza a la izquierda en comparación con la velocidad al final de la diástole. **B:** La curva ROC del ratio de la velocidad picosistólica de la carótida interna/carótida común se muestra ligeramente más sensible con ratios de velocidad menores que la velocidad al final de la diástole.

70 se practicaba la venografía sobre una camilla inclinada, y en los 90 el agente utilizado era contraste no yodado o de baja osmolaridad. El uso de estos agentes consiguió casi eliminar la incidencia de flebitis en 1 de cada 30 casos con la venografía.

La prueba no está exenta de potenciales complicaciones debidas a irritación local como celulitis, flebitis química o raramente necrosis cutánea. La incidencia de reacciones alérgicas leves como la urticaria oscila entre un 3 y un 10%. Las reacciones severas, aunque poco comunes, pueden ocurrir entre 1 de cada 200 a 1 de cada 1.000 casos. La anafilaxia y la muerte son raras y se observan en menos de 1 de cada 10.000 casos.

Es importante tratar de conseguir opacificar adecuadamente las venas profundas de la pantorrilla. Normalmente, la aguja utilizada para inyectar el contraste se coloca en una vena superficial del pie. El arco plantar normal tiene un vaso comunicante que rellena la porción más profunda de las venas tibial posterior y dorsal. El uso de torniquetes resulta útil para limitar el flujo de contraste a través del sistema superficial y para ayudar a rellenar los segmentos parcialmente obstruidos de las venas profundas de la pantorrilla.

La venografía se ha convertido, por exclusión, en la prueba gold estándar con la que se compara la eficacia de técnicas venosas no invasivas. No obstante, se asocia a una variabilidad dependiente del explorador del 10%. Aunque los venogramas *postmortem* han sido validados con el examen anatomopatológico directo de las venas, su valor es limitado. Los hallazgos venográficos *in vivo* están sujetos a cambios dinámicos que continuamente tienen lugar en los patrones de flujo del sistema venoso. El flujo sanguíneo preferencial a través de ramas colaterales puede verse alterado por cambios de presión en la pantorrilla durante la contracción muscular o por alteraciones debidas a episodios previos de TVP.

Pletismografía

La pletismografía ha sido la piedra angular de las técnicas no invasivas utilizadas para el diagnóstico de la TVP aguda. Dicha técnica abarca la medición de la dinámica de flujo de volumen y la determinación de los patrones alterados de flujo sanguíneo.

La pletismografía de volumen de pulso o impedancia se basa en la medición de los efectos de la obstrucción del flujo venoso (Fig. 3-9). La prueba comienza colocando e inflando un manguito durante un tiempo predeterminado. Se mide la tasa de llenado de las venas profundas del muslo y la pantorrilla utilizando un manguito de presión parcialmente inflado (volumen de pulso) o realizando mediciones de impedancia (pletismografía de impedancia). Un relleno pobre de las venas profundas puede explicarse por trombosis aguda o crónica venosa o por una incapacidad del paciente para relajar los músculos de la pantorrilla. Tras desinflar el manguito, el flujo sanguíneo y el retorno venoso aumentan a medida que se drena la sangre atrapada en la pierna o el brazo. La pérdida del flujo normal puede ser secundaria a un proceso obstructivo como un trombo agudo en una vena profunda (Fig. 3-10) o a una obstrucción extrínseca del flujo por la presencia de masa, embarazo o fallo cardíaco derecho.

La fleboreografía es una técnica basada en la detección de alteraciones normales en el flujo venoso en respuesta a la respiración o a maniobras que aumentan el vaciado de las venas de la pantorrilla (Fig. 3-11). Se colocan varios manguitos parcialmente inflados sobre el pie, pantorrilla, muslo y abdomen. La presencia de alteraciones en el flujo normal sugiere obstrucción venosa.

La sensibilidad, especificidad y eficacia de estas técnicas son mucho menores que las de la ecografía venosa. Los pacientes ambulantes y hospitalizados con edema sintomático de miembro inferior y TVP tienen una elevada probabilidad de presentar trombo oclusivo. La pletismografía tiene una sensibilidad del 90% en la detección de trombosis venosa femoral o poplítea. En el postoperatorio de pacientes asintomáticos con trombosis por encima de la rodilla, la sensibilidad de estas técnicas disminuye por debajo del 50%, lo cual refleja la gran proporción de pacientes con trombo no obstructivo. La trombosis de venas de la pantorrilla es casi imposible de detectar con la pletismografía.

Evolución

La historia natural de la TVP obstructiva es la formación rápida de canales venosos colaterales. En pocas semanas, el 20% de los pletismogramas de

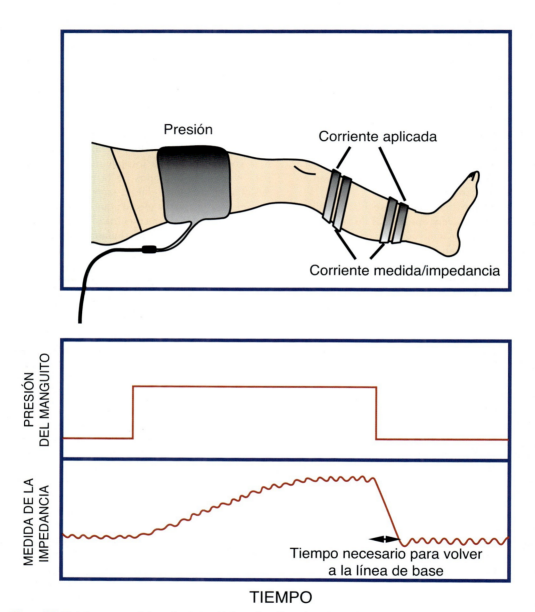

Figura 3-9. El pletismograma de impedancia ha sido la exploración no invasiva estándar para la detección de la trombosis venosa profunda aguda durante muchos años. Los cambios en el volumen de la pantorrilla son medidos durante el inflado y desinflado de un manguito de presión localizado por encima del muslo proximal. La respuesta normal es un aumento en el volumen a un valor estable tras un intervalo de 1 a 3 minutos. Tras desinflar el manguito, la sangre atrapada rápidamente se vacía a través de los canales venosos permeables.

Capítulo 3 · Eficacia de las pruebas de diagnóstico vascular

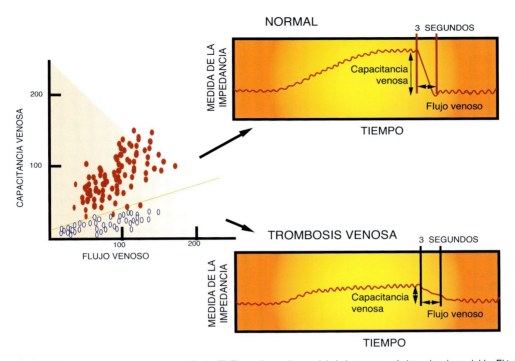

Figura 3-10. El efecto de la trombosis venosa profunda (TVP) aguda en el trazo del pletismograma de impedancia es doble. El trombo agudo llena y reemplaza el volumen ocupado normalmente por la sangre. Por tanto, la capacidad de las venas de la pantorrilla disminuye mientras el manguito es inflado. El trombo por sí mismo también actúa como obstrucción a la salida de la sangre. Ello reduce la cantidad de sangre que abandona la pantorrilla una vez desinflado el manguito. La prueba se realiza normalmente pidiendo al paciente que relaje su pierna y con ésta ligeramente elevada. La contracción voluntaria de los músculos puede proporcionar falsos positivos. Se llevan a cabo hasta tres intentos de obtener un resultado normal y cuando se obtiene, éste es registrado. Las definiciones como normal o anormal han sido establecidas a partir de una curva de respuesta (llenado y vaciado) de las extremidades inferiores con y sin TVP. Los puntos por debajo de la línea del gráfico son indicativos de TVP aguda.

impedancia vuelven a la normalidad y a los 2 meses, el 60% de las pruebas son también normales. El paciente con episodio previo de TVP puede tener un diagnóstico de TVP recurrente con pletismografía con una sensibilidad del 70% al 80%.

Doppler (onda continua)

La ecografía Doppler puede usarse en la evaluación de la presencia de TVP obstructiva usando sondas que operen a frecuencias de 8 a 10 MHz y en modo continuo. La sonda se coloca sobre las venas femoral común, femoral superficial, poplítea y tibial posterior. Se realizan maniobras estándar para establecer la permeabilidad de estos segmentos venosos. La variación respiratoria provoca normalmente una variación cíclica en la velocidad del flujo sanguíneo y la compresión de la pantorrilla estimula la salida de parte de la sangre atrapada en las venas. La aceleración del flujo es detectada en forma de "silbido" en el canal acústico de las sondas. La pérdida de esta respuesta se considera un resultado "positivo". La técnica requiere una considerable experiencia por parte del eco-

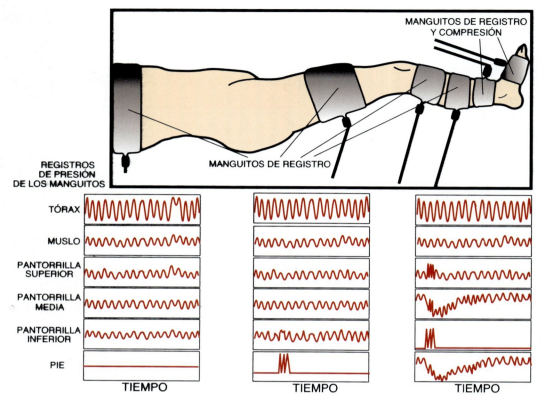

Figura 3-11. El fleboreograma se realiza normalmente con una serie de seis manguitos. Uno de ellos se coloca en el tórax y sirve para monitorizar las respiraciones. Otros manguitos se localizan en el muslo y en las porciones proximal y media de la pantorrilla. Los manguitos del tercio inferior de la pantorrilla y del pie se utilizan para aumentar el flujo cuando son inflados rápidamente. El registro normal basal muestra transmisión de las ondas respiratorias hasta el tercio inferior de la pantorrilla. También se obtiene un registro cuando el manguito del pie es llenado rápidamente. Esto aumenta el retorno venoso y no debiera tener ningún efecto en los trazos más proximales. En caso de obstrucción secundaria a TVP, los trazos procedentes de los manguitos más proximales mostrarían un aumento de la señal. Esto debiera verse a nivel de los manguitos contiguos con la extensión proximal del trombo. Un tercer registro se realiza con el inflado rápido del manguito del tercio inferior de la pantorrilla, lo cual produce un descenso en el volumen del pie y afecta a los manguitos proximal y medio de la pantorrilla. De nuevo, la extremidad afectada por TVP mostraría una elevación en el trazo a nivel del trombo obstructivo. La definición de fleboreograma normal incluye una línea de base normal y la presencia de ondas respiratorias. Su ausencia fue el criterio principal para el establecimiento del diagnóstico de TVP aguda.

grafista y puede ser bastante fiable. No obstante, se realiza menos en pacientes sintomáticos con TVP obstructiva. En ocasiones se obtiene un resultado negativo cuando se estudia una vena colateral superficial o profunda y no la vena profunda. Es probable que la TVP no obstructiva pase desapercibida. La prueba además tiene poca especificidad con muchos falsos positivos provocados por procesos obstructivos en el muslo, la pelvis o el abdomen.

Captación de fibrinógeno yodado 125

Se cita este compuesto por razones históricas. El complejo fibrinógeno se une al trombo en formación. Resulta bastante fiable en la detección de trombos de las venas de la pantorrilla durante el postoperatorio. Sin embargo, tiene muchas limitaciones; no es fiable en el muslo y proporciona falsos positivos en zonas de inflamación. Actualmente ya no existe distribución comercial de este complejo para uso clínico.

La sensibilidad para la detección de trombos en formación en la pantorrilla es del 70 al 100%. La eficacia diagnóstica es mucho menor en el muslo. Una limitación importante de la técnica es la necesidad de realizar mediciones seriadas diarias, ya que la captación anómala se define como una elevación mayor del 20% que persiste más de 2 días (Fig. 3-12).

La imagen con anticuerpos antifibrina marcados es una alternativa de imagen mucho más específica. No obstante, se requiere una demora en la evaluación y la carga de trombo debe ser relativamente alta. La técnica puede ayudar en la distinción entre TVP aguda y no aguda.

ESTENOSIS CAROTÍDEA

Arteriografía

La inyección directa de material de contraste en la arteria carótida se realizó como prueba diagnóstica estándar durante los años 50 y 60. La obtención de radiografías de las carótidas rellenas de contraste se utiliza para diagnosticar la estenosis carotídea significativa. La técnica se usa sobre todo como mapa prequirúrgico para decidir la realización de endarterectomía carotídea o colocación de stent.

Introducida por primera vez en el año 1954, la endarterectomía carotídea impulsó el desarrollo y mejorías técnicas de la arteriografía. Se consideraba esencial la obtención de un mapa de extensión y severidad de la estenosis carotídea como paso previo a la realización de cualquier procedimiento quirúrgico. La validación de los hallazgos en la arteriografía carotídea se llevó a cabo con muestras anatomopatológicas obtenidas durante la endarterectomía carotídea.

La angiografía carotídea no se limita al diagnóstico de la patología aterosclerótica. La angiografía cerebral tiene otras aplicaciones, como la localización de aneurismas intracerebrales, la evaluación de malformaciones arteriales y la ayuda en el proceso diagnóstico del infarto.

La punción directa de la arteria carótida se asociaba a un riesgo del 5% de lesión intimal local, embolización o hematoma. Se registró infarto o accidente cerebrovascular en una sorprendentemente baja población de pacientes (1-2%). El enfoque estándar consiste en la punción de la arteria femoral y el uso de catéteres largos con formas predeterminadas. Los catéteres son dirigidos hacia el arco aórtico proximal o el origen de las carótidas, obteniéndose después adquisiciones digitales con generadores radiográficos de punto focal pequeño. Es preferible la arteriografía en dos planos. Se considera esencial la obtención de imágenes en al menos dos proyecciones, y la severidad de la lesión se establece por las imágenes que muestran el mayor grado de estenosis. La tasa de complicación local en el lugar de entrada en la ingle es del 1 al 2% y los riesgos de infarto han disminuido al 0,5%. Aunque actualmente constituye la técnica gold estándar, la técnica digital se asocia a una resolución algo menor que la angiografía carotídea estándar. Aunque ello no afecta de forma adversa a la eficacia diagnóstica global, la pérdida de resolución hace que la prueba sea considerada menos fiable para la detección de ulceración o pequeñas irregularidades en las paredes de las arterias. La determinación de la presencia de oclusiones subtotales (pseudooclusión o estenosis del 99%) de la carótida interna requiere el uso de una inyección prolongada de contraste y obtención retrasada de imágenes con angiografía estándar o digital de alta resolución.

La angiografía digital intravenosa fue usada para adquirir, tras la inyección de una gran cantidad de contraste en una vena central o en la aurícula derecha, imágenes de forma secuencial. Estas imágenes eran adquiridas, procesadas y substraídas de la imagen de fondo sin contraste en la arteria. Los resultados de la ecografía Doppler fueron comparados con los de estos angiogramas mínimamente invasivos. La escasa colaboración del paciente u otros factores técnicos proporcionaron una elevada tasa de resultados no fiables e indeterminados. Este tipo de ima-

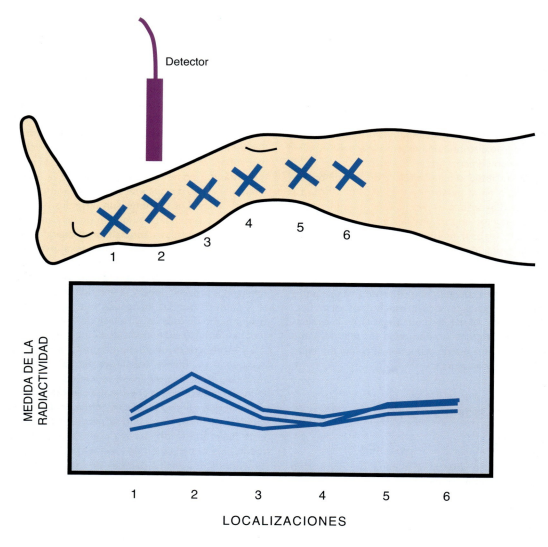

Figura 3-12. Tras la administración intravenosa del fibrinógeno yodado (^{125}I fibrinógeno) se medía, durante varios días consecutivos, la cantidad de radiactividad acumulada en las piernas. Esta prueba funcionaba cuando el compuesto era inyectado según se iba formando el trombo, estando por tanto más indicada en la detección postoperatoria y monitorización de la TVP de la pantorrilla, no siendo adecuada para la monitorización del muslo por presentar las venas una localización muy profunda. La distribución comercial de este compuesto ha cesado recientemente.

gen no ha sido considerada posteriormente de valor diagnóstico.

Oculopletismografía

La necesidad de evaluar posibles estenosis hemodinámicamente significativas de forma no invasiva fue impulsada por la disponibilidad de un "remedio" para estenosis sintomáticas de alto grado. La arteriografía carotídea, que acarrea una pequeña pero no insignificante morbilidad, se practicaba cuando existía una alta probabilidad de encontrar una lesión susceptible de endarterectomía. La oculopletismografía fue una de las primeras pruebas no invasivas en uso. Se basa en la detección de un descenso significativo de presión en la circulación cerebral.

La oculopletismografía detecta los efectos hemodinámicos de una estenosis significativa de la arteria carótida en forma de descenso en la onda de presión del pulso que llega al globo ocular. En la córnea se coloca (OPG-Zira) un clip de succión y se mide posteriormente el tiempo de llegada de la onda de presión del pulso en ambos globos oculares, comparándola con un punto de referencia externo como el lóbulo de la oreja. Una caída significativa de más de 5 mseg en el tiempo de llegada de la onda de presión del pulso sugiere la presencia de una lesión obstructiva significativa en la carótida de ese lado.

Otra aplicación de este principio es el pletismograma ocular (OPG-GEE) (Fig. 3-13). Aquí, la presión negativa se aplica a ambos globos oculares mediante ventosas colocadas en la córnea. El aumento de la presión negativa da lugar a una pérdida del pulso transmitido al globo ocular. La suelta lenta de la presión negativa provoca un retorno de la onda de presión del pulso. Una diferencia en el retorno de la onda de presión entre ambos globos sugiere estenosis significativa.

Este tipo de prueba fisiológica tiene limitaciones. La patología bilateral puede pasar desapercibida y la severidad de las lesiones subestimada. Además, puede no ser fiable la determinación anatómica del nivel de obstrucción.

Doppler direccional periorbitario

Existen múltiples vías colaterales entre la circulación carotídea interna y la circulación carotídea externa alrededor de ambos globos oculares. El patrón preferencial de flujo sanguíneo se dirige desde la circulación interna hacia las ramas carotídeas externas. Una sonda Doppler colocada en las ramas supraorbitarias o frontales demostraría normalmente dicha dirección del flujo. La compresión en puntos seleccionados de la rama temporal de la carótida externa, la arteria facial o las ramas mandibulares debería provocar un aumento en el flujo hacia fuera o no sufrir cambio significativo alguno (Fig. 3-14A).

La presencia de una estenosis significativa de la carótida hace que el patrón de flujo en las ramas perioculares cambie. La dirección del flujo se dirige ahora hacia dentro, hacia el globo ocular. La aplicación de una presión externa en las ramas temporal, facial o mandibular normalmente causa abolición de la señal de flujo (Fig. 3-14B). Estos cambios habitualmente están causados por estenosis de muy alto grado, frecuentemente más del 90%. La especificidad de esta prueba es bastante alta (90%), mientras que la sensibilidad aumenta a medida que progresa la severidad de la estenosis por encima del 90%.

Doppler ocular

La ecografía Doppler ocular consiste en la evaluación directa de la dirección del flujo sanguíneo en la arteria oftálmica. Se coloca un transductor sobre el globo, midiéndose posteriormente la dirección de flujo a través de la arteria oftálmica. Debe practicarse con cautela, ya que la retina es expuesta a la energía ultrasónica.

ESTENOSIS ARTERIAL PERIFÉRICA

Arteriografía

La inyección de contraste en las arterias periféricas y la obtención posterior de radiografías se realizó por primera vez en los años 40. La arteriografía periférica clínica se consiguió después con la colocación translumbar de una aguja a través de los tejidos blandos de la espalda. El catéter entraba directamente en la aorta abdominal y después se inyectaba contraste yodado. Posteriormente se obtenía una larga imagen de la extremidad inferior o series de imágenes a lo largo de la longitud de la

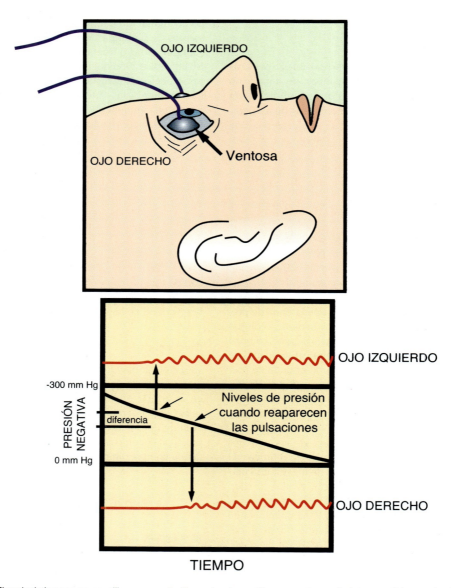

Figura 3-13. El oculopletismograma se utiliza para medir diferencias de presión provocadas por lesiones arteriales proximales, que se desarrollan cuando la estenosis alcanza o sobrepasa el 75% de la luz de las arterias carótidas. En el método Gee se aplica una presión negativa de 300 mm Hg a pequeñas ventosas colocadas en el aspecto externo del ojo. Esta presión negativa ocluye el flujo sanguíneo a través de la retina desde la arteria oftálmica. A partir de entonces, la presión es liberada lentamente, midiéndose el tiempo al que reaparecen las pulsaciones arteriales en el ojo. Una lesión significativa en la arteria común, interna u oftálmica provocará una diferencia de presión en la reaparición de estas pulsaciones.

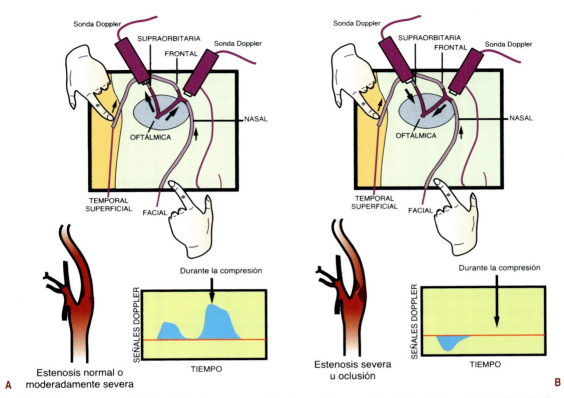

Figura 3-14. Los vasos periorbitarios actúan como un área divisoria con flujo competitivo dirigido directamente hacia fuera desde la arteria oftálmica y hacia dentro desde las arterias facial y temporal superficial. La principal dirección del flujo es hacia fuera. Esto se mide normalmente utilizando una sonda Doppler direccional de 10 a 20 MHz en las ramas supraorbitaria y frontal. La dirección normal hacia fuera del flujo se invierte cuando existe una estenosis de alto grado en la carótida interna. **A:** Además de registrar la dirección del flujo sanguíneo, la exploración Doppler periorbitaria se realiza con la ayuda de dos maniobras adicionales. La rama preauricular de la arteria temporal superficial y la arteria facial son comprimidas mientras se escuchan las señales Doppler. La respuesta normal es la ausencia de cambio en la señal Doppler o un aumento en su intensidad. **B:** La respuesta normal es un descenso o pérdida de la señal Doppler.

misma para visualizar el árbol arterial periférico. Originalmente, la validación de esta técnica se realizó en cadáveres. La correlación de los hallazgos arteriográficos con los obtenidos de muestras quirúrgicas era mucho menos frecuente.

La canulación selectiva de la arteria femoral con una aguja biselada (enfoque Seldinger) simplificaba la realización de la arteriografía periférica. Las mejoras en la técnica de obtención de imágenes, como los cambiadores rápidos de película y la distribución de tablas mecanizadas, permitieron una filmación eficiente a diferentes niveles de la pierna durante la inyección larga de contraste.

La angiografía digital, con la opción de sustracción de la imagen, se usa actualmente de forma rutinaria. Permite una rápida obtención y visualización de imágenes, lo cual es esencial durante las intervenciones percutáneas.

La angiografía digital intravenosa prácticamente no ha seguido utilizándose. Se necesitan grandes cantidades de contraste para obtener imágenes incluso de pequeños segmentos de las arterias de los miembros. La angiografía con sustracción digital se usa frecuentemente con introducción intraarterial de un catéter que permite la obtención rápida de imágenes y su visualización, y resulta más útil en la evaluación del proceso durante las intervenciones percutáneas.

La arteriografía sigue siendo considerada la prueba gold estándar y la única disponible durante las intervenciones percutáneas (endovasculares). No se considera ya la única en proporcionar un mapa fiable antes de decidir la opción terapéutica quirúrgica o percutánea, como angioplastia con balón o colocación de stent. La decisión del enfoque terapéutico requiere un mapeo fiable de la severidad y longitud de las lesiones del árbol arterial periférico. Por ejemplo, las lesiones estenóticas de menos de 4 cm de longitud en la arteria femoral superficial son susceptibles de angioplastia y muestran tasas altas de permeabilidad (60 al 80% a los 5 años) siendo peores (40-60% de permeabilidad a los 5 años) cuando las lesiones presentan una longitud mayor a 4 cm. Aunque en ello se ha apoyado la angiografía tradicional, actualmente puede conseguirse con ecografía Doppler. Sin embargo, la angio-RM parece ser la técnica que más probablemente sustituya a la arteriografía diagnóstica tradicional. La angio-TC es una alternativa que puede extenderse con la expansión de sistemas multicorte.

Presiones segmentarias

A principio de los años 70, la necesidad de una evaluación no invasiva más amplia de los pacientes llevó al establecimiento de otras técnicas. La técnica no invasiva más sencilla utilizada para la detección de patología arterial periférica es el índice tobillo/braquial o tobillo/brazo (Fig. 3-15). La presión sistólica en un brazo se compara con la presión sistólica tomada con un manguito de presión sanguínea en la pantorrilla. Las presiones sanguíneas sistólicas son medidas con una sonda Doppler; la presión sanguínea sistólica es el valor al que la señal de flujo retorna durante el desinflado del manguito. Estos valores de presión sistólica tienden a ser mayores que los obtenidos con la auscultación. La presión sanguínea sistólica en el brazo (el de mayor presión) se usa como denominador. La presión sanguínea en los vasos del pie se mide con una sonda Doppler que detecta señales de flujo en la arteria dorsal del pie o en la arteria tibial posterior distal. Estas presiones sistólicas se usan como numerador. Un resultado normal es el ratio por encima de 0,9. Valores entre 0,8 y 0,9 indican patología arterial periférica casi segura. Entre 0,6 y 0,8, la arteriografía muy probablemente mostrará patología arterial periférica moderadamente severa, con estenosis arteriales y oclusiones (Figs. 3-16 y 3-17). La patología más severa corresponde normalmente a un ratio de entre 0,4 y 0,6. Puede existir isquemia en reposo y síntomas severos cuando el índice se encuentra por debajo de 0,4.

También pueden colocarse múltiples manguitos de presión sanguínea a lo largo de la extremidad para determinar el nivel al que tiene lugar el descenso de presión (Fig. 3-18). Debe tenerse cuidado, ya que el manguito del muslo a menudo puede ofrecer una lectura por encima de 1 (normalmente de 1,1-1,3). Un descenso en la presión de 20 a 30 mm Hg o más en un muslo en comparación con el contralateral sugiere patología arterial ilíaca en ese lado. Un descenso entre la porción más superior e inferior del muslo corresponde a una patología arte-

Figura 3-15. El índice de presión tobillo-braquial (ITB) es una forma sencilla pero fiable de localizar la presencia de lesiones arteriales periféricas significativas. Se utiliza una sonda Doppler para detectar el tiempo de reaparición del flujo sanguíneo, que corresponde a la presión sistólica en la arteria estudiada. La determinación se lleva a cabo en ambos brazos a nivel de la arteria braquial. Una diferencia significativa entre ambos brazos indica lesión arterial de la extremidad superior. A continuación se estudian la arteria dorsal del pie y la tibial posterior. Puede verse ausencia de pulso en la arteria dorsal del pie en el 8% de los individuos normales. El ITB se calcula dividiendo la presión sistólica en la arteria dorsal del pie o tibial posterior por la medida en un brazo. El valor esperado es de 1,1. Valores por debajo de 0,9 son indicativos de patología arterial de la extremidad inferior.

Capítulo 3 • Eficacia de las pruebas de diagnóstico vascular

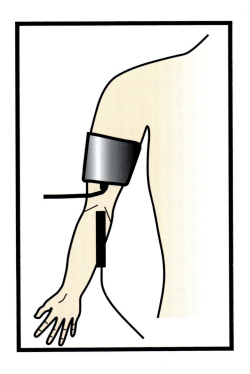
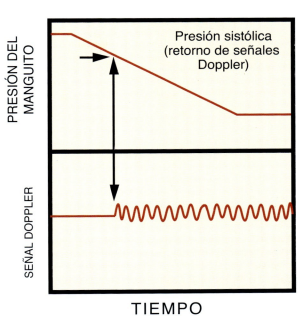

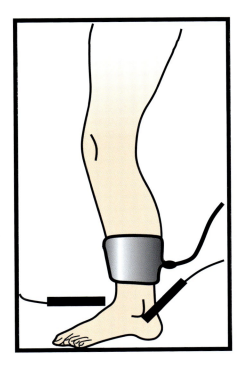
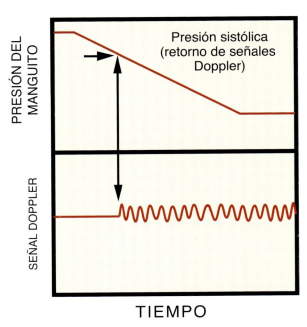

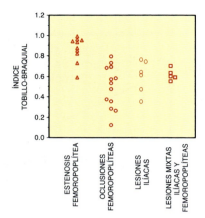

RELACIÓN ENTRE EL ÍNDICE TOBILLO-BRAZO Y LA EXTENSIÓN DE LA PATOLOGÍA ARTERIAL DE LA EXTREMIDAD INFERIOR

Figura 3-16. La relación entre el índice tobillo-brazo y la severidad de la patología arterial de la extremidad inferior demuestra que las oclusiones femoropoplíteas pueden solapar valores vistos con las estenosis. El índice tobillo-brazo, aunque resulta útil en la confirmación de patología arterial, no ayuda en la definición de la severidad de la patología.

rial femoral o poplítea. Los manguitos del muslo deben tener el suficiente diámetro para ocluir adecuadamente la luz arterial al ser inflados. Una caída significativa de la presión mayor de 20 a 30 mm Hg o una pérdida de 0,2 unidades en el ratio tobillo-braquial entre dos niveles adyacentes en la extremidad denota patología segmentaria relevante (Fig. 3-19).

La sensibilidad y especificidad de la prueba es tal que se han publicado eficacias de aproximadamente el 80%. Sin embargo, dicha prueba aporta poco cuando existe patología a múltiples niveles. Por ejemplo, cuando existe patología arterial femoropoplítea e ilíaca en la misma extremidad, la especificidad puede disminuir por debajo del 50%. Su mayor limitación: no pueden determinarse la longitud, localización exacta y severidad de las lesiones. Sucesivas lesiones severas focales susceptibles de angioplastia u oclusiones de largos segmentos susceptibles de bypass pueden proporcionar mediciones de presión sanguínea segmentaria similar, no permitiéndose la diferenciación entre las mismas con esta prueba.

El ratio tobillo-braquial se usa a menudo para la monitorización seriada de posible progresión o regresión de la patología arterial periférica. La reproducibilidad de la prueba es tal que un cambio en el ratio de 0,15 se considera significativo, ya que corresponde a un intervalo de confianza del 95% (dos desviaciones estándar) de mediciones repetidas. En muchas aplicaciones se considera relevante un cambio de 0,1 unidades. Las medidas de la presión apenas tienen valor cuando las arterias son rígidas o están calcificadas, ya que no se consigue su oclusión con el manguito ni siquiera con elevadas presiones.

Pletismografía

El registro de volumen de pulso es la técnica básica utilizada para la detección de patología arterial periférica significativa (Fig. 3-20). Se utiliza un manguito de presión sanguínea parcialmente inflado para detectar cambios en volumen provocados por las pulsaciones arteriales a diferentes niveles de la extremidad superior o inferior. Los trazados de estos cambios de volumen pueden usarse para detectar la presencia de estenosis arterial significativa u oclusión (Fig. 3-21). La pérdida del contorno de onda de pulso normal sugiere patología precoz. El allanamiento progresivo del trazo de contorno del pulso con pérdida de la muesca dícrota y disminución posterior de la amplitud de la onda acompaña al empeoramiento de la patolo-

Figura 3-17. El índice tobillo-brazo (ITB) disminuye cuando existe un adelgazamiento significativo u oclusión en las arterias que comunican el corazón con el tobillo. No es posible determinar la longitud, localización o severidad de las lesiones obstructivas. No obstante, en general, cuanto menor es el ITB, más severa es la extensión de las lesiones arteriales periféricas. El ITB puede no disminuir en pacientes con vasos poco flexibles a pesar de la presencia de lesiones significativas. Esto es más probable en pacientes diabéticos, que frecuentemente presentan arterias calcificadas.

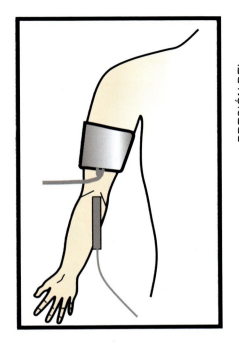
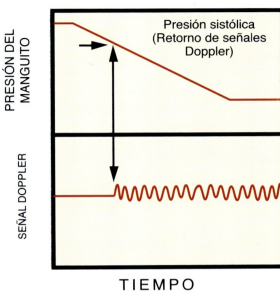
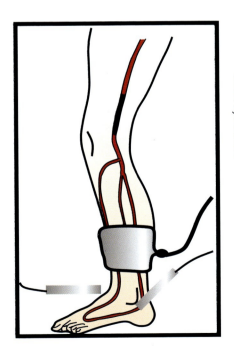
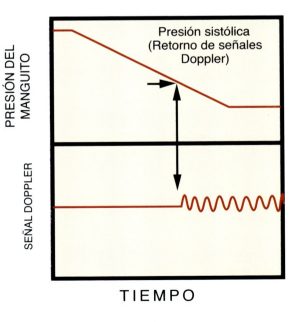

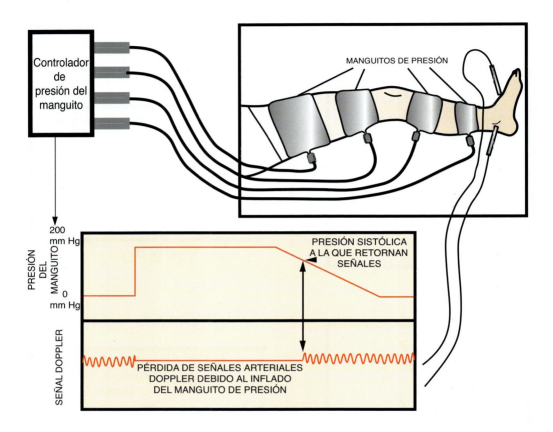

Figura 3-18. El uso de presiones segmentarias supone una mejora en la medición del índice tobillo-braquial (ITB). Se inflan múltiples manguitos de presión de forma secuencial, midiéndose después la presión sistólica por el tiempo de reaparición de la onda Doppler en las arterias dorsal del pie o tibial posterior. Un descenso en la presión de 20 mm Hg entre dos niveles se considera evidencia de lesión arterial significativa (estenosis u oclusión) en el segmento más inferior. Los resultados de las mediciones segmentarias de presión pueden también expresarse en forma de ratio con la presión de la arteria braquial. Un descenso de 0,10 a 0,15 en este ITB modificado se considera entonces indicativo de lesión significativa.

Figura 3-19. Las presiones segmentarias pueden detectar la presencia de patología segmentaria significativa mostrando un descenso de la presión de al menos 20 mm Hg entre dos manguitos de presión. El dibujo muestra cómo una lesión baja femoral puede ser detectada utilizando la medición de la presión segmentaria. Esta disminución en la presión tiene lugar entre el manguito del muslo y el del tercio superior de la pantorrilla. Este mismo descenso de la presión se mantiene entre los manguitos del muslo y del tercio inferior de la pantorrilla, ya que no existen lesiones en las arterias tibioperoneas.

Capítulo 3 · Eficacia de las pruebas de diagnóstico vascular

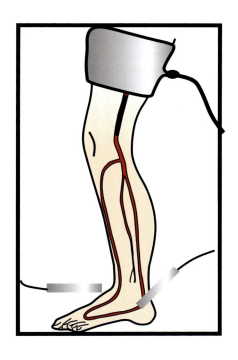
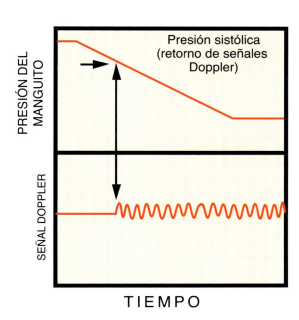

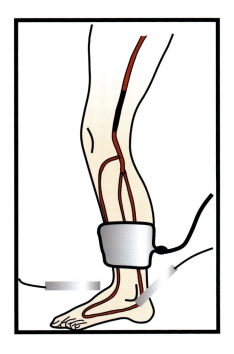
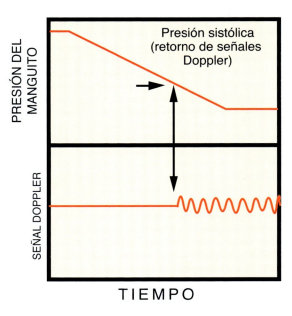

gía arterial. Sin embargo, no es posible determinar de forma fiable anatómicamente la severidad y extensión de estas lesiones (Fig. 3-22). Los registros de volumen de pulso se realizan normalmente colocando manguitos a tres o cuatro niveles en las extremidades inferiores y a dos o tres niveles en las superiores.

La sensibilidad de esta técnica es del 80% para la patología arterial periférica. Se usa más frecuentemente como prueba complementaria a las mediciones de presión segmentarias y es especialmente útil en pacientes con arterias rígidas, que hacen poco fiables las mediciones de presión (por ejemplo, la diabetes).

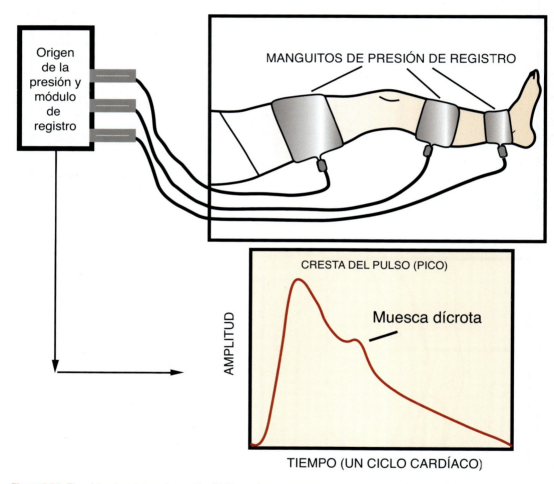

Figura 3-20. El registro de volumen de presión (RVP) consiste en una serie de manguitos parcialmente inflados por encima de la pantorrilla y en el muslo. La presión se mantiene como un valor estándar entre 50 y 70 mm Hg. Los trazos arteriales registrados a partir de estos manguitos tienen un aspecto típico, con un periodo de elevación rápida, pico, onda diastólica y declinación lenta. Al estar el sistema parcialmente calibrado, los cambios en la amplitud de la curva pueden usarse para diagnosticar lesiones arteriales significativas. La pérdida en la amplitud del trazo tiene lugar distalmente al segmento arterial obstruido. El uso diagnóstico de estos registros se basa en un cambio en la morfología del trazo del RVP, siendo la pérdida de la onda diastólica y el cambio en la pendiente de la curva durante la diástole los mejores indicadores de patología. No obstante, existe una marcada variabilidad en el aspecto de los trazos de un individuo a otro.

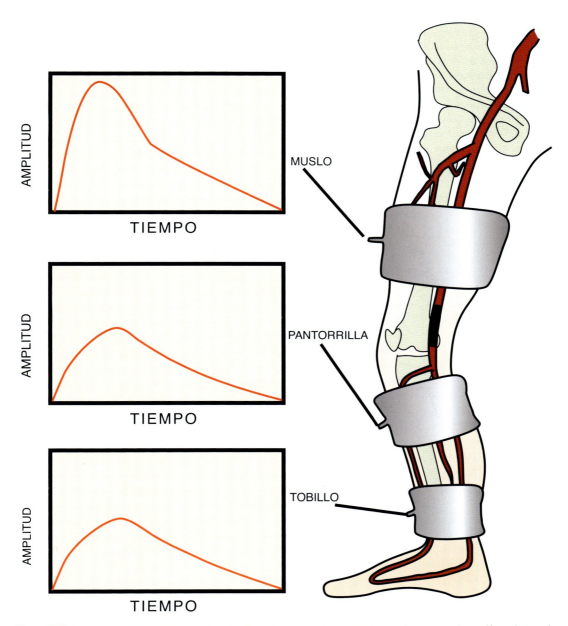

Figura 3-21. La presencia de una lesión arterial significativa hace que el trazo del registro de volumen de presión se haga más simétrico. La pérdida de la onda diastólica es uno de los cambios más precoces que tiene lugar. En el siguiente nivel de severidad, el pico de amplitud disminuye y existe un descenso significativo en la pendiente del aumento de señal. Por último, la amplitud de la señal disminuye progresivamente a medida que empeora la extensión de la patología periférica. Aunque normalmente puede identificarse el nivel del proceso arterial obstructivo, su longitud o severidad no puede predecirse de forma fiable.

Doppler (onda continua)

La sonda Doppler de onda continua se usa fundamentalmente para registrar los pulsos distales. Se utiliza conjuntamente con el manguito de presión sanguínea para detectar la reaparición de la onda de presión del pulso.

La caracterización desigual de la señal acústica muestra que un patrón de flujo monofásico sirve para determinar la presencia de estenosis severa proximal u oclusión. Es éste un signo relativamente específico pero carente de sensibilidad para la detección de niveles menores de severidad en la patología arterial periférica.

Análisis de la forma de la onda

La forma de la onda Doppler puede usarse para detectar una patología arterial periférica. La onda Doppler normal tiene un patrón trifásico en las arterias periféricas de los miembros superior e inferior (Fig. 3-23). En una localización distal a la estenosis severa o la oclusión, se pierde la inversión diastólica de flujo precoz (correspondiente a la muesca

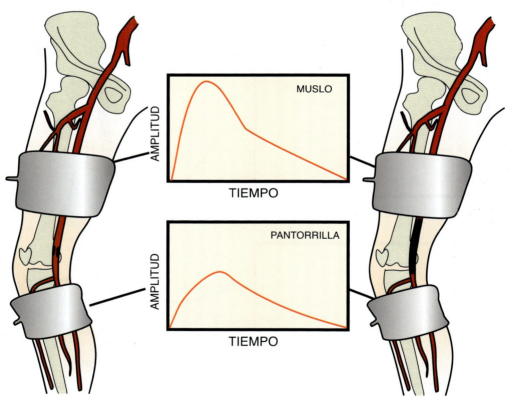

Figura 3-22. Aunque el trazo del registro de volumen de presión es muy similar, las dos lesiones que se muestran son muy diferentes. Aquella localizada en la izquierda es una estenosis de alto grado susceptible de angioplastia. La lesión de la derecha es una oclusión larga que puede ser tratada con intervención percutánea más agresiva, pero que más probablemente será sometida a cirugía con *bypass*.

dícrota) y surge un patrón más monofásico de flujo sanguíneo (Fig. 3-24). Este patrón es muy similar al que se observa tras la realización de ejercicio o tras la administración de un vasodilatador, y se explica por la marcada vasodilatación periférica provocada por la existencia de un pobre flujo de entrada de

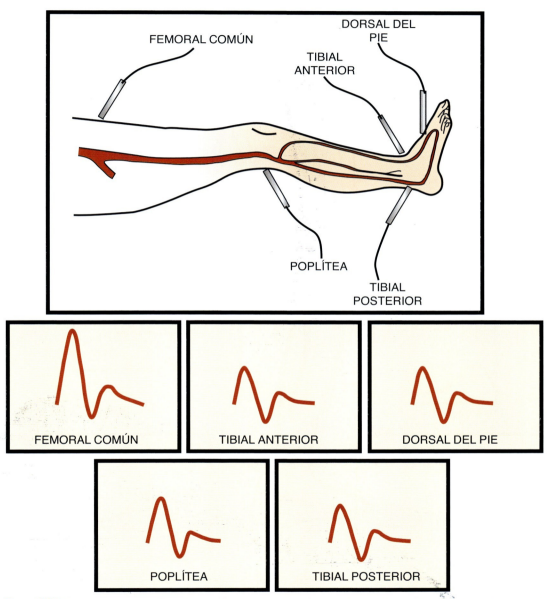

Figura 3-23. Pueden usarse sondas Doppler pequeñas para el registro de las ondas arteriales a diferentes niveles de la extremidad. La información ofrecida por estas sondas es una velocidad "media" y no una representación espectral. Esta onda media es grabada desde diferentes niveles en la pierna y mostrados en un registro. Al no estar calibrados de forma fiable, sólo puede obtenerse una evaluación subjetiva del aspecto de la onda arterial.

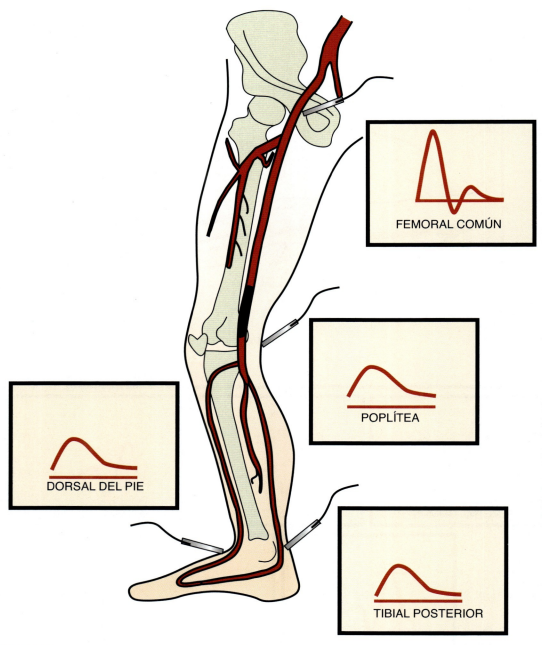

Figura 3-24. La presencia de una lesión arterial (estenosis u oclusión) se detecta normalmente cuando el trazo Doppler muestra uno de los siguientes cambios: pérdida de la forma de onda normal trifásica, presencia de forma de onda monofásica y pérdida de la amplitud de señal. Estos cambios reflejan el reajuste homeostático que surge para compensar la menor liberación de sangre oxigenada a la extremidad. Cuando el transductor se coloca inadvertidamente sobre una lesión, el trazo de velocidad se elevará si se trata de una estenosis o estará ausente si se trata de una oclusión. Esta técnica tiene una especial utilidad en pacientes cuyos vasos calcificados impiden el uso de mediciones de presión segmentaria.

sangre oxigenada y el desarrollo de un lecho arterial distal de baja resistencia. En respuesta a la obstrucción proximal, los lechos arteriolar y capilar se abren y dilatan para crear un sistema de baja resistencia. La forma de la onda Doppler pierde su patrón bifásico o trifásico normal en el lugar de la

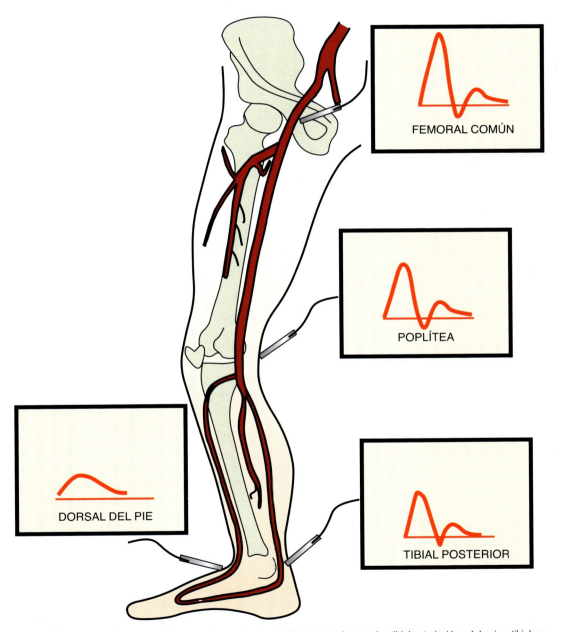

Figura 3-25. Los trazos Doppler periféricos pueden aplicarse selectivamente a las arterias tibial anterior/dorsal de pie y tibial posterior. Por tanto, también pueden detectar la presencia de patología significativa en cualquiera de estas arterias.

obstrucción (estenosis u oclusión) y distal a ella (Fig. 3-25). La ausencia de señal de flujo en un determinado segmento arterial corresponde a una oclusión total. No obstante, puede resultar difícil diferenciar entre pequeñas arterias colaterales periféricas en respuesta a la oclusión de una arteria principal y estenosis en el segmento arterial principal. Esto es más probable que ocurra a nivel de la fosa poplítea. La sensibilidad y especificidad de los trazos Doppler se encuentran alrededor del 70 al 80%. La localización de la lesión no puede ser firmemente determinada. Todas estas limitaciones se acentúan en presencia de lesiones aortoilícas concurrentes (Fig. 3-26). Esta técnica depende mucho del explorador.

Existe una diferencia importante entre la forma de la onda generada por las sondas antiguas y el análisis de la forma de la onda espectral posible

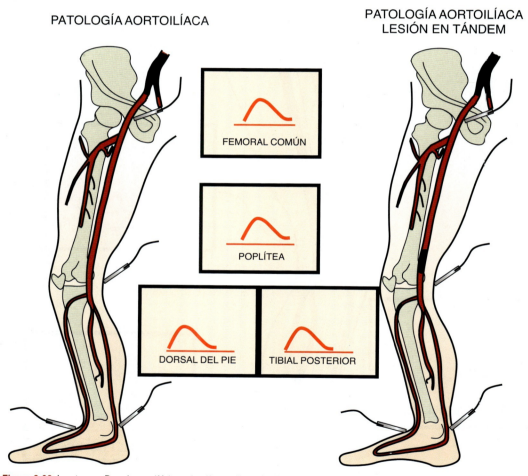

Figura 3-26. Los trazos Doppler periféricos, las líneas de registro de volumen de presión y las mediciones de presión segmentaria comparten una limitación común. La presencia de patología aortoilíaca severa interfiere con la fiabilidad de los trazos en la región distal de la extremidad. En el caso de trazos Doppler periféricos, una pérdida marcada en la amplitud de señal y una forma de onda monofásica persistente se ven en las arterias distales a la oclusión aortoilíca. La presencia adicional de oclusión poplítea no causa cambios adicionales en los trazos ya marcadamente anómalos. Por tanto, esta lesión en tándem podría haber pasado desapercibida.

durante la ecografía dúplex. Los aparatos antiguos generan una forma de onda que es aproximadamente proporcional a la velocidad media de la sangre. La forma de la onda espectral obtenida con la ecografía dúplex demuestra la distribución de las células rojas en movimiento. Por esta razón, los valores publicados de velocidad son a menudo discordantes, siendo los aparatos de generación más antigua los que ofrecen valores de velocidad más bajos.

RESUMEN

Antes de la introducción de la ecografía vascular, no era posible conocer la localización anatómica exacta y el carácter de la trombosis en la TVP aguda ni determinar la longitud o severidad de las lesiones arteriales obstructivas en las arterias periféricas con las pruebas no invasivas tradicionales.

La mayoría de las técnicas no invasivas mencionadas en este capítulo han ido perdiendo importancia o han sido reemplazadas por la imagen Doppler. La ecografía Doppler es la prueba de elección en la sospecha de TVP aguda de la extremidad inferior. La ecografía Doppler de las carótidas es barata y eficaz en la detección de la estenosis de carótida interna. La imagen ecográfica ha ganado importancia en la monitorización de los resultados de procedimientos de revascularización quirúrgica. Es una herramienta útil en la evaluación de pacientes con sospecha de patología arterial de la extremidad inferior, aunque compite con otras pruebas menos dependientes del explorador como la angio-RM.

Bibliografía

Anderson DR, Lensing AW, Wells PS, et al. Limitations of impedance plethysmography in the diagnosis of clinically suspected deep-vein thrombosis [see comments]. *Ann Intern Med* 1993;118:25-30.

Baker DJ, Dix D. Variability of Doppler ankle pressures with arterial occlusive disease: an evaluation of ankle index and brachial-ankle pressure gradient. *Surgery* 1981;89: 134-136.

Bucek RA, Koca N, Reiter M, et al. Algorithms for the diagnosis of deep-vein thrombosis in patients with low clinical pretest probability. *Thromb Res* 2002; 105:43-47.

Campbell WB, Cole SEA, Skidmore R, et al. The clinician and the vascular laboratory in the diagnosis of aortoiliac stenosis. *Br J Surg* 1984;71:302-306.

Chikos PM, Fisher LD, Hirsch JH, et al. Observer variability in evaluating extracranial carotid artery stenosis. *Stroke* 1983; 14:885-892.

Frederick MG, Hertzberg BS, Kliewer MA, et al. Can the US examination for lower extremity deep venous thrombosis be abbreviated? A prospective study of 755 examinations. *Radiology* 1996; 199(1):45-47.

Gearhart MM, Luchette FA, Proctor MC, et al. The risk assessment profile score identifies trauma patients at risk for deep vein thrombosis. *Surgery* 2000;128:631-640.

Jonsson B, Lindberg LG, Skau T, et al. Is oscillometric ankle pressure reliable in leg vascular disease? *Clin Physiol* 2001;21:155-163.

Luciani A, Clement O, Halimi P, et al. Catheter-related upper extremity deep venous thrombosis in cancer patients: a prospective study based on Doppler US. *Radiology* 2001; 220:655-660.

Martin KD, Patterson RB, Fowl RJ, et al. Is the continued use of ocular pneumoplethysmography necessary for the diagnosis of cerebrovascular disease? *J Vasc Surg* 1990; 11:235-243.

Michiels JJ, Kasbergen H, Oudega R, et al. Exclusion and diagnosis of deep vein thrombosis in outpatients by sequential non invasive tools. *Int Angiol* 2002;21:9-19.

Perone N, Bounameaux H, Perrier A. Comparison of four strategies for diagnosing deep vein thrombosis: a cost-effectiveness analysis. *Am J Med* 2001;110:33-40.

Ricotta JJ, Bryan FA, Bond MG, et al. Multicenter validation study of real-time (B-mode) ultrasound, arteriography, and pathologic examination. *J Vasc Surg* 1987;6(5):512-520.

Ricotta JJ, Schenk EA, Ekholm SE, et al. Angiographic and pathologic correlates in carotid artery disease. *Surgery* 1986; 99:284-292.

Rutherford RB, Lowenstein DH, Klein MF. Combining segmental systolic pressures and plethysmography to diagnose arterial occlusive disease of the legs. *Am J Surg* 1979; 138:211-218.

Yao ST. Haemodynamic studies in peripheral arterial disease. *Br J Surg* 1970;57:761-766.

Capítulo **4**

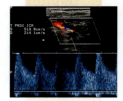

Arterias del cuello

INCIDENCIA E IMPORTANCIA CLÍNICA

La prevalencia de la estenosis significativa de la carótida interna aumenta con la edad del paciente y la exposición a factores de riesgo cardiovascular, como el tabaquismo y las cifras elevadas de colesterol en sangre. Dicha prevalencia es menor en mujeres que en hombres. Según grandes estudios de población realizados con ecografía, la prevalencia de la estenosis mayor del 50% es de aproximadamente del 3 al 7%. La tasa más baja pertenece a pacientes jóvenes, mientras que en la población de mayor edad, la prevalencia de estenosis significativa puede alcanzar el 7%.

La estenosis carotídea significativa se ha relacionado causalmente con el desarrollo de infarto y de accidentes cerebrovasculares. El riesgo de infarto por patología carotídea depende del tamaño de la placa y de la severidad de la estenosis. La estenosis no aumenta el riesgo de infarto a través de una disminución de la perfusión al cerebro; sin embargo, la presencia de placas se asocia a riesgo de ateroembolismo (Fig. 4-1). La presencia de síntomas en un paciente con estenosis carotídea significativa requiere normalmente tratamiento quirúrgico mediante endarterectomía o colocación de *stent* carotídeo. Es bien conocido que una vez que aparecen los síntomas en un paciente con estenosis de carótida interna mayor del 50%, la tasa de incidencia al año de infarto es de al menos el 5% y aumenta con la severidad de la estenosis. Los riesgos relativos de endarterectomía quirúrgica son, por tanto,

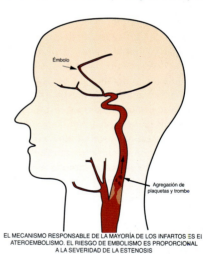

Figura 4-1. El ateroembolismo a partir de las arterias carótidas tiene lugar en un 60 a un 80% de los infartos en pacientes sintomáticos con patología carotídea. Para los pacientes asintomáticos, el ateroembolismo de la arteria carotídea sigue siendo responsable del 50 al 70%, siendo otras etiologías posibles la patología cardíaca y los infartos lacunares. La presencia de una placa carotídea se asocia con un elevado riesgo de ateroembolismo a medida que aumenta la severidad de la estenosis. Esto está ligado a las características inherentes de la placa aterosclerótica, ya que la presencia de hiperplasia fibrointimal y reestenosis no se asocian a un riesgo similar.

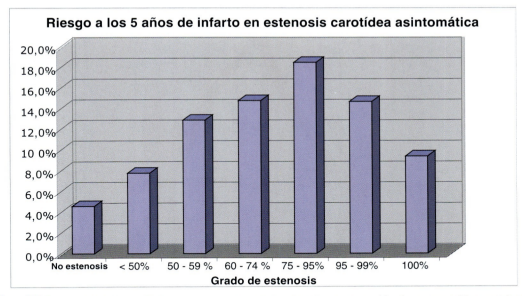

Figura 4-2. El riesgo de infarto a los 5 años aumenta con el grado de estenosis. Las tasas publicadas en este gráfico proceden del *North American Symptomatic Carotid Endarterectomy Trial*. El riesgo de infarto en pacientes sintomáticos es aproximadamente un 10% mayor en cada una de las categorías, desde el grupo de estenosis <50% al grupo de estenosis del 60 al 95%. El riesgo de infarto disminuye en las categorías, de estenosis del 95 al 99%, y todavía más en la categoría de oclusión total. Probablemente sea el reflejo de una disminución del riesgo de ateroembolismo. El paso de las categorías no oclusivas a la oclusiva se asocia a una probabilidad de aproximadamente el 30% de infarto.

menores que los derivados de un tratamiento conservador médico. De acuerdo con los datos del *North American Symptomatic Carotid Endarterectomy Trial* (NASCET), existe además un gradiente de riesgo, siendo mayor la tasa de infartos para estenosis del 50 al 95%. Por encima de éste, el riesgo de infarto disminuye (Fig. 4-2).

El manejo de la estenosis significativa pero asintomática de carótida resulta controvertido. Aunque el estudio *Asymptomatic Carotid Artery Surgery* ha demostrado que la endarterectomía carotídea resulta beneficiosa cuando la estenosis de carótida interna es igual o mayor al 60%, el umbral que se utiliza para realizar la intervención a menudo es mayor, normalmente del 80%.

Existe también la creencia en aumento de que los pacientes con estenosis de alto grado del 80% sometidos a tratamiento quirúrgico prolongado, como *bypass* coronario, debieran ser sometidos a endarterectomía profiláctica en un intento por prevenir el elevado riesgo de infarto perioperatorio.

LA ARTERIA CARÓTIDA EN IMAGEN

Anatomía normal y técnica

La ecografía bidimensional con escala de grises sirve para localizar y seguir el recorrido de las ramas carotídeas. Para la distinción entre las ramas interna y externa de la carótida a menudo se usa también la ecografía dúplex o el Doppler color.

La arteria carótida común izquierda normalmente nace directamente del arco aórtico (Fig. 4-3) y sólo a veces es posible ver su origen con ecografía. En ocasiones, la carótida común izquierda comparte tronco común con la arteria subclavia; sin embargo, con más frecuencia se origina junto con

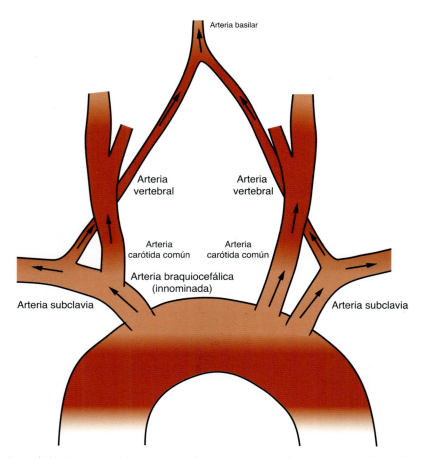

Figura 4-3. Las arterias carótidas internas y vertebrales son los principales vasos que nutren el cerebro. El flujo en dichos sistemas es de baja resistencia con persistencia de flujo durante la diástole. Las arterias vertebrales nacen de las subclavias y se unen para formar la arteria basilar. La arteria basilar y las arterias carótidas internas se comunican entre sí en la base del cráneo a través del polígono de Willis.

la arteria braquiocefálica derecha (innominada), variante anatómica que se conoce como arco "bovino". La regla general es un origen separado de las arterias subclavia y carótida común. En el lado derecho, la arteria subclavia y la carótida común nacen de una arteria braquiocefálica o innominada común, que posteriormente se ramifica. Normalmente puede verse la porción superior de la arteria innominada en ecografía.

La carótida común discurre por los tejidos blandos del cuello, en una localización profunda respecto al platisma y al esternocleidomastoideo. En el cuello se encuentra en íntima proximidad con la vena yugular, que se dispone superficial a ella. La carótida común es una estructura tubular que mide entre 6 y 8 mm de diámetro; cerca de la unión entre los tercios medio y distal del cuello, el vaso se dilata en el bulbo carotídeo común, del que nacen sus dos ramas principales: carótida interna y externa. La carótida interna normalmente se localiza posterior y algo lateral, mientras que la externa es más medial y anterior. En un pequeño porcentaje de los casos, esta relación normal se invierte mostrando la carótida interna una localización más medial. Bajo dichas circunstancias, la carótida interna vuelve a su localización más lateral antes de introducirse en el canal de la arteria carótida interna, en la base del cráneo. Puede admitirse que dicha arteria no cuenta con ramas en el cuello; sólo raramente puede existir una rama anómala de la arteria carótida interna. En ocasiones puede verse, cerca del bulbo carotídeo, una rama tiroidea superior. La carótida externa presenta múltiples ramas visibles durante la exploración minuciosa de la arteria, sobre todo cuando se utiliza Doppler color; su visualización es más difícil cuando existe patología aterosclerótica significativa y aumento de la tortuosidad de los vasos. Se conoce como "separador del flujo" a la porción de pared arterial entre las carótidas interna y externa en su origen.

Nuestro protocolo de exploración carotídea estándar es el que sigue (Fig. 4-4): se comienza con un lento estudio en proyección transversal desde la porción más baja del cuello, inmediatamente por encima de la clavícula, hasta 4 a 6 cm por encima de la bifurcación, cerca del ángulo de la mandíbula. Esto permite identificar cambios en el curso de la carótida y ayuda a determinar la extensión y localización de posibles placas en las carótidas común e interna. La patología aterosclerótica es más frecuente cerca del origen de la carótida interna o en el bulbo carotídeo. Es precisamente la exploración axial la que permite la cuantificación subjetiva de estenosis menores del 50% (cuando no hay de velocidades de flujo significativamente altas), ya que a menudo la placa excéntrica se localiza en las paredes posterior y lateral de la carótida. Las estenosis focales en el origen o en la mitad de la carótida común son mucho menos frecuentes que las placas en la carótida interna, y se ven en menos del 5% de los pacientes con estenosis significativa carotídea. Frecuentemente, la pared de la carótida común se encuentra difusamente engrosada en pacientes con formación importante de placas o estenosis de la carótida interna. El engrosamiento difuso de la íntima-media (EIM) es un marcador de la severidad del proceso aterosclerótico.

A continuación, el transductor se coloca longitudinalmente para la obtención de curvas espectrales Doppler. La imagen se obtiene normalmente con la cabeza rotada 45° hacia el lado contrario al que está siendo explorado. El transductor se coloca o bien anterior, próximo a la unión del músculo esternocleidomastoideo, o en una localización más posterior y lateral, utilizando la vena yugular como ventana acústica para una mejor apreciación de las paredes carotídeas. Esta proyección longitudinal también se aplica al bulbo carotídeo y la carótida interna para caracterizar mejor cualquier placa previa visualizada en el estudio en el plano transversal. El transductor y las paredes de los vasos deben permanecer lo más paralelo posible el uno del otro, ya que de esta forma se visualizan mejor las capas de la pared arterial y posibles placas de ateroma (Fig. 4-5). Además, las proyecciones longitudinales son también las más útiles cuando se realiza un estudio ecográfico dúplex o Doppler color. Aunque es posible obtener información sobre el flujo sanguíneo con el transductor en posición transversa respecto al vaso, debe colocarse discretamente angulado respecto a la vertical para aumentar las señales que nacen de la sangre en movimiento. Esta imagen transversa puede usarse en combinación con la ecografía dúplex para obtener la onda Doppler, y para distinguir la carótida interna de la externa cuando la anatomía es ambigua. Mientras que el estudio en el plano axial suele ayudar a identificar zonas de estenosis de alto grado en las carótidas interna o externa, no sirve para establecer de forma fiable el grado de severidad de la estenosis. La utilización del Doppler color en el plano transverso es útil para seguir el recorrido de arterias tortuosas en el cuello que parecen atravesar la vena yugular interna y sus ramas.

Normalmente, las imágenes axiales se representan en pantalla como si el observador mirara al paciente desde sus pies; en las imágenes longitudinales, el segmento más distal (hacia la cabeza) de la carótida se sitúa en la izquierda de la pantalla, como si el observador mirara al paciente desde el lado que está siendo explorado.

En ocasiones es difícil visualizar determinadas porciones de las carótidas interna y externa y observarlas como estructuras continuas. Por ello, pueden pasar desapercibidas zonas de estenosis de alto grado, sobre todo cuando existe una placa calcificada o cuando la bifurcación se encuentra en una situación muy profunda en los tejidos blandos del cuello. La colocación del transductor en una posición posterior y lateral en el cuello, pidiendo al paciente que gire la cabeza hacia el lado del transductor, a menudo permite una mejor ventana acústica que la

Polak · Doppler periférico

obtenida con el enfoque anterior (Fig. 4-4D,E). Esto puede ayudar a superar la pérdida de detalles de imagen provocada por la presencia de placas calcificadas excéntricas.

Criterios diagnósticos (Doppler)

Los patrones normales de flujo sanguíneo en las carótidas común, interna y externa presentan una

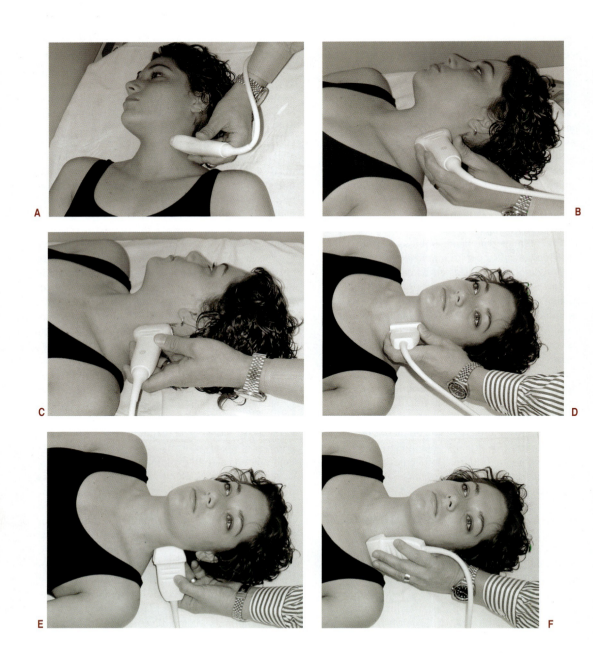

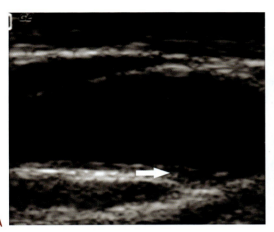 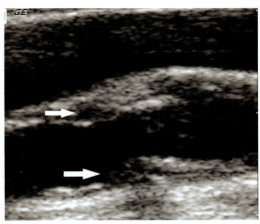

Figura 4-5. A: La placa precoz (*flecha*) tiende a presentar una superficie suave y textura moderadamente hiperecogénica. Suele ser ecogénicamente homogénea y localizarse en el bulbo carotídeo inmediatamente proximal al origen de la carótida interna. **B:** A medida que la placa se va haciendo más grande, se hace también más heterogénea e irregular. La región del bulbo carotídeo es la de mayor diámetro de cualquiera de los segmentos arteriales carotídeos, por lo que puede albergar placas de tamaño significativo.

forma de onda espectral Doppler típica (Fig. 4-6). A diferencia de las arterias periféricas, las ramas carotídeas presentan flujo anterógrado durante el ciclo cardíaco (Fig. 4-7). Es infrecuente detectar flujo inverso (flujo que se aleja de la cabeza), que puede verse en pacientes con insuficiencia de la válvula aórtica, arritmias y disecciones aórticas que se extienden hacia la arteria carótida común (Fig. 4-8), así como en pacientes con bombas de balón intraaórticas.

En la carótida interna, la baja resistencia vascular de las ramas intracerebrales da lugar a un patrón de flujo principalmente monofásico, con fuerte flujo sistólico y diastólico a lo largo del ciclo cardíaco. El contorno de la onda tiende a ser suave y las velocidades picosistólicas se sitúan normalmente entre 80 y 100 cm/seg en pacientes jóvenes y entre 60 y 80 cm/seg en pacientes mayores. Por la flexibilidad de sus paredes arteriales, los pacientes jóvenes pueden mostrar un espectro de aspecto irregular con

Figura 4-4. La evaluación del sistema arterial carotídeo se realiza normalmente siguiendo una serie de pasos. **A:** Inicialmente se realiza un estudio axial desde el nivel de la clavícula y hacia arriba hasta el ángulo de la mandíbula. Esto proporciona una visión rápida de conjunto tridimensional acerca del curso de la carótida común y de sus ramas principales. Además, resulta útil en la valoración de la distribución de placas asimétricas. **B:** El enfoque estándar del transductor es anterolateral. La cabeza debe girarse en sentido contrario al transductor, lo cual permite el estudio de la carótida común utilizando la vena yugular interna como ventana acústica. El desplazamiento del transductor en el mismo plano y ligeramente lateral, permite visualizar adecuadamente la carótida interna. **C:** La arteria vertebral resulta accesible colocando el transductor en una posición más posterior e identificando los procesos transversos de la columna cervical. **D:** En ocasiones puede ser difícil visualizar la carótida, particularmente en pacientes con cuello corto. La disposición más anterior del transductor y la colocación de la cabeza del paciente en posición neutra a menudo permite un mejor enfoque. **E:** A veces es útil la colocación lateral del transductor con la cabeza en posición neutra o discretamente girada hacia el transductor. Puede verse la porción más baja de la arteria vertebral situando el transductor por encima de la arteria subclavia proximal y rotando lentamente la sonda hacia arriba. Esto se ve facilitado por el uso del Doppler color.

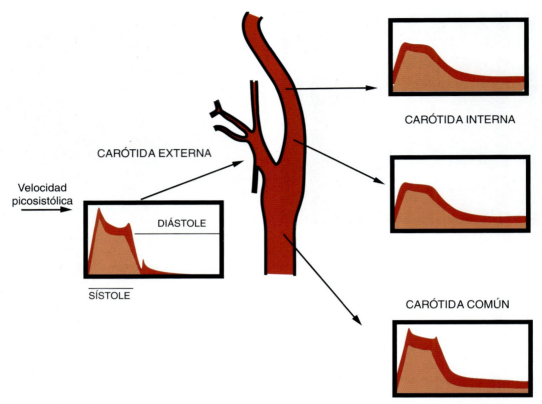

Figura 4-6. Las ondas de velocidad Doppler obtenidas de distintas ramas de la arteria carótida son algo diferentes. En general, todas tienen flujo anterógrado durante el ciclo cardíaco; la carótida externa es la que suele tener velocidades bajas cerca del final de la diástole. La forma de la onda en la carótida externa es también más irregular, con un pico prominente en sístole. La carótida interna presenta una onda de aspecto más suave, persistiendo el flujo durante la diástole. La carótida común comparte características de ambas de sus ramas, con aspecto sistólico irregular como el de la carótida externa y flujo persistente diastólico en la carótida interna.

múltiples pequeñas reflexiones visibles en la sístole y en la diástole precoz.

La arteria carótida externa presenta un patrón pulsátil de flujo sanguíneo, reflejo del aumento de resistencia en las múltiples pequeñas ramas que se dirigen al cuello y la cara. El flujo sanguíneo es fundamentalmente anterógrado y existe un menor componente diastólico. El aumento de pulsatilidad está provocado por la reflexión de la onda de presión contra las múltiples ramas que nacen de la carótida externa. La velocidad picosistólica a menudo muestra una espiga que puede acentuarse cuando está muy alta la sensibilidad (ganancia) de la señal Doppler.

El patrón de flujo en la carótida común comparte las características de ambas circulaciones, interna y externa, y es una mezcla de la pulsatilidad de la carótida externa y del mayor flujo diastólico en la carótida interna.

La onda en la carótida interna puede semejarse a la de la carótida externa tras la endarterectomía carotídea. La causa de esta "externalización" de la onda no es bien conocida. En pacientes jóvenes, es bastante frecuente un aumento de la pulsatilidad en

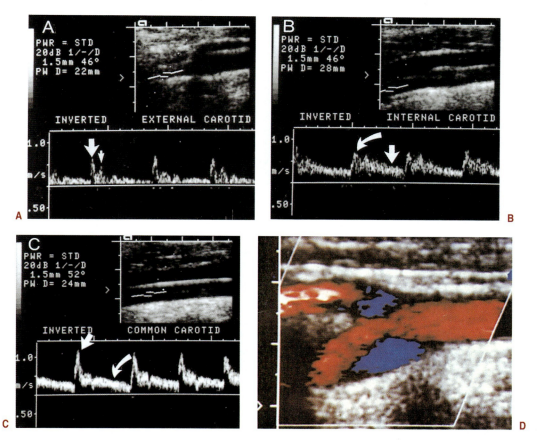

Figura 4-7. A: La onda de velocidad de la carótida externa normal es una onda pulsátil fuerte al inicio de la sístole (*flechas*) con cantidad variable de flujo diastólico. **B:** La onda de la carótida interna presenta un patrón de baja resistencia con mayor flujo diastólico (*flecha*), aspecto más suave y menor morfología pulsátil en la región sistólica precoz (*flecha curva*). **C:** Las formas de onda Doppler en la carótida común muestran una mezcla de los patrones de la carótida externa y la carótida interna. El aspecto pulsátil de la carótida externa (*flecha*) es compartido con el patrón de baja resistencia de la carótida interna (*flecha curva*). **D:** Esta imagen en color de la bifurcación carotídea normal muestra el fenómeno normal de flujo inverso codificado en azul en la carótida interna proximal. El azul en el origen de la carótida externa corresponde a un efecto combinado de cambio en la dirección del vaso con respecto a la ventana de color Doppler y a la presencia de una pequeña zona de flujo inverso. No puede visualizarse directamente el flujo helicoidal en la imagen Doppler color, que representa la magnitud de la velocidad media paralela a la ventana de color Doppler.

la carótida interna. El aspecto puede ser muy similar al que se observa en la carótida externa de un paciente de mayor edad. Sin embargo, el estudio de la carótida externa y común demuestra que comparten esta apariencia pulsátil, y es probable que la naturaleza flexible de la pared anterior permita una mejor transmisión de estas pulsaciones.

Es típica la existencia de una zona de separación de flujo en el origen de la carótida interna (Fig. 4-7), provocada por la pérdida del flujo laminar normal o flujo paralelo presente en un conducto recto como es la carótida común. La causa de este patrón de flujo es la ramificación geométrica de la carótida común en ramas interna y externa, y no la

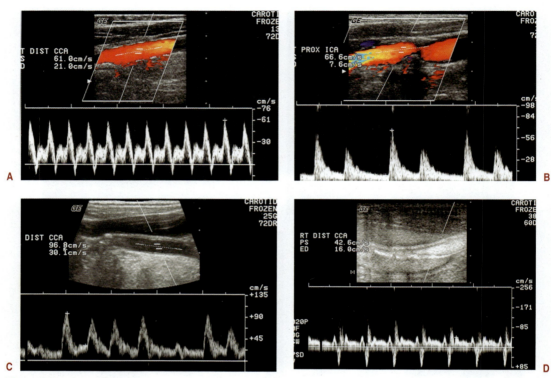

Figura 4-8. La onda Doppler normal puede verse afectada por una variedad de procesos patológicos no relacionados con las arterias carótidas. **A:** Este paciente tiene una cardiomiopatía, asociada a insuficiencia aórtica, que ha alterado la forma normal de la onda de manera significativa. La velocidad picosistólica ha descendido debido a una disminución en el flujo de salida del corazón y aparece un flujo inverso al inicio de la diástole debido a insuficiencia de la válvula aórtica. **B:** El bigeminismo o la presencia de latidos alternantes normales y ectópicos condiciona la morfología de la onda. El latido normal presenta una velocidad picosistólica mayor debido a una contracción más efectiva del ventrículo izquierdo. **C:** La fibrilación auricular altera los trazos Doppler sustancialmente. **D:** Las porciones sistólica y diastólica de la onda de esta carótida común están alteradas por la disección aórtica. Hay compromiso del flujo sistólico precoz por la distensión de la falsa luz de la disección.

elasticidad del vaso o a la naturaleza pulsátil del flujo. La zona de inversión de flujo se localiza en la arteria carótida interna, opuesta a la zona de "separación de flujo", y puede visualizarse con ecografía dúplex o Doppler color, tanto *in vivo* como *in vitro*. El tamaño de esta zona varía en función de la cantidad relativa de flujo sanguíneo que fluye por las ramas carotídeas interna y externa; la elasticidad del vaso y la naturaleza pulsátil del flujo son factores secundarios que pueden afectar al tamaño de esa región. La pérdida de dicha zona ha sido pro-

puesta como un signo de cambio aterosclerótico precoz, pero este hallazgo carece de valor diagnóstico. El lugar de depósito precoz de la placa carotídea aterosclerótica corresponde a esta zona de flujo inverso (véase Fig. 2-11). Esta observación soporta la hipótesis de que el estancamiento de productos metabólicos, la penetración del colesterol-LDL en la pared arterial y la interacción de distintas sustancias con el endotelio de la pared carotídea están favorecidos en esta región, donde son menores las fuerzas de rozamiento. Se cree que estos factores mecánicos y hemodinámicos son importantes para el desarrollo futuro de lesiones ateroscleróticas.

Patrones de flujo en la estenosis

Las lesiones obstructivas significativas del sistema arterial carotídeo tienden a desarrollarse en el origen de la carótida interna. Aunque las placas se forman en el bulbo carotídeo común, el mayor diámetro de esta porción de la carótida común hace menos probable que la placa crezca lo suficiente como para provocar estenosis hemodinámicamente significativa en esta localización. Para tasas de crecimiento similares, el depósito progresivo de placas en la carótida interna proximal provoca alteraciones más precoces del flujo, visibles con la ecografía Doppler. A medida que la estenosis tiende a ser de entre el 20 al 30% aproximadamente, el espectro de velocidad muestra una distribución más ancha en la velocidad de las células sanguíneas (véanse Figs. 1-55 y 1-56). Esto corresponde a una pérdida en el patrón laminar de flujo y se mide con el estudio Doppler en forma de ensanchamiento espectral. Aunque también presente con grados menores de estenosis, este hallazgo es difícilmente reproducible. Depende del tamaño de la ventana de muestra Doppler y de si está colocada en la zona de estenosis o ligeramente más allá. Constituye, por tanto, una forma no fiable de estimar la severidad de la estenosis en desarrollo.

A medida que la estenosis adquiere significación hemodinámica (estenosis del 50%), suele detectarse una elevación más consistente en la velocidad de las células rojas en la zona de estenosis (Fig. 4-9), que puede medirse como un aumento del 80 al 100% en la velocidad picosistólica de la carótida interna en comparación con la carótida común del mismo lado. Una velocidad picosistólica por encima de 125 cm/seg se considera un buen indicador de estenosis significativa de la carótida interna (Fig. 4-10). Con el Doppler continuo, correspondería a un cambio de frecuencia de 4.000 Hz utilizando una frecuencia portadora de 4 MHz. Las células rojas tienden a moverse a la misma velocidad en el lugar de máxima estenosis, perdiendo el patrón laminar de flujo y observándose un flujo "romo o en tapón" (véanse Figs. 1-58 y 1-59). Más allá de la garganta de la estenosis, las células rojas

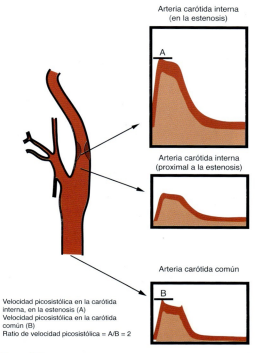

Velocidad picosistólica en la carótida interna, en la estenosis (A)
Velocidad picosistólica en la carótida común (B)
Ratio de velocidad picosistólica = A/B = 2

Figura 4-9. La onda Doppler en una zona de estenosis significativa de la carótida interna normalmente mostrará un aumento en las velocidades picosistólica y al final de la diástole. Para la mayoría de estenosis moderadas y severas (50 al 70%), los efectos sobre la carótida interna proximal y común son mínimos. El ratio de velocidad picosistólica se obtiene dividiendo la velocidad picosistólica en la carótida interna por la velocidad picosistólica en la carótida común a aproximadamente 2 cm del bulbo carotídeo.

que se mueven rápidamente permanecen coherentes y puede surgir un chorro a partir de la garganta estenótica (véase Fig. 1-59). La onda Doppler en este chorro tiene una distribución estrecha de velocidades de células rojas, ya que todas se mueven a la misma velocidad. La ventana espectral del trazo Doppler tiende a ser clara. Normalmente, se ve una zona de ensanchamiento del movimiento de las células rojas en los márgenes e inmediatamente más allá del chorro, al existir una disipación de la energía de las células rojas en rápido movimiento

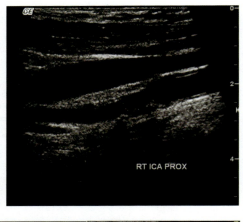
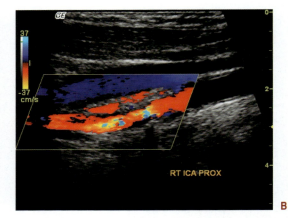
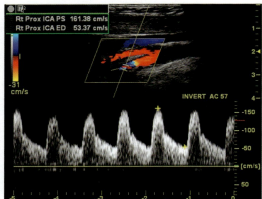
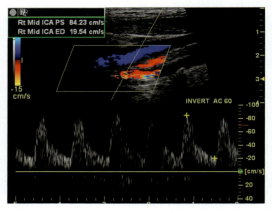
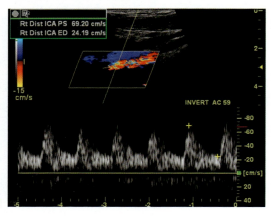

Figura 4-10. Esta imagen en escala de grises de la carótida interna muestra lo que parece corresponder a una placa. **B:** La imagen Doppler color muestra una zona de *aliasing* en la carótida interna proximal en el lugar de la placa. **C:** El estudio Doppler a nivel de la placa registra velocidades de aproximadamente 161 cm/seg, correspondientes a estenosis de entre el 50 y 60% y una ventana espectral Doppler clara. **D:** Inmediatamente distal a la estenosis, las velocidades de flujo han disminuido a 84 cm/seg. **E:** A unos 3 cm más allá de la estenosis, las ondas son normales, con velocidades de 69 cm/seg.

(Fig. 4-11). Este efecto de ensanchamiento en el espectro Doppler es parcialmente un reflejo de la localización y el tamaño de la ventana Doppler utilizada para la muestra de la sangre en movimiento y de la severidad de la estenosis (véanse Figs. 1-55 y 1-56). Una ventana más ancha acentúa la cantidad relativa de ensanchamiento espectral. Con estenosis progresivamente más severas, aumenta la velocidad del flujo (Fig. 4-12) y el chorro estenótico lleva a las células rojas más allá del punto de máxima estenosis, hacia la carótida interna nativa. El chorro estenótico puede extenderse en una distancia de hasta 1 a 2 cm (véase Fig. 1-58). La velocidad de flujo en este chorro puede medirse y utilizarse para estimar la velocidad picosistólica en la propia estenosis. Esta estrategia se utiliza frecuentemente

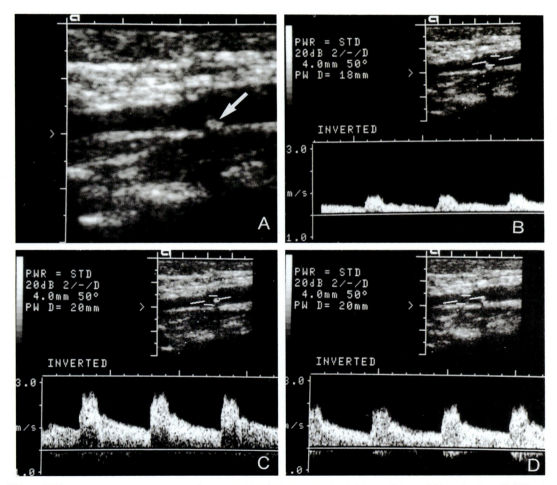

Figura 4-11. La presencia de estenosis significativa de la carótida interna a menudo pasa desapercibida en la ecografía bidimensional en tiempo real. La carótida interna distal a una pequeña placa focal en su origen (*flecha*) parece libre de lesión obstructiva. **B:** El registro de velocidades Doppler proximal a la placa revela una velocidad picosistólica normal menor de 100 cm/seg. **C:** Algo más allá de la placa, se aprecia un marcado aumento de las velocidades picosistólicas de hasta 270 cm/seg. Esta zona corresponde a la región de apariencia normal descrita en la imagen en escala de grises. **D:** Algo más distal a este punto se detecta una elevación persistente de la velocidad picosistólica de 200 cm/seg. La onda a este nivel sugiere flujo turbulento en la zona de inversión de flujo y del chorro estenótico.

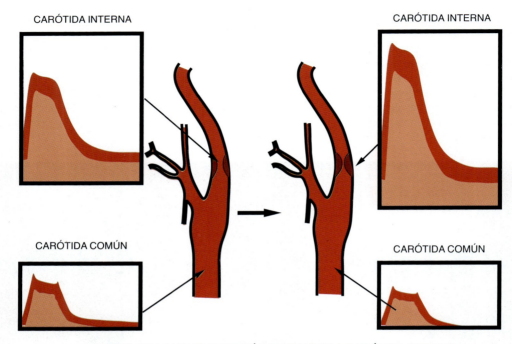

Figura 4-12. La velocidad picosistólica medida en la zona de estenosis de la carótida interna aumenta a medida que lo hace la severidad de dicha estenosis. Es ésta la base para el uso del análisis de onda Doppler en la detección y clasificación de las estenosis carotídeas. La velocidad de flujo en la carótida común del mismo lado puede también verse alterada. Tanto la velocidad picosistólica como el flujo diastólico pueden también disminuir. Este efecto es más evidente en las estenosis severas de la carótida interna y, cuando está presente, constituye una fuerte evidencia de la presencia de estenosis de carótida interna de alto grado.

cuando existe una placa calcificada en el punto de máxima estenosis (Fig. 4-13). El chorro tiende a dirigirse preferentemente en una dirección y golpea la pared de la carótida en el mismo punto, originándose una zona de flujo inverso inmediatamente más allá de la estenosis, alrededor del chorro (véase Fig. 1-59), lo cual se acentúa con estenosis por encima del 70 al 80% y se visualiza mejor durante la diástole. La zona de flujo inverso abarca el volumen de arteria no ocupado por el chorro. Se desarrolla turbulencia distal a la zona por encima de la cual el chorro de velocidad está disipando su energía. En esencia, el chorro de velocidad aumenta su diámetro efectivo según disminuyen las velocidades de flujo de las células rojas que lo forman. El producto de la velocidad de las células rojas del chorro estenótico, ahora más ancho por el diámetro efectivo, es tal, que el número Reynolds es lo suficientemente grande para que surjan turbulencias, lo cual tiene lugar a aproximadamente de 1 a 2 cm del punto de salida de la estenosis.

Se ha demostrado una correlación estrecha entre la velocidad máxima y la severidad de la estenosis cuando ésta es mayor del 50%. No se corresponde con la medición actual del flujo de volumen, sino sólo con la velocidad de la sangre en movimiento. La velocidad en la zona de estenosis es proporcional al grado de la misma hasta que se alcanza un grado de estenosis del 90% (Fig. 4-14). La relación entre el cambio de frecuencia Doppler y la

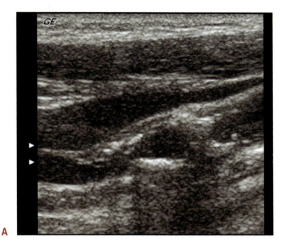
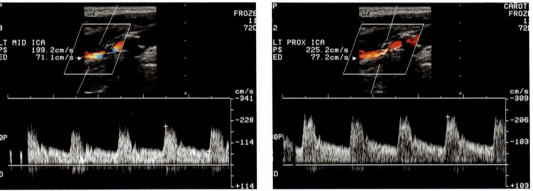

Figura 4-13. A: En ocasiones, puede verse una placa carotídea calcificada en la imagen en escala de grises con sombra acústica que oscurece parte de la luz de la carótida interna en una distancia variable. **B:** La imagen correspondiente en Doppler color y la onda Doppler tomada inmediatamente distal al lugar de estenosis sugiere una estenosis moderada a severa con velocidad picosistólica de 199 cm/seg. **C:** El estudio desde una proyección algo diferente muestra un trazo Doppler con ventana espectral más limpia. La velocidad es mayor de 225 cm/seg al explorarse una zona más cercana al chorro estenótico. Cuando son anormales, las señales Doppler distales a la placa calcificada de 1 a 2 cm indican la presencia de estenosis significativa potencialmente enmascarable por el calcio. No obstante, si no se consigue una ventana espectral clara, es probable que la velocidad Doppler subestime la severidad de la estenosis.

severidad de la estenosis sirve mejor para lesiones con estenosis entre el 50 y el 90%. Un índice adicional de estenosis de alto grado en carótida interna es la elevación de la velocidad al final de la diástole en la zona estenótica. Una velocidad al final de la diástole mayor de 100 cm/seg es un excelente indicador de estenosis mayor del 70%. Se ha visto que una velocidad máxima al final de la diástole de 140 cm/seg (cambio de frecuencia de 6,5 KHz a 60° y frecuencia portadora de 5 MHz) permite identificar a un subgrupo de pacientes con estenosis del 75% con riesgo elevado de infarto. Aunque pendiente de confirmación, según esta observación, las velocidades de flujo al final de la diástole en la

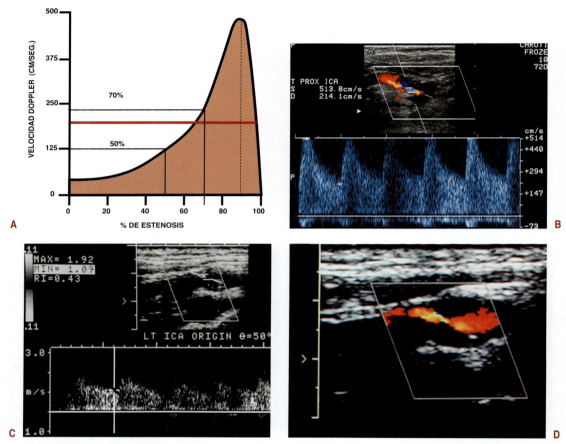

Figura 4-14. Este diagrama muestra la relación entre la velocidad picosistólica y el grado de estenosis de la carótida interna. Los valores máximos se obtienen cerca de la estenosis del 90%. La línea gris muestra un ejemplo de estenosis muy diferentes (una del 60 y otra del 95%) que pueden presentar velocidades similares. **B:** Esta estenosis está cercana al máximo medible antes de que las velocidades del flujo empiecen a disminuir. Corresponde a una estenosis de aproximadamente el 90%. **C:** Esta onda Doppler muestra cierta distorsión pero una velocidad picosistólica de 192 cm/seg, lo cual sería compatible con una estenosis de aproximadamente el 60%. **D:** La imagen correspondiente en Doppler color demuestra una luz residual muy estrecha compatible con estenosis mayor del 90%. La placa es extremadamente hipoecogénica. El Doppler color es una herramienta útil para dar valor a las velocidades picosistólicas Doppler calculadas y una vía útil para detectar posibles estenosis mayores del 90%.

carótida interna podrían llevar más información pronóstica que las velocidades picosistólicas.

Cuando la estenosis es mayor del 95%, puede disminuir tanto el volumen de flujo a través de la carótida patológica que se reduzcan también las velocidades picosistólicas. Por tanto, la medición de la velocidad picosistólica puede pasar por alto lesiones significativas al presentar valores falsamente bajos (Fig. 4-14C). Una forma sencilla de evitar este problema consiste en observar el tamaño de la luz con Doppler color o Doppler Power; una luz de pequeño diámetro apoya el diagnóstico (Fig. 4-

14D). Otra forma de confirmar la severidad de la estenosis es con pruebas auxiliares, determinando el flujo colateral periorbitario alterado con señales Doppler o evaluando la dirección del flujo en un rastreo ocular. Ambas pruebas mostrarán alteración con grados severos de estenosis carotídea.

Para el ecografista inexperto puede resultar difícil distinguir una arteria sin estenosis significativa de una casi completamente ocluida, puesto que en ambas circunstancias puede apreciarse disminución de velocidades. El primer paso en la diferenciación entre estas dos entidades consiste en evaluar la arteria carótida contralateral para comparar los patrones de flujo y juzgar si son similares, lo cual podría explicarse por bajo gasto cardíaco secundario a fallo cardíaco congestivo o estenosis aórtica. El segundo paso consiste en evaluar el diámetro de la arteria y compararlo con el contralateral con un valor esperado de 6 mm (Fig. 4-15). El

Doppler color debe usarse para visualizar la extensión completa del flujo en la luz arterial demostrándose señal color; es importante disminuir el rango de velocidad (frecuencia de repetición del pulso color) de la ventana de color. Con la ecografía dúplex debe moverse el cursor lentamente a lo largo de la longitud del vaso. Cuanto mayor sea el diámetro de la arteria, menores serán las señales de velocidad detectadas. Esta regla tan simple explica por qué a veces se ven señales de bajo flujo en las ramas carotídeas, aplicable también a la mayoría de los pacientes cuando se estudia el bulbo carotídeo. Al dilatarse la carótida común al nivel del bulbo, las velocidades obtenidas suelen ser menores que en cualquier otro sitio del sistema carotídeo, independientemente de que exista una placa aterosclerótica significativa.

La presencia de velocidades bajas en la carótida interna debe sugerir una posible obstrucción de bajo grado en la porción intracraneal de la carótida interna (Fig. 4-16), especialmente cuando existe también disminución del flujo diastólico (patrón de alta resistencia). En el paciente joven debe considerarse una posible disección espontánea o traumática (Fig. 4-17). En el paciente mayor, la presencia de una lesión estenótica de la carótida cerca del sifón carotídeo es una posibilidad rara pero posible. El componente diastólico de la onda de la carótida interna es tan pequeño que puede incluso desaparecer. La estenosis de alto grado en la carótida interna tiene también su efecto en el flujo de la carótida común del mismo lado. Con estenosis de suficiente severidad, por encima del 80%, la velocidad de la carótida común disminuye de forma perceptible. Con estas estenosis de alto grado, la velocidad diastólica puede estar de hecho tan disminuida que caiga por debajo de la sensibilidad del analizador del espectro (Fig. 4-18). Resulta más fácil su detección cuando se compara con la carótida común contralateral. Un aumento compensatorio en la velocidad se ve también en la carótida común contralateral a una estenosis muy severa de la carótida interna.

Las estenosis de la carótida común son infrecuentes en el segmento que se extiende desde 2 cm distal al origen de la carótida común en la aorta a 2 cm proximal al bulbo carotídeo (Fig. 4-19). La clasificación de la severidad de la estenosis se consigue normalmente utilizando un ratio de la velocidad picosistólica en la lesión y la velocidad

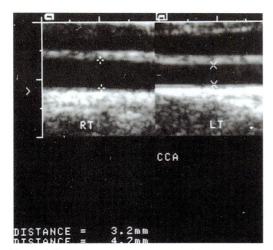

Figura 4-15. El diámetro normal de las carótidas tiende a ser de entre 5 y 6 mm. En las mujeres, la carótida suele ser menor, como se demuestra en la izquierda de esta imagen, donde mide 4,7 mm de diámetro. La medida de la carótida común izquierda puede ser incluso menor (3,2 mm), en este caso debido a una oclusión traumática en la carótida interna del mismo lado muchos años antes. La discordancia en los diámetros se basa en que las ramas arteriales intracraneales reciben flujo fundamentalmente del sistema carotídeo derecho a través del polígono de Willis. Es éste un ejemplo extremo. La mayoría de las diferencias en tamaño son menores y dentro del rango de variación fisiológica.

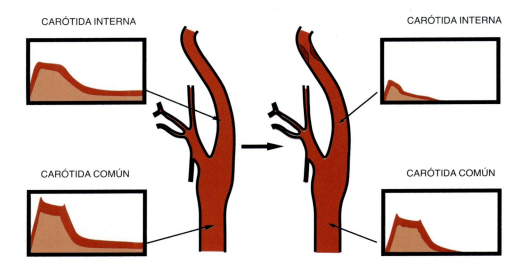

Figura 4-16. La carótida interna no tiene otras ramas antes de la arteria oftálmica y se comporta como un conducto. Por tanto, la presencia de estenosis de alto grado en la porción intracraneal de la carótida alterará la velocidad de flujo proximalmente, observándose una reducción en la velocidad picosistólica y una pérdida del componente diastólico de flujo sanguíneo.

picosistólica en un punto de flujo sanguíneo normal (Fig. 4-20). Un ratio de 2 sugiere estenosis mayor del 50%, mientras que un ratio de 4 insinúa estenosis mayor del 75%. Menos frecuentes aún son aquellas lesiones que afectan al origen de la carótida común o de la arteria innominada. Cuando son lo suficientemente severas, provocan un descenso en la velocidad de la carótida común y de las ramas interna y externa (Fig. 4-21). La velocidad diastólica aumenta de forma desproporcionada y disminuye el índice de resistencia medido en todas las ramas carotídeas.

Las alteraciones en el gasto cardíaco modifican la velocidad picosistólica de la carótida interna y de la carótida común. Esto puede usarse para ajustar el grado estimado de estenosis utilizando el ratio de velocidad picosistólica en carótida interna/carótida común (ACI/ACC). El ratio de la velocidad picosistólica se calcula de la siguiente forma: se mide en el espectro Doppler el punto de máxima velocidad en la carótida interna y en la carótida común, de 2 a 4 cm proximal al bulbo carotídeo o en un segmento no estenótico con flujo normal en el caso de que exista estenosis focal coexistente en la carótida común. El ratio de la velocidad picosistólica de la carótida interna respecto de la común debe ser menor de 2,0 (para algunos 1,8). Valores por encima de éste son compatibles con estenosis significativa (>50%) de la carótida interna. Este ratio es útil cuando el flujo de la carótida común está aumentado o descendido (Fig. 4-22), lo cual suele suceder debido a una disminución sistémica del gasto cardíaco por insuficiencia cardíaca o lesiones restrictivas de la válvula aórtica. Una estenosis de alto grado en el origen de la carótida común o una obstrucción a la salida del flujo por estenosis en la carótida interna por encima del cuello (en el cráneo) pueden disminuir también el flujo en el sistema carotídeo. El ratio de velocidad resulta adecuado para la clasificación de lesiones más allá de una lesión en la arteria carótida común proximal. No debe considerarse fiable la clasificación de la severidad de la estenosis de la carótida interna cuando coexiste una lesión intracraneal. Tras la

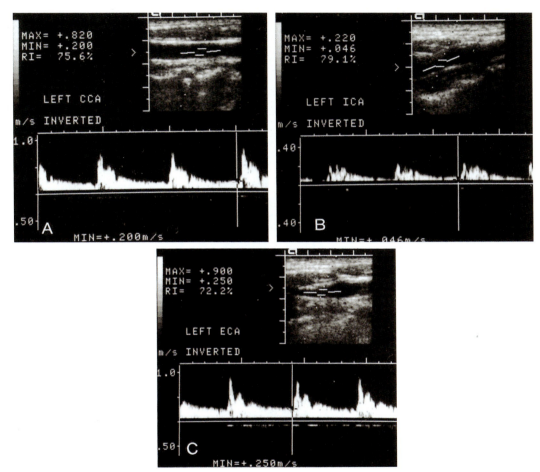

Figura 4-17. La disminución de la velocidad en la carótida interna puede ser secundaria a una estenosis de alto grado localizada en la porción intracraneal de esta arteria o a un flujo de entrada pobre, condicionado por una estenosis en el origen de la carótida común o arteria innominada, o secundaria a un descenso en el gasto cardíaco. **A:** En este caso, los perfiles de velocidad de la carótida común están algo disminuidos y la arteria tiene un diámetro relativamente normal. **B:** La carótida interna presenta una velocidad picosistólica baja, de 22 cm/seg, y un patrón de elevada resistencia (flujo diastólico bajo). Este hallazgo sugiere estenosis de muy alto grado por encima de la región accesible por la sonda. Este paciente presentaba una disección de la carótida interna y la arteria mantenía flujo anterógrado muy lento. **C:** A pesar de la oclusión relativa de la carótida interna por la disección, la carótida externa tiene una velocidad picosistólica normal. El componente diastólico de la onda muestra alguna característica de la carótida interna con aumento de flujo diastólico.

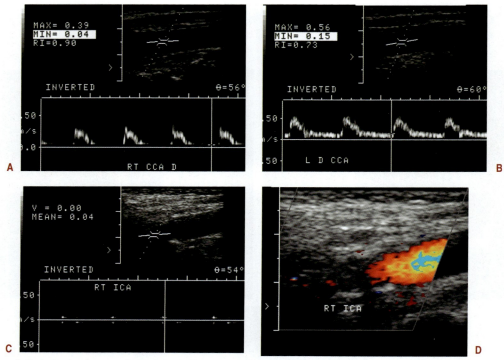

Figura 4-18. A: Se observa una velocidad picosistólica de 39 cm/seg y un patrón de alta resistencia (bajo flujo diastólico) en la carótida común proximal a la bifurcación. **B:** La velocidad picosistólica es más alta en el lado contralateral con mayor flujo diastólico. Este hallazgo sugiere estenosis de alto grado en la carótida interna contralateral (**A**). **C:** La onda Doppler en la carótida interna derecha, en la derecha (**A**), muestra ausencia de flujo sanguíneo. **D:** En la imagen Doppler color, la luz de la carótida interna carece de señal de flujo, compatible con oclusión completa.

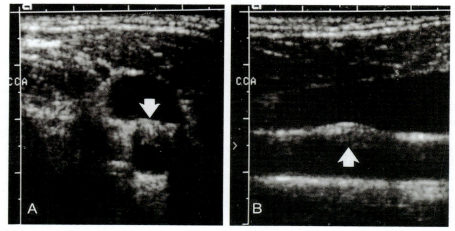

Figura 4-19. La presencia de placas aisladas en la carótida común es bastante rara. Más a menudo, se ven en asociación con estenosis hemodinámicamente significativas de la carótida interna. **A:** Esta imagen transversa de la carótida común revela una placa solitaria (*flecha*). **B:** La imagen longitudinal acompañante muestra la placa excéntrica (*flecha*), que parece protruir hacia la luz de la carótida común.

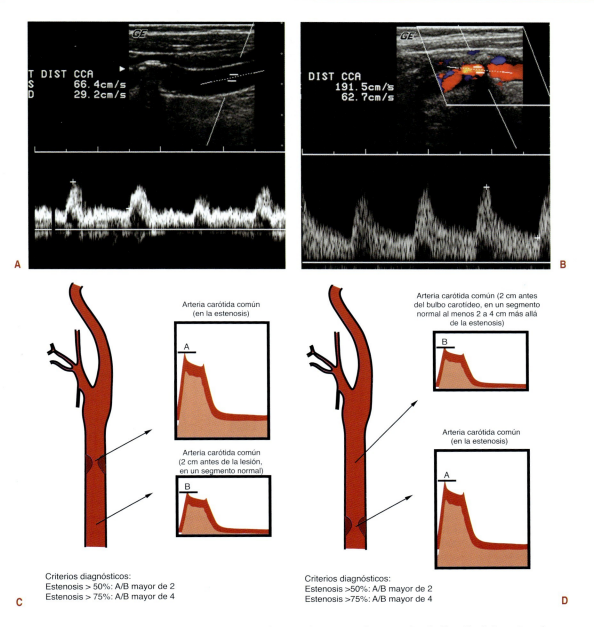

Figura 4-20. Las lesiones focales de alto grado de la carótida común son poco frecuente. La clasificación de las estenosis se consigue normalmente con la ayuda del ratio de velocidad picosistólica. **A:** La velocidad picosistólica de la carótida común proximal al lugar de máxima estenosis se muestra en esta primera imagen y es de 66 cm/seg. **B:** La velocidad picosistólica medida inmediatamente adyacente a la bifurcación de la carótida común demuestra un valor de 192 cm/seg. Este hallazgo sugiere una estenosis significativa (>50%) de la arteria carótida común. **C:** La estrategia utilizada arriba se basa en la capacidad de registro de velocidades por debajo de la estenosis, cuando la lesión de la carótida común es de la mitad del cuello para arriba. **D:** Para estenosis de localización más baja en el cuello, se realizan las mediciones más abajo, donde los perfiles de velocidad han regresado a la normalidad, normalmente a una distancia de 5 a 6 diámetros de la carótida común desde la estenosis.

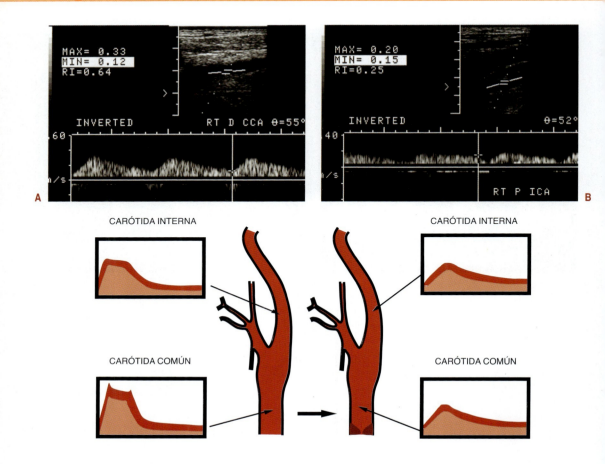

Figura 4-21. A: La velocidad en la carótida común derecha es baja y muestra un patrón de baja resistencia. En este paciente existía una estenosis de alto grado de la arteria innominada. **B:** El efecto en la estenosis proximal se transmite a la arteria carótida interna (así como a la externa). **C:** Este diagrama resume los efectos de la restricción a la entrada de flujo en el sistema arterial carotídeo. Debido a la deficiente entrada de flujo, existe una vasodilatación reactiva de las ramas distales de la carótida interna y de la carótida externa. Ello provoca una reducción de las velocidades picosistólicas en el lado de la obstrucción (*parvus*), un tiempo de aumento sistólico lento (*tardus*) y un relativo aumento en la cantidad de flujo sanguíneo durante la diástole (baja resistencia).

cirugía o colocación de *stent* carotídeo se producen cambios en las velocidades del flujo en las zonas de estenosis; esto sirve para demostrar la utilidad básica del ratio de velocidad picosistólica ACI/ACC (Fig. 4-23).

Las lesiones de alto grado de la arteria carótida externa pueden alterar la velocidad de flujo en la carótida interna del mismo lado. La velocidad de flujo aumenta artificialmente en la carótida interna, ya que casi todo el flujo procedente de la carótida común se dirige hacia la carótida interna. Esto sólo resulta perceptible cuando la carótida externa tiene una estenosis de muy alto grado, cercana a la oclusión total.

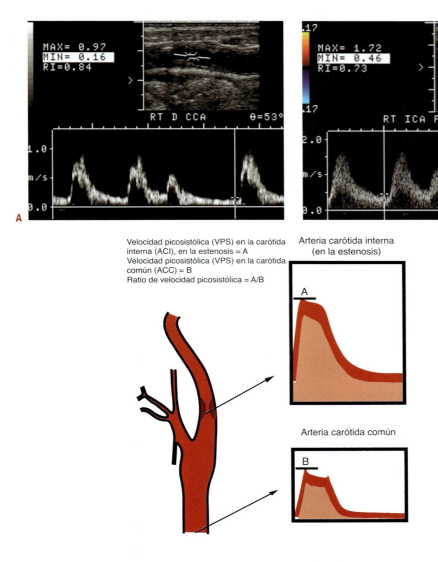

Figura 4-22. A: El análisis espectral Doppler en la carótida común muestra una arritmia con ciclos alternantes de velocidad picosistólica de 97 cm/seg a 64 cm/seg. **B:** La imagen obtenida en el lugar de máxima estenosis en la carótida interna muestra una velocidad picosistólica de 172 cm/seg, alternando con velocidades picosistólicas de 120 cm/seg. **C:** Este diagrama resume el método de cálculo del ratio de velocidad picosistólica. Su uso está recomendado especialmente en pacientes con arritmias significativas. En este caso, el ratio de las velocidades más altas de las carótidas común e interna es algo menor de 2,0 lo cual es compatible con una estenosis del 50% de la carótida interna. Si se hubieran analizado los ciclos cardíacos inadecuados, se habría detectado un ratio mucho mayor de 2,0: 172 cm/seg para la carótida interna (latido más alto) y 64 cm/seg para la carótida común (latido más bajo). E inversamente, podría haberse obtenido un ratio menor de 2,0 (120/97).

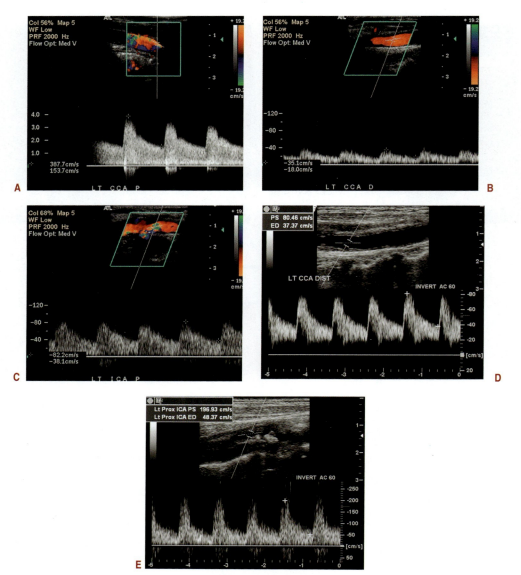

Figura 4-23. A: La estenosis de la carótida común proximal presenta una estenosis de muy alto grado con velocidades picosistólicas de 388 cm/seg. **B:** Esto da lugar a una disminución de la velocidad de la carótida común distal. Por tanto, la estenosis estimada de la carótida común se basa en el ratio de velocidad de la carótida común 388/35 = 11,1. Este valor puede correlacionarse con una estenosis del 90%. **C:** La carótida interna muestra una velocidad picosistólica de 83 cm/seg. Mientras que este valor no debiera representar una estenosis significativa según los criterios diagnósticos estándar, la disminución de las velocidades de la carótida común ha reducido artificialmente las velocidades de la carótida interna. El ratio de velocidad picosistólica calculado de la carótida interna / carótida común es de 83/35 = 2,4. Este valor se correspondería con una estenosis de al menos el 50%. **D:** Tras la colocación de un *stent* en la carótida común, las velocidades máximas en la carótida común distal han vuelto al rango de la normalidad y miden 80 cm/seg. **E:** La velocidad picosistólica de la carótida interna también ha aumentado, pero a un valor sugerente de estenosis de al menos el 50% (196 cm/seg). El ratio de velocidad picosistólica ha permanecido estable a 196/80 = 2,45.

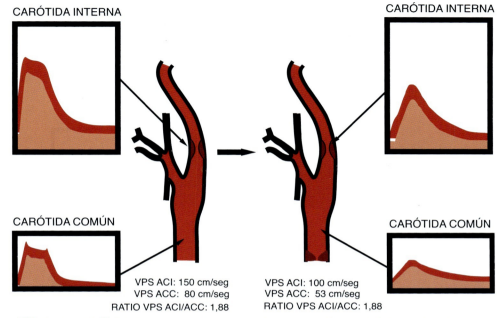

Figura 4-23. *Continuación.* **F:** Esta figura resume el efecto producido por una lesión en el flujo de entrada, así como el valor del ratio de la velocidad picosistólica en la clasificación de la severidad de las estenosis de la carótida común.

Una lesión de alto grado de la carótida común o interna puede provocar un aumento en el flujo sanguíneo a través del sistema carotídeo contralateral (Fig. 4-24) en un intento por compensar los efectos de la lesión con aumento de flujo a través de vías colaterales, incluyendo el polígono de Willis en el sistema carotídeo no patológico. Se ha propuesto el ratio de velocidad picosistólica en la carótida interna y común para clasificar la severidad de la estenosis en dichas situaciones, con resultados no concluyentes. De forma alternativa, el flujo en la zona de estenosis debe compararse con el de la arteria carótida interna más distal. El flujo en la carótida interna distal debe aumentar también cuando la velocidad de circulación esté artificialmente aumentada en la región estenótica (Fig. 4-25). Lo contrario ocurre en el lado de la lesión de alto grado. Al disminuir el flujo de entrada, se mitiga el aumento absoluto esperado en las velocidades. Este problema también surge cuando se utiliza el ratio de velocidad picosistólica.

En niños y adolescentes, es frecuente registrar altas velocidades de flujo en la arteria carótida. En los procesos sistémicos que cursan con aumento del gasto cardíaco, el hipertiroidismo e inmediatamente después del ejercicio, es también posible detectar elevaciones artificiales de la velocidad de flujo en la carótida. La arteria carótida contralateral a aquella con lesión obstructiva normalmente muestra un aumento de las velocidades, probablemente por una mayor liberación de sangre a las ramas colaterales intra y extracraneales, formadas para compensar los efectos de la arteria carotídea estenótica. Otros estados patológicos también pueden alterar el perfil de flujo en la carótida interna, sobre todo la arritmia. El latido ectópico suele mostrar una reducción de la velocidad del flujo debido a una reducción transitoria del gasto cardíaco,

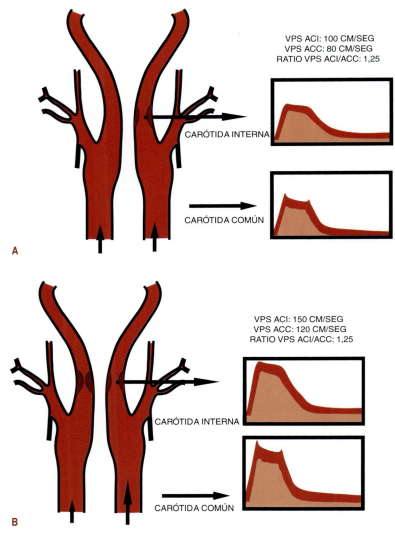

Figura 4-24. El efecto de una estenosis de alto grado en la carótida contralateral es el aumento del flujo y por tanto de la velocidad picosistólica en la carótida opuesta. **A:** Consideramos una situación basal con estenosis carotídea fija que no provoca un ascenso en la velocidad picosistólica mayor de 125 cm/seg. **B:** La estenosis severa en la carótida interna contralateral conduce a un aumento en la velocidad del flujo sanguíneo en la arteria contralateral de hasta 150 cm/seg, interpretada como estenosis hemodinámicamente significativa. El uso del ratio de velocidad picosistólica compensa esta situación al permanecer estable. Desafortunadamente, este ratio no funciona siempre que existe estenosis contralateral de alto grado.

Capítulo 4 · Arterias del cuello

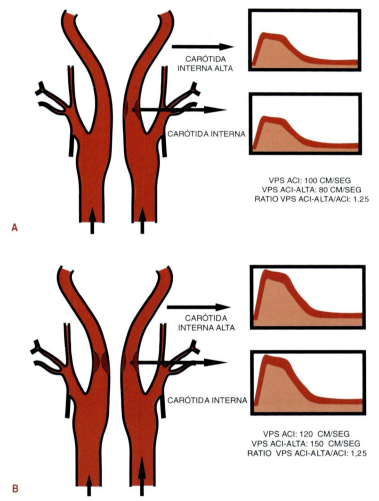

Figura 4-25. Al igual que previamente, el efecto de la estenosis contralateral de alto grado consiste en aumentar la velocidad picosistólica en la carótida contralateral. **A:** Situación basal con una estenosis fija carotídea que no provoca una elevación superior a 125 cm/seg en la velocidad picosistólica. **B:** Una estenosis severa en la carótida interna contralateral provoca un aumento en la velocidad del flujo en la estenosis, además de en la carótida interna superior (distal). Este enfoque puede resultar más válido para la evaluación del efecto de la estenosis contralateral de alto grado que el uso del ratio de velocidad picosistólica carótida interna/carótida común.

mientras que el latido postectópico se potenciará y mostrará un aumento de su velocidad (Figs. 4-8B y 4-22). El estudio de la presencia y severidad de cualquier estenosis carotídea requiere la evaluación de ambos lados. Deben tenerse en consideración tanto las velocidades de flujo como el tamaño de las carótidas comunes.

Aunque la velocidad picosistólica se ha usado durante tiempo para detectar la estenosis carotídea de alto grado, existen otros parámetros que son también bastante útiles. Como se ha dicho previamente, la elevación de la velocidad al final de la diástole es un marcador útil de estenosis más severa (Fig. 4-26). Es preferible el ratio de velocidad picosistólica como criterio diagnóstico al ratio de la velocidad al final de la diástole. Un ratio de velocidad al final de la diástole por encima de 2,4 se considera anormal y debe medirse también en las caró-

tidas interna y común; no obstante, se miden velocidades al final de la diástole en vez de picosistólicas (Fig. 4-27). El ratio de la velocidad picosistólica de la carótida interna, dividido por la velocidad al final de la diástole en la carótida común, se usa raramente, pero sirve como marcador de estenosis significativa de carótida interna. Se basa en el hecho de que la velocidad picosistólica aumenta cuando existe estenosis de carótida interna, y en que la velocidad de flujo al final de la diástole, en la carótida común del mismo lado, disminuye debi-

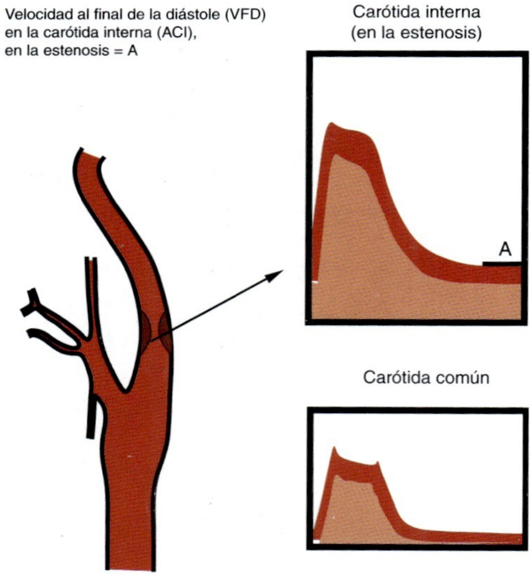

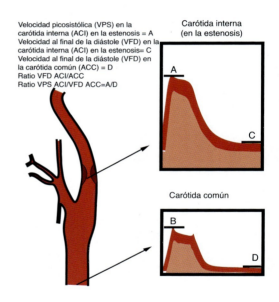

Criterios raramente utilizados:
Estenosis > 50% : C/D mayor de 2,4
Estenosis > 75% : A/D mayor de 7,5

Figura 4-27. El ratio de la velocidad al final de la diástole de la carótida interna y la carótida común es menos fiable que el ratio de la velocidad picosistólica. Presenta una limitación: a veces la velocidad al final de la diástole en la carótida común es tan baja que no resulta medible.

Un ratio infrecuentemente utilizado es la velocidad picosistólica en la carótida interna, dividido por la velocidad al final de la diástole en la carótida común. Este ratio también funciona mejor para estenosis por encima del 75%. Proporciona resultados inconsistentes, ya que la velocidad al final de la diástole en la carótida común a menudo no puede ser medida de forma fiable.

Criterios para la velocidad al final de la diástole en la ACI:
Estenosis > 50%: VFD ACI (A) mayor de 40 cm/seg
Estenosis > 70%: VFD ACI (A) mayor de 100 cm/seg

Figura 4-26. La velocidad al final de la diástole, medida en el punto de sospecha de estenosis de carótida interna, es un parámetro que proporciona resultados consistentes para estenosis superiores al 70%. Presenta una fiabilidad ligeramente menor que la velocidad picosistólica.

Capítulo 4 · Arterias del cuello

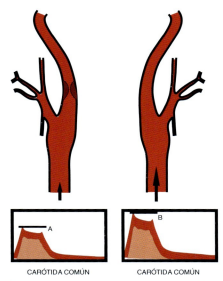

CARÓTIDA COMÚN   CARÓTIDA COMÚN

Diferencia absoluta en la velocidad picosistólica de la arteria carótida común mayor de 20 a 30 cm/seg

Diferencia relativa en el ratio de la velocidad picosistólica de las carótidas comunes derecha a izquierda mayor de 1,3 o menor de 0,7

EFECTO DE LA ESTENOSIS DE LA CARÓTIDA INTERNA EN LAS VELOCIDADES PICOSISTÓLICAS DE LA CARÓTIDA COMÚN

Figura 4-28. Los efectos de la estenosis de carótida interna de alto grado se sienten en la carótida común: la velocidad picosistólica disminuye, lo cual refleja un descenso global del flujo en el lado afectado. Se utilizan dos métodos para cuantificar este efecto. El primero es el ratio de velocidades picosistólicas entre los lados derecho e izquierdo, que normalmente debe medir entre 0,7 y 1,3. La detección de estenosis mayores del 50% es posible, aunque con una sensibilidad de entre el 30 y el 40%. La velocidad picosistólica puede mostrar una diferencia de más de 20 cm/seg. Este criterio tiene una sensibilidad baja de entre el 20 y el 30%.

do al aumento de la resistencia provocado por la misma estenosis de carótida interna (Fig. 4-28). Aunque todos estos parámetros pueden resultar útiles, nosotros usamos normalmente la velocidad picosistólica (Fig. 4-29); también calculamos el ratio de la velocidad picosistólica cuando es necesario. Una ventaja de la velocidad picosistólica es su mayor reproducibilidad en la detección de la severidad de la estenosis. El ratio de la velocidad picosistólica compensa los cambios producidos por el gasto cardíaco, lo cual hace del ratio de veloci-

dad picosistólica una opción ideal en el seguimiento de pacientes con riesgo de estenosis progresiva de carótidas tras endarterectomía carotídea o colocación de *stent* (Fig. 4-23), especialmente si están sometidos a tratamientos que alteran su gasto cardíaco.

En las tablas 4-1 a 4-3 se muestran valores que corresponden a determinados niveles de estenosis. No sirven como método de *screening* ni han sido seleccionados por su eficacia en la detección de enfermedad, sino que corresponden a mediciones que han sido correlacionadas con un determinado grado de enfermedad definido con angiografía (método NASCET).

Patrones de flujo en estenosis o curvas

Es frecuente observar patrones de flujo alterados (no laminares) en la carótida común y la carótida interna tras la realización de endarterectomía. La pérdida del recubrimiento endotelial normal y la remodelación de la forma de la arteria conlleva una alteración del patrón laminar normal del flujo cerca de la interfase de la pared arterial, así como patrones de flujo vorticeal y helicoidal. Esto puede provocar una elevación artificial de la velocidad del flujo en distintas zonas de la luz arterial.

También puede observarse pérdida del patrón de flujo laminar normal más allá de una curva marcada en la arteria. Se aprecia un aumento relativo de la velocidad a lo largo de la parte externa de la curva y velocidades menores en la región más interna de la misma (véase Fig. 1-54). Por término medio, la velocidad en la sección transversa de un vaso en la curva es la misma que la existente en un segmento recto proximal o distal a ella. La corrección del ángulo para determinar la velocidad del flujo debe realizarse asumiendo que el flujo sanguíneo es paralelo a la pared conforme se produce la curva. Si existe estenosis inmediatamente antes, durante o después de la curva, la corrección del ángulo se realiza en paralelo al chorro provocado por la estenosis.

En la evaluación de la estenosis, nosotros normalmente realizamos la medición Doppler en el chorro estenótico y corregimos el ángulo paralelo al chorro, habitualmente a la pared interna de la arteria y no a la externa (Fig. 4-30). Mantenemos el ángulo entre el haz y la dirección del flujo visible

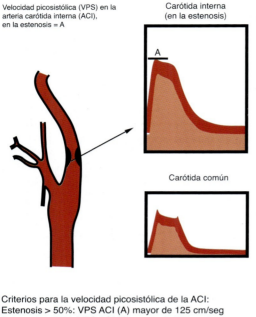
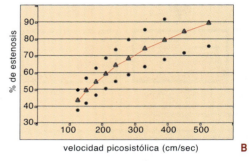

Criterios para la velocidad picosistólica de la ACI:
Estenosis > 50%: VPS ACI (A) mayor de 125 cm/seg
Estenosis > 70%: VPS ACI (B) mayor de 230 cm/seg

Figura 4-29. A: La velocidad picosistólica en la carótida interna continúa siendo el mejor método para clasificar la severidad de las estenosis. Nosotros establecemos puntos de corte específicos en estenosis del 50 y 70%. **B:** Sin embargo, la relación entre el porcentaje de estenosis y la velocidad picosistólica es semilineal. Para la clasificación de niveles intermedios de estenosis, utilizamos este gráfico o una tabla que contiene cálculos estimados con rangos de error (intervalos de confianza del 95%).

Tabla 4-1. Estimación de la severidad de la estenosis de la carótida interna basada en la velocidad picosistólica en la carótida interna

Velocidad picosistólica (cm/seg)	% de estenosis estimada de ACI	Intervalo de confianza menor del 95%	Intervalo de confianza mayor del 95%
125	43	37	49
150	49	42	56
155	50	43	58
175	54	46	62
200	58	50	67
210	60	51	69
225	62	53	72
250	66	56	76
275	69	58	79
285	70	59	81
300	72	61	83
325	74	63	86
350	77	65	89
375	79	67	91
385	80	68	92
400	81	69	94
425	83	70	—
450	85	72	—
500	88	75	—
525	90	76	—

ACI, arteria carótida interna.

Tabla 4-2. Estimación de la severidad de la estenosis de la carótida interna basada en el ratio de las velocidades picosistólicas de la carótida interna/común

Ratio de velocidades picosistólicas (cm/seg)	% de estenosis estimada de ACI	Intervalo de confianza menor del 95%	Intervalo de confianza mayor del 95%
1,8	50	40	58
2	52	43	62
2,5	59	48	69
2,6	60	49	71
3	64	52	75
3,5	68	56	81
3,75	70	57	83
4	72	59	85
4,5	75	62	89
5	78	64	93
5,25	80	65	94
5,5	81	66	—
6	84	68	—
6,5	86	70	—
7	88	72	—
7,5	90	74	—

ACI, arteria carótida interna.

Capítulo 4 · Arterias del cuello

Tabla 4-3. Estimación de la severidad de la estenosis de la carótida interna basada en la velocidad al final de la diástole en la carótida interna

Velocidad al final de la diástole (cm/seg)	% de estenosis estimada de ACI	Intervalo de confianza menor del 95%	Intervalo de confianza mayor del 95%
50	49	48	50
52	50	49	52
60	55	53	57
70	59	56	62
72	60	57	63
80	63	60	67
90	67	62	71
100	70	65	74
110	73	67	78
120	75	70	81
130	77	72	83
140	80	73	86
150	82	75	88
160	84	77	91
170	85	78	93
180	87	80	95
190	89	81	—
200	90	82	—

ACI, arteria carótida interna.

EFICACIA DIAGNÓSTICA

La eficacia diagnóstica de la ecografía Doppler en la detección de la estenosis significativa de la carótida interna es de aproximadamente el 90%. La eficacia con onda continua Doppler y sonda sin imagen es algo menor del 90%, mientras que la especificidad diagnóstica aumenta con la ecografía dúplex y de nuevo con la ecografía Doppler color. La mejoría en la eficacia diagnóstica con la imagen Doppler color es difícil de medir por no estar clara la capacidad de las arteriografías "gold estándar" de las carótidas para clasificar las estenosis. Las limitaciones en la reproducibilidad de la ecografía Doppler, ligadas a la necesidad de corrección del ángulo Doppler y las indeterminaciones en la visualización de la lesión cuando existen grandes placas calcificadas, contribuyen a disminuir la eficacia diagnóstica de la prueba.

Un error común durante la exploración ecográfica Doppler consiste en confundir las ramas carotídeas interna y externa. La simple percusión de la rama preauricular de la arteria temporal provoca oscilaciones en el perfil de flujo de la carótida externa (Fig. 4-32), lo cual se percibe más fácilmente cuando existe una lesión severa en la carótida interna o externa. Si las arterias carótidas interna y externa están libres de enfermedad y son permeables,

en la imagen color en 60° o menos (Fig. 4-31). Sin Doppler color, el ecografista debe de alguna forma visualizar mentalmente el chorro, basándose en sus conocimientos hemodinámicos y en el aspecto de la placa observada.

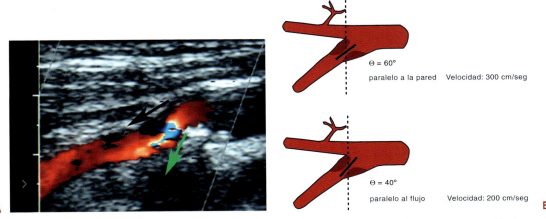

Figura 4-30. A: Esta imagen Doppler color muestra que la dirección del flujo a lo largo de la pared interna de la arteria (*flecha verde*) no es paralela a la presente a lo largo de la pared externa (*flecha negra*). **B:** La corrección del ángulo paralelo a la pared externa causaría, en este caso, una sobreestimación de la severidad de la estenosis. Nosotros preferimos la corrección del ángulo paralelo al chorro y pared interna de la arteria patológica.

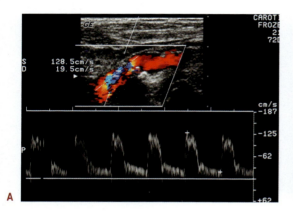
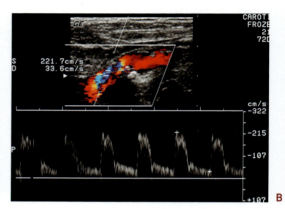
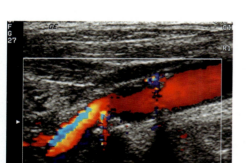
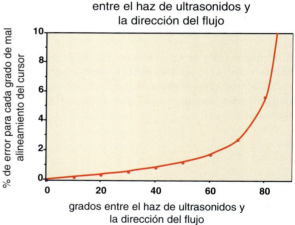

Figura 4-31. A: Este paciente presenta una estenosis moderadamente severa de la carótida interna, próxima al umbral del 50%. **B:** La corrección del ángulo se realizó a 60° sin tener en cuenta la dirección del flujo. El cursor debería estar paralelo a la dirección del flujo en la estenosis (señal de *aliasing* en azul). Pero no basta con respetar los 60° de corrección del ángulo, sino que debe considerarse también la dirección del flujo. **C:** La imagen Doppler color muestra claramente la dirección del flujo a lo largo de la pared de la carótida interna. El cursor del ángulo debería ser paralelo a dicho flujo. **D:** Incluso cuando el cursor está alineado con la dirección del flujo, el ecografista puede equivocarse a la hora de colocar la dirección del cursor exactamente paralela a la pared interna (o incluso externa) de la carótida. Se trata de un error puramente conceptual. La figura muestra el efecto, en forma de error de porcentaje, del ligero mal alineamiento del cursor del ángulo. El gráfico sirve para incrementos de 1°. Cualquier ecografista individualmente puede provocar un error de 5°. El error de porcentaje puede leerse en el gráfico como multiplicado por cinco. El eje X hacer referencia al alineamiento "perfecto". Es el ángulo real entre el haz de ultrasonidos y el objeto, en este caso la luz de la arteria.

estas oscilaciones normalmente se transmiten a la carótida interna a través de la carótida común abierta (Fig. 4-33). Con estenosis significativa en el origen de la carótida externa, esta maniobra provoca oscilaciones en la amplitud del espectro Doppler de la carótida externa con sólo improbable transmi-

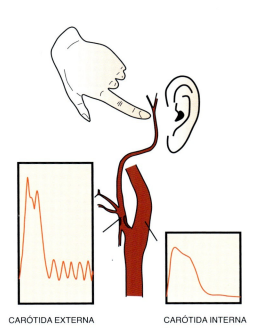

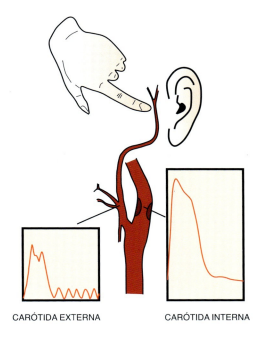

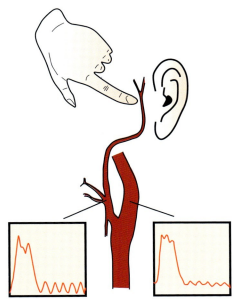

Figura 4-32. Maniobra mediante la cual el ecografista golpea suavemente la rama preauricular de la arteria temporal. La arteria se identifica fácilmente sintiendo el pulso inmediatamente por delante del canal auricular. **A:** La amplitud de las oscilaciones en la onda de la carótida externa proximal es alta, especialmente cuando existe una estenosis de la carótida externa proximal. **B:** Las oscilaciones provocadas por la presión del dedo son transmitidas a la carótida externa más proximal y no hacia la carótida interna estenótica. **C:** Las oscilaciones son transmitidas hacia atrás, en dirección a las carótidas común e interna de bifurcaciones normales.

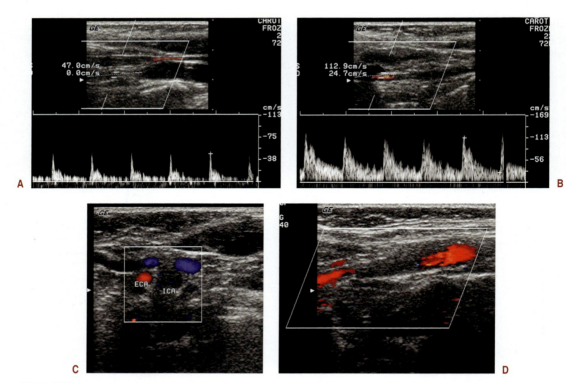

Figura 4-33. La percusión de la arteria temporal provoca normalmente oscilaciones en la onda Doppler de la carótida externa. Esta maniobra resulta más útil cuando existe una estenosis significativa en el origen de la carótida externa. Sin embargo, estas oscilaciones pueden transmitirse a la carótida común y de allí a la carótida interna siempre que la bifurcación esté relativamente libre de patología. **A:** La maniobra de percusión se aplica a la rama preauricular de la rama temporal y se transmite de allí a la carótida externa. Estas oscilaciones se transmitieron a la carótida común y de allí a la carótida interna. El trazo de la carótida externa simula el de la carótida interna con patrón de baja resistencia. La maniobra descrita fue necesaria para distinguir las arterias carótidas interna y externa. **B:** En este ejemplo, una oclusión subtotal de la carótida interna ha provocado un descenso significativo de las velocidades en el origen de la carótida interna. Existe un patrón de alta resistencia y se observan pulsaciones en la forma de la onda, debidas a la maniobra de percusión en las ramas de la carótida externa del mismo lado. **C** y **D:** La imagen Doppler color muestra aparente desaparición de las señales Doppler en la carótida interna proximal. Este paciente tenía una disección espontánea de la carótida interna. La disección comienza normalmente en la arteria carótida interna proximal y se trombosa típicamente provocando un hematoma intramural (**C**) que obstruye el flujo en grado variable.

sión de dichas oscilaciones hacia la carótida común o interna (Fig. 4-34). Esta maniobra resulta más fiable cuando más necesaria es (en casos de estenosis de carótida externa que simulan lesión de la carótida interna).

La eficacia diagnóstica de la ecografía dúplex y Doppler color es algo más limitada cuando existen dos tipos de lesiones: placas ulceradas y oclusiones de alto grado o subtotales de la carótida interna.

Se define úlcera como la cavidad de 2 mm de ancho y al menos 2 mm de profundidad en la placa de la arteria carotídea. En un principio se describió una sensibilidad del 80% para la detección de placas ulceradas en la carótida interna. En nuestra

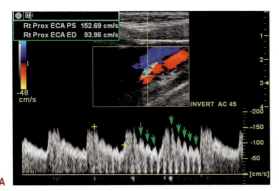 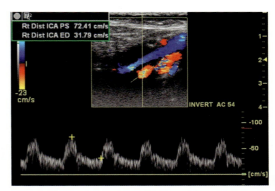

Figura 4-34. A: La maniobra de percusión temporal funciona mejor en la circunstancia en la que resulta más útil, confirmando que el sitio de estenosis se localiza en la carótida externa y no en la interna. La eficacia de esta maniobra es máxima cuando la carótida externa presenta una estenosis. Como se ve aquí (*flechas*), las oscilaciones en la onda Doppler obtenida en el origen de la carótida externa son muy prominentes. **B:** La onda Doppler de la carótida interna no muestra respuesta alguna a la maniobra de percusión. Las estenosis de alto grado de las carótidas externas se detectan a menudo en pacientes que acuden con el hallazgo físico de murmullo. La onda es a menudo indistinguible de la de la estenosis de la carótida interna, confirmándose la localización de la estenosis por la maniobra de percusión. Las oscilaciones casi nunca son transmitidas proximalmente a la estenosis cuando existe una estenosis de carótida externa. La estenosis de carótida externa en ausencia de lesión de carótida interna se considera un hallazgo benigno.

experiencia, la ecografía carotídea en modo B detecta úlceras con una sensibilidad de aproximadamente el 40%; sin embargo, la ecografía Doppler color y la imagen de flujo-B parecen mejores a la hora de detectar posibles úlceras (Fig. 4-35). La sensibilidad de la angiografía carotídea se calcula en el 60 al 70%. La prueba *gold* estándar, en último término, es la exploración anatomopatológica de la

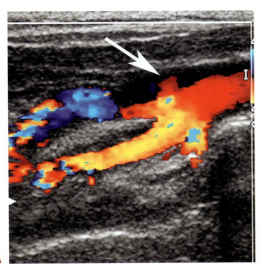 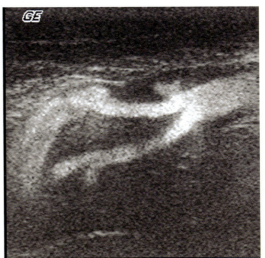

Figura 4-35. A: La primera figura muestra una úlcera (*flecha*) en el interior de una placa relativamente hipoecogénica de la carótida interna. La presencia de flujo inverso se ha propuesto como criterio diagnóstico de úlcera. **B:** La imagen en modo B define mejor la anomalía.

muestra. Las dificultades de obtención y preparación adecuada de las muestras de placa carotídea tras su retirada quirúrgica limitan el número de estudios que han evaluado la eficacia de la ecografía y la angiografía en la detección de úlceras.

Las lesiones estenóticas de extremado alto grado de la carótida interna, las denominadas pseudooclusiones, son difíciles de evaluar (Fig. 4-36) y pueden ser confundidas con oclusiones totales (Fig. 4-37), ya que la luz residual es tan pequeña y las

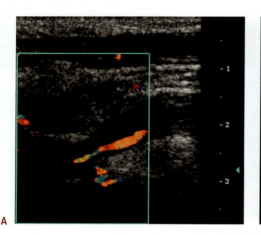
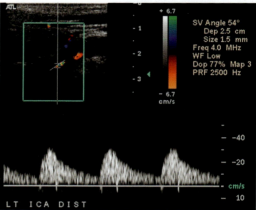
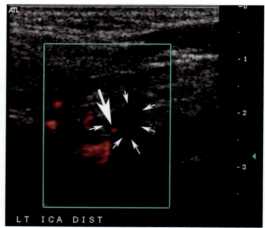

Figura 4-36. A: La presencia de una oclusión subtotal de la carótida interna se confirma detectando señales en color en la luz residual de dicha arteria. La escala de velocidad se ha colocado a un nivel bajo. **B:** La confirmación de la oclusión subtotal se consigue colocando el cursor sobre el sitio de sospecha de oclusión y tomando muestra con y sin la ayuda del Doppler color. La sensibilidad de la exploración Doppler es lo suficientemente alta como para que las señales de ruido generadas por el analizador Doppler se vean en la parte baja del trazo Doppler. Las velocidades de flujo son bajas y la apariencia de la onda es de tipo *parvus/tardus* (baja amplitud/aumento sistólico lento). **C:** La luz residual (*flecha grande*) se muestra también en la imagen transversa obtenida con Doppler Power de la carótida interna (*flechas pequeñas*). La carótida externa se encuentra por debajo y hacia la izquierda. La pseudooclusión u oclusión subtotal de la carótida interna ha sido tradicionalmente un diagnóstico difícil con técnicas no invasivas. La imagen Doppler color ha mejorado la capacidad de distinguir entre oclusión total y subtotal. La imagen transversa con Doppler color y Doppler Power también es útil en la confirmación de la presencia de una pequeña luz residual.

velocidades de flujo tan lentas que las señales de flujo pueden no ser detectadas con la ecografía Doppler. La capacidad de detectar este tipo de lesiones ha aumentado con el Doppler color y Doppler *Power* (Fig. 4-37). La luz residual en el Doppler color o Power adopta una morfología "en chorro". La eficacia del Doppler color en la distinción entre oclusión total y subtotal de la carótida interna es difícil de determinar. La eficacia es alta cuando se compara con el *gold* estándar de la exploración quirúrgica (de hecho, mejor que cuando se utiliza la angiografía como *gold* estándar). La arteriografía requiere la inyección prolongada de contraste en la arteria y la obtención de radiografías. La distinción entre oclusión y pseudooclusión de carótida interna es importante, ya que la reparación de una arteria ocluida no es fácil, mientras que la endarterectomía cuando existe oclusión subtotal suele ser exitosa.

Las lesiones severas u oclusiones completas de la carótida común son poco frecuenctes. Las este-

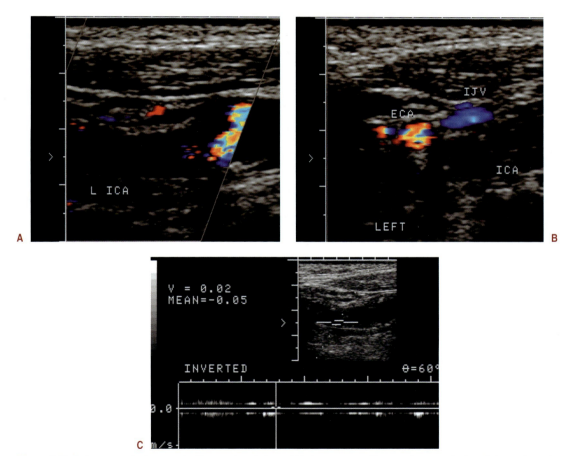

Figura 4-37. A: La presencia de una oclusión completa de la carótida interna se confirma por la ausencia de señal en color en la luz de dicha arteria. La escala de velocidad ha sido fijada a un nivel bajo. **B:** También se evalúa la luz en la imagen transversa obtenida con Doppler color de la carótida interna. La carótida externa se localiza a la izquierda. No se aprecian señales de flujo en la carótida interna. **C:** La confirmación de oclusión total se obtiene colocando el cursor sobre el lugar de sospecha de oclusión con y sin la ayuda del Doppler color. La sensibilidad del Doppler es lo suficientemente alta para que las señales de ruido generadas por el analizador Doppler se vean en el espectro.

nosis severas de la carótida común pueden alterar los patrones de flujo en las arterias carótidas interna y externa. Más frecuentemente, las ramas de la carótida externa aportan sangre a las bifurcaciones. El flujo sanguíneo se dirige retrógradamente a través de colaterales que comunican con la carótida externa (Fig. 4-38), entre las que se incluyen la rama tiroidea superior, que comunica con la unión de las carótida común y la carótida externa, y las ramas facial y temporal, que se unen al tronco principal de la arteria carótida externa. Con mucha menos frecuencia, la carótida interna presenta patrones de flujo alternativo y puede suministrar sangre a las ramas de la carótida externa.

Las oclusiones completas de la carótida común a menudo suponen un reto diagnóstico desde el punto de vista de la imagen, ya que el ecografista debe confirmar la reconstitución del flujo en la bifurcación carotídea. Si la carótida interna está permeable, la probabilidad de éxito del *bypass* quirúrgico es alta. La carótida interna normalmente se mantiene permeable por flujo colateral a través de ramas de la carótida externa.

También puede utilizarse el tamaño de la luz en el estudio Doppler color o Doppler Power para clasificar subjetivamente la severidad de las estenosis. Además, puede ayudar a caracterizar la placa (Fig. 4-39). Este enfoque depende del algoritmo de codificación del Doppler color y del aparato, así como de los parámetros de sensibilidad del Doppler color.

Criterios diagnósticos (placa)

La imagen en tiempo real es la más útil en la clasificación de la severidad de la placa carotídea cuando la lesión no es hemodinámicamente significativa. En esencia, cuando las velocidades del flujo son menores de 125 cm/seg, el porcentaje de estenosis de la luz se calcula subjetivamente, combinando la información, en las imágenes en el plano transverso y longitudinal de una porción de la arteria. Aunque la imagen en el plano transverso puede ofrecer una mejor delineación de las placas asimétricas y excéntricas, la física de los ultrasonidos hace difícil definir los márgenes más laterales de la arteria. Para mejor resolución, se usa un transductor lineal para obtener una imagen paralela al eje del vaso, y las imágenes se evalúan en múltiples planos sagitales proporcionando una gradación subjetiva. Algunos utilizan gradaciones de 0% y de 1% a 49%, mientras que otros clasifican la severidad de la placa como 0%, 1% a 19%, 20% a 39% y de 40% a 59%. Basándose en estudios epidemiológicos, nosotros preferimos el esquema de gradación de 0%, 1% a 24% y 25% a 49%. El punto de corte del 25% parece ser un buen marcador de aterosclerosis sistémica y de umbral de riesgo de aparición de síntomas a consecuencia de las placas.

La determinación del tamaño de la placa puede realizarse midiendo la altura del engrosamiento de pared más que determinando la luz residual del vaso. La longitud de la lesión es una medida menos

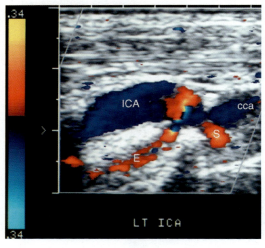

Figura 4-38. Esta arteria carótida común subtotalmente ocluida presenta algunas señales de flujo (*cca*). La carótida externa (*E*) tiene flujo en su interior a través de colaterales y comunicantes, y a partir de la rama tiroidea superior (*S*) y el tronco principal, codificado en rojo. De ahí, el flujo alcanza el bulbo de la carótida común y presenta una dirección normal en la carótida interna (*azul*). Para comprender el caso es preciso considerar la barra de colores en la izquierda de la imagen. El flujo en la izquierda o hacia abajo se muestra en azul, mientras que el flujo hacia arriba o hacia la derecha está en rojo.

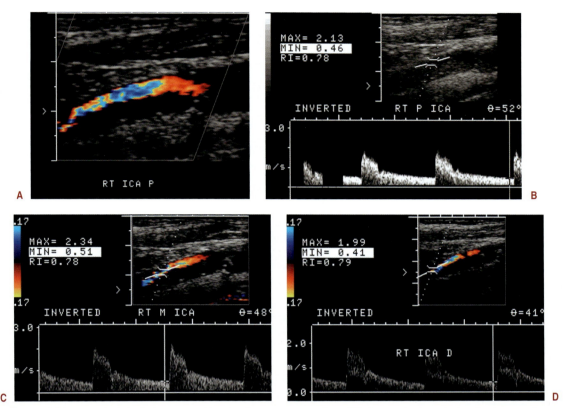

Figura 4-39. La mayoría de las lesiones estenóticas focales que se ven en la carótida interna tienden a ser localizadas y con longitud menor de 0,5 cm. Suele verse un adelgazamiento largo difuso de la carótida interna tras la realización de endarterectomía y es secundario a hiperplasia fibrointimal. Este estudio pertenece a un paciente no operado. **A:** La imagen Doppler color muestra una estenosis larga que se extiende en una longitud de al menos 2 cm. **B:** En esta primera imagen, la velocidad picosistólica de la porción proximal de la carótida interna es de 213 cm/seg, que sugiere estenosis de entre el 60 y el 70%. **C:** La exploración 1 cm más distal o 2 cm más allá del sitio original de flujo anómalo muestra de nuevo elevación persistente de la velocidad picosistólica (234 cm/seg), ventana espectral clara y ausencia de turbulencia. **D:** La velocidad picosistólica 1 cm distal a este punto demuestra elevación persistente con valores de 199 cm/seg y ventana espectral clara.

frecuentemente utilizada. Nosotros preferimos la medición del grosor de la placa con el transductor en posiciones estándar (Fig. 4-40). La medida del diámetro residual de la luz muestra mayor variabilidad (Fig. 4-41). Actualmente, se utiliza la medida directa de la altura de la placa (engrosamiento de pared) para evaluar la respuesta de la placa aterosclerótica a distintos tratamientos. En un futuro próximo, probablemente puedan aplicarse estas mediciones cuantitativas en el paciente individual.

Características de superficie

La caracterización de la superficie de la placa parece tener cierta utilidad clínica. Las lesiones carotídeas precoces tienen una superficie regular

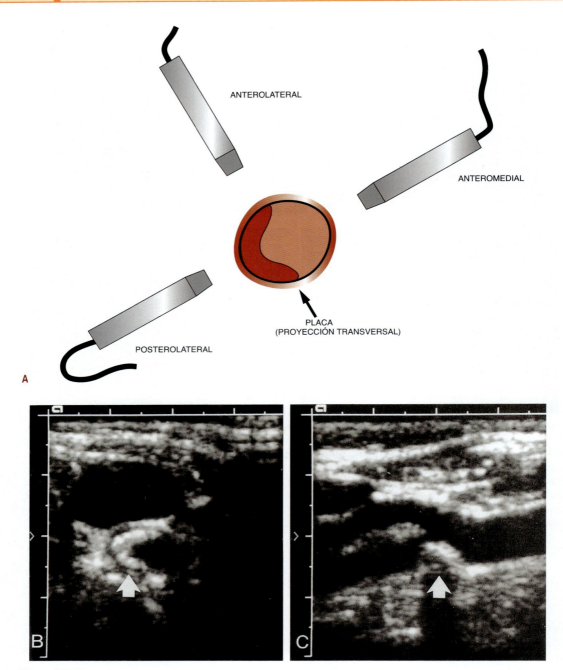

Figura 4-40. A: La naturaleza asimétrica de la placa carotídea es responsable de muchas inconsistencias en su apariencia en las imágenes longitudinales. El diagrama presenta la localización del transductor utilizado para visualizar la placa mostrada en las imágenes siguientes. B: El depósito de la placa aterosclerótica tiende a indicar una distribución asimétrica. La primera proyección transversa del origen de la carótida interna muestra una placa bien delimitada, localizada más lateralmente (*flecha*). C: La posición anterolateral del transductor hace que la placa parezca localizarse preferentemente en la pared más lejana (*flecha*).

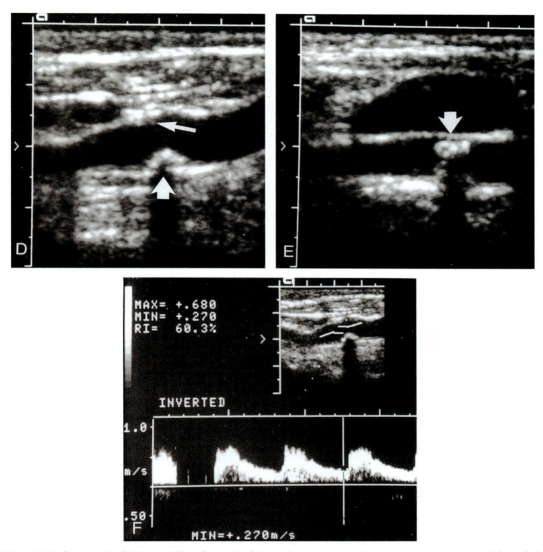

Figura 4-40. *Continuación.* **D:** Una posición más anterior del transductor muestra ambos componentes, cercano y lejano, de la pared de la placa (*flechas*). **E:** La localización más lateral del transductor da la apariencia de que la placa se localiza principalmente en la pared más cercana (*flecha*). **F:** El hallazgo importante en este paciente es la onda normal de velocidad Doppler, que descarta estenosis significativa secundaria a la presencia de esta placa.

con endotelio intacto que cubre un área de proliferación de células musculares lisas y depósito lipídico en la íntima. Estas lesiones, a medida que crecen, son más susceptibles de desarrollar zonas de hemorragia en su interior (Fig. 4-42) y pueden tener tamaños y niveles de severidad variables. En último término, la placa puede romperse. Cuando la hemorragia está contenida, es probable la curación

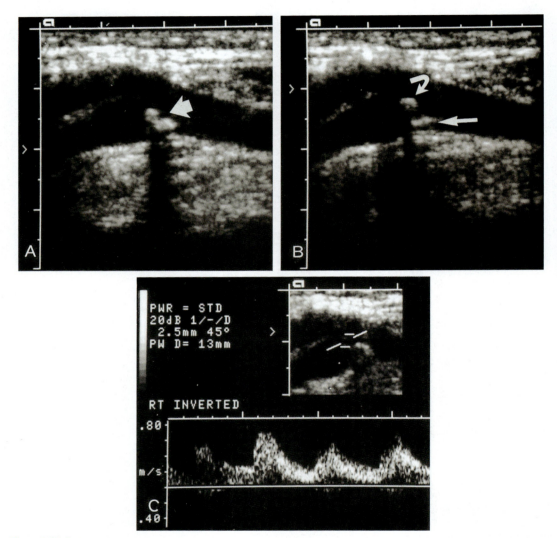

Figura 4-41. Esta imagen de alta resolución presenta limitaciones significativas para determinar la severidad de la placa carotídea. Se producen errores significativos en la estimación del porcentaje de estenosis por la presencia de calcificación parcial de dicha placa. **A:** Esta primera imagen longitudinal muestra una placa irregular, localizada en la pared más alejada, que protruye hacia la luz de la carótida interna (*flecha*). **B:** Una proyección algo diferente de la misma arteria demuestra que la placa presenta un componente (*flecha curva*) sin conexión con el punto de anclaje (*flecha*). Este tipo de placas a menudo se denominan "flotantes". **C:** Ambas imágenes sugieren que la placa es lo suficientemente severa como para provocar una estenosis de al menos el 50% de la carótida interna. Sin embargo, la onda Doppler correspondiente no confirma esta impresión.

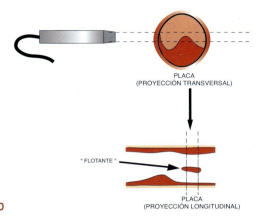

Figura 4-41. *Continuación.* **D:** Los hallazgos visibles en ambas imágenes se explican por la colocación relativa del transductor respecto de la placa. La primera estimación de la severidad de la estenosis carotídea debe realizarse con la curva de velocidad Doppler. Si las velocidades picosistólicas se encuentran por debajo de 125 cm/seg, la placa visualizada no es lo suficientemente severa como para provocar estenosis hemodinámicamente significativa. Puede entonces clasificarse visualmente como menor del 50%. Si las velocidades se sitúan por encima de 125 cm/seg, la velocidad picosistólica se usa para clasificar la severidad de la estenosis.

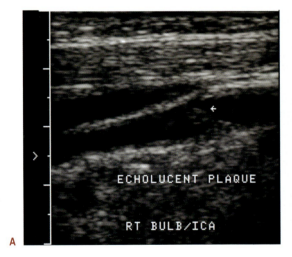
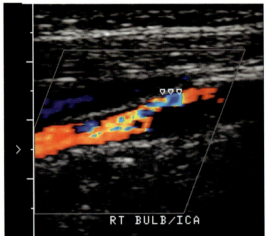
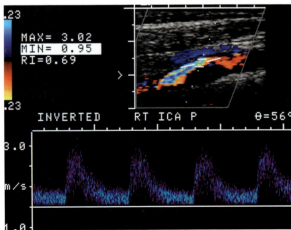

Figura 4-42. A: Esta gran placa hipoecogénica (*flecha*) parece obstruir de forma subtotal la luz de la carótida interna proximal. **B:** La imagen Doppler color confirma la presencia de una gran placa hipoecogénica. **C:** Una velocidad picosistólica de 302 cm/seg confirma estenosis de alto grado (>70%).

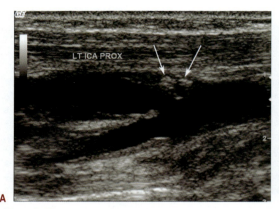 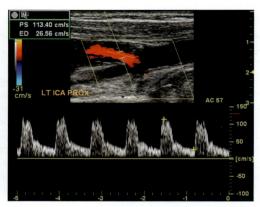

Figura 4-43. Se cree que la historia natural de las placas carotídeas incluye un estadio de curación de las zonas de hemorragia y sustitución por fibrosis. **A:** Se observa una pequeña zona focal de hiperecogenicidad (*flecha*) en la parte media de una ancha placa carotídea. Esta zona de fibrosis puede representar el sitio de una hemorragia intraplaca previa. **B:** Las velocidades Doppler obtenidas al nivel de la placa confirman que ésta no ha alcanzado aún significación hemodinámica y causa menos de un 50% de estenosis.

con fibrosis y calcificación, con formación subsiguiente de lesión focal densa en la placa (Fig. 4-43). Puede producirse calcificación de la placa, presumiblemente en lugares de apoptosis (muerte celular). El proceso de curación puede dar también lugar, en la placa rota, a una superficie irregular, y por tanto a textura de placa más heterogénea (Fig. 4-44). El significado de una superficie irregular no está claro, ya que puede representar una placa curada con superficie irregular o una placa con reciente rotura que está provocando agregación activa y embolización de plaquetas en las superfi-

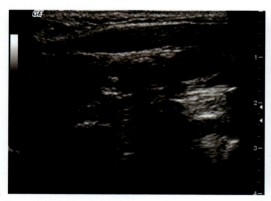 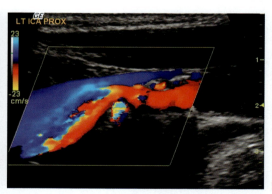

Figura 4-44. Conforme las placas crecen, experimentan remodelación, rotura, y curación, y suelen desarrollar superficies irregulares. **A:** Esta placa de la carótida interna proximal se muestra heterogénea y presenta irregularidad en su pared. **B:** El contorno irregular de la pared se confirma con la imagen Doppler color.

cies de colágeno expuestas. No es posible distinguir entre estas dos posibilidades con ecografía. La ulceración, una abertura en la placa que se extiende hacia el colágeno expuesto de la pared de la arteria y que por definición mide 2 por 2 mm, favorece la formación de agregados de plaquetas que posteriormente pueden ser embolizadas. Aunque pueden verse ulceraciones más grandes en placas relativamente hipoecogénicas, las úlceras son prácticamente imposibles de identificar de forma fiable cuando se asocian a sombra acústica (calcificación).

Morfología

La caracterización de la placa se realiza normalmente por su aspecto ecográfico. En cuanto a densidad, la placa puede ser hipoecogénica, iso o hiperecogénica en comparación con los tejidos blandos adyacentes. La hiperecogenicidad se asocia frecuentemente a la presencia de material fibroso. Se cree que la mezcla de células musculares lisas y colesterol puede ser la responsable de un aspecto hipoecogénico o isoecoico. La ecolucencia es también típica del trombo o de la hiperplasia fibrointimal (miointimal).

Las placas con elementos de similar ecogenicidad en su interior se dice que son homogéneas. Se aplica a placas hipoecogénicas que tienen un anillo de material ecodenso, presumiblemente correspondiente al casquete fibroso. Cuando existen múltiples elementos de ecogenicidad mixta, ecogénicos o hipoecogénicos en el seno de la placa, se denominan heterogéneas. Dependiendo de la proporción dominante de elementos ecogénicos o hipoecogénicos, las placas son heterogéneas hiperecogénicas o heterogéneas hipoecogénicas. Una placa con una zona hipoecogénica cerca de su base puede contener una pequeña hemorragia o *core* lipídico. Una zona focal hiperecogénica en el medio de la placa probablemente represente curación o reacción fibrótica en el lugar de una hemorragia previa.

Calcio

El depósito de calcio se observa en forma de sombra acústica y también sirve para caracterizar la placa. El calcio puede ocultar la visualización de la

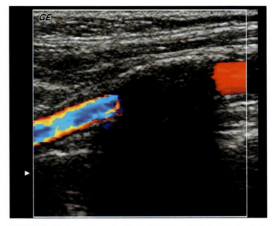

Figura 4-45. La presencia de zonas de calcificación de gran longitud en la carótida interna proximal impide la penetración del haz de ultrasonidos (modos B y Doppler color), no siendo posible la caracterización de la placa.

luz arterial y limita la evaluación de la severidad de las estenosis en hasta un 10% de las bifurcaciones, sobre todo cuando la sombra es mayor de 1 cm de longitud y continua (Fig. 4-45). Para evitarlo, es importante conocer que la estenosis de alto grado altera el patrón de flujo de 1 a 2 cm más allá de la lesión. Angulando la ventana Doppler color, es posible observar por debajo de los depósitos de calcio para verificar la existencia o ausencia de una estenosis de alto grado. Aunque a menudo no es posible determinar de forma fiable la severidad de la estenosis, sí suele ser probable sugerir su presencia o ausencia.

Eficacia diagnóstica (placa)

La ecografía permite la monitorización precoz de la aterosclerosis y la cuantificación de la extensión de la patología antes de que una lesión sea hemodinámicamente significativa. El mecanismo fisiopatológico responsable de los accidentes isquémicos transitorios o los infartos se considera la suelta de émbolos a partir de la carótida 60 al 80% de los casos. En menos de un 20% de los casos pueden ser responsables otras causas, como la formación de émbolos de origen cardíaco. Los casos restantes pueden explicarse por patología inherente de pequeño vaso. Depende de la edad de los pacientes, de la raza y de la presencia de patología cardíaca subyacente o arritmias. No debe sorprender el hecho de que la mayoría de los pacientes con infarto o accidente isquémico transitorio no tengan lesiones significativas (iguales o mayores al 50%) en la carótida interna.

Las placas que aún no producen estenosis hemodinámicamente significativa también pueden producir infartos. La morfología de la placa y el aspecto de su superficie son marcadores de este riesgo. Parece que la placa "vulnerable" al sangrado suele ser homogénea o mínimamente heterogénea y predominantemente hipoecogénica o con zona hipoecogénica cerca de su base. Se cree que esta región hipoecogénica corresponde al *core* lipídico. Las placas más heterogéneas tienen superficie irregular, presentan calcio y son más difíciles de caracterizar de forma reproducible. Su presencia se correlaciona con la existencia de síntomas y con la presencia de estenosis de alto grado en la carótida interna; probablemente representan placas que han sufrido más de un ciclo de hemorragia y reparación. La estenosis hemodinámicamente significativa se asocia a placas grandes de apariencia heterogénea y superficie irregular. Esta observación soporta la hipótesis de que el crecimiento de la placa implica episodios repetidos de rotura y subsiguiente reparación.

Criterios diagnósticos (engrosamiento íntima-media)

La ecografía en modo B de alta resolución se usa para medir el grosor del complejo íntima-media de la pared de la arteria carótida, para detectar lesiones ateroscleróticas precoces susceptibles de monitorización y puede servir como marcador de progresión o regresión de la patología aterosclerótica. Los individuos con mayor engrosamiento de la pared presentan también más aterosclerosis en otros lechos arteriales que aquellos con paredes más finas. Además, los pacientes con mayor engrosamiento de pared son más propensos a padecer infartos de corazón o cerebrales, y aquellos con hipercolesterolemia presentan mayor engrosamiento de la capa íntima-media de la carótida común que los que muestran niveles normales de colesterol en sangre. Continúa siendo objeto de controversia el hecho de si dicho engrosamiento representa aterosclerosis precoz o un cambio coexistente con dicha aterosclerosis. Lo que es cierto es que la medición del engrosamiento íntima-media (EIM) puede realizarse con ecografía, siendo dicha medición más exacta cuando se realiza en la pared más alejada de la carótida, donde es menos probable que los artefactos debidos a la ganancia oculten las interfases. Un engrosamiento de pared por encima de 0,6 mm en la población joven representa aterosclerosis precoz. Cambios seriados en el EIM tienen lugar en respuesta a tratamientos dietéticos o con fármacos, disminuyendo con aquellos que reducen

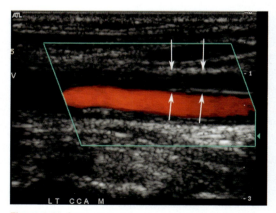

Figura 4-46. Como parte del proceso de envejecimiento normal, tiene lugar un engrosamiento difuso de la pared de la carótida común, que también puede verse en casos de patología aterosclerótica más avanzada. En este paciente de 20 años, la ecografía de la región media de la carótida común muestra un engrosamiento difuso (*flechas*) de la pared arterial. Una vasculitis difusa que afecta a la pared de la arteria, y que causa infiltración por células inflamatorias, es la responsable de dicho engrosamiento. Este proceso patológico se percibe más fácilmente con ecografía que con angiografía, al ser el estrechamiento difuso y afectar a largos segmentos arteriales.

los niveles de colesterol y el riesgo de eventos cardiovasculares.

Cambios inflamatorios

El proceso aterosclerótico afecta fundamentalmente a las capas íntima y media del vaso. Los procesos inflamatorios, como la arteritis de Takayasu o la arteritis de células gigantes, suelen afectar a las capas media y adventicia (Fig. 4-46). El proceso inflamatorio se manifiesta en forma de engrosamiento difuso de la pared arterial que puede ser percibido con la imagen en modo B y alta resolución. Este engrosamiento difuso no ha sido aún medido sistemáticamente en pacientes con arteritis inflamatoria. Se cree que el tratamiento de la arteritis consigue con el tiempo la vuelta a la normalidad de la pared arterial.

Eficacia diagnóstica (engrosamiento de la pared)

Las mediciones cuantitativas del engrosamiento de la pared carotídea han sido validadas *in vitro*, con muestras anatomopatológicas y ficticias. La comparación entre micrógrafos de paredes arteriales y ecografías ha demostrado una delimitación clara de las interfases entre la luz y la íntima, la media y la adventicia y entre la adventicia y la periadventicia. Estas interfases son perceptibles y visibles con ecografía en modo B y se ven mejor con frecuencias de al menos 5 MHz.

Múltiples estudios han revelado que estas mediciones son muy reproducibles. Está demostrado el valor de la monitorización seriada de los cambios en el EIM en estudios farmacológicos y ensayos. Se ha sugerido la posibilidad de que las interfases entre la luz y la íntima percibidas con ecografía fueran artefactos; experimentos *in vitro* han demostrado que en parte eso es posible. Sin embargo, la medida del EIM se correlaciona con la aterosclerosis y su evolución. Es por tanto un marcador cuantitativo aceptado de aterosclerosis. Los cambios en el EIM de 0,02 a 0,05 o menores pueden ser detectados con la resolución de los aparatos de ultrasonidos utilizados, límites de resolución aprobados de 0,1 a 0,2 mm. La realización de múltiples mediciones del EIM aumenta la fiabilidad (precisión) de las medidas.

MASAS Y ANEURISMAS

El hallazgo clínico de una masa pulsátil palpable en el cuello requiere normalmente una evaluación ecográfica.

Los aneurismas verdaderos de las carótidas son poco frecuentes y secundarios normalmente a episodios previos de trauma o en el contexto de una tendencia más generalizada de patología arterial aneurismática en el paciente mayor (Fig. 4-47). La masa palpable suele explicarse frecuentemente por un aumento de la tortuosidad de los vasos y ectasia secundaria a aterosclerosis (Fig. 4-48).

Distintas masas en el cuello pueden provocar anomalías del flujo que pudieron ser confundidas con estenosis en la era de las exploraciones Doppler sin imagen con onda continua: tumores del cuerpo carotídeo (Fig. 4-49), hipertiroidismo (Fig. 4-50) y raramente nódulos adenomatosos (Fig. 4-51).

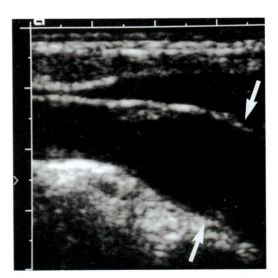

Figura 4-47. El aneurisma verdadero de la arteria innominada es poco frecuente. Esta dilatación marcada de la arteria innominada con diámetro mayor de 2 cm es compatible con aneurisma. Ocasionalmente, el aneurisma se extiende hacia el origen de la carótida común derecha.

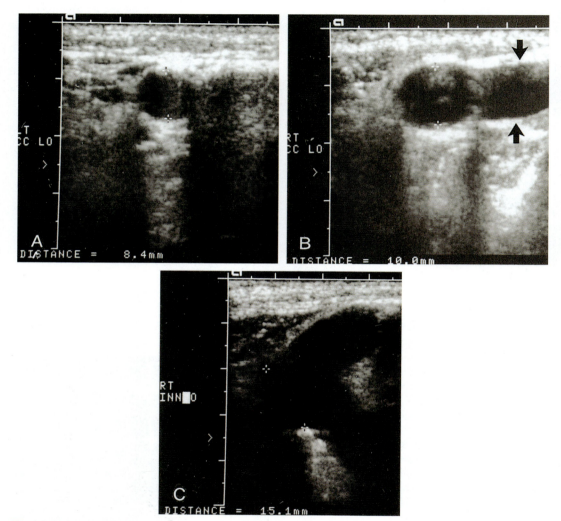

Figura 4-48. Una masa pulsátil en el cuello muy improbablemente representa un aneurisma de la carótida, entidad extremadamente infrecuente. Lo más probable es que corresponda a un segmento arterial ectático, a un desplazamiento de la carótida por otro proceso como bocio o a un aumento más difuso del calibre de la arteria. **A:** La evaluación ecográfica comienza en el lado normal. La carótida común normal mide 8,4 mm. **B:** En el lado afecto, la carótida común baja parece tener un diámetro de 10 mm. Este aparente aumento de tamaño se debe a la posición del transductor, encontrándose incluidas en la medición las paredes de la arteria innominada de forma inadvertida (*flechas*). **C:** La arteria innominada ectática está elongada, presenta aumento de su diámetro y se encuentra migrada hacia arriba en el cuello, provocando un efecto de masa pulsátil en la exploración clínica. Debido a este desplazamiento, se visualiza fácilmente el origen de la carótida común. Se recomienda repetir la exploración transcurridos de 6 meses a 1 año para confirmar ausencia de progresión de este agrandamiento asintomático.

Capítulo 4 · Arterias del cuello

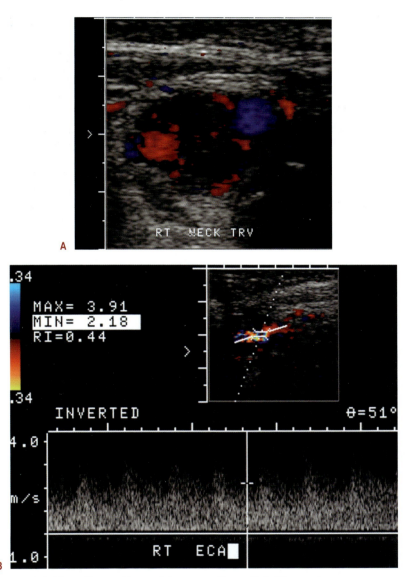

Figura 4-49. Las masas de la bifurcación carotídea son infrecuentes. Un ganglio linfático puede crecer a consecuencia de un proceso maligno en la cabeza o el cuello. **A:** La entidad más rara es un tumor del cuerpo carotídeo o paraganglioma. Se presenta en forma de masa bien delimitada en la bifurcación carotídea que desplaza normalmente la carótida interna (*flechas*) y que a menudo se entremezcla con las ramas de la carótida externa. Presenta cierto aspecto heterogéneo. La confirmación de la naturaleza marcadamente hipervascular de la masa con ecografía Doppler ayuda a confirmar el diagnóstico. **B:** Las ondas Doppler de la carótida externa muestran un patrón de baja resistencia y están aumentadas. Las ramas de la carótida externa generalmente se incorporan a la masa y la arteria carótida externa principal muestra el patrón típico de baja resistencia de la naturaleza vascular de la masa.

(Continúa en la página siguiente)

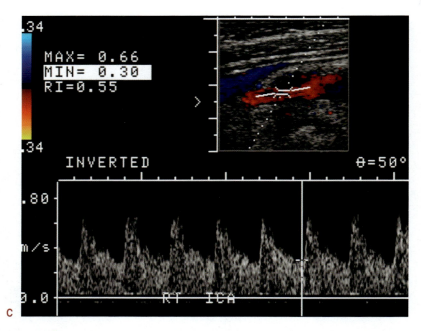

Figura 4-49. *Continuación.* **C:** La carótida interna se ve afectada con menos frecuencia, como se aprecia en la onda de dicha arte-

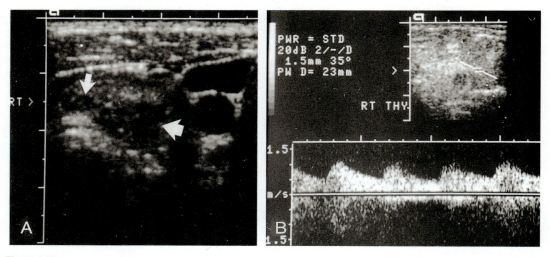

Figura 4-50. La arteria carótida común discurre junto a la glándula tiroidea en la mitad del cuello. Son tres las manifestaciones comunes de la patología tiroidea dignas de mención. **A:** La primera y más benigna es la detección inadvertida de múltiples imágenes hipoecogénicas en la glándula (*flechas*) correspondientes a quistes. Este tipo de glándula multinodular normalmente contiene al menos dos o tres quistes. La presencia de un nódulo solitario, especialmente si es sólido y ecogénico, requiere estudio. **B:** En ocasiones, la exploración Doppler con sonda de onda continua ha detectado señales con cambios de alta frecuencia a pesar de la existencia de una bifurcación carotídea normal. La causa de estas señales de cambio de alta frecuencia, simulando la presencia de estenosis, es la existencia de una glándula tiroidea patológica. Estas señales de alta velocidad se originan de las múltiples ramas arteriales de una glándula afectada por la enfermedad de Graves. También pueden verse en los adenomas hipervasculares.

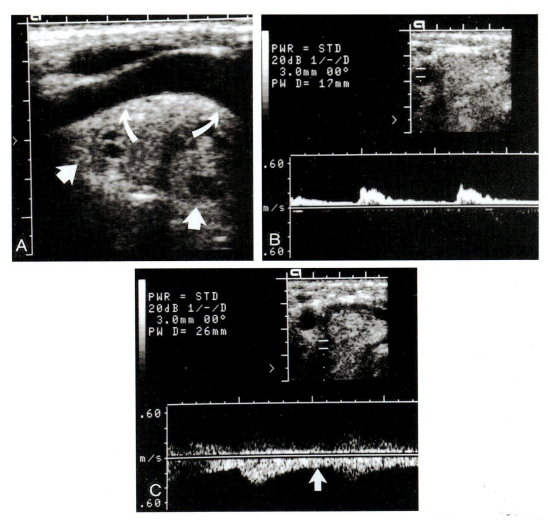

Figura 4-51. A: Los nódulos adenomatosos son a menudo la causa de aparición de señales de alta velocidad en la carótida común. Esta imagen bidimensional muestra una gran masa heterogénea (*flechas*) que desplaza cranealmente la carótida común (*flechas curvas*). **B:** La localización de la carótida común respecto a esta masa se determina con la imagen Doppler en proyección transversal. La onda Doppler en la carótida interna muestra un patrón de flujo típico. **C:** Desplazando el cursor hacia la glándula tiroidea, se registra una onda Doppler con patrón de relativa baja resistencia (*flechas*) y componente diastólico alto. Antes de la ecografía dúplex, la tirotoxicosis o la presencia de adenomas hipervasculares autónomos eran en ocasiones la causa de detección de señales de alta velocidad con Doppler continuo, y eran diagnosticados de estenosis carotídea de alto grado. Este tipo de error es poco probable con ecografía dúplex.

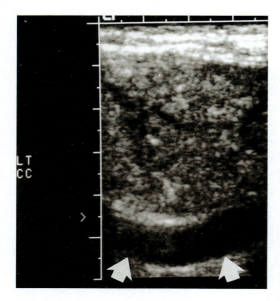

Figura 4-52. La presencia de una masa pulsátil palpable en el cuello es sospechosa de aneurisma. Además de la existencia de ectasia, un aumento importante de tamaño de un lóbulo tiroideo puede ocasionalmente transmitir pulsaciones desde una carótida común de localización más inferior (*flechas*).

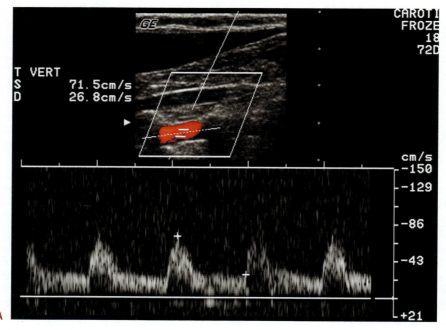

Figura 4-53. A: Esta imagen longitudinal de la región inferior del cuello muestra la localización de la arteria vertebral entre los procesos transversos. El transductor presenta una posición más posterior y lateral de lo habitual en el cuello cuando se exploran las arterias carótidas. La onda es de baja resistencia, similar a la de la carótida interna.

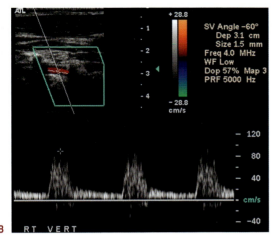

Figura 4-53. *Continuación.* **B:** En este paciente, las velocidades son más altas de lo esperado. No se observó la arteria vertebral contralateral, probablemente atrésica o congénitamente ausente.

El desplazamiento pasivo de la carótida por masas de partes blandas a menudo crea la falsa ilusión de que es la propia arteria la que se encuentra aumentada de tamaño (Fig. 4-52).

ARTERIA VERTEBRAL

Las arterias vertebrales de ambos lados del cuello nacen normalmente de la arteria subclavia como primera rama, inmediatamente antes del tronco tirocervical. Estas arterias cursan entre los forámenes desde C1 a C7 y finalmente se unen en la base del cráneo para formar la arteria basilar. En aproximadamente el 6% de los pacientes, la arteria vertebral izquierda nace directamente de la aorta.

La ventana ecográfica para su exploración es limitada. Pueden verse en la base del cuello los segmentos en el origen y proximales, y se ven también segmentos cortos entre las láminas vertebrales cervicales (Fig. 4-53). La capacidad de evaluar el flujo sanguíneo y la permeabilidad en las arterias vertebrales inicialmente se calculó por encima del 71%. Sin embargo, la mejoría de las técnicas de imagen ha supuesto que actualmente puedan explorarse en prácticamente la totalidad de los pacientes.

Nosotros comenzamos el estudio de forma rutinaria, con imagen en escala de grises identificando la arteria entre las láminas. Posteriormente, se explora con Doppler color y pulsado. La presencia de flujo en la arteria vertebral descarta normalmente oclusión. La incapacidad de detectar flujo puede deberse a la existencia de una oclusión o a una limitación técnica con defectuosa penetración del haz de ultrasonidos. Entonces tratamos de obtener señales venosas para confirmar oclusión de la arteria. Una de las arterias vertebrales puede ser tan dominante que la contralateral se encuentre muy disminuida de tamaño e incluso ausente.

El patrón de flujo debe ser similar al de la carótida interna. La dirección normal del flujo es hacia la cabeza. Se observa un patrón completamente invertido de flujo cuando la arteria subclavia del mismo lado del cuello se encuentra ocluida o presenta estenosis severa. El síndrome asociado con este patrón se conoce como síndrome de robo de la subclavia. La sangre fluye a partir de la arteria vertebral contralateral hacia la arteria basilar y de ahí, retrógradamente hacia abajo, a la arteria vertebral del lado afecto para suministrar sangre a la arteria subclavia y al brazo (Fig. 4-54). En el lado derecho, una estenosis severa u oclusión de la arteria braquiocefálica (innominada) puede también ser la causa de un síndrome de robo (Fig. 4-55). Sin embargo, en esta circunstancia, el flujo en la carótida común y en sus ramas será probablemente suministrado por la arteria vertebral. Pueden verse patrones de flujo más complejos en función de la localización de la estenosis u oclusión y las posibles varias vías colaterales en las ramas de la carótida externa, y desde la porción intracraneal de la carótida interna y el polígono de Willis. Las lesiones de severidad intermedia pueden alterar el aspecto de la onda de la arteria vertebral. El patrón unidireccional de flujo puede alterarse y aparecer inversión de flujo durante la fase inicial del final de la diástole, y progresivamente más durante la diástole (Fig. 4-56), o desenmascararse con el ejercicio o por cambios en la posición del brazo. Si la arteria vertebral contralateral se encuentra ocluida o ausente, la estenosis u oclusión de la subclavia o innominada alterará el patrón de flujo en la arteria vertebral, desarrollándose una onda *tardus/parvus* (Fig. 4-57).

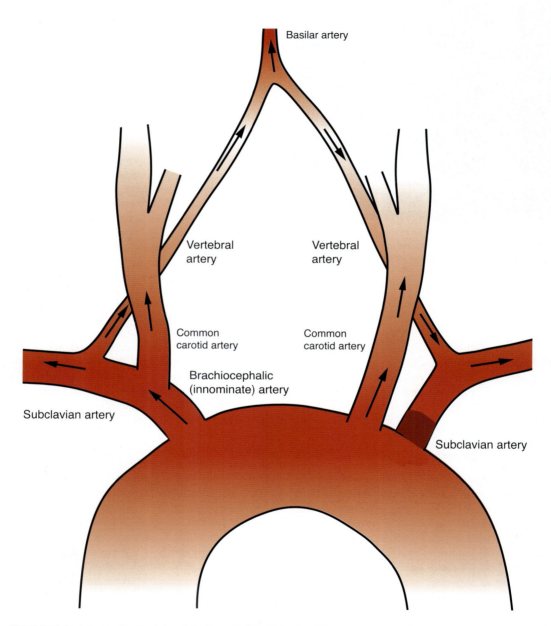

Figura 4-54. El síndrome de robo de la subclavia es un ejemplo de vía colateral que se desarrolla para compensar los efectos de una oclusión de la arteria subclavia proximal. Con la oclusión de la arteria subclavia izquierda, el flujo colateral es redirigido desde la vertebral contralateral hacia la arteria basilar, y de allí a la arteria subclavia distal a la oclusión. En ocasiones, el suministro colateral es a través del polígono de Willis.

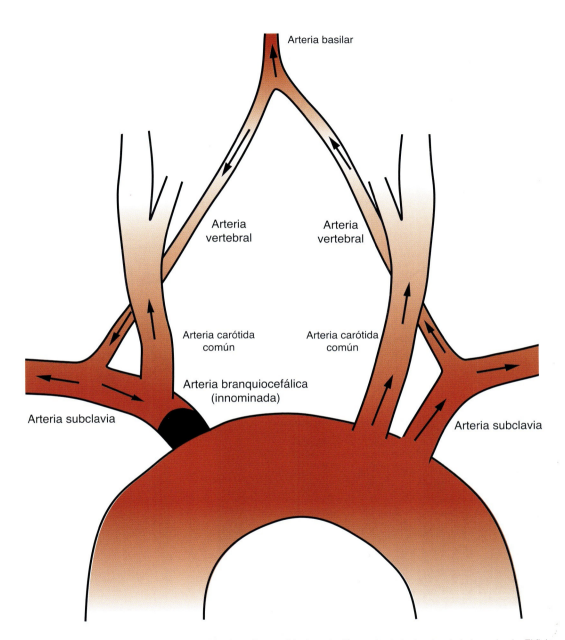

Figura 4-55. Este ejemplo constituye una variable algo más compleja. La oclusión proximal afecta a la arteria innominada. El flujo sanguíneo es redirigido desde la vertebral contralateral hacia abajo, a la vertebral del mismo lado. La vertebral entonces no sólo suministra a la arteria subclavia, sino también a la carótida común del mismo lado y después a la carótida interna. El flujo en ambos sistemas se encuentra marcadamente disminuido.

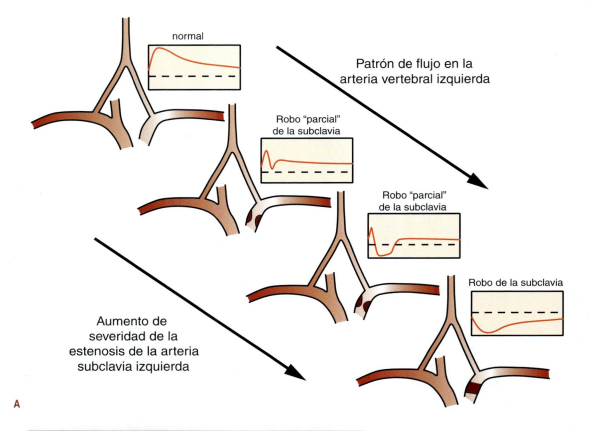

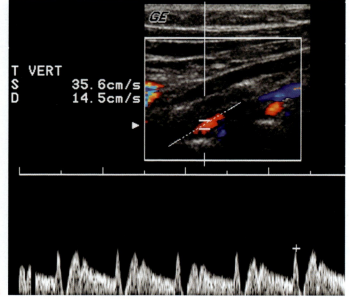

Figura 4-56. A: Este diagrama resume los diferentes niveles de estenosis de la vena subclavia y los cambios progresivos en las ondas de la arteria vertebral. Estas variantes se conocen como patrones de robo "parcial". **B:** Éste es un ejemplo del cambio más precoz en la onda de la arteria vertebral, cuyo contorno recuerda la silueta de un conejo.

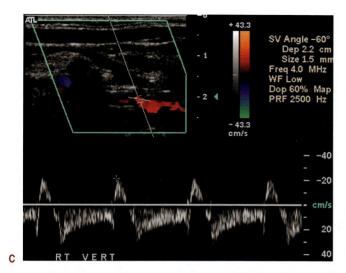

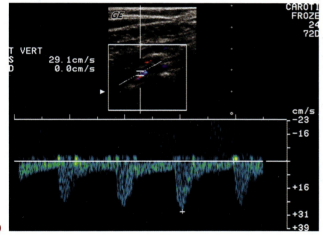

Figura 4-56. *Continuación.* **C:** Éste es un ejemplo del efecto de una estenosis intermedia a severa de la arteria subclavia donde el flujo es inverso durante la mayor parte de la diástole; no obstante, sigue observándose flujo anterógrado durante la sístole. **D:** Existe un patrón de robo completo de la subclavia en la onda de esta arteria vertebral con inversión completa de la dirección del flujo.

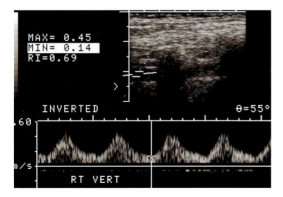

Figura 4-57. La arteria subclavia presenta un patrón de baja resistencia y una sístole de crecimiento lento. Para observar este patrón debe existir una estenosis de alto grado en el mismo lado sin arteria vertebral contralateral, ya sea por ausencia congénita o proceso obstructivo. La sangre fluye a través de esta arteria vertebral única. La lesión se localiza proximalmente en las arterias subclavia o innominada.

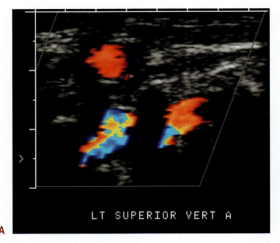

Figura 4-58. A: Se observa la arteria vertebral entre los procesos transversos. Existe *aliasing* en las señales Doppler color a la salida del foramen. **B:** La velocidad de flujo picosistólica se encuentra por debajo de los límites normales, a 43 cm/seg. **C:** Las velocidades máximas son casi del doble inmediatamente por debajo de los procesos transversos, lo cual sería compatible con una estenosis cercana al 50% de la arteria vertebral (prácticamente el doble de la velocidad picosistólica).

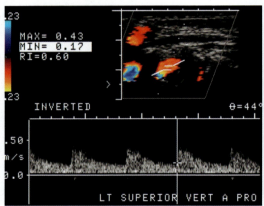
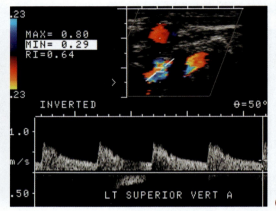

La clasificación de la estenosis de la arteria vertebral se lleva a cabo identificando los lugares de aumento de velocidad de flujo y relacionándolos con el flujo basal en el segmento de la arteria vertebral proximal o distal al sitio estudiado (Fig. 4-58). Son velocidades típicamente normales entre 40 y 70 cm/seg.

Bibliografía

Alexandrov AV, Vital D, Brodie DS, et al. Grading carotid stenosis with ultrasound. An interlaboratory comparison. *Stroke* 1997;28:1208-1210.

Arbeille P, Bouin-Pineau MH, Herault S. Accuracy of the main Doppler methods for evaluating the degree of carotid stenoses (continuous wave, pulsed wave, and color Doppler). *Ultrasound Med Biol* 1999;25:65-73.

Bakke SJ, Smith HJ, Kerty E, et al. Cervicocranial artery dissection. Detection by Doppler ultrasound and MR angiography. *Acta Radiol* 1996;37:529-534.

Bluth EI, Shyn PB, Sullivan MA, et al. Doppler color flow imaging of carotid artery dissection. *J Ultrasound Med* 1989; 8:149-153.

Busuttil SJ, Franklin DP, Youkey JR, et al. Carotid duplex overestimation of stenosis due to severe contralateral disease. *Am J Surg* 1996;172:144-147.

Carpenter JP, Lexa FJ, Davis JT. Determination of duplex Doppler ultrasound criteria appropriate to the North American Symptomatic Carotid Endarterectomy Trial. *Stroke* 1996; 27:695-699.

de Bray JM, Baud JM, Delanoy P, Camuzat JP, et al. Reproducibility in ultrasonic characterization of carotid plaques. *Cerebrovasc Dis* 1998;8:273-277.

Hodis HN, Mack WJ, LaBree L, et al. The role of carotid arterial intima-media thickness in predicting clinical coronary events. *Ann Intern Med* 1998;128:262-269.

Hood DB, Mattos MA, Mansour A, et al. Prospective evaluation of new duplex criteria to identify 70% internal carotid artery stenosis. *J Vasc Surg* 1996;23:254-261.

Hunink MGM, Polak JF, Barlan MM, et al. Detection and quantification of carotid artery stenosis: efficacy of various Doppler velocity parameters. *AJR* 1993; 160:619-625.

Karam BG, Atallah N, Slaba S, et al. The accuracy of carotid duplex scanning in the diagnosis of 70% internal carotid artery stenosis: evaluation of new duplex criteria. *J Med Liban* 1996;44:223-226.

Kotval PS. Doppler waveform parvus and tardus. A sign of proximal flow obstruction. *J Ultrasound Med* 1989;8: 435-440.

Kuntz KM, Polak JF, Whittemore AD, et al. Duplex ultrasound criteria for the identification of carotid stenosis should be laboratory specific. *Stroke* 1997;28:597-602.

Lee VS, Hertzberg BS, Workman MJ, et al. Variability of Doppler US measurements along the common carotid artery: effects on estimates of internal carotid arterial stenosis in patients with angiographically proved disease. *Radiology* 2000;214:387-92.

McLaren JT, Donaghue CC, Drezner AD. Accuracy of carotid duplex examination to predict proximal and intrathoracic lesions. *Am J Surg* 1996;172:149-150.

Meyer JI, Khalil RM, Obuchowski NA, et al. Common carotid artery: variability of Doppler US velocity measurements. *Radiology* 1997;204:339-341.

Moneta GL, Edwards JM, Chitwood RW, et al. Correlation with North American Symptomatic Carotid Endarterectomy Trial (NASCET) angiographic definition of 70% to 99% internal carotid artery stenosis with duplex scanning. *J Vasc Surg* 1993;17:152-157.

Moneta GL, Edwards JM, Papanicolaou G, et al. Screening for asymptomatic internal carotid artery stenosis: duplex criteria for discriminating 60% to 99% stenosis. *J Vasc Surg* 1995;21:989-994.

North American Symptomatic Carotid Endarterectomy Trial Collaborators. Beneficial effect of carotid endarterectomy in symptomatic patients with high-grade stenosis. *N Engl J Med* 1991;325:445-453.

Polak JF, Dobkin GR, O'Leary DH, et al. Internal carotid artery stenosis: accuracy and reproducibility of color-Doppler-assisted duplex imaging. *Radiology* 1989;173:793-798.

Shulak JM, O'Donovan PB, Paushter DM, et al. Color flow Doppler of carotid body paraganglioma. *J Ultrasound Med* 1989;8:519-521.

Streifler JY, Eliasziw M, Fox AJ, et al. Angiographic detection of carotid plaque ulceration. Comparison with surgical observations in a multicenter study. North American Symptomatic Carotid Endarterectomy Trial. *Stroke* 1994;25(6): 1130-1132.

Wain RA, Lyon RT, Veith FJ, et al. Accuracy of duplex ultrasound in evaluating carotid artery anatomy before endarterectomy. *J Vasc Surg* 1998;27:235-242.

Capítulo **5**

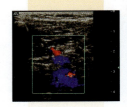

Trombosis venosa

INCIDENCIA E IMPORTANCIA CLÍNICA

La incidencia y la prevalencia de la trombosis venosa sólo puede ser estimada, ya que la mayoría de los episodios no son detectados clínicamente. Estudios recientes sugieren que la prevalencia de tromboembolismo pulmonar no detectado en pacientes asintomáticos que permanecen en el hospital por otras causas no relacionadas se acerca al 30%. La incidencia perioperatoria de la trombosis venosa en poblaciones de alto riesgo puede alcanzar del 30 al 50%. Puesto que estos émbolos raramente causan síntomas, resulta más difícil de lo esperado determinar la incidencia de la trombosis venosa de la extremidad inferior. Los cálculos a partir de la incidencia anual de embolismo pulmonar y de trombosis venosa profunda (TVP) del miembro inferior sugerirían aproximadamente una concordancia "uno a uno" entre los episodios de embolismo pulmonar y una causa probable en la extremidad inferior. De hecho, se cree que la trombosis venosa de la extremidad inferior es la causa del embolismo en el 95% de dichos episodios. Otras causas menos probables incluyen las venas profundas de la pelvis y las venas de la extremidad superior. Y a la inversa, no todos los trombos de la extremidad superior sufren embolismo. La incidencia de tromboembolismo pulmonar sintomático se considera del 10 al 15% en pacientes con TVP documentada del miembro inferior. Un screening más sensible de pacientes con TVP de extremidad inferior ha mostrado una incidencia del 35 al 50% de anomalías, compatible con embolismo pulmonar asintomático.

Los trombos localizados en las venas femoropoplíteas (por encima de la rodilla), y menos frecuentemente aquellos limitados a las venas de la pantorrilla (por debajo de la rodilla), son los que más a menudo provocan embolismo pulmonar (Fig. 5-1). Esto hace necesaria la exploración ecográfica cuidadosa de esta porción del miembro inferior. Otro factor a considerar en pacientes con sospecha clínica de trombosis por debajo de la rodilla es el estudio ecográfico seriado de la vena poplítea para documentar extensión de trombos por debajo de la rodilla. Muchos expertos creen que sólo cuando el trombo ha alcanzado la vena poplítea es necesaria la anticoagulación del paciente. La diseminación proximal a partir de un trombo localizado en las venas de la pantorrilla parece acontecer en el 20% de los casos. Esta evolución típica de la TVP del miembro inferior (origen en la vena de la pantorrilla y diseminación ocasional hacia la vena poplítea más proximal) probablemente pueda aplicarse a la mayoría de los pacientes con TVP de la extremidad inferior. Estudios recientes demuestran que la ecografía por encima de la rodilla, realizada de los 5 a 7 días de un primer estudio ecográfico negativo por encima de la rodilla, es todo cuanto se necesita para excluir TVP significativa.

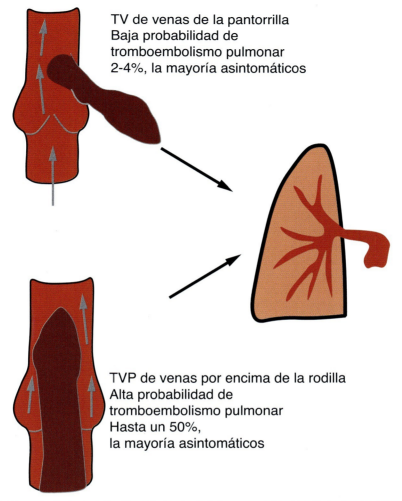

Figura 5-1. Aunque la ecografía es capaz de detectar la trombosis de las venas de la pantorrilla, los trombos clínicamente más relevantes son aquellos que suponen la mayor amenaza de embolismo pulmonar. Estos son, en la gran mayoría, los trombos localizados en las venas por encima de la rodilla.

Al menos pueden verse dos patrones de presentación clínica en pacientes con TVP. En el momento de presentación es probable que el trombo haya progresado por encima de la rodilla. La mayoría de estos trombos tienden a producir obstrucción del flujo. El segundo patrón es aplicable a pacientes sometidos a cirugía y asintomáticos; éstos tienden a presentar trombos no obstructivos con una proporción mucho mayor de trombos localizados en las venas profundas de la pantorrilla. El enfoque ecográfico en ambos casos es distinto. El patrón e historia natural de ambos tipos de TVP es suficientemente diferente, de forma que una trombosis desapercibida tendrá implicaciones clínicas claramente distintas.

La ecografía venosa de la extremidad inferior ha surgido como prueba no invasiva sensible y eficaz en la confirmación de la presencia de TVP aguda.

La elevada eficacia diagnóstica, establecida por comparación con la venografía estándar con contraste en más de 2.000 casos publicados entre 1980 y principio de los 90, ha llevado a la sustitución prácticamente completa de la venografía como prueba estándar en el diagnóstico de la TVP del miembro inferior.

EXTREMIDAD INFERIOR

Anatomía normal

La regla general utilizada en la anatomía venosa profunda de la extremidad inferior sostiene que cada vena profunda está acompañada por una arteria que viaja en íntima proximidad a ella.

La vena ilíaca externa se convierte en vena femoral común al nivel del ligamento inguinal (Fig. 5-2). La vena femoral común se sitúa medial y ligeramente más profunda que la arteria inmediatamente por debajo de la ingle. La primera rama que nace de la vena femoral común es la vena safena mayor, que cursa medial y superficial a la fascia del muslo y pierna hacia el pie. En una distancia de 1 a 2 cm, existe una ramificación mayor de la vena femoral común que da lugar a las venas femoral superficial y femoral profunda (Fig. 5-3). La vena femoral profunda drena los músculos del muslo y se localiza más lateralmente y profunda que la vena femoral superficial. Cuando la exploración se realiza desde arriba, la vena femoral profunda se sitúa en la porción alta de la arteria femoral profunda. La vena femoral superficial es la vena de drenaje profunda de la región más baja del muslo y la pantorrilla; cursa medial a la femoral profunda y profunda respecto a su arteria acompañante. La vena femoral superficial se coloca profunda y posterior a la arteria femoral cuando se explora desde la región anterior del muslo. Tanto la arteria como la vena se introducen en el canal adductor al atravesar la fascia adductora en el tercio inferior del muslo. Al abandonar el canal adductor, la vena sigue en una localización posterior y profunda respecto a la arte-

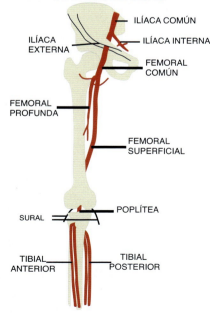 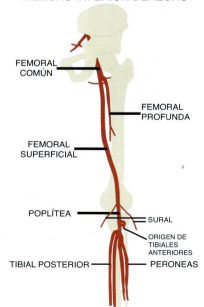

Figura 5-2. La anatomía de las venas profundas de la extremidad superior está sujeta a cierta variabilidad, condicionada fundamentalmente por la presencia de duplicaciones de las venas femoral y poplítea.

ria poplítea correspondiente. Puesto que la vena poplítea normalmente se explora desde la región posterior de la pierna, se verá más cerca del transductor que la arteria (superficial).

La vena safena menor nace normalmente de la vena poplítea, en la mitad de la rodilla o algo más craneal a ella, y transcurre posterior y después lateralmente a lo largo de la pierna (Fig. 5-4); normalmente termina inmediatamente por delante del maleolo lateral. La vena poplítea a menudo puede ser seguida hasta la pantorrilla proximal, donde se divide en vena tibial anterior y tronco tibioperoneo. Es a este nivel donde las venas están duplicadas (por cada arteria acompañante hay dos venas tibiales). Antes de esto, la vena femoral superficial se duplica por encima de al menos una longitud corta en el 15 al 20% de los pacientes (Fig. 5-5), mientras que la vena poplítea puede hacer lo mismo en hasta un 35% de los pacientes (Fig. 5-6). Cuando están duplicadas, los segmentos de la vena femoral superficial se unen atrás en un canal, después de discurrir por el muslo durante una distancia variable (Fig. 5-7). Las duplicaciones de la vena poplítea tienden a seguir como segmentos duplicados separados. Pueden identificarse las venas tibiales anteriores según emergen y cruzan la membrana interósea en su par-

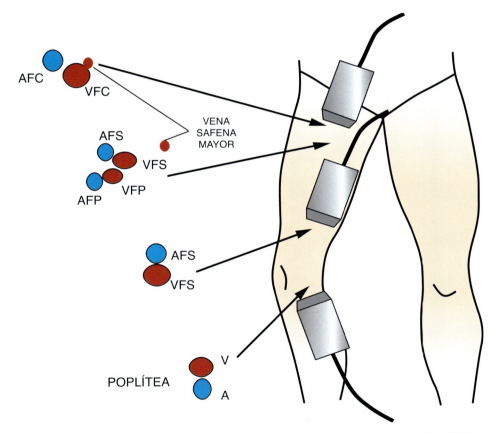

Figura 5-3. A: La exploración ecográfica venosa se realiza con el paciente en supino. El transductor se coloca inicialmente en la región anterior y medial del muslo para el estudio de las siguientes venas: vena femoral común (VFC), vena femoral profunda (VFP) y vena femoral superficial (VFS). Las venas profundas se acompañan de su arteria correspondiente. La arteria femoral común se bifurca antes que la vena. La vena safena mayor se origina en la vena femoral común, inmediatamente por encima del nivel de la bifurcación. A nivel de la rodilla, el transductor se coloca desde la región posterior de la pierna externamente rotada y ligeramente doblada. La arteria poplítea transcurre ahora profunda a las venas.

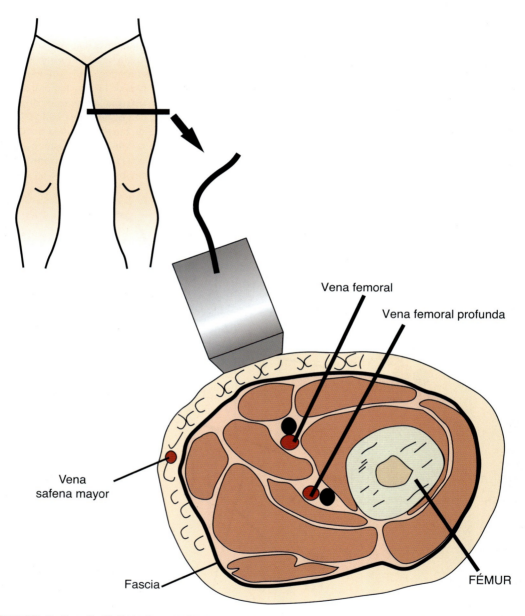

Figura 5-3. *Continuación.* **B:** El término *vena femoral superficial* no corresponde al nombre correcto de esta vena. Los textos de anatomía utilizan el término *femoral* en vez de *femoral superficial* y se refieren entonces a venas femorales "común" y "profunda" como las que drenan en la vena femoral. Por definición, todas las venas profundas se encuentran dentro de la fascia que rodea los compartimentos que contienen los músculos de la pierna.

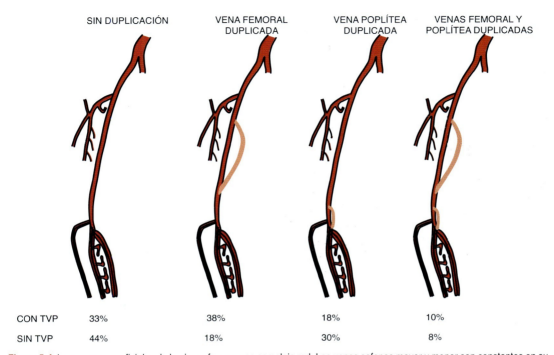

Figura 5-4. Las venas superficiales de la pierna forman una compleja red. Las venas safenas mayor y menor son constantes en su localización para la mayoría de los individuos. El tamaño relativo y la localización de las distintas ramas varían significativamente de un individuo a otro.

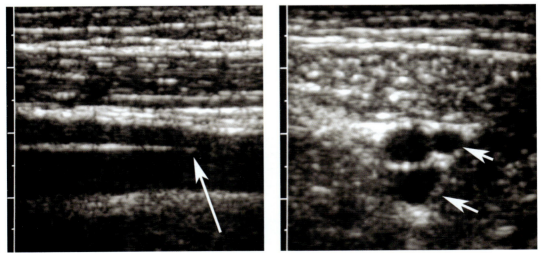

Figura 5-5. A: En esta imagen longitudinal, se muestra un segmento venoso *(flecha)* que se une a la vena femoral superficial. **B:** La primera imagen transversa muestra que existen dos canales venosos *(flechas)* a ambos lados de la arteria femoral superficial. También se ven claramente los músculos del muslo, localizándose el sartorio en la parte de arriba, el aductor mayor en la derecha y el cuádriceps en la izquierda.

(Continúa en la página siguiente)

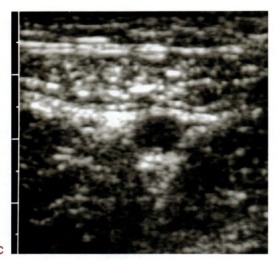

Figura 5-5. C: *Continuación.* Durante la compresión, la única estructura vascular que no se colapsa es la arteria. Pueden verse porciones duplicadas de las venas femorales (superficiales) en el 30% de los individuos. Tienden a ser pequeñas y normalmente vuelven a unirse a la vena principal de 5 a 15 cm después.

tibiales posteriores son pares y pueden ser visualizadas cuando migran más superficialmente en el tercio medio de la pantorrilla y se sitúan por detrás del maleolo medial. Las venas pares peroneas se localizan cerca del peroné y posteriormente a él.

La exploración típica de las venas de la extremidad inferior debe comenzar con el paciente en supino; dicha posición normalmente es suficiente para la mayoría de los pacientes. En ocasiones resulta difícil visualizar las venas, incluso en su localización proximal en el muslo. Esto puede ser debido a una temperatura ambiental baja, que produce vasoconstricción y disminución significativa del diámetro de las venas. Otra posibilidad es que exista bajo flujo sanguíneo. En estas circunstancias, puede ser necesario incorporar al paciente, aumentando así la presión en las venas y consiguiendo que se distiendan. Normalmente, debe aplicarse gel de forma generosa en la piel del muslo y por detrás de la rodilla a lo largo del curso esperado de la vena femoral superficial y la vena poplítea. Ello ahorra tiempo de exploración.

La vena femoral común es con normalidad claramente visible con su arteria acompañante colocando el transductor transversalmente a medio camino en una línea imaginaria entre el pubis y la espina ilíaca. El transductor debe colocarse de forma que se muestre la imagen como si el ecografista mirara al paciente desde los pies de la cama.

te más alta y en su curso hacia abajo por la pierna; entonces atraviesan el tobillo como venas dorsales del pie. El tronco tibioperoneo es difícil de visualizar en el tercio superior de la pantorrilla. Las venas

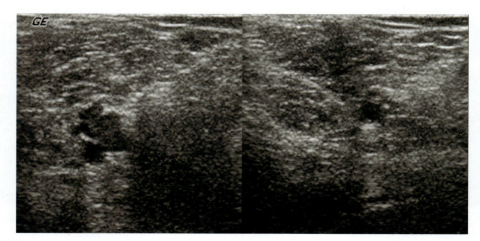

Figura 5-6. Todos los segmentos venosos duplicados deben comprimirse si están libres de trombo. Esta vena poplítea se compone al menos de tres canales separados; todos ellos compresibles. Sólo la arteria permanece sin colapsarse *(flecha)*.

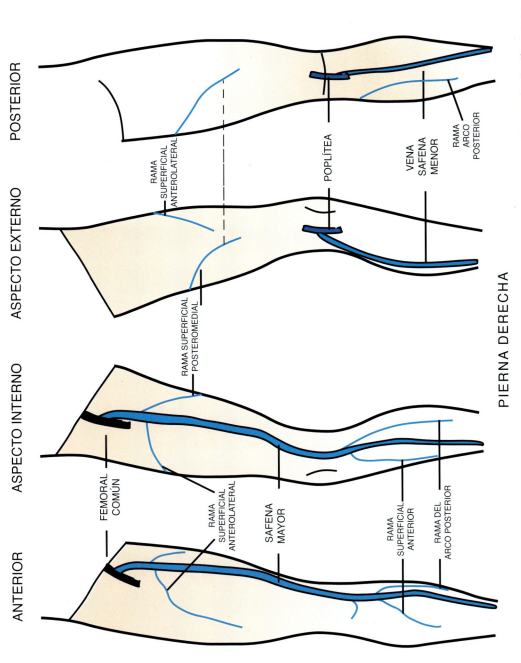

Figura 5-7. Las venas superficiales de la pierna forman una red compleja. Los troncos principales de las venas safenas mayor y menor tienen una localización constante en la mayoría de los individuos. El tamaño y localización relativos de las distintas ramas varían significativamente de un individuo a otro.

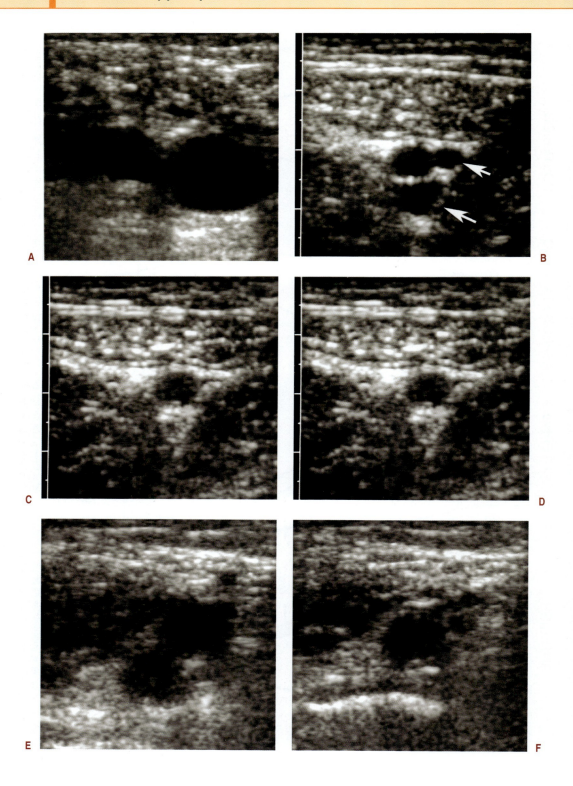

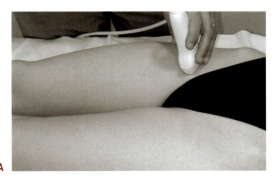
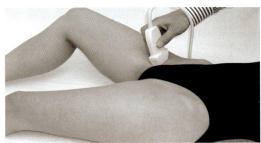
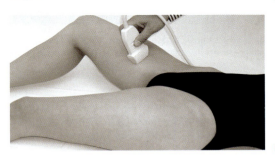

Figura 5-9. A: La exploración de las venas femoral común y femoral (superficial) para el estudio de trombosis venosa profunda aguda se realiza normalmente con el transductor perpendicular al eje mayor de la vena. La prueba comienza en la región más superior del muslo con la pierna en posición neutra. **B:** La pierna se coloca en posición de "batracio" si lo tolera el paciente y se confirma la localización del transductor sobre la vena y la arteria. **C:** El transductor se desplaza hacia abajo, moviéndolo lentamente a lo largo del aspecto anterior y medial del muslo, manteniendo las arterias y las venas en la imagen.

Durante la exploración debe complementarse el estudio con ecografía dúplex y Doppler color de forma intermitente. Para el ecografista inexperto sirve básicamente para identificar y distinguir vena y arteria. Con la práctica, el ecografista puede utilizar el Doppler color o las ondas Doppler, indistintamente, para evaluar el patrón de flujo sanguíneo en la vena y deducir de la información obtenida la probabilidad de una obstrucción venosa proximal o distal. También puede usarse para identificar la presencia de colaterales venosas. Se prefiere el trazo de la onda Doppler para la documentación y se obtiene normalmente en un plano paralelo a la vena femoral común, vena femoral superficial y venas poplíteas.

La exploración a menudo debe incluir ambos lados, incluso cuando sólo una de las extremidades sea la sintomática. De esta forma es posible cono-

Figura 5-8. La evaluación ecográfica de las venas de la extremidad inferior se centra principalmente en la aplicación de compresión a lo largo de la longitud de las venas femoral y poplítea. Esta técnica de exploración básica no ha variado desde los años 80 y se realiza con el transductor perpendicular a la vena. Una vez identificadas la arteria profunda y las venas acompañantes, se aplica presión sobre la piel. La vena se colapsa creando la ilusión de un "guiño". **A:** Al nivel de la vena femoral común, la arteria (*flecha abierta*) se sitúa lateral y ligeramente superior a la vena (*flecha*). **B:** La vena se colapsa fácilmente en su localización en la parte alta de la cabeza femoral. Después, se evalúa el nivel de la bifurcación femoral, observando cuidadosamente las distintas ramas arteriales y venosas. **C:** La imagen transversa continúa en la región del muslo. La vena femoral (superficial) cursa inferior (más profunda) a la arteria. La vena frecuentemente está duplicada (20 a 30% de los casos). **D:** Normalmente es suficiente una pequeña cantidad de presión para colapsar la vena (*flecha*). A menudo es necesario modificar el enfoque y la forma en que se aplica la presión a la piel una vez alcanzada la región del canal adductor. **E** y **F:** La arteria y vena poplíteas se exploran con el transductor por detrás de la rodilla, lo cual se consigue más fácilmente con la rodilla en flexión ligera y rotación externa, con posición "en batracio". En la imagen transversa, la arteria (*flechas abiertas*) es ahora más profunda que la vena (*flechas*). Las duplicaciones de parte o del total de las venas poplíteas tienen lugar en un 30 a un 35% de los casos. Durante la compresión, el fémur o la tibia a menudo aparecen en la imagen (*cabeza de flecha*).

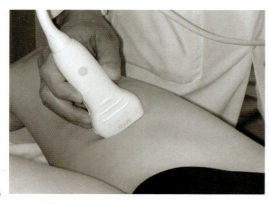 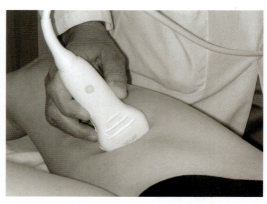

Figura 5-10. La presión necesaria para comprimir la vena varía en función de la anatomía y hábito del paciente. **A:** El transductor se coloca en el tercio medio del muslo. **B:** Se presiona la piel con el transductor con la presión justa para comprimir la vena.

cer la anatomía "normal" en un determinado paciente. La prueba comienza en la ingle (Figs. 5-8 a 5-10). Siempre se identifica el origen de la vena safena mayor. En un segmento de 2 a 4 cm distal a este punto, la arteria femoral se ramifica en ramas superficial y profunda; y eso ocurre antes de que lo haga la vena. De 1 a 2 cm por debajo también se ramifica la vena femoral común. La vena femoral profunda migra en la parte más alta y medial a la arteria, mientras que la vena femoral superficial transcurre profunda a su arteria correspondiente. La arteria y la vena se siguen normalmente de forma fácil hasta la unión de los tercios medio y distal del muslo, donde son fácilmente compresibles (Fig. 5-11). En este punto, la vena y la arteria cruzan la fascia adductora y se sitúan más profundamente en los tejidos blandos, haciéndose difíciles de visualizar desde la región anterior y medial del muslo. Para tratar de identificar y confirmar la permeabilidad de la vena puede utilizarse el Doppler color, que es capaz de penetrar más profundamente en el muslo y mostrar un segmento venoso permeable, ya que utiliza una frecuencia menor que la escala de grises. Otra estrategia permite al ecografista utilizar su

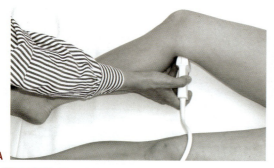 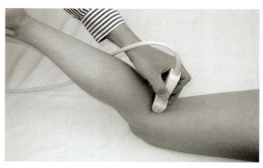

Figura 5-11. La evaluación de la vena poplítea puede realizarse en dos posiciones posibles. **A:** Nosotros preferimos el enfoque más estándar, con el paciente en supino y la rodilla ligeramente flexionada y rotada. El transductor debe colocarse en la región posterior de la pierna. Ello deja libre las manos del explorador para la realización de maniobras de aumentación venosa. Además, es también más fácil su realización en pacientes mayores o postquirúrgicos, que pueden ser difíciles de movilizar. **B:** La exploración con el paciente en prono sobre la camilla debe realizarse con la rodilla ligeramente flexionada para liberar una posible compresión extrínseca. El ecografista debe sostener la extremidad para evitar la contracción muscular.

mano libre para sujetar y tirar hacia arriba de los tejidos blandos a lo largo del aspecto posterointerno del muslo. Ello posibilita acercar la arteria y la vena al transductor.

Puede que no sea posible completar la exploración de la porción más baja del muslo desde una posición anterior. Algunos centros recomiendan que el paciente se coloque en prono para el estudio

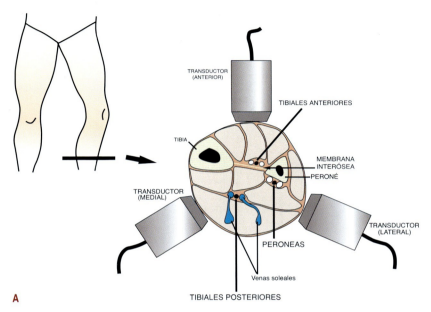

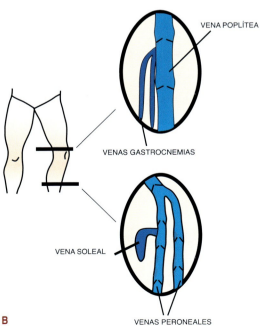

Figura 5-12. A: El estudio de las venas de la pantorrilla debe realizarse prestando especial atención a las venas tibial posterior y peroneas. La presencia de trombosis de vena tibial anterior es rara y, en los inusuales casos en los que la hemos visto, suele presentarse en pacientes sintomáticos con clínica de dolor en la región anterior de la pierna. Este diagrama muestra la posición relativa que puede utilizarse en el estudio de las venas de la pantorrilla. Siempre se emplea un enfoque medial; el lateral es preferible para el estudio de las peroneas cuando no son visibles desde el aspecto medial. Las venas tibiales anteriores también se exploran desde el frente. **B:** Son dos los principales grupos de venas musculares. En la porción más baja de la pantorrilla, las venas soleales pueden visualizarse desde un enfoque posterior y más cercanas a la sonda que las venas tibiales o peroneas. Las venas gastrocnemias tienen una localización más alta en la pantorrilla y también son visibles desde un enfoque posterior; dichas venas comunican con la vena poplítea. Tanto la soleal como la gastrocnemia son venas "profundas" de la pantorrilla, puesto que transcurren por dentro del compartimento fascial de la pantorrilla.

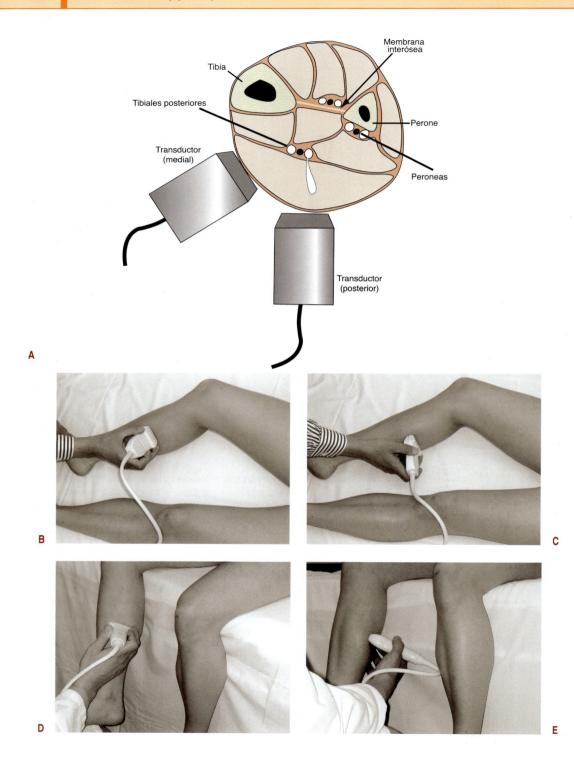

de las venas poplíteas y de la pantorrilla (Fig. 5-12). Con este enfoque la rodilla debe permanecer relativamente fija. Puede usarse otro abordaje más simple, incluso en pacientes que han sufrido cirugía reciente; la pierna se rota ligeramente hacia fuera y la rodilla se flexiona suavemente, colocando el transductor por detrás de la rodilla. Mediante un movimiento lento hacia arriba del transductor, es posible alcanzar la porción más baja del canal adductor. Más inferiormente, puede verse la vena poplítea por debajo del nivel de la bifurcación poplítea en venas tibial anterior y tibial posterior. Se trata de un punto relativamente ciego, ya que el tronco tibioperoneo es profundo respecto a los músculos gastrocnemios y sóleo. La flexión de la rodilla, sosteniendo el transductor posteriormente, es suficiente a menudo para la visualización de este segmento. Si existen duplicaciones o canales múltiples, todos deberían responder a la compresión con el colapso de su luz (Figs. 5-8 y 5-9).

Las venas de la pantorrilla (par de tibioperoneas) y los senos venosos musculares se visualizan normalmente con la rodilla doblada (Fig. 5-13). Las venas pares gastrocnemias se ven normalmente en su curso paralelo al de una arteria, desde su nacimiento proximal a partir de los tercios medio e inferior de la vena poplítea (Fig. 5-14). Los sinusoides musculares de localización más profunda comunican con las venas peronea o tibial posterior. Las venas tibiales posteriores se ven fácilmente con la pierna plana sobre la camilla y el transductor colocado en la región medial de la pantorrilla. También se observan desde esta posición las venas peroneas, cuya visualización a menudo requiere la ayuda del Doppler color (Fig. 5-14). Un enfoque alternativo consiste en observar la región posterolateral de la pierna con la rodilla flexionada. Las venas peroneas pueden verse en íntima aposición al peroné. Las venas tibiales anteriores se sitúan en la porción alta de la membrana interósea; su visualización puede ser difícil, ya que a menudo son bastante pequeñas y no llevan mucho flujo.

En ocasiones puede ser necesario incorporar al paciente para distender mejor las venas. Dejar los pies colgando sobre el margen de la camilla puede también ser útil para la distensión de ambas venas de drenaje y de los plexos venosos musculares. A menudo es difícil conseguir la compresión ecográfica, así como aumentar el flujo en estos últimos.

Criterios diagnósticos

La ecografía venosa se basa en tres importantes criterios diagnósticos para determinar la presencia de TVP aguda (Tabla 5-1). El primero consiste en la visualización directa del trombo como estructura ecogénica en la luz de la vena. El segundo es la medición de los cambios provocados por la presencia del trombo en la luz venosa. Estos signos indirectos incluyen la distensión pasiva del vaso por el trombo agudo y la pérdida de la compresibilidad normal tras la aplicación de presión sobre la piel

---

Figura 5-13. A: Este diagrama muestra la posición relativa normalmente utilizada para el estudio de las venas de la pantorrilla. El enfoque medial se usa siempre, ya que puede mostrar las venas tibial posterior y peronea en la mayoría de los pacientes. El enfoque posterior es mejor para la evaluación de los senos venosos musculares que drenan el músculo sóleo y, más arriba, de las venas gastrocnemias (que drenan en las venas poplíteas). **B:** Las venas tibiales posteriores se ven más fácilmente desde el aspecto medial de la pantorrilla, con la rodilla ligeramente flexionada y la pierna algo rotada. De esta forma, se disponen más próximas y superficiales respecto al transductor. **C:** El estudio de la porción medial del músculo gastrocnemio, de localización más posterior, y de parte del músculo sóleo puede conseguirse colocando el transductor en una posición algo más posterior. La pierna debe estar completamente relajada, de forma que la presión pueda ser transmitida a través de los músculos a este nivel. Esta ventana puede usarse para evaluar la unión de las venas tibiales posteriores y peroneas. A menudo es necesario a este nivel un transductor de menor frecuencia y mayor penetración. **D:** Las venas peroneas discurren inmediatamente por debajo y posteriores al peroné, y ocasionalmente pueden visualizarse mejor con las piernas del paciente colgando sobre el margen de la camilla. Es mejor realizar esta maniobra una vez finalizada la exploración. Las venas normales se distienden y son difíciles de comprimir con el paciente sentado, debido al aumento de presión. Sin embargo, el trombo venoso parcialmente obstructivo en las venas de la pantorrilla se percibe mejor, apareciendo a menudo como una estructura ecogénica clara en medio de la vena distendida. **E:** Puede utilizarse una estrategia similar para evaluar las venas intramusculares (soleales y gastrocnemias).

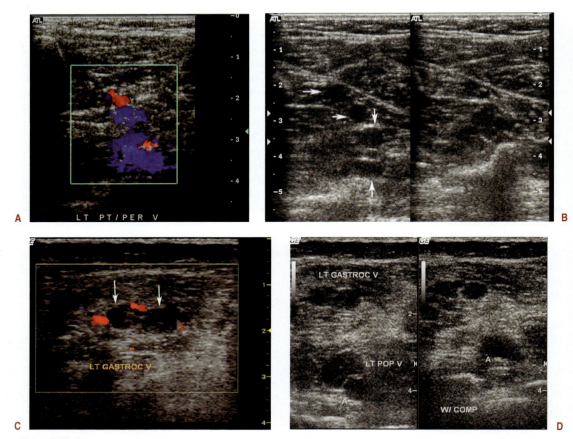

Figura 5-14. A: La compresión de la pantorrilla por encima del transductor hace que aumente el flujo en las venas localizadas proximalmente. Esta maniobra se utiliza para localizar las venas pares de la pantorrilla (venas tibial posterior y peronea, en azul). Las venas tibiales posteriores están más próximas al transductor (*flechas*). Las arterias tibial posterior y peronea se muestran en rojo (flujo en dirección opuesta) **B:** La imagen en modo B demostrará también las venas distendidas (*flechas verticales,* venas peroneales; *flechas horizontales,* venas tibiales posteriores). En la imagen en escala de grises pueden verse las venas soleales como canales tortuosos de diferentes tamaños. Cuando existe trombosis venosa profunda aguda, se visualizan como estructuras ovoideas claramente distendidas y no compresibles en los músculos de las pantorrillas. **C:** Las venas surales se denominan también gastrocnemias y drenan el músculo gastrocnemio. Se encuentran duplicadas y se acompañan de una arteria que transcurre entre ellas (*flecha abierta*). Estas venas musculares se muestran aquí distendidas por trombosis aguda (*flechas*). Ambas contienen material ecogénico en su interior, lo cual facilita el diagnóstico de TVP. **D:** En el caso de arriba, el trombo de la vena de la pantorrilla muestran extensión a la vena poplítea, ya que las venas gastrocnemias comunican directamente con la vena poplítea.

por encima de la vena. El tercero se basa en la detección de un cambio en la dinámica de flujo venoso. En algunos casos existe ausencia total de flujo venoso, mientras que en otros puede registrarse flujo alterado alrededor del trombo.

Visualización del trombo

La visualización del trombo como estructura ecogénica en el interior de la luz de la vena es un criterio diagnóstico muy específico. Cuando está presente, es posible confirmar de forma inequívoca

Capítulo 5 · Trombosis venosa

Tabla 5-1. Hallazgos diagnósticos de la trombosis venosa aguda obstructiva	
Características del trombo	**Aspecto de la vena**
Homogéneo	Distensión
Baja ecogenicidad	Ausencia de flujo
Margen delantero a menudo parcialmente adherido (no obstructivo)	Segmento venoso no compresible
	Ausencia de canales colaterales
Ecogenicidad mixta	Dilatación moderada o calibre normal
Elementos con ecos similares a los tejidos blandos adyacentes	Presencia variable de flujo
	Segmento venoso no compresible
Porciones parcialmente unidas a la pared (no obstructivo)	Presencia de canales colaterales

la presencia de trombosis venosa aguda. Han sido muchos los intentos por tratar de determinar la edad que tiene el trombo a partir de los cambios en la ecogenicidad del mismo con el tiempo. Actualmente se cree que la ecogenicidad refleja probablemente agregación de células rojas (Fig. 5-15). Se cree que el desarrollo de una malla de fibrina y de zonas internas de hemólisis que tienen lugar en un día son las responsables de la pérdida relativa de ecogenicidad; en esta fase resulta difícil visualizar el trombo. En pocos días, se desarrollan áreas de hiperrecogenicidad entremezcladas con otras hipoecogénicas (Fig. 5-16). A medida que el coágulo va sufriendo retracción y reabsorción en las siguientes semanas, el tamaño de la vena disminuye. Si existe recanalización de la luz, puede verse un engrosamiento isoecogénico o ligeramente hiperecogénico de la vena. Las venas completamente ocluidas que no se recanalizan muestran un aumento de su ecogenicidad y un descenso de su diámetro. Desafortunadamente, los intentos por determinar la edad del trombo comparando situaciones *in vivo* con observaciones *in vitro* no han llegado a resultados concluyentes, posiblemente por tratarse la formación

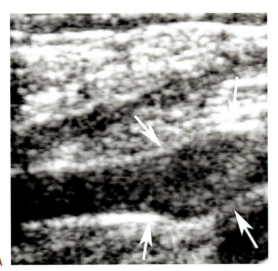 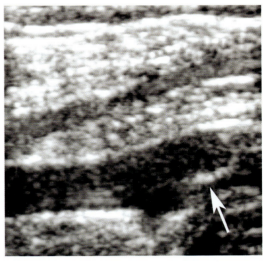

Figura 5-15. A: El movimiento lento de la sangre a menudo deja ver zonas de aumento de intensidad de señal que corresponden a estancamiento y distribución en capas de las células rojas. En la primera imagen, el estancamiento relativo de la sangre muestra zonas hiperecogénicas en el interior de un segmento discretamente dilatado de vena poplítea (*flechas*). **B:** Durante la realización de una maniobra de aumentación venosa, se observa a este mismo nivel una hoja valvular abierta (*flecha abierta*). Han desaparecido las imágenes ecogénicas visibles previamente a nivel de esta válvula, por ser mayor ahora el movimiento de la sangre y no existiendo por tanto agregación.

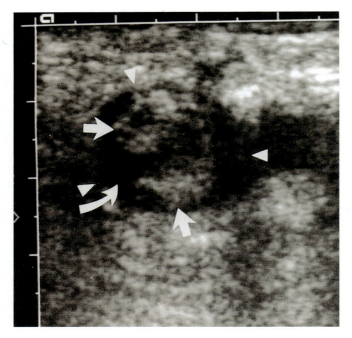

Figura 5-16. El trombo agudo contiene a menudo áreas de hiperecogenicidad claramente visibles en la imagen en modo B. Esta ecografía muestra una vena femoral común marcadamente distendida (*cabezas de flecha*) con señales hiperecogénicas (*flechas rectas*) e hipoecogénicas (*flechas curvas*). Este aspecto es patognomónico de TVP y su sensibilidad es de aproximadamente el 50%. Hemos visto que es posible observar zonas hiperecogénicas en al menos una pequeña porción de venas afectas de TVP aguda obstructiva. De forma similar, la TVP no obstructiva muestra a menudo un halo de mayor señal en la interfase entre la sangre y el trombo, que suele percibirse mejor en la imagen longitudinal, ya que la señal que parte de la interfase se comporta como un reflector especular.

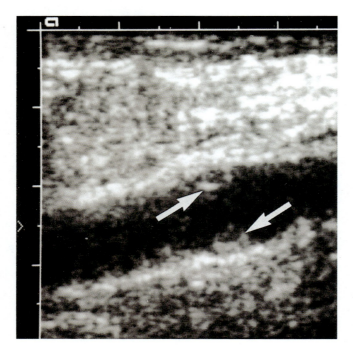

Figura 5-17. Esta imagen longitudinal está tomada a nivel de la válvula venosa poplítea (*flechas*). La vena poplítea a este nivel no es compresible y presenta trombo en su interior. Si la exploración se hubiera limitado a imagen en escala de grises para el diagnóstico de TVP, esta prueba habría sido considerada falsamente negativa.

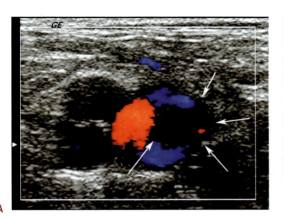 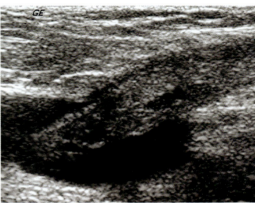

Figura 5-18. A: La exploración ecográfica estándar de las venas profundas de la extremidad inferior comienza a la altura de la ingle. Por tanto, la TVP muy extensa de la extremidad inferior suele detectarse precozmente, al inicio de la exploración. La imagen axial muestra un trombo parcialmente obstructivo en la vena femoral común distal (la arteria femoral común, en la izquierda, ya se ha bifurcado en las arterias femoral profunda y superficial). El trombo (*flechas*) se observa claramente en el margen de la vena femoral común, lo cual podría interpretarse como extensión de una TVP femoropoplítea. **B:** Sin embargo, existe también otro escenario clínico. Un trombo en la vena safena mayor se está extendiendo hacia la vena femoral común, lo cual se muestra en la imagen longitudinal.

del trombo *in vivo* de un proceso más dinámico (Fig. 5-17). Dos razones pueden explicar las dificultades en determinar el tiempo del trombo en un paciente. En primer lugar, el proceso no es sincrónico. La trombosis venosa profunda no tiene lugar al mismo tiempo en toda la longitud de la vena afectada, sino que crece lentamente a lo largo de los días antes de hacerse sintomática. En segundo lugar existe, junto a un proceso trombótico que provoca crecimiento del trombo, un proceso fibrinolí-

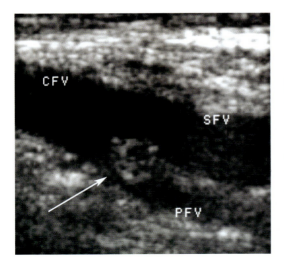

Figura 5-19. Esta imagen longitudinal muestra un trombo ecogénico (*flecha*) en la vena femoral profunda extendiéndose hacia la vena femoral común. La TVP aislada de la vena femoral profunda es muy infrecuente y se ve en pacientes que han sufrido traumatismo o cirugía de cadera. El trauma local secundario a la cirugía o la fractura se transmite al recubrimiento endotelial de la vena, y esta interrupción local del endotelio sirve de nido para la formación del trombo. También pueden verse trombosis de vena femoral profunda en pacientes con procesos malignos donde no suele verse aislada, sino en el contexto de una afectación simultánea a diferentes niveles. Estos pacientes a menudo desarrollan trombosis venosas de forma separada y múltiple como parte de su tendencia trombótica generalizada.

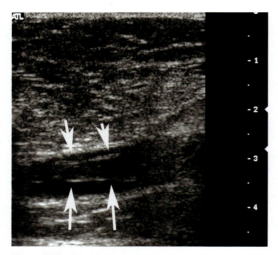

Figura 5-20. Este trombo no obstructivo en la vena poplítea está delimitado por las cabezas de flecha. El aspecto es típico en este tipo de trombos, que también se denominan "libremente flotantes". Estos trombos se mueven libremente en la luz del vaso durante la imagen en tiempo real.

tico que compite con la formación del trombo y que trata de romper y disolver la matriz de fibrina en formación en el seno del trombo.

La mayor dificultad en el uso de la ecogenicidad como criterio diagnóstico es la necesidad de visualizar de forma fiable todos los segmentos venosos de la extremidad. En pacientes obesos o con venas de localización muy profunda en el muslo, el ruido global secundario a dispersión y a otros artefactos limita la calidad del estudio ecográfico. El uso de transductores de menor frecuencia puede resolver el problema de penetración. No obstante, el trombo ecogénico con frecuencias altas puede ser completamente hipoecoico con bajas frecuencias. Por tanto, la imagen en modo B por sí misma puede ignorar zonas de TVP. La compresión ecográfica constituye un componente necesario en la exploración.

Aunque muy específica para la presencia de trombosis venosa aguda, la visualización de un trombo ecogénico o de un halo ecogénico en la

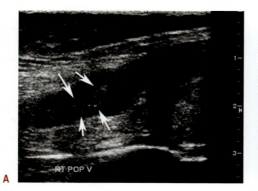

A

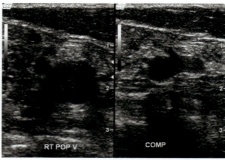

B

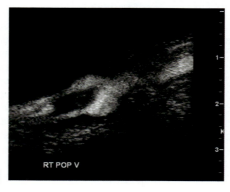

C

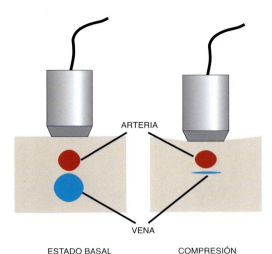
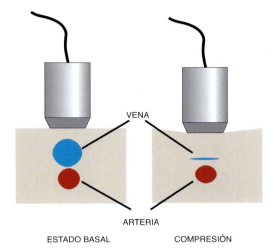

Figura 5-22. La maniobra de compresión se realiza con el transductor en un plano transversal al segmento venoso y aplicando presión a la superficie de la piel en contacto con el transductor. Dicha presión se transmite a estructuras más profundas y provoca colapso de las paredes de la vena. En imagen en tiempo real, la repetición de la maniobra hace que las venas parezcan parpadear. En esta imagen se muestra la aplicación de esta maniobra a la vena femoral, más profunda que la arteria. La arteria no debería deformarse antes que la vena. En raras ocasiones puede verse colapso arterial más precoz que el de la vena en pacientes con músculo sartorio prominente. La reorientación del transductor más medial en el interior de la pierna y la repetición de la maniobra de compresión conduce a una respuesta normal.

Figura 5-23. La maniobra de compresión se realiza en la vena poplítea de igual forma que en las venas femorales. La mayor diferencia reside en que la vena en este caso se dispone más próxima al transductor.

Pérdida de compresibilidad

El criterio aislado más importante para establecer el diagnóstico de TVP aguda continúa siendo la pérdida de compresibilidad de la vena (Fig. 5-22). La exploración ecográfica se realiza normalmente con el transductor transversal a la luz de la vena. La vena puede localizarse profunda (vena femoral; Fig. 5-22) o superficial (vena poplítea; Fig. 5-23) respecto a su arteria acompañante. Debe aplicarse una ligera presión sobre la piel con el transductor, que debe liberarse una vez conseguida la aposición de las paredes de la vena. En la imagen en tiempo real simula la apariencia de un guiño. A continuación, el transductor se desplaza de 1 a 2 cm hacia abajo para de nuevo aplicar dicha presión. La respuesta normal consiste en el colapso completo de la luz de vena no se consigue en todos los pacientes con TVP. Se trata del signo menos sensible para la detección de trombosis aguda con ecografía. Parece mejor para detectar TVP no obstructiva (Figs. 5-18 a 5-21).

Figura 5-21. A: Esta imagen longitudinal muestra la vena poplítea con una ligera cantidad de material ecogénico en su interior; sin embargo la vena no está distendida. **B:** Durante la compresión no se aprecia colapso completo de la luz de la vena. **C:** La imagen en modo B demuestra la extensión del trombo parcialmente obstructivo hacia la porción superior de la vena poplítea. Las posibles causas de dicho hallazgo en ecografía son TVP aguda parcialmente obstructiva, TVP crónica y un artefacto debido a la posición del paciente, que provoca una mala transmisión de la presión ejercida en el nivel de la vena. Esta última es la más sencilla de resolver, lo que se consigue simplemente con la sedestación o el decúbito lateral. La distinción entre TVP aguda y crónica requiere una evaluación más cuidadosa.

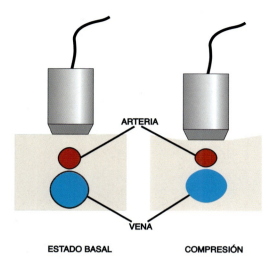

Figura 5-24. Una ecografía de compresión anormal se define como el fallo de aposición de las paredes de las venas profundas cuando se aplica presión en la piel en contacto con el transductor. La presión es suficiente, ya que la pared arterial se deforma moderadamente. Un hallazgo auxiliar de la presencia de TVP es la distensión de la vena. La presencia adicional de material ecogénico en la luz de la vena apoya aún más el diagnóstico.

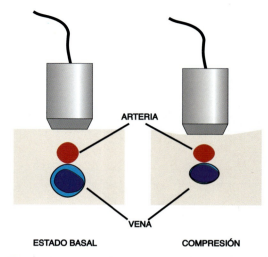

Figura 5-25. La ecografía con compresión detecta también la presencia de trombos parcialmente obstructivos. No se consigue el colapso completo de la vena ni la aposición de sus paredes durante la maniobra de compresión y la vena no está distendida. No es preciso observar estructura ecogénica en el interior de la luz venosa.

la vena antes de variación alguna en el diámetro de la arteria. La pérdida de la compresibilidad de la vena o el fallo para conseguir la aposición de las superficies luminales de su pared se considera diagnóstica de trombosis venosa aguda (Fig. 5-24). Este criterio sencillo continúa siendo el más sensible y específico para el diagnóstico de la trombosis venosa aguda obstructiva y no obstructiva de los segmentos venosos femoral y poplíteo (Tabla 5-2 y Fig. 5-25). En algunos pacientes, la arteria se comprime antes que el segmento venoso contiguo normal libre de TVP; siempre se produce por una transmisión defectuosa de la presión sobre la vena debido a la anatomía (músculos adyacentes) o posición del paciente. Un cambio ligero en la posición del paciente corrige normalmente el problema. El nivel del canal adductor, inmediatamente por encima de la rodilla, es una región difícil de explorar con ecografía (Fig. 5-26). Algunas estrategias actuales incluyen el estudio desde la región medial de la pierna aplicando presión con el transductor o con un dedo en íntima proximidad con el transductor. También funciona bien el enfoque de la exploración desde la región anterior del muslo, usando la mano libre para presionar los tejidos blandos, dirigiendo por tanto la vena y la arteria hacia el transductor, lo cual ayuda al colapso de la luz venosa. El transductor debe presentar una dirección tranversal y no paralela respecto al vaso. Cuando se coloca en paralelo, es posible que pase por alto un trombo parcialmente obstructivo durante la maniobra de compresión. El trombo no obstructivo puede además desplazarse durante la aplicación de la presión (Fig. 5-27).

Tabla 5-2.	Causas de error durante la ecografía con compresión
Ocasional	
Por debajo de la rodilla (trombo infrapoplíteo)	
Ausencia de compresión venosa segmentaria (canal adductor)	
Posible TVP crónica	
TVP focal no obstructiva	
Duplicación venosa	
Infrecuente	
Trombosis de vena ilíaca (parcialmente obstructiva)	
TVP femoral profunda	

TVP, trombosis venosa profunda

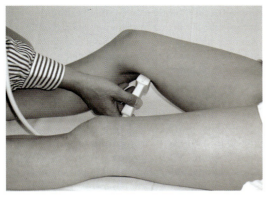
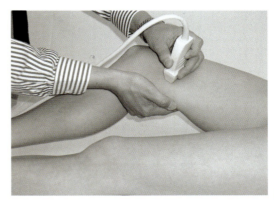

Figura 5-26. Las dificultades que surgen durante la compresión e incluso visualización de las venas poplíteas superficial inferior y superior pueden librarse parcialmente con la realización de algunas maniobras. **A:** La primera maniobra consiste en colocar el transductor en la parte posterior de la rodilla y moverlo progresivamente hacia arriba por el muslo hasta el nivel más alto posible. Si no se transmite compresión al transductor, puede usarse la otra mano para presionar la región anteromedial del muslo. **B:** Otra maniobra útil consiste en colocar el transductor en la región alta del muslo y situar la mano en el margen inferior del tercio distal del muslo, tirando de los tejidos blandos hacia el transductor; ello conduce a la compresión de la luz de la vena.

Un hallazgo auxiliar de trombosis venosa obstructiva aguda es la distensión de la luz venosa. Esta distensión se cree secundaria a las fuerzas de expansión generadas por el trombo reciente en expansión. Esta presión de distensión es también el origen de parte del dolor que experimenta el paciente con trombosis aguda. Aunque en ocasiones se aprecia expansión con trombos parcialmente obstructivos, es más frecuente con los que son totalmente obstructivos. La trombosis parcialmente obstructiva puede ser percibida en el estudio en escala de grises, observándose un halo ecogénico alrededor del cuerpo principal del trombo.

Alteración del flujo venoso

La última y más extensa categoría de cambios que pueden apreciarse en la trombosis venosa aguda son detectados como alteraciones de la dinámica de flujo venoso. Los dos criterios previos se

Figura 5-27. La compresión durante la ecografía debe realizarse con el transductor en posición transversa respecto a la vena. Pueden ignorarse trombos venosos cuando se realiza la maniobra de compresión con el transductor en paralelo con la vena, creándose la falsa impresión de colapso normal de las paredes venosas. Sin embargo, la localización longitudinal del transductor a menudo resulta útil en la detección de la estructura ecogénica en el trombo venoso sospechoso.

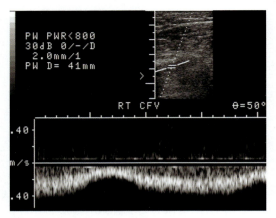

Figura 5-28. El cursor Doppler se ha colocado en la vena femoral común. El espectro Doppler muestra un flujo básicamente constante con oscilaciones cíclicas leves debidas a la respiración. La amplitud de la señal del flujo aumenta cuando el paciente espira y disminuye con la inspiración.

basan en la visualización fiable de la vena con ecografía de alta resolución. Son necesarias las ecografías dúplex y Doppler color para evaluar los patrones de flujo sanguíneo en el interior de la luz de la vena.

Normalmente debe existir una variación respiratoria cíclica en el flujo de los canales venosos mayores de la extremidad inferior (Fig. 5-28). En ocasiones, la pérdida de este cambio respiratorio normal puede deberse a la posición del paciente o al volumen de flujo sanguíneo. La pulsatilidad aumenta cuando existe hipertensión cardíaca de origen derecho y regurgitación tricuspídea (Fig. 5-29). La pérdida de la variación respiratoria también se produce por la presencia de un trombo venoso obstructivo o de un proceso obstructivo a nivel de la pelvis (Fig. 5-30). Existe una maniobra auxiliar importante que se ha convertido en parte integral de la exploración ecográfica y que consiste en la acentuación o aumentación del flujo sanguíneo durante la compresión de la pantorrilla (Fig. 5-31). Se considera un método fiable para confirmar la permeabilidad de los segmentos venosos proximal y distal al sitio donde se toman las señales Doppler (Fig. 5-32).

La presencia de flujo como método de excluir TVP se asocia a una eficacia del 90%. Sin embargo, se asocia también a posibles resultados falsos negativos (Fig. 5-33). Un trombo parcialmente obstructivo que respeta parte de la luz venosa en el plano axial puede no alterar el flujo venoso. Un trombo obstructivo que afecta sólo a parte del drenaje venoso de la pierna, respetando canales colaterales importantes, puede no tener un efecto significativo sobre el patrón de flujo medido en la región más alta de la pierna. Esto puede ser cierto para la trombosis de las venas de la pantorrilla y del muslo. Estos trombos pueden pasar desapercibidos si no se

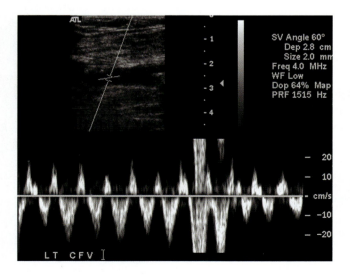

Figura 5-29. En presencia de aumento de presión sobre el corazón derecho y regurgitación tricuspídea, el flujo muestra un patrón recíproco, que se verá a ambos lados, lo cual refleja una localización central a nivel del corazón y de la válvula tricuspídea.

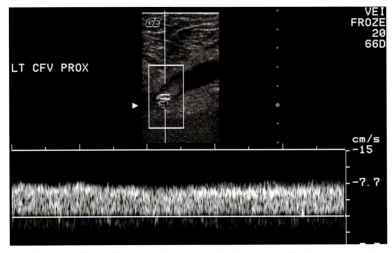

Figura 5-30. La pérdida de las variaciones cíclicas se debe a una trombosis venosa profunda central que afecta a la vena ilíaca izquierda. La compresión de la vena ilíaca por hematoma, linfocele o tumor puede dar la misma apariencia.

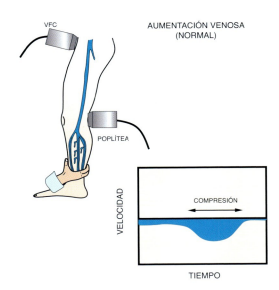

Figura 5-31. La aumentación de flujo es una maniobra estándar utilizada con la técnica Doppler antigua y más recientemente con la ecografía dúplex. Consiste en la compresión de la pantorrilla y del flujo en ella para conseguir aumentar la velocidad del flujo en los canales venosos proximales. De forma rutinaria, se realiza en las venas poplítea y femoral común.

realiza una exploración completa de toda la longitud de la vena.

Los trombos obstructivos pueden ser confirmados por la ausencia de flujo y pérdida de la compresibilidad (Fig. 5-34). La ecografía dúplex puede ignorar trombos parcialmente obstructivos, puesto que puede existir flujo alrededor del trombo (Fig. 5-35). El Doppler color puede demostrar fácilmente los patrones de flujo en la luz de la vena (Figs. 5-35 a 5-37). El trombo parcialmente obstructivo está delimitado habitualmente por sangre que fluye. Normalmente, se ve un halo de aumento de señal del flujo alrededor del trombo agudo no obstructivo durante la acentuación del flujo venoso (Figs. 5-38 a 5-39). No obstante, la pérdida de señales de flujo en un segmento puede deberse a la presencia de un trombo en dicho segmento, pero también a un proceso que comprometa el flujo por encima o debajo del nivel evaluado. Esto puede llevar a una sobreestimación de la extensión de la TVP. Puede ocurrir con trombosis de la vena ilíaca de rápida evolución o compresión extrínseca de la vena ilíaca.

La maniobra de Valsalva se utiliza normalmente para evaluar la permeabilidad del sistema venoso ilíaco o de la vena cava inferior al nivel de la vena femoral común. Una respuesta normal consiste en

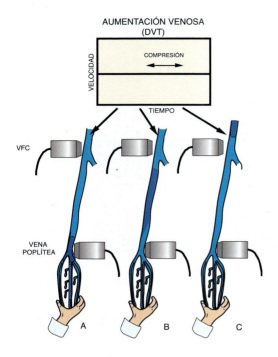

Figura 5-32. La ausencia de flujo sanguíneo durante la maniobra de aumentación de flujo es indicativa de trombosis venosa obstructiva. Puede ocurrir a nivel del trombo (**A**) que rellena y obstruye la luz normal, pero también más allá del trombo obstructivo (**B**), ya que éste no permite el paso de sangre por la vena. También puede verse ausencia de flujo por encima de la obstrucción (**C**), normalmente a nivel de la vena femoral común cuando existe obstrucción de la vena ilíaca.

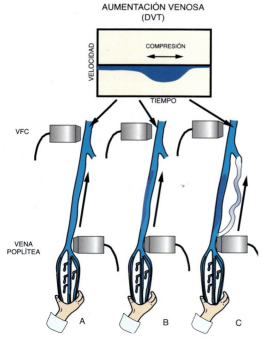

Figura 5-33. Se muestran varios posibles resultados falsos negativos con ecografía Doppler para la detección de trombosis venosa. El estudio Doppler se realiza normalmente sólo en determinadas localizaciones de la extremidad por el tiempo que lleva el estudio de toda la longitud de las venas. El fallo en la detección de la TVP suele producirse cuando la trombosis se limita a las venas de la pantorrilla (**A**). La trombosis no obstructiva puede pasar desapercibida en puntos proximales o distales al trombo (**B**) como adyacente al trombo parcialmente obstructivo. Esto no es frecuente que ocurra cuando se utiliza el Doppler color. Las trombosis obstructivas también pueden pasar desapercibidas por el desarrollo de grandes colaterales que ignoran la obstrucción (**C**).

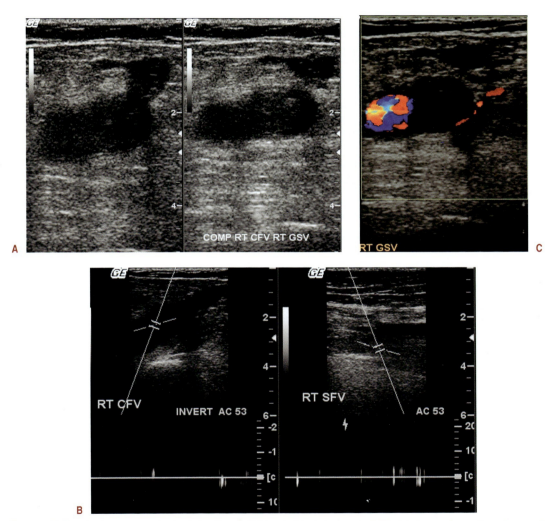

Figura 5-34. Trombosis venosa profunda obstructiva. **A:** Existe pérdida de la compresibilidad de la vena femoral común que, sin embargo, no muestra dilatación significativa. En el lado derecho, la arteria localizada en la izquierda demuestra compresión parcial por la presión aplicada en la piel y los tejidos blandos por encima. **B:** Las ondas Doppler en las venas femoral común y femoral (superficial) demuestran ausencia de flujo. **C:** Ello se confirma con la imagen Doppler color.

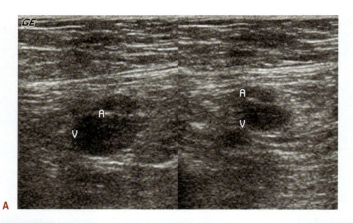

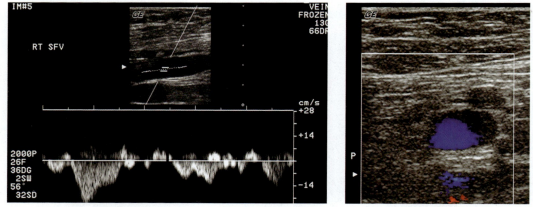

Figura 5-35. A: Esta imagen transversa muestra un segmento no compresible de la vena femoral (superficial), en la derecha. La arteria se localiza por encima de la vena. **B:** Esta imagen presenta la colocación del cursor en la vena femoral (superficial). El espectro Doppler indica un flujo de aspecto normal sin evidencia de proceso obstructivo. Se aprecia compresión parcial de la arteria tras la maniobra de compresión, mientras que las venas se afectan en menor medida. **C:** Esta imagen transversa demuestra flujo sanguíneo (*azul*) en la vena femoral. La arteria está localizada más lateralmente (*flecha abierta*). La presencia de señales de flujo en este caso explica por qué la ecografía dúplex estándar o el uso de sondas con onda continua pueden no diagnosticar la trombosis. Las señales de flujo pueden persistir a pesar de una trombosis extensa. Sin embargo, el Doppler color muestra la distribución del flujo; en este caso demuestra el flujo distribuido en la periferia del trombo no obstructivo.

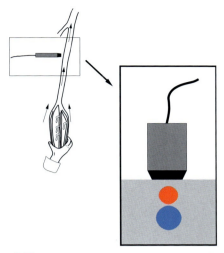

Figura 5-36. La respuesta normal de la vena a la maniobra de aumentación venosa es el incremento del flujo y de la velocidad del mismo. Se traduce en el Doppler color en relleno de la luz venosa, más profunda que la arterial.

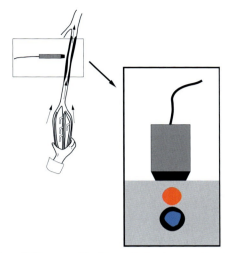

Figura 5-38. La identificación de TVP crónica está facilitada por el Doppler color. En vez de observarse flujo dirigido hacia la periferia, como en el caso de la TVP aguda, las señales de color se ven en el centro de la luz venosa.

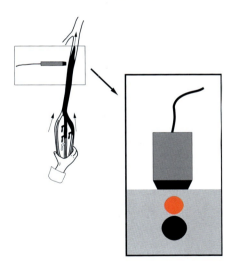

Figura 5-37. La trombosis totalmente obstructiva se correlaciona con la ausencia compleja de flujo con el Doppler color. A veces puede no visualizarse una vena duplicada. En ocasiones, un artefacto producido por el movimiento del transductor puede dar la falsa imagen de que existe algo de flujo en el interior de la luz de la vena. Dependiendo de los ajustes de la ganancia de color, las señales de color pueden aparecer en zonas hipoecogénicas como la luz trombosada de la vena; este artefacto se debe al algoritmo utilizado para crear la imagen Doppler color y asignar señales de color a zonas carentes de ecos.

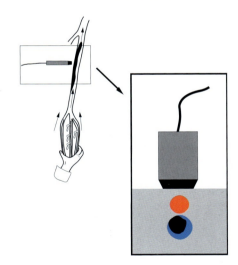

Figura 5-39. El trombo parcialmente obstructivo sigue permitiendo el paso de sangre alrededor de él, tanto en reposo como durante la maniobra de aumentación venosa. El trombo (*negro*) se delimita por las señales Doppler color. Esto puede ayudar a identificar la extensión de la trombosis en pacientes voluminosos en los que resulta difícil aplicar la compresión.

un aumento del diámetro de la luz durante la maniobra. El diámetro de la vena femoral común aumenta normalmente al menos un 15% de su diámetro basal. La pérdida de esta respuesta normal puede ser secundaria a trombosis venosa aguda o a obstrucción extrínseca del sistema venoso ilíaco (Fig. 5-40). Esta maniobra puede ser difícil de realizar en pacientes no colaboradores. Además, puede ser difícil juzgar si es real o no el aumento del 15 al 20% del diámetro. La trombosis aislada de la vena ilíaca es un hallazgo clínico infrecuente a menudo asociado con procesos malignos de la pelvis o la

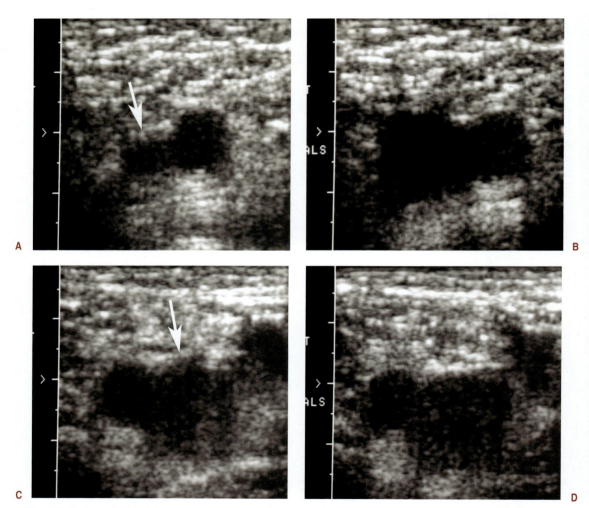

Figura 5-40. Esta serie de imágenes contrasta la respuesta normal de la vena femoral común a la maniobra de Valsalva, con la que se observa cuando existe obstrucción de la vena ilíaca. La maniobra de Valsalva consiste en una elevación controlada de la presión intraabdominal contra la glotis cerrada, similar al esfuerzo producido durante el parto o durante el movimiento de asas. Ello aumenta de forma eficaz la presión abdominal, obstruye el retorno venoso y distiende la vena femoral común. La respuesta normal se aprecia comparando una imagen transversa de la vena femoral común en reposo (**A**) con la de la vena durante la maniobra de Valsalva (**B**). La vena (*flecha*) se dilata de forma importante. Cuando hay obstrucción de la vena ilíaca, no existe respuesta con Valsalva. La vena femoral común (*flecha*) está distendida en reposo (**C**) y no varía durante la maniobra (**D**).

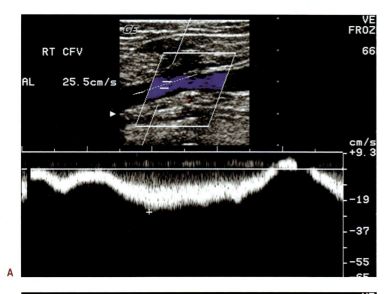

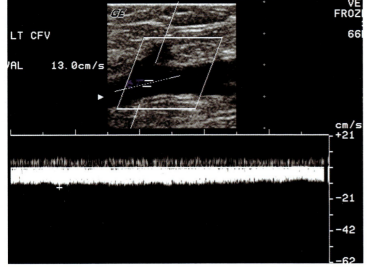

Figura 5-41. A: Esta imagen muestra un aspecto normal de la vena femoral común y del flujo contenido en ella. **B:** En esta imagen, en el lado contralateral, el patrón de flujo normal está mitigado, compatible con obstrucción de vena proximal (ilíaca).

gestación. Aunque puede sospecharse el diagnóstico por una disminución del patrón de flujo y distensión de la vena femoral común (Fig. 5-41), es difícil establecer la extensión de la trombosis dada la dificultad para visualizar las venas ilíacas en toda su extensión. La utilización de una ventana ecográfica paralela a la pala ilíaca es posible, y se usa en ocasiones para diagnosticar la trombosis completamente obstructiva de la vena ilíaca.

EFICACIA DIAGNÓSTICA

Trombosis venosa profunda sintomática

La eficacia de la ecografía en el diagnóstico de la trombosis aguda de los segmentos venosos femoral o poplíteo (por encima de la rodilla) es de aproximadamente el 95%. Los datos obtenidos de los estudios sugieren una sensibilidad superior al 95%

y especificidad mayor del 97%. Estos datos son aplicables a pacientes ambulantes y hospitalizados con TVP sintomática. El criterio en el que se ha basado el diagnóstico es la compresibilidad de la vena. Recientemente, se ha visto que la imagen Doppler color de las venas ayuda en la visualización del trombo parcialmente obstructivo en la luz de la vena. También puede ser útil a la hora de descartar obstrucción venosa como mecanismo patológico responsable del edema de la extremidad inferior. Por ejemplo, en un paciente con marcado edema del muslo, un patrón de flujo normal en la vena femoral resulta útil para descartar TVP obstructiva como causa del edema. Ello no excluye la posibilidad de que se estén formando trombos no obstructivos en las venas del muslo, pero descarta TVP como causa de la presentación clínica.

Estudios recientes sobre la eficacia en la detección de TVP sintomáticas por debajo de la rodilla han estimado una sensibilidad de alrededor del 20%. Estos datos no son aplicables al estudio de imagen de las venas de la pantorrilla. Desafortunadamente, son pocos los estudios que han evaluado la eficacia de la ecografía diagnóstica en las venas de la pantorrilla. En los pocos estudios sobre TVP aislada de venas de la pantorrilla, la sensibilidad fue mayor del 90% en pacientes que manifestaban síntomas localizados en la pantorrilla y que no tenían TVP por encima de la rodilla.

Una estrategia alternativa para evaluar pacientes con exploración negativa por encima de la rodilla es la repetición de la prueba 5 a 7 días después de la primera exploración. Ambas pruebas en combinación resultan muy eficaces. La recurrencia de la TVP en pacientes con dos exploraciones negativas es de aproximadamente el 1%. Esta tasa es la misma, o algo más baja que la observada después de un venograma negativo.

Trombosis venosa profunda asintomática

Los datos en la evaluación del paciente peri o postquirúrgico son más dispersos. La eficacia diagnóstica de la ecografía en la TVP asintomática de las venas femoral y poplítea se aproxima a la publicada para la población sintomática. Sin embargo, hay que tener cuidado con la forma en que se realiza la exploración. La vena debe ser explorada con más lentitud y en su totalidad para descartar pequeños trombos no obstructivos, que son más la regla que la excepción. Además debe extenderse la exploración a las dos extremidades. Estos pacientes tienen además una menor proporción de trombos venosos en el sistema femoropoplíteo, encontrándose la mitad de los coágulos en las venas de la pantorrilla.

La eficacia diagnóstica de la TVP por debajo de la rodilla es menor que la de las venas femoropoplíteas. De hecho, puesto que la mayoría de los trombos en estos pacientes asintomáticos son no obstructivos, la sensibilidad de la técnica puede rondar el rango del 40 al 60%.

Estudios ecográficos seriados

Trombosis venosa profunda por debajo de la rodilla

Han sido múltiples los estudios con radioisótopo (fibrinógeno yodado) y flebografías que han demostrado la diseminación, en último término, de hasta el 20% de los trombos de las venas de la pantorrilla hacia la vena poplítea, y desde allí, más proximalmente, hacia el sistema venoso profundo por encima de la rodilla (Fig. 5-42). Esto ha llevado, en el caso de sospecha de trombosis de venas de la pantorrilla, al seguimiento seriado de la extremidad inferior con ecografía con compresión. La minoría de los trombos que se extienden a la vena poplítea constituye un riesgo mayor de tromboembolismo pulmonar. La extensión del trombo a la vena poplítea se diagnostica mediante la repetición de la exploración de 1 a 3 días después de la primera prueba. La ecografía presenta una elevada eficacia en el diagnóstico de la TVP de los segmentos venosos poplíteos. La experiencia nos ha demostrado que los pacientes que se presentan en fases iniciales de la evolución de la TVP, cuando el trombo sigue limitado a la vena poplítea o por debajo, son tan susceptibles de ser diagnosticados ecográficamente como aquellos que se presentan con trombosis extensa de la vena femoral. Anteriormente, existía la duda clínica sobre si realizar venografía a los pacientes con sintomatología mínima. A menudo, el paciente se presentaba con un marcado edema de la extremidad y con alta probabilidad de sufrir afectación de vena femoral. La expansión de las técnicas ecográficas y sus mínimos riesgos asociados han disminuido el umbral diagnóstico en el que

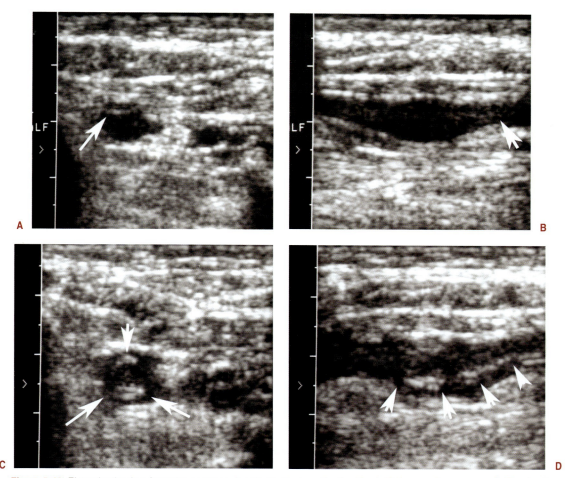

Figura 5-42. El trombo tiende a formarse en zonas de estancamiento o disminución del flujo sanguíneo venoso. **A:** Trombosis venosa precoz no obstructiva de un segmento levemente dilatado de la vena tibial (*flecha*). **B:** La imagen longitudinal demuestra el trombo inmediatamente distal (*flecha*) a esta pequeña zona de agrandamiento del vaso (*cabezas de flecha*). **C:** La repetición de la prueba, transcurridos 5 días, muestra mejor el gran trombo no obstructivo en la imagen transversa (*flechas*). **D:** En la imagen longitudinal se aprecia la diseminación más proximal del trombo hacia el área misma de dilatación de la vena (*flechas*).

se realiza la exploración. No es tan frecuente observar pacientes con clínica de presentación localizada y limitada a la pantorrilla.

Durante la exploración, debe interrogarse al paciente acerca del lugar exacto de los síntomas en la pantorrilla (Figs. 5-43 y 5-44). Esta es la regla "del dedo". Si el paciente es capaz de localizar la sintomatología a punta de dedo, debe explorarse cuidadosamente dicha zona con ecografía, puesto que ello ayuda a confirmar el diagnóstico de trombosis de las venas de la pantorrilla. A menudo, los síntomas del paciente pueden explicarse por diagnósticos incidentales como tromboflebitis superficial (Fig. 5-45).

Las estrategias terapéuticas son desafortunadamente controvertidas y abarcan desde el tratamiento conservador hasta la anticoagulación total. La anticoagulación se basa en la creencia de que la

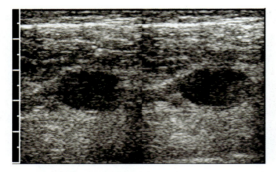

Figura 5-43. La trombosis venosa profunda de las venas de la pantorrilla, en este caso de la vena soleal, se diagnostica a menudo con la ecografía con compresión. La técnica usada en la pantorrilla es igual que la que se utiliza por encima de la rodilla: ecografía con compresión en proyección transversa.

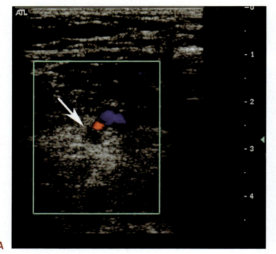

Figura 5-44. A: La trombosis venosa oclusiva de las venas tibiales posteriores se manifiesta en forma de ausencia de señal Doppler color en una vena distendida (*flechas*). La arteria (*rojo*) se localiza entre el segmento venoso trombosado y la otra vena tibial posterior permeable (*azul*). **B:** No se consigue comprimir la vena tibial posterior mostrada más arriba, ni siquiera cuando se colapsan la otra vena y la arteria. El Doppler color es una herramienta útil en la evaluación de las venas de la pantorrilla, tanto para identificar las venas durante la maniobra de aumentación venosa como para confirmar la presencia de la arteria. Una técnica también de ayuda en la exploración de las venas de la pantorrilla es la imagen en modo B manteniendo la compresión: las pulsaciones arteriales se hacen visibles, lo cual puede ser usado para localizar las arterias.

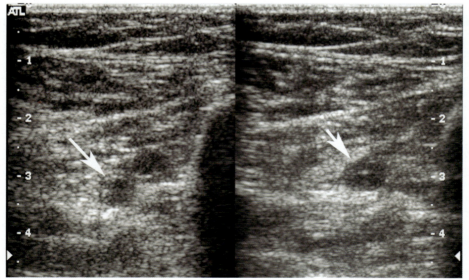

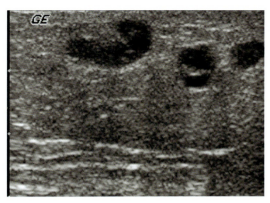 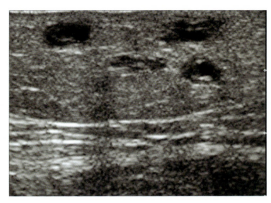

Figura 5-45. A: Las imágenes relativamente hipoecogénicas y cercanas a la piel corresponden a varices superficiales que contienen ecos en su interior. **B:** El paciente refería dolor y no se consiguió colapso de las mismas durante la aplicación de presión, lo cual es compatible con el diagnóstico de tromboflebitis superficial.

trombosis de la vena de la pantorrilla es un marcador potencial para el establecimiento de la población de alto riesgo para el desarrollo de tromboflebitis. Por desgracia, no contamos con criterios ecográficos diagnósticos que ayuden a dirigir la estrategia terapéutica. Un intento por integrar el enfoque diagnóstico a las opciones terapéuticas consiste en el seguimiento seriado de la vena poplítea. La anticoagulación suele reservarse hasta que existe extensión documentada a la vena poplítea.

También debe estimarse el tipo y extensión de la trombosis venosa de la pantorrilla. Los trombos limitados a las venas musculares probablemente requieran un tratamiento más conservador, con un simple seguimiento para descartar diseminación del trombo. La afectación de las venas pares tibioperoneas es más ominosa e indica la tendencia de la trombosis a extenderse. El pronóstico es aún peor si el trombo es obstructivo. Existe un uso creciente de heparinas de bajo peso molecular y anticoagulación oral en estos pacientes con TVP obstructiva más extensa. El intervalo de tratamiento tiende a ser más corto, de 6 semanas en vez de los 3 a 6 meses de la TVP por encima de la rodilla.

Los trombos de las venas de la pantorrilla, aunque considerados la causa de la mayoría de las trombosis venosas profundas, no necesitan extenderse a todas las venas de la pantorrilla antes de hacerlo a la vena poplítea o por encima de ella. Es frecuente observar al menos uno o dos pares de venas libres de trombo. Las tibiales anteriores raramente se ven afectadas por la TVP.

Trombosis venosa profunda por encima de la rodilla

La TVP no obstructiva tiende a resolverse o bien a provocar mínimos cambios en la pared de la vena (Fig. 5-46). Los estudios venográficos han demostrado que la trombosis venosa obstructiva por encima de la rodilla puede seguir uno de tres caminos principales. Los segmentos venosos pueden hacerse completamente normales, recanalizarse en parte o no mostrar cambio significativo alguno y permanecer completamente trombosados. Estas observaciones han sido recientemente confirmadas con ecografía. La resolución completa del trombo venoso oclusivo se ve en el 53% de los segmentos venosos durante los 3 primeros meses que siguen a la trombosis aguda. La recanalización parcial es el segundo camino más probable y se asocia normalmente a una cicatrización que disminuye el calibre de la vena afectada. Si la exploración se realiza meses o años después de la TVP, a menudo se ven múltiples pequeños canales, uno de los cuales suele ser el segmento originalmente trombosado. Las otras colaterales pequeñas se desarrollan a partir de los *vena venorum* de la vena o por ramas colaterales nuevas que se desarrollan en respuesta a la oclu-

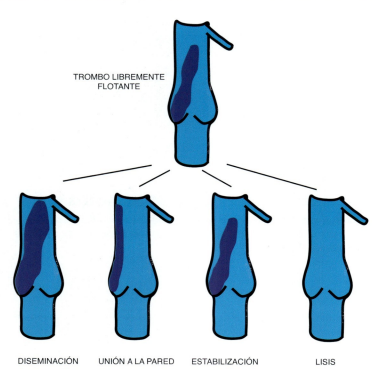

Figura 5-46. La historia natural de los trombos "libremente flotantes" ha sido estudiada mediante la realización de exploraciones ecográficas seriadas. La mayoría de los trombos se encuentran unidos a la pared venosa a los 7 a 10 días. En una semana sólo tiene lugar la lisis completa en un pequeño porcentaje de los casos y es infrecuente la diseminación. La evolución más probable es hacia la unión a la pared en una semana y lisis progresiva o incorporación en pocos meses.

sión. La respuesta hiperplásica del endotelio de la pared venosa se aprecia en segmentos venosos con trombos parcialmente oclusivos o que se han recanalizado casi completamente. Tras la recanalización, la función valvular se encuentra a menudo comprometida y el 25% de los segmentos mostrarán insuficiencia venosa a los 3 a 6 meses de un episodio de TVP.

Un número significativo de segmentos venosos muestra obstrucción persistente de su luz. Sin embargo, con el tiempo, la distensión marcada del segmento venoso afectado se resuelve. A medida que se organiza el trombo y se cura con fibrosis, disminuye el diámetro de la vena, que puede no ser percibida en la ecografía repetida algunos meses después. En su lugar, pueden verse pequeños canales paralelos por encima o debajo de la arteria.

El seguimiento seriado de estos pacientes ha demostrado que se desarrollan múltiples vías colaterales, a menudo durante el primer día del diagnóstico. Dichas colaterales nacen a partir de las venas perforantes en el sistema venoso superficial o de segmentos venosos parcialmente duplicados presentes en hasta un 25% de los sujetos normales. Una vía colateral común une las venas poplítea y femoral profunda. Esta colateral puede verse en hasta el 40 al 60% de los pacientes, y es fácilmente demostrable observando la presencia de flujo en la vena femoral común tras la maniobra de aumentación venosa en las venas de la pantorrilla. Una respuesta normal consiste en el aumento de flujo en la vena femoral superficial. La sangre que alcanza la vena femoral común lo hace básicamente a través de la vena femoral (superficial). Si esta gran colateral está presente, el estudio de la unión de la vena femoral profunda y superficial demostrará que la mayoría del flujo sanguíneo alcanza la vena femoral común desde la vena femoral profunda. Esto se hace más obvio si existe un trombo obstructivo en la vena femoral superficial. Es ésta la práctica estándar que utilizamos para evaluar el patrón de flujo en el origen de las venas femoral profunda y femoral superficial. Independientemente del patrón preferencial de flujo en la vena femoral profunda, la posibilidad de que exista o de que haya existido un episodio de TVP en la vena femoral superficial es alta. A continuación, debe realizarse con cuidado el resto de la exploración, combinando imagen de flujo con ecografía de compresión en espera de un posible proceso obstructivo en la vena femoral (superficial). Si no existe trombosis aguda o crónica (colaterales, engrosamiento de la pared), la explicación más probable es la presencia de una variante anatómica.

El paciente con edema marcado de la extremidad inferior representa un dilema diagnóstico. En la mayoría de los casos, el edema es secundario a cirugía reciente o a la presencia de una masa o proceso obstructivo en la pelvis. El paciente más difícil de tratar es aquél con gran diámetro del muslo que no permite la visualización eficaz de todas las venas. Bajo estas circunstancias, se trata de excluir una trombosis significativa obstructiva responsable del edema de la pierna (Fig. 5-47). Esto puede conseguirse en casi todos los pacientes realizando una evolución de los patrones de flujo en las venas femoral común y poplítea. Aunque se trata de una exploración limitada, permite descartar trombosis obstructiva; resulta menos útil si el paciente presenta una historia de embolismo pulmonar y se plantea

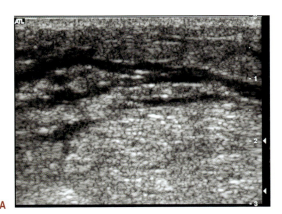
A

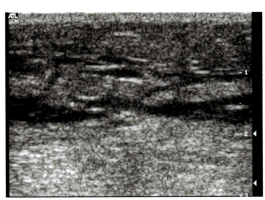
B

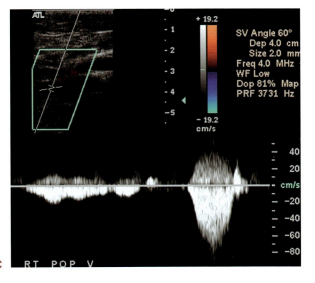
C

Figura 5-47. A y B: Estas dos imágenes de la pantorrilla muestran un marcado edema de tejidos blandos. **C:** Sin embargo, existe una adecuada aumentación de flujo sin evidencia de obstrucción venosa.

la pregunta de si son las extremidades inferiores la causa del mismo. Cuando existe obstrucción al flujo venoso en uno de los dos lados, puede deducirse una trombosis obstructiva. Un patrón de flujo normal en la vena femoral común y poplítea no descarta la presencia de trombos no obstructivos pequeños como causa probable de embolismo pulmonar.

El patrón de TVP favorece la progresión natural del trombo desde la pantorrilla hacia arriba a las venas femoral e ilíaca. Un patrón menos común es el de la trombosis de la vena ilíaca, que se extiende hacia abajo, hacia las venas femorales. Esto es más frecuente en pacientes con procesos malignos pélvicos como tumores prostáticos o testiculares en el varón, neoplasias ováricas o de cérvix en la mujer o el carcinoma de vejiga en ambos. La presentación suele ser en forma de tumefacción dolorosa unilateral de la pierna. Los estudios de imagen no muestran necesariamente el trombo o detectan trombo en la vena femoral común y en una porción de la vena femoral superficial. Cuando no se observa trombo en la unión iliofemoral, puede completarse la exploración con transductores de frecuencia de 3 a 5 MHz. En general, estos trombos obstructivos no sólo hacen que se pierda la respuesta a la maniobra de Valsalva por parte de la vena femoral, sino que también alteran significativamente las variaciones respiratorias normales y la respuesta a la aumentación venosa. El diagnóstico final puede alcanzarse con la función femoral directa y la venografía ilíaca. La TC, veno-RM o la monitorización seriada en búsqueda de diseminación distal del trombo son alternativas de enfoque diagnóstico.

La paciente embarazada también puede presentar un edema unilateral similar, con más frecuencia en el lado izquierdo. La trombosis de la vena ilíaca es más comúnmente debida a una combinación de compresión por el útero aumentado de tamaño y la propensión a estasis en la vena ilíaca izquierda comprimida por la arteria suprayacente (aorta o arteria ilíaca derecha). En nuestra limitada experiencia, estos trombos normalmente se extienden hacia abajo en 2 ó 3 días. Si existe duda sobre si realizar un venograma ilíaco directo, puede optarse por control ecográfico siempre y cuando se incluyan en la exploración las venas ilíacas. El efecto compresivo del útero puede obstruir el flujo venoso, mitigando tanto la respuesta de Valsalva como la maniobra de aumentación del flujo cuando la paciente se encuentra en supino. Esta obstrucción relativa cesa con el decúbito lateral; si no es así, debe asumirse que existe un trombo ilíaco obstructivo.

La región del canal adductor continúa siendo una de las más difíciles de explorar. Las estrategias basadas en el Doppler color o ecografía dúplex son suficientes para descartar trombosis obstructiva, pero no sirven para excluir trombosis no obstructiva, lo cual puede ser más que un problema diagnóstico en pacientes asintomáticos tras la cirugía. Es más frecuente que el paciente sintomático tenga trombosis obstructiva.

Entidades patológicas incidentales

El paciente que se presenta con síntomas sugerentes de TVP puede presentar otras entidades patológicas responsables del dolor o de la tumefacción de la extremidad (Tabla 5-3). La ecografía se muestra entonces bastante útil para orientar la posible causa responsable del problema.

En el caso de edema marcado de la extremidad, puede sospecharse linfedema por obstrucción linfática cuando se observen grandes adenopatías en la ingle y la dinámica de flujo venoso sea normal (Fig. 5-48).

La compresión de las venas por un proceso extrínseco puede simular TVP distal, pero también puede aparentar una estenosis venosa o posiblemente una fístula arteriovenosa (Fig. 5-49) en el lugar de la compresión. Algunos candidatos probables incluyen el hematoma en el muslo y la ingle o masas tumorales, así como aneurismas o pseudoaneurismas, todos ellos visualizables directamente con ecografía. El efecto compresivo puede afectar el retorno venoso y provocar estasia y síntomas de

Tabla 5-3. Entidades patológicas detectadas en pacientes con sospecha de trombosis venosa profunda aguda
Frecuente
Quiste de Baker (sinónimos: quiste poplíteo o sinovial)
Hematoma
Infrecuente
Flebitis superficial
Celulitis
Pseudoaneurisma/aneurisma
Adenopatías/obstrucción linfática
Incompetencia venosa
Absceso
Masas pélvicas
Fallo cardíaco derecho
Varices venosas

Capítulo 5 · Trombosis venosa

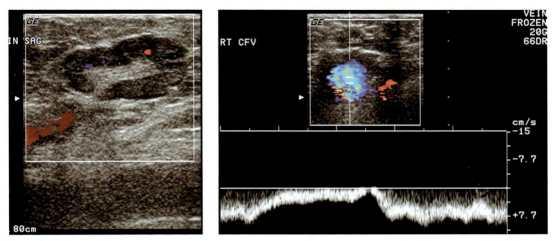

Figura 5-48. A: En este paciente con marcado edema del miembro inferior, se observaron múltiples grandes adenopatías en la ingle. **B:** Las ondas de la vena femoral común son completamente normales, lo cual excluye obstrucción venosa como causa del edema.

edema de la extremidad. Los dos casos más dramáticos de estasia venosa que hemos visto estuvieron causados por un urinoma expansivo en pacientes sometidos a transplante renal.

Otras entidades patológicas incluyen quistes de Baker, también llamados quistes poplíteos o sinoviales. Pueden simular los signos y síntomas de TVP hasta el punto de que a menudo se utiliza el término pseudotromboflebitis para describir este síndrome. Se dan con más frecuencia en pacientes con artritis reumatoide o osteoartritis. Presentan morfología oval y pueden tener estructura heterogénea o ser predominantemente hipoecoicos (Fig. 5-50). Pueden simular un gran trombo. La exploración hacia arriba y hacia abajo en la extremidad demuestra su independencia respecto de la vena y la arteria. El diagnóstico de rotura de un quiste es más difícil, ya que no necesariamente se presenta en forma de estructura parcialmente ecogénica en la fosa poplítea (Fig. 5-51). La colección hipoecogénica puede disecar distalmente los planos faciales de los músculos de la pantorrilla y seguir siendo visualizada. La mayoría de los pacientes presentan derrame asociado en la rodilla, que puede verse mejor en forma de colección en la región suprapatelar de la rodilla.

Otras causas de dolor en la pantorrilla incluyen un absceso de evolución crónica, a menudo asociado con celulitis, o un hematoma, más frecuentemente ligado a rotura de fibras musculares tras el ejercicio vigoroso o traumatismo contuso (Fig. 5-52). Los abscesos se ven como lesiones heterogéneas en el interior del músculo o entre los planos musculares y son más grandes que los sinusoides musculares. Sin embargo, pueden simular el edema muscular localizado y la reacción que ocasionalmente se ve en asociación con la TVP. Dichos casos pueden precisar la repetición del estudio ecográfico para confirmar la resolución del proceso. La ausencia de progresión resulta tranquilizadora, incluso si se trataba de una trombosis localizada. El daño del tendón puede confirmarse demostrando edema en el lugar correspondiente a la localización de los síntomas. Las agresiones penetrantes del muslo o la pantorrilla también pueden provocar un hematoma que comprima el sistema venoso. Los pseudoaneurismas o los hematomas en ocasiones comprimen la vena adyacente y causan obstrucción venosa (Fig. 5-49). Los aneurismas venosos verdaderos son inusuales (Fig. 5-53), y provocan síntomas por la presión localizada generada por su tamaño. Su tratamiento tiende a ser conservador.

Dos entidades patológicas frecuentemente detectadas durante el *screening* de pacientes son la flebitis superficial aguda y la insuficiencia venosa. La tromboflebitis superficial aguda se trata normal-

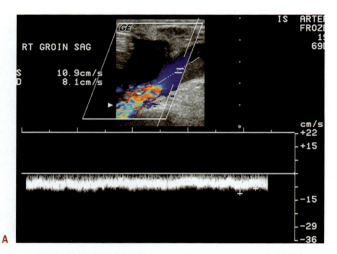

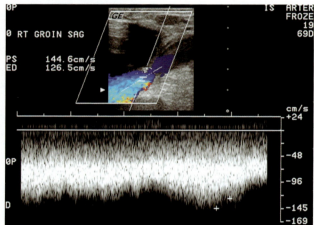

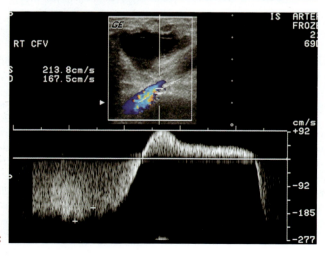

Figura 5-49. A: Esta onda Doppler presenta baja velocidad. Hacia la parte más alta de la imagen se ve una colección hipoecoica (hematoma) que comprime a la vena y está causando obstrucción venosa. **B:** En el punto de compresión, la velocidad del flujo se encuentra marcadamente elevada. Por sí misma esta onda es compatible con estenosis venosa, o posiblemente con fístula arteriovenosa. **C:** Durante la maniobra de Valsalva, el flujo venoso cesa e incluso se invierte, lo cual es compatible con estenosis venosa. El uso de la maniobra de Valsalva cuando se detectan velocidades altas en una vena es una forma sencilla de excluir fístula arteriovenosa significativa. Cuando existe fístula no se aprecia cese del flujo sanguíneo.

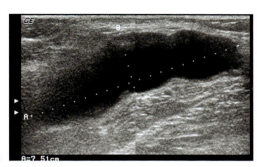 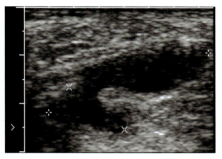

Figura 5-50. A: Este quiste poplíteo bien definido es grande y principalmente hipoecoico. **B:** El de este segundo ejemplo, de otro paciente, muestra una arquitectura más compleja; este aspecto ecográfico de colección más compleja debe sugerir un posible absceso. El aspecto ecográfico de los quistes poplíteos y de los hematomas puede ser muy abigarrado, con zonas entremezcladas hipo e hiperecogénicas. La decisión de realizar biopsia por aspiración debe tomarse en función del contexto clínico, ya que el aspecto ecográfico puede ser muy similar.

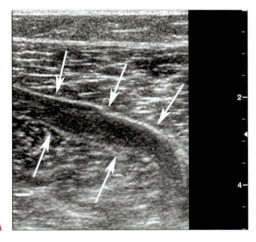 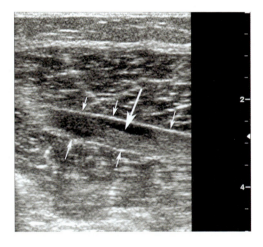

Figura 5-51. A: El quiste poplíteo puede provocar síntomas agudos cuando se rompe o diseca en los tejidos blandos de la pantorrilla. Esta colección predominantemente hipoecogénica (*flechas*) se corresponde con el lugar de los síntomas agudos del paciente en mitad de la pantorrilla y representa a un quiste poplíteo que había disecado los planos faciales entre los músculos de la pantorrilla. **B:** Existe una zona de aumento de ecos (*flecha grande*) en mitad de la colección (*flechas pequeñas*). **C:** Hay evidencia indirecta de quiste poplíteo, ya que el paciente presenta una colección líquida en la bursa suprapatelar. Los derrames de la rodilla pueden por sí mismos ser la causa de queja de los pacientes, y a menudo se asocian a la presencia de quistes poplíteos, también denominados quistes de Baker o sinoviales. La diferenciación entre quiste poplíteo y vena u otra anomalía vascular se realiza normalmente observando la ausencia de señal de flujo en la colección y por ausencia de comunicación de la colección con la vena o la arteria.

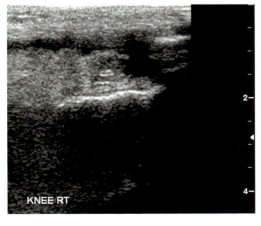

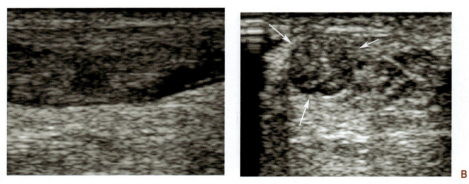

Figura 5-52. A: Esta colección heterogénea contiene material ecogénico mixto. El paciente había notado dolor agudo con el ejercicio intenso. La circunferencia de la colección muestra un halo de menor ecogenicidad (*flechas abiertas*) y no se detectan señales de flujo en el interior de la misma. **B:** La exploración de otro nivel más bajo en la pantorrilla demostró un aumento del tamaño del tendón de Aquiles, en relación con la rotura del mismo.

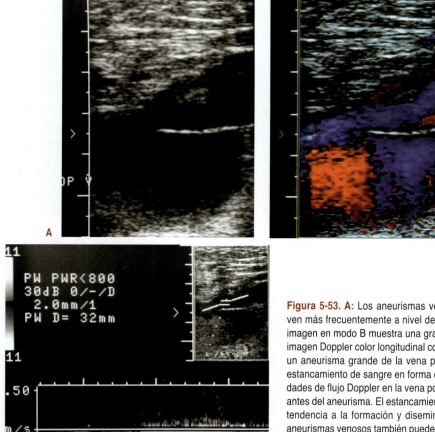

Figura 5-53. A: Los aneurismas venosos son raros y se ven más frecuentemente a nivel de la vena poplítea. Esta imagen en modo B muestra una gran vena poplítea. **B:** La imagen Doppler color longitudinal confirma la existencia de un aneurisma grande de la vena poplítea. **C:** Se aprecia estancamiento de sangre en forma de descenso de velocidades de flujo Doppler en la vena poplítea inmediatamente antes del aneurisma. El estancamiento del flujo aumenta la tendencia a la formación y diseminación de trombo. Los aneurismas venosos también pueden hacerse sintomáticos cuando su aumento de tamaño ejerce presión sobre los tejidos blandos adyacentes.

mente de forma conservadora con la elevación de la pierna y medidas de compresión. Sin embargo, no siempre deben considerarse entidades benignas. No debe quitarse importancia a una dilatación marcada de la vena safena mayor, distendida por trombosis aguda que se extiendo hacia la vena femoral común. La extensión del trombo y el calibre de la vena son importantes y deben registrarse (Fig. 5-54). A menudo se ha practicado anticoagulación en el tratamiento de tromboflebitis superficial extensa en una gran vena distendida, puesto que se asocia a una elevada probabilidad de extensión hacia la vena femoral común pudiendo provocar embolismo pulmonar. La presencia de flebitis superficial también se asocia a una elevada probabilidad de TVP coexistente, no necesariamente sintomática. Cuando se detecta una flebitis superficial debe complementarse el estudio con la exploración de las venas profundas.

Por último, los síntomas de insuficiencia venosa pueden simular los de la trombosis venosa aguda. La presencia de trombosis aguda en el interior de varices dilatadas es también una causa probable de síntomas localizados en una pequeña zona de la extremidad. La identificación de incompetencia venosa con ecografía a menudo explica los síntomas y el motivo de consulta del paciente.

EXTREMIDAD SUPERIOR

Anatomía normal

El estudio de imagen de la extremidad superior se realiza normalmente desde la fosa antecubital hacia la cabeza medial de la clavícula (Fig. 5-55). La vena basílica se identifica en su localización medial en el codo (Fig. 5-56). Puede seguirse hacia

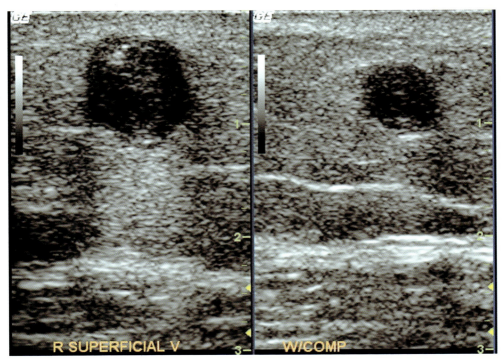

Figura 5-54. Esta vena safena mayor se muestra marcadamente aumentada de tamaño y no compresible. Este hallazgo es compatible con tromboflebitis superficial. El tamaño del trombo, el diámetro de la vena y su proximidad con la vena femoral requirieron tratamiento con anticoagulación.

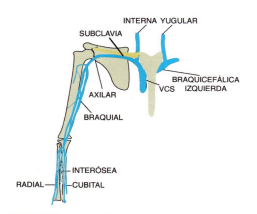

Figura 5-55. La anatomía de las venas profundas de la extremidad superior muestra una tendencia de las venas más periféricas (braquiales y por debajo) a duplicarse. Las interconexiones con el sistema venoso superficial son también más variables.

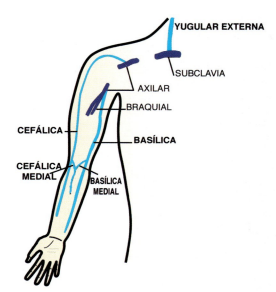

Figura 5-56. Este dibujo resume la localización de las principales venas superficiales del brazo. Existe mucha mayor variabilidad en su tamaño y localización de las comunicaciones con las venas profundas que en el caso de la extremidad inferior.

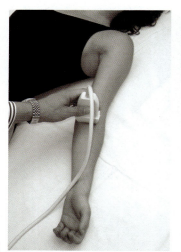
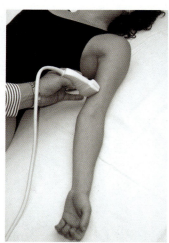
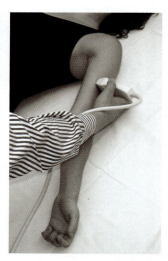

Figura 5-57. Las venas superficiales de la extremidad superior pueden ser exploradas de forma rápida con el transductor. El paciente debe colocarse en supino o, si es posible, en leve posición de Trendelenburg. **A:** Las venas basílica y cefálica pueden verse a la altura del codo y seguirse proximalmente. **B:** La vena basílica puede seguirse desde la región del codo hacia arriba, hacia la región medial del brazo y continúa como vena axilar en la porción superior del brazo. **C:** La vena cefálica se evalúa normalmente con el transductor localizado más lateralmente. Hay que tener cuidado para no presionar la piel demasiado, ya que la vena cefálica suele ser bastante pequeña y fácilmente compresible.

arriba hasta que proporciona la vena axilar. La vena cefálica, más lateral, cursa lateralmente a lo largo del antebrazo, por encima de la cabeza radial, y se une finalmente a la vena axilar inmediatamente por encima del hombro (Fig. 5-57). Las venas braquiales están duplicadas y transcurren paralelas a la arteria braquial hasta unirse a la vena basílica y continuar como vena axilar. Por debajo de la fosa antecubital, las venas son paralelas a la arteria y resultan difíciles de visualizar a menos que presenten trombosis.

Normalmente, iniciamos la exploración con la vena yugular interna (Fig. 5-58). Dicha vena es superficial a la carótida y su identificación resulta sencilla pudiendo seguirla fácilmente hacia abajo, donde se une a la vena subclavia formando la vena braquiocefálica. Habitualmente, sólo es posible su

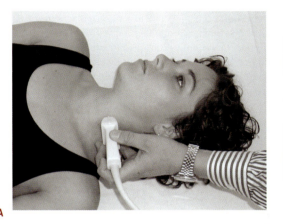
A

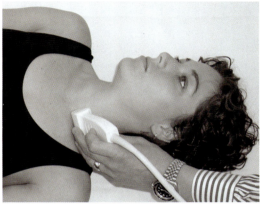
B

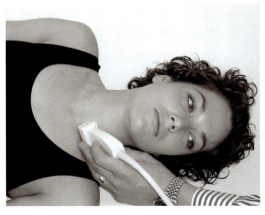
C

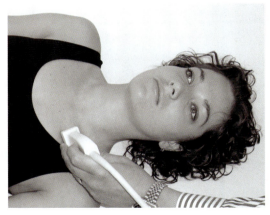
D

Figura 5-58. El estudio de las venas proximales se realiza normalmente por pasos. **A:** Se identifica la vena yugular interna y se coloca la sonda en un plano transverso. **B:** Se dirige la sonda hacia abajo, en la ventana supraclavicular, con vistas a identificar la vena subclavia en su unión con la vena yugular interna para formar la vena braquiocefálica. Esta ventana también es útil para examinar la arteria subclavia proximal. **C:** La evaluación de la unión de la vena braquiocefálica proximal puede ser bastante difícil. La posición estándar se muestra arriba, con la cabeza ligeramente rotada hacia el lado contrario del transductor. Una posición algo más difícil para el paciente consiste en girar levemente la cabeza hacia el transductor, lo cual permite visualizar mejor el origen de la vena braquiocefálica y la unión de las venas yugular interna y subclavia. **D:** A continuación, el transductor se desplaza lateralmente a lo largo de esta ventana infraclavicular para continuar la exploración de la vena y arteria subclavia en su curso más lateral para convertirse en vena y arteria axilar, respectivamente.

(Continúa en la página siguiente)

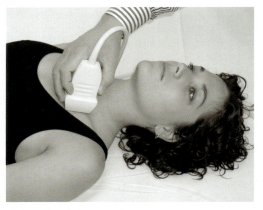

seguimiento hasta este nivel; en ocasiones puede verse parte de la vena cava superior. El estudio se realiza normalmente con la cabeza del paciente girada hacia el lado contrario al que se explora. En ocasiones, se consigue una mejor visualización de la unión braquiocefálica pidiendo al paciente que gire la cabeza hacia el transductor. La vena subclavia puede verse por encima y por debajo de la clavícula. Desde arriba se observa más profunda que la arteria, mientras que desde debajo aparece más superficial (Fig. 5-59). La vena yugular externa se une a la vena subclavia y permanece superficial, siendo fácilmente compresible mediante sólo una ligera presión de la piel. La vena subclavia se convierte en vena axilar en la región lateral del cruce de la clavícula con la primera costilla.

Figura 5-58. *Continuación.* **E:** Al demostrar compresibilidad venosa, la sonda es rotada 90°. Esto ocurre normalmente al nivel de la vena axilar.

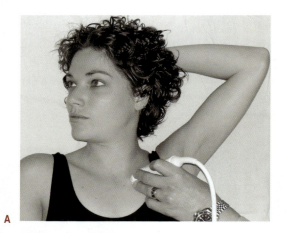

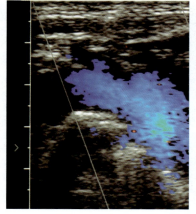

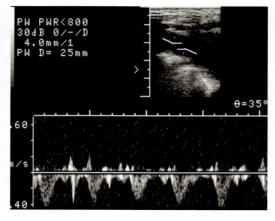

Figura 5-59. A: En ocasiones, puede ser necesario usar una prueba de provocación para evidenciar compresión funcional de las venas subclavia o axilar. La maniobra más sencilla consiste en abducir el brazo del paciente, que debe girar su cabeza hacia el lado contrario al que se está explorando. **B:** Esta imagen de la vena subclavia central derecha fue tomada desde una ventana supraclavicular con el brazo en posición neutra. **C:** Las ondas Doppler de la vena subclavia son normales.

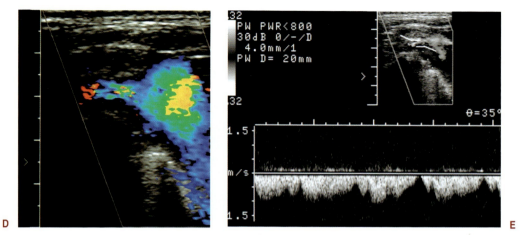

Figura 5-59. *Continuación.* **D:** En abducción, la vena subclavia ha experimentado un marcado adelgazamiento (en abducción completa cesa el flujo). **E:** El trazo Doppler confirma estenosis relativa. Las pulsaciones venosas normales han sido mitigadas y ha aumentado la velocidad del flujo. Estas estenosis funcionales pueden provocar estasia de la sangre si la posición del brazo se mantiene durante largos periodos de tiempo.

Criterios diagnósticos

La exclusión de un proceso obstructivo en las venas más centrales se consigue documentando el colapso normal de la vena subclavia en respuesta a la inspiración rápida profunda (Fig. 5-60) o por la pérdida de las ondas venosas pulsátiles normales (Figs. 5-61 y 5-62). Como ocurre en la extremidad inferior, la ausencia o la pérdida de la respuesta normal puede deberse a un proceso central, bien obstrucción intrínseca por trombo o compresión extrínseca de la vena por una masa o proceso infil-

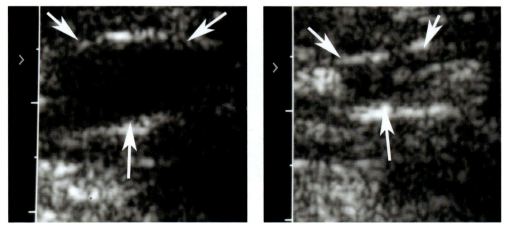

Figura 5-60. La respuesta normal de la vena subclavia a la inspiración profunda es el colapso de su pared. **A:** Esta imagen se tomó desde un enfoque infraclavicular y muestra el reposo normal de la vena (*flechas*). La vena es superficial respecto a la arteria. **B:** Durante la inspiración rápida se aprecia una marcada disminución del diámetro de la vena. La pérdida de esta respuesta sugiere obstrucción proximal en la vena subclavia, vena braquiocefálica o vena cava superior.

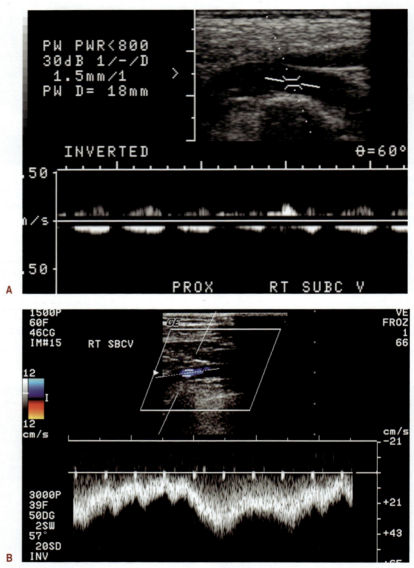

Figura 5-61. A: Este paciente se presentó con edema del brazo derecho. Se aprecian tenues señales de flujo en las venas yugular interna y subclavia (las pulsaciones corresponden a artefactos transmitidos por la arteria contigua). **B:** Tras la colocación de un *stent* en la vena braquiocefálica (innominada), las señales de flujo retornan al rango de la normalidad.

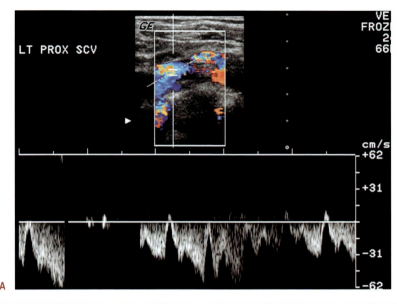
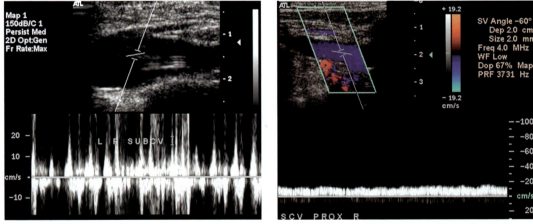

Figura 5-62. A: Esta onda es normal, con buena transmisión de las pulsaciones cardíacas. **B:** También es normal esta otra curva; algunas de las "puntas" en el contorno del trazo Doppler se deben a la presencia de un catéter libremente móvil en la luz de la vena. **C:** Ello contrasta con esta otra onda obtenida de un paciente con trombosis de las venas subclavia central y braquiocefálica. Existe mayor variabilidad en las ondas de la extremidad superior que en las de la extremidad inferior. La maniobra de aumentación venosa es mucho menos útil que en la extremidad inferior.

trativo secundario a tumor o inflamación (mediastinitis; Tabla 5-4). De forma similar, la ausencia completa o parcial de señales Doppler es compatible con la presencia de trombo (Fig. 5-63).

La pérdida de compresibilidad continúa siendo el criterio más fiable para el diagnóstico de trombosis venosa, y resulta aplicable para las venas basílica, cefálica, braquial, axilar y yugular (Fig. 5-64). Son necesarias la ausencia de flujo o la pérdida de compresibilidad para establecer el diagnóstico de trombosis en la vena subclavia (Fig. 5-65). En el tercio distal, el margen de la vena es accesible a la

Tabla 5-4.	Trombosis venosa profunda de la extremidad superior

Primaria
  Sin factores de riesgo
    Idiopática
  Con factores de riesgo
    Procesos malignos
    Fallo cardíaco congestivo
    Obstrucción venosa mediastínica extrínseca

Secundaria
  Catéteres venosos
  Irritantes intravenosos (material de contraste radiográfico, agentes quimioterápicos)
  Fracturas claviculares o de la primera costilla
  Postquirúrgica (pared torácica, ortopédica, disección de ganglios linfáticos)
  Trombosis de esfuerzo
  Síndrome del opérculo torácico

visualización directa y puede ser comprimida. El tercio medio de la vena subclavia se encuentra por debajo de la clavícula y sólo puede descartarse obstrucción total de este segmento venoso demostrando buenas señales de flujo en los segmentos a ambos lados de la clavícula. En el tercio proximal, la presencia de un nido ecogénico y la pérdida de señales de flujo en la vena pueden usarse como criterios diagnósticos. La eficacia de la exploración es mayor en la vena yugular al resultar compresible en toda su extensión.

A pesar de las dificultades expuestas, la eficacia diagnóstica de esta prueba es cercana al 80%. Algunas series publicadas con un número suficiente de exploraciones gold estándar (más frecuentemente venografía) como para permitir una estimación fiable de la sensibilidad y especificidad de la técnica incluyen la trombosis venosa central. Los trombos en las venas centrales (venas braquiocefálicas y vena cava superior) son difíciles de diagnosticar. La eficacia de la técnica es bastante alta en casos de trombosis espontánea de esfuerzo y de colocación de catéteres (al ser evaluadas las venas más periféricas). La obstrucción concurrente secundaria a un proceso mediastínico puede disminuir suficientemente el flujo de forma que las señales sean difíciles de detectar con Doppler color o ecografía dúplex. La ecografía puede así fácilmente sobreestimar la presencia o extensión de trombosis venosa concurrente en los dos tercios proximales de la subclavia.

Los catéteres venosos centrales se han convertido en la principal causa de TVP de la extremidad superior. La apariencia del catéter en la vena depende del tipo (Fig. 5-66) y de si el trombo es parcialmente obstructivo (Fig. 5-67) o totalmente obstructivo (Fig. 5-68). Incluso después de la retira-

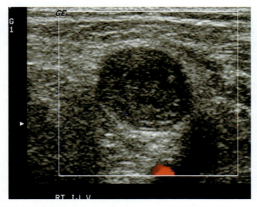 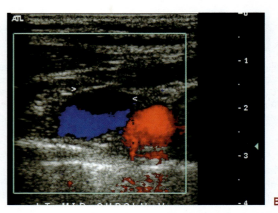

Figura 5-63. A: Esta imagen transversa Doppler color del cuello muestra ausencia de flujo y señales ecogénicas en la vena yugular distendida con trombo. **B:** La imagen transversa de la vena subclavia cerca de la unión a la vena axilar muestra un defecto de llenado compatible con trombo parcialmente obstructivo.

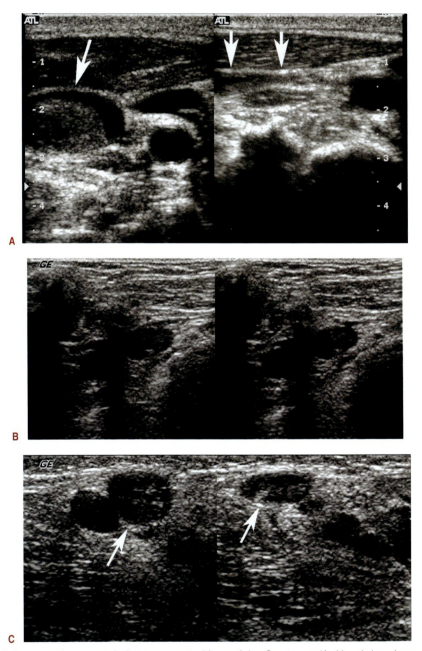

Figura 5-64. A: Se muestra la vena yugular interna con contenido ecogénico. Con compresión (derecha) se observa un trombo algo maleable y parcialmente compresible. Se trata de un trombo relativamente agudo. **B:** También es anormal la compresibilidad de este segmento venoso, en la unión de la vena subclavia y la vena axilar, también en relación con trombosis venosa profunda. **C:** Lo mismo puede aplicarse a las venas basílica y braquial. Esta imagen fue tomada cerca de la unión de la vena basílica con las venas braquiales. Aunque el margen del *teres major* se toma como comienzo de la vena axilar, la vena basílica continúa como vena axilar. Por tanto, la unión de la basílica con una de las venas braquiales se considera el origen de la vena axilar.

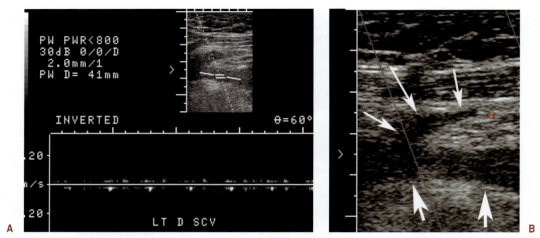

Figura 5-65. A: No hay señales de flujo en esta vena subclavia totalmente obstruida. **B:** Ello se confirma en la imagen Doppler color tomada de la vena axilar (*flechas grandes*) en la confluencia con la vena cefálica (*flechas pequeñas*).

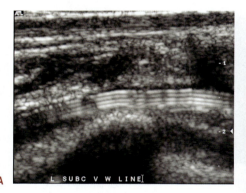

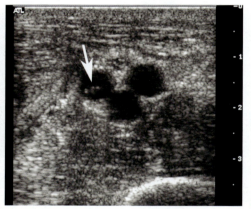

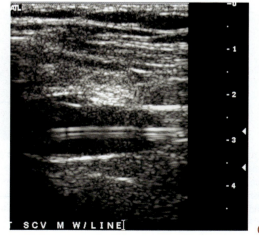

Figura 5-66. A: La imagen longitudinal representa los ecos producidos por este catéter de doble luz. Estos catéteres varían de tamaño, de 1,3 a 2,3 mm (4-7 French) para los centrales insertados periféricamente, de 3,3 a 4 mm para los tunelados de doble luz y de 4,7 a 5 mm para los tunelados de hemodiálisis. El pequeño tamaño de este catéter es compatible con uno de los de la primera categoría. **B:** Esta imagen muestra un catéter central insertado periféricamente en la vena braquial, difícil de visualizar. Aunque las venas cefálica o basílica son preferibles para la colocación de catéteres, el control ecográfico permite un acceso seguro a la vena braquial. **C:** Este catéter central de luz única insertado periféricamente se visualiza muy bien en la imagen longitudinal, donde el eje del transductor de ultrasonidos se alinea perfectamente con el catéter. El aspecto ecográfico de los distintos catéteres centrales es variable. Se precisa una perfecta alineación con la sonda de ultrasonidos para identificar dicho catéter. Una leve angulación puede ser suficiente para que el catéter se haga visible.

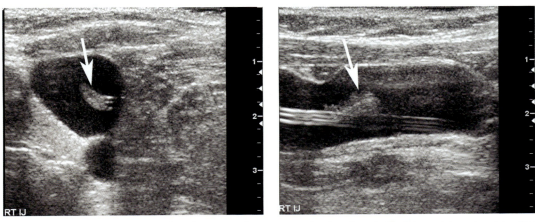

Figura 5-67. A y B: Este catéter localizado en la vena yugular presenta un trombo adherente (*flecha*) completamente asintomático. La mayoría de los trombos asociados a los catéteres son pequeños y adherentes, y el proceso suele ser autolimitado.

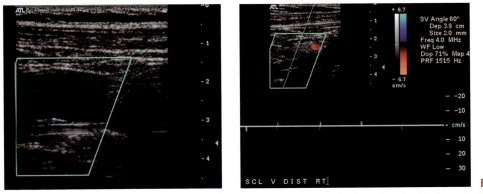

Figura 5-68. A: Este catéter se asocia a trombosis venosa profunda extensa y a un marcado edema de extremidad superior. **B:** El trazo Doppler confirma la ausencia de flujo.

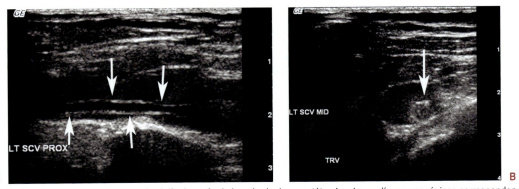

Figura 5-69. A: Esta imagen fue tomada el día después de la retirada de un catéter. Las largas líneas ecogénicas corresponden a un "molde" del catéter, remanente de la vaina de fibrina. **B:** En la imagen transversa, la vaina de fibrina se localiza en un lado de la vena axilar/subclavia (*flecha*).

da del catéter, puede permanecer en la luz del vaso una manga de material proteináceo (Fig. 5-69) ("vaina de fibrina").

Bibliografía

Atri M, Herba MJ, Reinhold C, et al. Accuracy of sonography in the evaluation of calf deep vein thrombosis in both postoperative surveillance and symptomatic patients. *AJR* 1996;166:1361-1367.

Baarslag HJ, van Beek EJ, Koopman MM, et al. Prospective study of color duplex ultrasonography compared with contrast venography in patients suspected of having deep venous thrombosis of the upper extremities. *Ann Intern Med* 2002;136:865-872.

Bach AM, Hann LE. When the common femoral vein is revealed as flattened on spectral Doppler sonography: is it a reliable sign for diagnosis of proximal venous obstruction? *AJR* 1997;168:733-736.

Baxter GM, Kincaid W, Jeffrey RF, et al. Comparison of colour Doppler ultrasound with venography in the diagnosis of axillary and subclavian vein thrombosis. *Br J Radiol* 1991; 64:777-781.

Bundens WP, Bergan JJ, Halasz NA, et al. The superficial femoral vein. A potentially lethal misnomer [see comments]. *JAMA* 1995;274:1296-1298.

Burbidge SJ, Finlay DE, Letourneau JG, et al. Effects of central venous catheter placement on upper extremity duplex US findings. *J Vasc Interv Radiol* 1993;4:399-404.

Chengelis DL, Bendick PJ, Glover JL, et al. Progression of superficial venous thrombosis to deep vein thrombosis. *J Vasc Surg* 1996;24:745-749.

Cornuz J, Pearson SD, Polak JF. Deep venous thrombosis: complete lower extremity venous US evaluation in patients without known risk factors–outcome study. *Radiology* 1999; 211:637-641.

De Maeseneer MG, Tielliu IF, Tjalma WA, et al. Lack of compressibility of the common femoral vein: an unequivocal sign of proximal deep venous thrombosis on duplex ultrasound? *Cardiovasc Surg* 2000;8:289-291.

Effeney DJ, Friedman MB, Gooding GA. Iliofemoral venous thrombosis: real-time ultrasound diagnosis, normal criteria, and clinical application. *Radiology* 1984;150: 787-792.

Eze AR, Comerota AJ, Kerr RP, et al. Is venous duplex imaging an appropriate initial screening test for patients with suspected pulmonary embolism? *Ann Vasc Surg* 1996;10:220-223.

Grassi CJ, Polak JF. Axillary and subclavian venous thrombosis: follow-up evaluation with color Doppler flow US and venography. *Radiology* 1990;175:651-654.

Koksoy C, Kuzu A, Kutlay J, et al. The diagnostic value of colour Doppler ultrasound in central venous catheter related thrombosis. *Clin Radial* 1995;50:687-689.

Longley DG, Finlay DE, Letourneau JG. Sonography of the upper extremity and jugular veins. *AJR* 1993;160: 957-962.

Mustafa BO, Rathbun SW, Whitsett TL, et al. Sensitivity and specificity of ultrasonography in the diagnosis of upper extremity deep vein thrombosis: a systematic review. *Arch Intern Med* 2002;162:401-404.

Patel MC, Berman LH, Moss HA, et al. Subclavian and internal jugular veins at Doppler US: abnormal cardiac pulsatility and respiratory phasicity as a predictor of complete central occlusion. *Radiology* 1999;211:579-583.

Polak JF, Culter SS, O'Leary DH. Deep veins of the calf: assessment with color Doppler flow imaging. *Radiology* 1989;171:481-485.

Prandoni P, Polistena P, Bernardi E, et al. Upper-extremity deep vein thrombosis. Risk factors, diagnosis, and complications. *Arch Intern Med* 1997;157:57-62.

Rose SC, Kinney TB, Bundens WP, et al. Importance of Doppler analysis of transmitted atrial waveforms prior to placement of central venous access catheters. *J Vasc Interv Radiol* 1998;9(6):927-934.

Rosen MP, Sheiman RG, Weintraub J, et al. Compression sonography in patients with indeterminate or low-probability lung scans: lack of usefulness in the absence of both symptoms of deep-vein thrombosis and thromboembolic risk factors. *AJR* 1996; 166:285-289.

Schulman S, Rhedin AS, Lindmarker P, et al. A comparison of six weeks with six months of oral anticoagulant therapy after a first episode of venous thromboembolism. Duration of Anticoagulation Trial Study Group. *N Engl J Med* 1995; 332:1661-1665.

Voci SL, Gottlieb RH. Doppler respiratory patterns in the femoral veins with pelvic vein obstruction. *Clin Imaging* 1999;23:172-176.

Wolf B, Nichols DM, Duncan JL. Safety of a single duplex scan to exclude deep venous thrombosis. *Br J Surg* 2000; 87:1525-1528.

Capítulo **6**

Trombosis venosa crónica e insuficiencia venosa

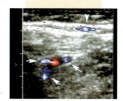

TROMBOSIS VENOSA PROFUNDA CRÓNICA

La prevalencia de la trombosis venosa profunda (TVP) crónica no se conoce. Probablemente, la gran mayoría de pacientes que han tenido TVP sintomática presentan cambios residuales en la pared de la vena o en las válvulas venosas. Muchos de estos pacientes regresarán a la consulta solicitando un diagnóstico vascular por síntomas de extremidad inferior. Suelen presentarse con quejas crónicas como tumefacción de la pierna o bien empeoramiento de sus síntomas. Puesto que uno de los mayores factores de riesgo para la TVP es un episodio previo de TVP, estos pacientes presentan elevado riesgo de sufrir episodios recurrentes de TVP aguda.

Los cambios en la anatomía y función de la vena provocados por un episodio previo de TVP pueden ser bastante confusos. El tiempo necesario para llevar a cabo una exploración completa ecográfica con frecuencia elevado. El ecografista no debe sólo descartar TVP recurrente en la extremidad inferior, a menudo con anatomía alterada, sino que debe además buscar y documentar la posible presencia de reflujo venoso en los sistemas venoso superficial y profundo. Los pacientes con TVP sintomática previa pueden tener sólo cambios mínimos en sus sistemas venosos profundo y superficial. Esto se debe, presumiblemente, a la naturaleza contenida de la trombosis y al proceso de curación que tiene lugar tras un episodio agudo de TVP. Además de los cambios anatómicos, existen también cambios funcionales significativos que se desarrollan a consecuencia de un episodio anterior de TVP. Este proceso de curación puede conducir a un adelgazamiento crónico de la vena y a un aumento de la resistencia al flujo, incompetencia valvular e insuficiencia venosa (Fig. 6-1). Este asunto se discutirá en la segunda sección de este capítulo.

La mayor preocupación del ecografista es la posible confusión entre los cambios debidos a un episodio agudo actual de TVP y los cambios crónicos secundarios al proceso de curación que siguen al episodio previo de trombosis venosa. La diferenciación entre estas dos situaciones a menudo no es posible en una exploración. En caso de duda, la venografía puede aportar información adicional. Sin embargo, en general, los hallazgos de la venografía necesitan complementarse con los resultados de la exploración ecográfica. Otra opción consiste en la repetición de la prueba, ya que resulta improbable que los hallazgos visibles en la TVP crónica varíen en los días sucesivos.

Anatomía

El proceso de curación que afecta al sistema venoso profundo que se recupera de un episodio de TVP es difuso. Incluso cuando se documenta lisis

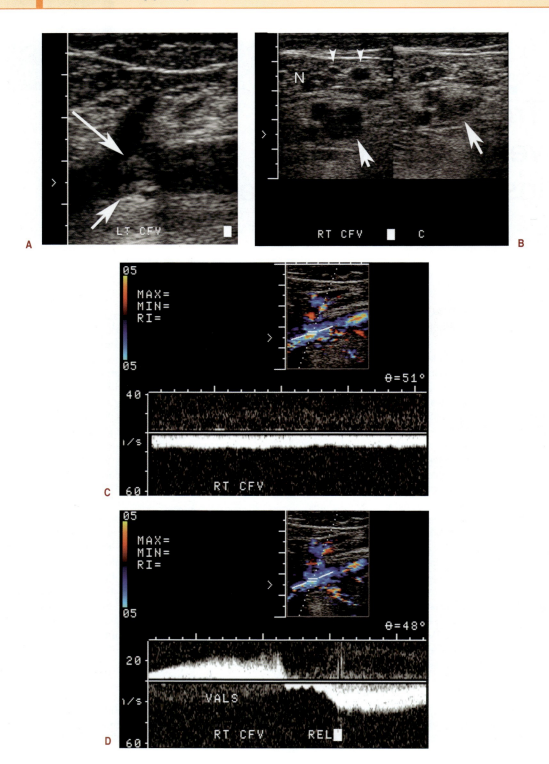

Capítulo 6 · Trombosis venosa crónica e insuficiencia venosa

TVP AGUDA

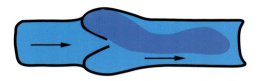

TVP CRÓNICA

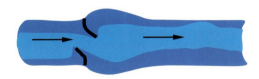

Figura 6-2. La diferenciación entre un segmento venoso afectado por TVP crónica y otro con TVP aguda se realiza con la obtención de imágenes en el plano longitudinal. El trombo no obstructivo tiende a adherirse a una de las paredes y a rodearse de flujo sanguíneo. La TVP crónica tiende a afectar las paredes de la vena de forma prácticamente circunferencial y existe flujo sanguíneo en el centro de la luz. Es difícil distinguir entre estas dos entidades en base a una única exploración. La repetición de la prueba, transcurridos algunos días, puede usarse para confirmar TVP aguda significativa, que probablemente habrá sufrido diseminación.

completa del trombo venoso, el trauma residual a las células endoteliales de la pared venosa puede provocar una respuesta hiperplásica. Este engrosamiento de pared es similar a la respuesta hiperplásica intimal que se observa tras el daño de la pared arterial. Sin embargo, en general, la proliferación celular causa un engrosamiento difuso de la pared venosa que se extiende hacia la luz en el lugar de depósito previo del trombo (Fig. 6-2). La ecografía no es un método fácil para diferenciar entre la fase precoz de resorción del trombo y el desarrollo posterior de una respuesta hiperplásica en la pared de la vena. A menudo, la ecogenicidad es similar a la del trombo agudo, aunque la naturaleza fibrosa de la íntima nueva puede originar algunos ecos en la estructura de la pared (Fig. 6-3). La reabsorción del trombo tiene lugar como consecuencia de dos mecanismos anatomopatológicos principales. El primero consiste en la lisis del trombo, y es el factor más importante que afecta a la apariencia última del trombo residual (Fig. 6-4). El tamaño del trombo, su naturaleza obstructiva o no obstructiva y la cantidad de flujo regional afectan al grado de lisis. Es más probable la reabsorción rápida del trombo no obstructivo en un canal venoso de alto flujo mediante vías líticas normales o tras la administración de agentes líticos sistémicos (Fig. 6-5). Sin embargo, el trombo obstructivo en una vena femoral superficial duplicada suele permanecer durante una cantidad de tiempo mucho mayor. La tasa de lisis es una función de la exposición de los elementos de la matriz del coágulo a agentes líticos locales como la plasmina. El fallo de los agentes trombolíticos administrados de forma sistémica para deshacer el trombo obstructivo suele deberse a un fallo en la liberación de cantidades suficientes de estos agentes en el trombo (Fig. 6-6). Cuanto mayor es el área de superficie de exposición, más rápidamente se pone en marcha el proceso lítico. El segundo mecanismo responsable de la reabsorción del coá-

Figura 6-1. Pueden explorarse las venas profundas para detectar la presencia de TVP crónica y de reflujo venoso tras un episodio previo de TVP. **A:** La imagen longitudinal en modo B muestra una vena femoral común con ecos en su luz, así como cambios localizados en la pared de la vena (*flechas*). **B:** La evaluación ecográfica con compresión en el plano transverso muestra una vena femoral común parcialmente compresible (*flechas*) compatible con la presencia de trombosis crónica. Los ecos son de la misma intensidad que las estructuras adyacentes. Existen canales venosos colaterales (*cabezas de flecha*) y puede observarse un ganglio linfático (*N*). **C:** El cursor se localiza por encima de la vena femoral común. La velocidad del flujo es constante y está disminuida, no mostrando cambios cíclicos, lo cual sugiere un proceso obstructivo. Existe elevada resistencia al retorno venoso desde la extremidad inferior. El aumento de la resistencia al flujo venoso provoca elevación crónica de las presiones del miembro inferior. **D:** Durante la maniobra de Valsalva, existe un reflujo prolongado de sangre compatible con la presencia de incompetencia valvular.

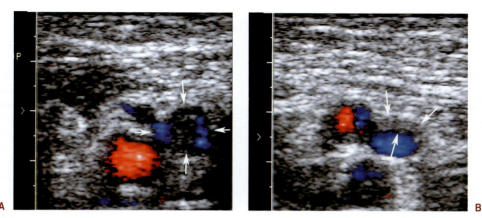

Figura 6-3. La neoíntima difusa que se forma en los segmentos venosos previamente afectados por TVP aguda puede provocar problemas desde el punto de vista del diagnóstico. Existen algunas diferencias claras entre el trombo agudo y el trombo crónico, aquí mostradas en el mismo paciente con TVP recurrente de la vena poplítea. **A:** TVP aguda. En la primera imagen axial se observa una vena poplítea de calibre normal (*flecha*) junto a la arteria. La vena contiene una ligera cantidad de estructura ecogénica en su interior, y se ven señales de flujo alrededor del trombo agudo, relativamente hipoecoico. **B:** TVP crónica. Esta segunda imagen axial fue tomada desde una posición algo más alta en la pierna del mismo paciente. La vena femoral distal presenta los mismos cambios en la pared (*flechas*) y engrosamiento asimétrico parietal indicativo de un episodio previo de TVP, actualmente curado. El diagnóstico diferencial entre TVP aguda no obstructiva y TVP crónica (episodio curado de TVP) está facilitado por el Doppler color. Si no es posible, la venografía puede ayudar a clarificar el diagnóstico. La realización seriada de pruebas ecográficas en los días siguientes demostrará normalmente extensión del proceso cuando se trate de una TVP aguda. El Doppler color también ayuda a verificar la naturaleza crónica de estos cambios en la vena, ya que la combinación de las imágenes en los planos axial y longitudinal puede mostrar claramente su distribución en la pared de la vena.

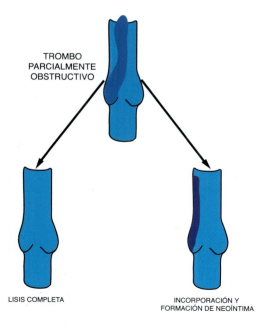

Figura 6-4. La trombosis parcialmente obstructiva se asocia a menos efectos lesivos en la función valvular que la TVP obstructiva. En general, el trombo será completamente reabsorbido o incorporado en la pared de la vena. La mayoría de los pacientes presentan una combinación de trombos obstructivos y no obstructivos localizados en segmentos venosos diferentes y cambios residuales en algunos de dichos segmentos afectados.

Capítulo 6 · Trombosis venosa crónica e insuficiencia venosa

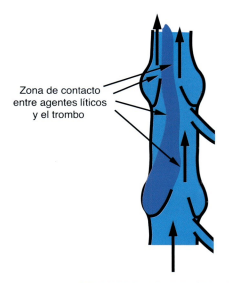

TROMBO NO OBSTRUCTIVO

Figura 6-5. Es más probable que el trombo parcialmente obstructivo responda a los mecanismos de trombolisis del organismo por su mayor exposición a la sangre. Lo mismo puede aplicarse en la administración de medicamentos trombolíticos vía intravenosa.

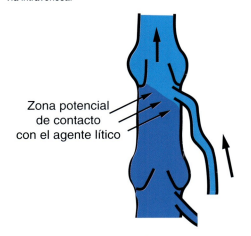

FLUJO SANGUÍNEO COLATERAL Y *BYPASS* DEL AGENTE LÍTICO EN EL TROMBO COMPLETAMENTE OBSTRUIDO

Figura 6-6. El trombo completamente obstructivo no permite la exposición a la sangre. Los procesos de trombolisis y cualquier agente trombolítico administrado deben circular a través del intersticio para alcanzar el coágulo.

gulo es una respuesta celular con migración de monocitos a partir de estructuras en la periferia de la vena y proliferación fibroblástica. Además, los monocitos liberan localmente activador del plasminógeno y ayudan por tanto a disolver el trombo, sustituyéndolo por células musculares lisas, fibroblastos y matriz. El trombo parcialmente adherente se une a las paredes de las venas. Esta unión se realiza aproximadamente en 7 días; después, existe una respuesta neovascular predominantemente monocítica que nace de la pared venosa y una transformación fibrosa del trombo adherido. Este proceso continúa durante meses y es el responsable de la hiperecogenicidad del trombo. El endotelio de nuevo recubre la superficie ocupada por el trombo (Fig. 6-7).

Patrones y criterios diagnósticos

La presencia de múltiples canales venosos muy pequeños en la localización esperada de una vena es un hallazgo frecuente tras un episodio previo de TVP obstructiva (Fig. 6-8). Pueden corresponder a segmentos venosos nativos parcialmente reabiertos, a pequeños canales de las *vena venorum* de la vena afectada que han aumentado con el tiempo o a pequeños canales colaterales paralelos que se han desarrollado en respuesta a la obstrucción adyacente (Figs. 6-9 y 6-10). Estos canales pueden ser difíciles de visualizar con el paciente en supino. Con el paciente sentado, dichos segmentos se dilatan ligeramente, lo cual hace más fácil su visualización. La vena nativa a menudo desarrolla tal cicatrización que puede incluso no ser identificada.

Otra presentación típica es la de una pequeña vena con diámetro menor de lo esperado. A menudo se ve una colateral paralela. La pequeña vena suele presentar también engrosamiento de su pared, que se hace más evidente cuando se realiza el estudio paralelo al eje de la vena (Fig. 6-11). El engrosamiento representa probablemente una mezcla de respuesta hiperplásica del endotelio y parte de trombo residual que está siendo incorporado en la pared durante la fase de cicatrización (fibroblástica).

Por último, puede verse también una vena de apariencia prácticamente normal en la ecografía. La presencia de un episodio previo de TVP puede sólo sospecharse si segmentos venosos adyacentes muestran los cambios descritos anteriormente o si

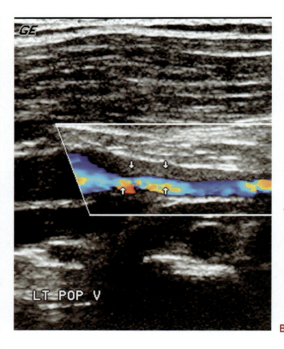
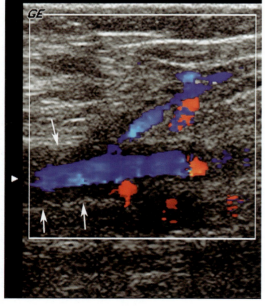

Figura 6-7. El engrosamiento crónico de la pared de la vena es a menudo difícil de visualizar en las venas de la pierna de menor calibre. **A:** Esta imagen longitudinal de la vena poplítea de un paciente con episodio previo de TVP muestra un engrosamiento difuso de la pared de la vena (*flechas*). La apariencia, aunque sugerente de TVP crónica, puede representar TVP subaguda; la TVP aguda es menos probable. No se detecta movilidad de la válvula (*flechas grandes*) que se encuentra afectada por el proceso de curación. **B:** La imagen Doppler color muestra afectación de la pared venosa, observándose, sin embargo, una luz residual libre de obstrucción. **C:** La apariencia más típica de la TVP crónica durante la maniobra de aumentación de flujo es la distribución preferente de señales en color en el centro de la luz. Esta imagen muestra la porción central de flujo sanguíneo en la vena femoral común (*flechas*) con flujo de entrada desde la vena safena mayor (*arriba*) y la vena femoral, en la derecha de la imagen. Ambas paredes de la vena femoral común se encuentran engrosadas, lo cual es compatible con la presencia de formación de neoíntima secundaria a un episodio previo de TVP aguda.

Capítulo 6 • Trombosis venosa crónica e insuficiencia venosa

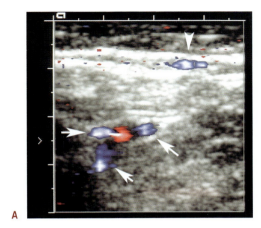

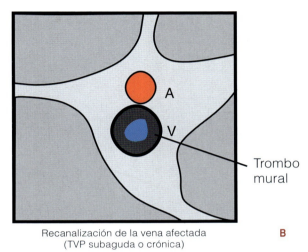

Recanalización de la vena afectada
(TVP subaguda o crónica)

Figura 6-8. A: Un episodio previo de trombosis venosa a menudo provoca cambios en el patrón y distribución del flujo en el sistema venoso superficial y profundo. La vena safena mayor presenta elevación de las señales de flujo en su interior (*cabeza de flecha*). Existen múltiples colaterales (*flechas*) alrededor de la arteria femoral superficial. Estos dibujos resumen los cambios esperados en la TVP crónica. **B:** Engrosamiento mural. **C:** Obstrucción venosa y formación de colaterales.

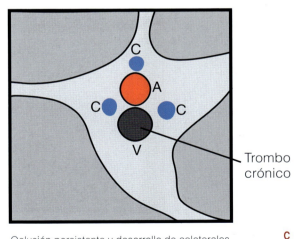

Oclusión persistente y desarrollo de colaterales
venosas (TVP crónica)

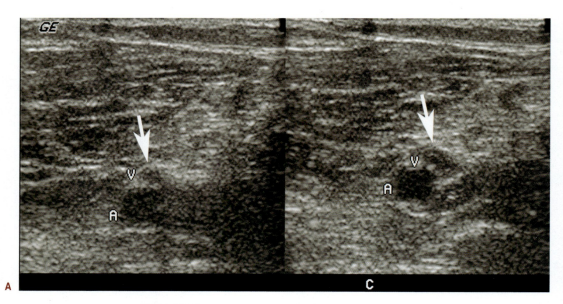

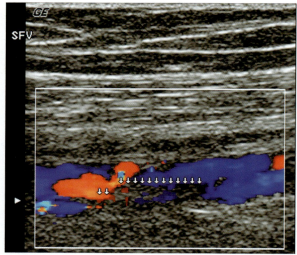

Figura 6-9. La evolución de la TVP obstructiva varía de unos individuos a otros y resulta difícil de predecir. **A:** Este segmento de vena poplítea se encuentra encogido y colapsado, y presenta algunos ecos, de moderados a densos, en su interior (*flechas*). Durante la resolución de la TVP se desarrollan colaterales capaces de llevar la mayoría del flujo de retorno de la pierna. Como se muestra aquí, es más probable la cicatrización y curación con fibrosis del segmento trombosado que la recanalización. **B:** Otra posibilidad es la recanalización precoz de la luz obstruida. En los estadios finales, se llega a la formación de una neoíntima engrosada en la pared venosa. Es probable que la función valvular permanezca intacta si el segmento afectado es pequeño. Se observa recanalización compleja en el 50% de los segmentos afectados, sobre todo si el trombo original era parcialmente obstructivo.

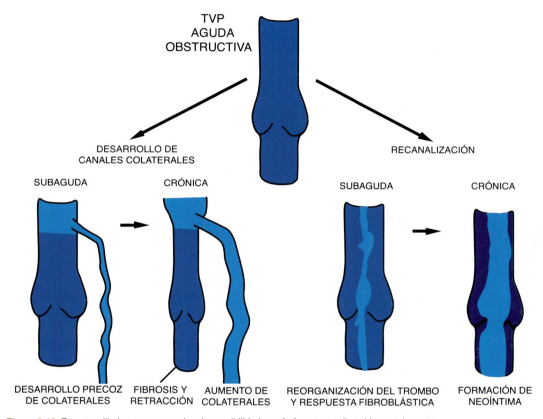

Figura 6-10. En estos dibujos se resumen las dos posibilidades más frecuentes discutidas previamente.

ha existido documentación de episodio previo de trombosis aguda.

La diferenciación entre TVP aguda y crónica es difícil. No obstante, hay algunas reglas sencillas que ayudan a realizar esta distinción en la mayoría de los casos. Por ejemplo, la TVP aguda obstructiva normalmente distiende la vena, mientras que en la TVP crónica la luz de la vena es pequeña o normal. En la TVP aguda no obstructiva, suele verse flujo sanguíneo alrededor del trombo y éste suele ser excéntrico, presentando una gran porción de anclaje a una de las paredes de la vena. En la TVP crónica, el flujo sanguíneo se dirige hacia el centro de la luz, puesto que el material ecogénico engrosado de la íntima hiperplásica a menudo afecta a la circunferencia del vaso. En la TVP subaguda, el trombo se adhiere a menudo a un lado de la pared venosa.

Estrategia diagnóstica

La venografía sigue siendo una opción diagnóstica válida en los casos en los que la ecografía no puede confirmar definitivamente la presencia de TVP aguda. Este paso puede ser necesario cuando los pacientes se presentan de forma aguda y se considera una intervención más agresiva, lo cual suele ocurrir en enfermos en los que se sospecha suelta de émbolos pulmonares desde un origen en la extremidad inferior con contraindicación para anticoagulación. También es necesario si se va a practicar tratamiento con catéter.

Si no se precisa intervención aguda, la monitorización seriada de la extremidad puede ayudar a diferenciar entre TVP aguda y crónica. La repetición de la ecografía, transcurridos de 3 a 5 días desde la

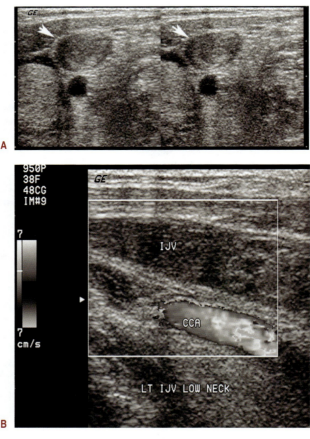
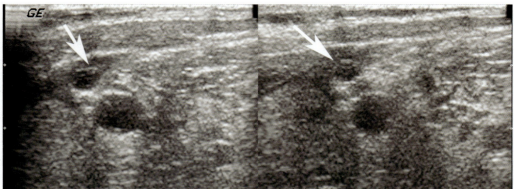

Figura 6-11. La vena afectada por un episodio de trombosis venosa profunda aguda no siempre se recanaliza. **A:** En esta imagen axial, el tercio medio de la carótida común discurre por debajo de la vena yugular interna, que está marcadamente dilatada y no compresible (*flechas*). **B:** En la imagen longitudinal no se detecta flujo en la vena yugula interna. **C:** Este paciente consultó 18 meses después. La vena yugular interna presenta una marcada reducción de su calibre y no resulta compresible (*flechas*).

Capítulo 6 · Trombosis venosa crónica e insuficiencia venosa

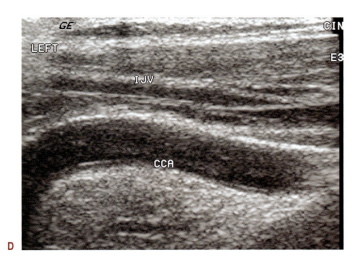

Figura 6-11. *Continuación.* **D:** En esta imagen longitudinal existe un remanente de pequeño tamaño de la vena yugular interna.

primera exploración, suele diferenciar entre un proceso agudo o un proceso estable tras TVP previa. La TVP aguda suele mostrar cambios y diseminación, especialmente si no existe anticoagulación. La TVP crónica no demuestra cambio alguno. Incluso cuando un trombo agudo es calificado de crónico de forma errónea, el hecho de que permanezca estable transcurridos 5 días hace que sea improbable su diseminación.

Recomendaciones

Los cambios en la apariencia ecográfica de la vena pueden persistir en un 50% de los pacientes a los 2 años del episodio agudo. A los 6 meses de un episodio agudo de TVP, la repetición de la ecografía puede ayudar a documentar el aspecto basal de las venas. Esto resulta útil, ya que una elevada proporción de pacientes con episodio previo de TVP tendrán otro episodio. Debe realizarse un estudio axial y longitudinal para evaluar la apariencia de las venas. Cuando es necesaria, la venografía resulta útil para diferenciar la TVP aguda de la crónica. La ecografía seriada en casos seleccionados puede ayudar a confirmar que los cambios visibles son estables y no debidos a un trombo en desarrollo.

La repetición de la ecografía es útil para documentar la apariencia basal de las venas a los 6 meses de un episodio agudo de TVP; resulta de utilidad, puesto que una elevada proporción de pacientes con episodio previo de TVP tendrán un nuevo episodio.

INSUFICIENCIA VENOSA

Anatomía

Válvulas venosas profundas

El número y distribución de las válvulas venosas en las venas ilíaca, femoral y poplítea varía de unos individuos a otros. En la vena ilíaca, puede existir una válvula en la ilíaca externa en el 33% de los casos. Existe una válvula en la vena femoral común en hasta el 75% de los pacientes. Casi siempre hay una válvula en la vena femoral superficial inmediatamente por debajo del origen de la vena femoral profunda y otra en el tercio superior de la vena poplítea, justo por debajo del extremo distal del canal adductor. El número de válvulas en la vena femoral superficial varía de una a cuatro. La vena poplítea contiene en general dos válvulas cerca de la articulación de la rodilla. Las venas tibial y peronea tienen, considerando su longitud, una densidad de válvulas mucho mayor, observándose en general una válvula cada 1 a 3 cm. Las venas de drenaje que comunican con los plexos venosos soleal y gastrocnemio tienen también válvulas; no obstante; las venas musculares carecen de ellas.

Venas superficiales

La safena mayor es la vena principal de drenaje, que discurre desde la vena femoral común al maleolo medial del tobillo. Normalmente, se divide en dos troncos principales en la región proximal del muslo: las ramas anterolateral y posteromedial.

La vena safena menor cursa desde la poplítea, posteriormente en la pantorrilla, hasta el maleolo lateral.

Venas perforantes

Existen venas comunicantes entre los sistemas venoso superficial (venas safenas mayor y menor) y profundo (venas femoral superficial, poplítea y tibioperoneas) (Fig. 6-12). Dichas venas contienen válvulas que funcionan permitiendo el flujo desde el sistema superficial al profundo. Las venas perforantes son visibles en lugares específicos en el muslo y la pierna. Normalmente, existe una vena perforante en el tercio medio del muslo que penetra a través de la fascia alrededor del músculo sartorio (canal de Hunter) y une la vena safena mayor con las venas femorales (superficiales). En la pantorrilla son dos los grupos principales de venas perforantes. El primero se localiza medialmente; una vena comunica la vena safena mayor y la vena tibial posterior aproximadamente a 10 cm por encima de la rodilla. Más abajo, un grupo de tres venas se sitúa normalmente de 5 a 6 cm por encima del maleolo medial, y comunica las venas tibiales posteriores con el arco posterior de la vena safena mayor. Un segundo grupo de venas se encuentra en la región lateral de la pierna. Una vena comunicante lateral conecta normalmente la vena peronea con la safena menor en el tercio inferior de la pantorrilla. Al mismo nivel, dos venas más posteriores suelen unir la vena safena menor con las venas peroneas directamente o a través de ramas con las venas soleal o gastrocnemia.

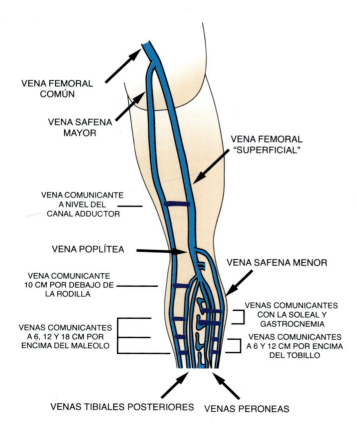

Figura 6-12. La conexión anatómica entre los sistemas venosos superficial y profundo está garantizada por una serie de venas comunicantes, también denominadas perforantes. En este dibujo se muestra el número aproximado y la localización de estas venas, desde una visión posterior del miembro inferior derecho.

Capítulo 6 · Trombosis venosa crónica e insuficiencia venosa

Función

Las válvulas venosas nacen de un anillo de colágeno, están compuestas en sí mismas por colágeno y son bicúspides. Su ausencia congénita es inusual y cuando existe implica insuficiencia venosa crónica.

El mecanismo con más frecuencia responsable de la disfunción valvular es la dilatación pasiva del anillo valvular, lo cual puede ocurrir en respuesta a elevaciones prolongadas de la presión venosa. La pared venosa se dilata en respuesta a la elevación de la presión y el aumento de volumen de sangre golpea el anillo valvular al que está anclada. Las hojas de la válvula pierden su capacidad de aposición de sus superficies y de evitar así el reflujo. Este mecanismo probablemente afecte a las venas superficiales, que no están sostenidas por los tejidos subcutáneos adyacentes, y que son más susceptibles a la distensión en respuesta a hiperpresión. Las venas profundas están rodeadas por músculos y por una matriz de fascia organizada, siendo menos vulnerables a la distensión. La disfunción valvular no necesariamente es permanente. Durante el embarazo, la combinación de una elevación crónica de la presión intraabdominal y la liberación de hormonas que provocan una pérdida de la fuerza de la matriz colagenosa ocasiona a menudo insuficiencia venosa superficial transitoria. Estos cambios revierten, al menos parcialmente, después del parto.

Las venas profundas están rodeadas por músculos y por una fascia (Fig. 6-13). Estas estructuras de soporte limitan su capacidad de distensión. La can-

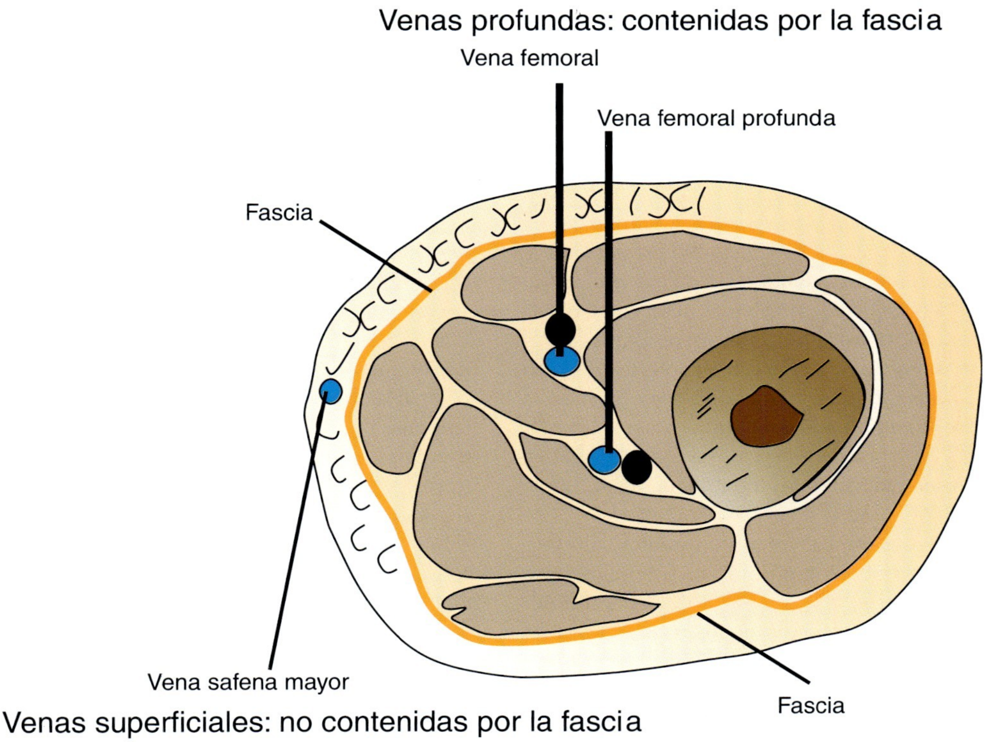

Figura 6-13. El reflujo venoso en las venas de la extremidad inferior puede desarrollarse a través de mecanismos muy diferentes. La diferencia básica reside en la localización anatómica respecto a la fascia. Las venas profundas se encuentran por dentro de la fascia, están colapsadas y no muestran distensión por los tejidos blandos adyacentes. Puede considerarse como si la fascia actuara como media de compresión. Las venas superficiales (vena safena mayor, vena safena menor y sus ramas y tributarias) se localizan por encima de la fascia, por lo que no cuentan con fuerzas que ayuden a estabilizarlas ni las prevengan de distensión. Las venas perforantes atraviesan la fascia y, con la distensión crónica, aumentan también los orificios en dicha fascia.

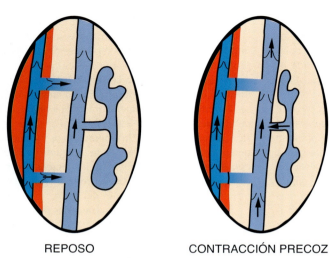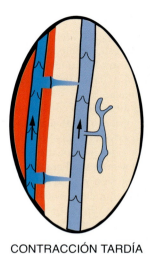

REPOSO   CONTRACCIÓN PRECOZ   CONTRACCIÓN TARDÍA

Figura 6-14. La integridad de las venas perforantes asegura una adecuada función de la bomba de la pantorrilla. El drenaje de la sangre venosa superficial tiene lugar en reposo, durante la fase de relajación. El mecanismo antirreflujo de las válvulas de la vena perforante evita que la sangre sea expulsada desde el sistema venoso profundo de alta presión de la pantorrilla al sistema superficial de baja presión.

tidad de presión necesaria para provocar el reflujo de estas válvulas es mucho mayor que en el sistema venoso superficial. Una explicación probable para el desarrollo de insuficiencia venosa profunda es la lesión directa de la válvula tras un episodio previo de TVP. La cúspide de las válvulas puede dañarse de una de dos formas: o bien son incorporadas en el proceso de recanalización o bien son incluidas en el engrosamiento fibrointimal que tiene lugar en la pared de la vena. Incluso cuando existe lisis completa del trombo, las hojas de la válvula pueden permanecer engrosadas y contraídas debido a la cicatrización, perdiendo así su movilidad.

Las válvulas de las venas perforantes sólo permiten el paso de sangre desde el sistema venoso superficial al profundo. Este sencillo hecho fisiológico explica la coexistencia de insuficiencia venosa superficial y profunda. Las válvulas del sistema venoso profundo actúan como una serie de cierres que previenen el reflujo de sangre hacia abajo a lo largo de la pierna (Fig. 6-14). Si el paciente permanece inmóvil, el camino del flujo es hacia las arterias, arteriolas, capilares, vénulas y venas. Las presiones son equivalentes y las válvulas están abiertas. Es tras el vaciado forzoso de una porción de volumen sanguíneo en las venas de la pantorrilla cuando se hace aparente la función de la válvula de las venas profundas (Fig. 6-15). La utilización de los músculos de la pantorrilla provoca, durante la contracción, el vaciado de buena parte del *pool* venoso. A continuación, existe un descenso en la presión de la luz de la vena, de hecho casi un efecto de succión. Ello envía sangre desde el sistema superficial y ayuda al flujo anterógrado desde los capilares y las vénulas, reduciendo la presión intersticial en la pierna. Si falla este mecanismo por la existencia

Figura 6-16. La insuficiencia venosa puede surgir por uno de los siguientes mecanismos que se muestran. El primero describe el reflujo limitado al sistema venoso superficial y se asocia normalmente a la presencia de varices superficiales. Las venas perforantes son en este caso competentes. El segundo consiste en el reflujo aislado del sistema venoso profundo. Constituye normalmente la secuela de un episodio previo de TVP aguda en el que las válvulas venosas profundas se lesionan durante la fase de curación, permaneciendo íntegras las válvulas de las venas perforantes y superficiales. El tercero es una combinación de la insuficiencia venosa superficial y profunda, y probablemente constituye el resultado final de un episodio previo de TVP con afectación de válvulas profundas y perforantes.

Capítulo 6 · Trombosis venosa crónica e insuficiencia venosa

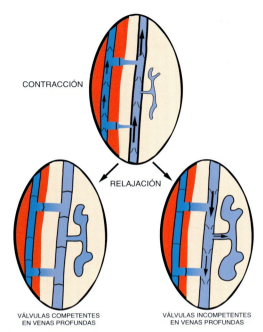

Figura 6-15. El cometido de la bomba de la pantorrilla es favorecer el retorno venoso desde las venas de los músculos de la pierna y de las venas que drenan la piel. Bajo circunstancias normales, la contracción de la pantorrilla vacía ambos sistemas. Cuando las venas profundas son competentes, el volumen de sangre aumenta lentamente a través de un flujo anterógrado. Sin embargo, cuando son incompetentes existe reflujo de sangre y congestión continua de las venas de la pantorrilla.

de una vena persistentemente distendida o por reflujo hacia abajo desde segmentos incompetentes más proximales de la vena, el flujo en las venas superficiales (que drenan la piel y los tejidos subcutáneos) y en las vénulas profundas disminuye. No existe una disminución temporal de la presión venosa (Fig. 6-16). La elevación crónica de la presión resultante provoca un aumento de líquidos en los tejidos intersticiales de la pierna. Esto puede progresar a cambios más crónicos, pigmentación cutánea, atrofia cutánea y ulceración.

Incidencia e importancia clínica

La incidencia de la insuficiencia venosa es incluso más difícil de determinar que la de la TVP o el tromboembolismo pulmonar. Los síntomas a menudo son insidiosos y crónicos, en forma de tumefacción, dolor y cambios cutáneos. Cuando sigue a episodios previos de TVP, este síndrome se conoce como el síndrome postflebítico (Fig. 6-17). La prevalencia del problema en la población general es cercano al 3%. En la extremidad inferior, la insuficiencia venosa puede ser secundaria a un defecto en la función de la válvula venosa o puede surgir como secuela de una TVP. La insuficiencia venosa, en último término, conduce a elevaciones crónicas de la presión intersticial en la extremidad inferior. La mala función básica es una incapacidad del sistema venoso para aclarar el volumen sanguí-

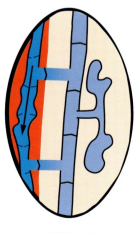

REFLUJO VENOSO SUPERFICIAL

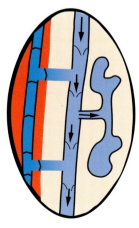

REFLUJO VENOSO PROFUNDO

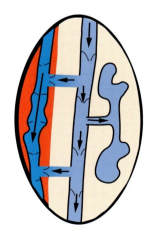

REFLUJO VENOSO COMBINADO SUPERFICIAL Y PROFUNDO

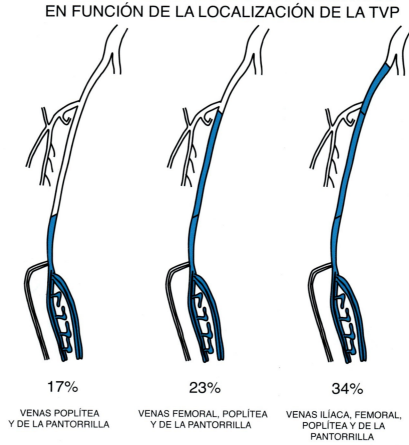

Figura 6-17. La incidencia de síntomas postflebíticos está en relación con la extensión de episodios previos de TVP. Estos síntomas se manifiestan algunos años después del episodio agudo. La afectación más extensa de las venas ilíaca y femoral aumenta la incidencia de síntomas crónicos de tumefacción de la extremidad y decoloración de la piel. La incidencia de cambios postflebíticos es algo menor cuando sólo existe afectación de las venas femorales. La relación con la TVP de las venas de la pantorrilla no está clara. Los pacientes explorados por sospecha de TVP de las venas de la pantorrilla, pero con exploración venográfica negativa, tienen una incidencia cercana al 10% de síntomas postflebíticos. No está claro qué es lo que provoca los síntomas. La probabilidad de que aparezcan los síntomas es del doble si existe un episodio previo documentado de TVP de venas de la pantorrilla.

neo desde las venas de la pierna, en concreto desde la pantorrilla, y una tendencia de la sangre a acumularse en las venas. Aunque es una práctica estándar considerar la insuficiencia venosa superficial y profunda como entidades separadas, a menudo ambas coexisten. El estancamiento de sangre en las venas superficiales provoca distensión y exacerba el efecto de las válvulas defectuosas. También impide el aclaramiento de sangre y reduce la eficiencia del bombeo producido por la pantorrilla (Fig. 6-18), exponiendo a los tejidos blandos a elevaciones crónicas de presión (Fig. 6-19).

Capítulo 6 • Trombosis venosa crónica e insuficiencia venosa

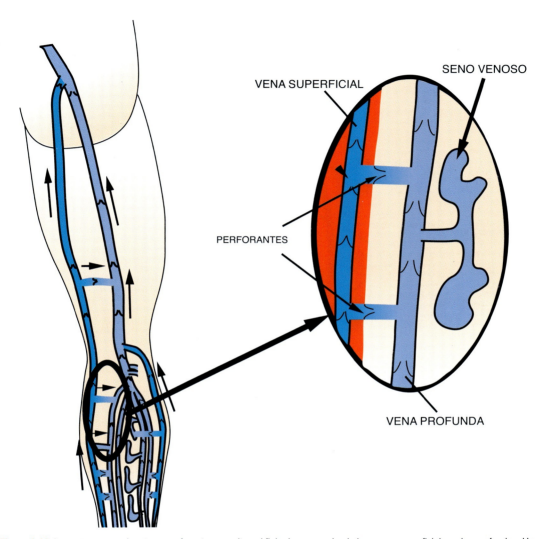

Figura 6-18. Las venas comunicantes o perforantes permiten el flujo de sangre desde las venas superficiales a las profundas. Una serie de válvulas funciona como mecanismo antirreflujo para evitar el flujo desde el sistema venoso profundo al superficial. Los senos venosos musculares y una porción de las perforantes se localizan en el compartimento profundo de la pantorrilla y constituyen el mecanismo de bombeo de la pantorrilla.

A menudo, la insuficiencia venosa superficial no atrae la atención del paciente o del médico hasta que no se dilatan los canales venosos superficiales. Estas venas varicosas se tratan normalmente por cuestiones estéticas. No obstante, existe otra razón importante para su precoz detección y tratamiento.

La distensión pasiva de los canales venosos superficiales y el desarrollo de varices en donde se acumulan grandes volúmenes de sangre conducen, en último término, a un mal funcionamiento del sistema venoso profundo a través de presiones persistentemente elevadas y distensión a nivel de las

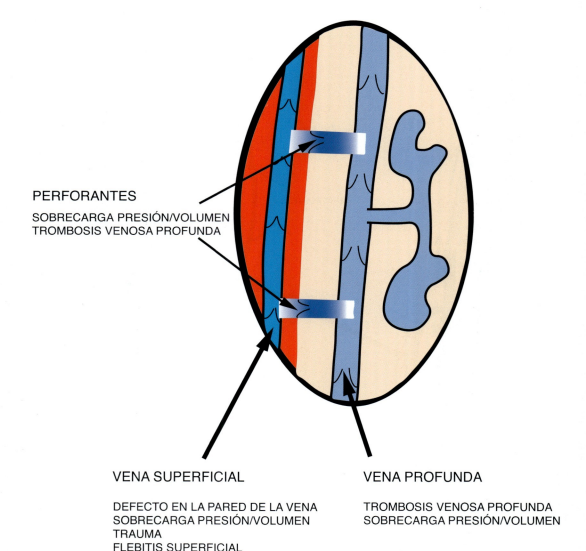

Figura 6-19. En este dibujo se representan los diferentes posibles mecanismos responsables de la insuficiencia venosa y de las elevaciones crónicas de la presión intersticial. Es más probable la lesión de las venas profundas y perforantes tras un episodio de TVP aguda, mientras que la debilidad inherente en la pared de la vena superficial es responsable de la mayoría de los casos de insuficiencia venosa superficial. Ocasionalmente, hemos visto casos de insuficiencia venosa combinada de vena superficial y perforante con preservación de las venas profundas, lo cual sugiere que la insuficiencia venosa ha llevado a una disfunción de la válvula de las perforantes, al menos en los casos más crónicos. Los síntomas del paciente son entonces más probablemente secundarios a una elevación de la presión venosa y a un pobre intercambio de sangre en los tejidos por debajo de la válvula perforante que funciona mal.

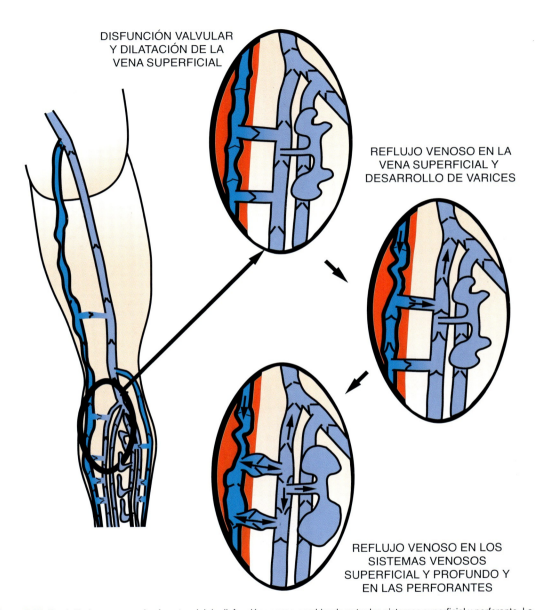

Figura 6-20. En el dibujo se resume la vía potencial de disfunción venosa combinada entre los sistemas superficial y perforante. La insuficiencia venosa superficial se desarrolla a consecuencia de una debilidad inherente a la pared de la vena que conduce a disfunción de la válvula venosa. Con el tiempo, las elevaciones crónicas en el volumen sanguíneo condicionan una mayor distensión de las perforantes y cierta disfunción también de sus válvulas. No necesariamente existe disfunción de las venas de drenaje profundas. La vena perforante permite el intercambio de sangre con los senos venosos musculares que carecen de válvulas. Ésta es la causa de los síntomas adicionales y exacerba la insuficiencia venosa superficial. No está claro si esta situación puede progresar y afectar la función valvular de las venas de drenaje profundas.

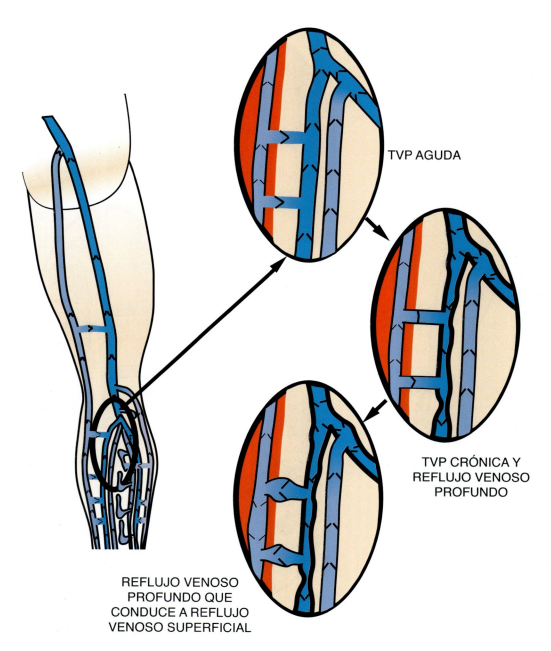

Figura 6-21. Se muestra la evolución frecuente de un patrón combinado de insuficiencia venosa superficial y profunda. Un episodio previo de TVP compromete la función de las válvulas de las venas profundas y, o bien las válvulas de las venas perforantes fueron lesionadas en el episodio original de TVP o bien se hicieron incompetentes tras la exposición crónica a presiones elevadas de distensión. La disfunción de las perforantes conduce a una sobrecarga crónica de volumen a las venas superficiales, seguida de distensión y por último disfunción valvular.

venas perforantes que comunican los sistemas venosos superficial y profundo (Fig. 6-20). Una vez ocurrido esto, el sistema venoso profundo está sujeto a elevaciones crónicas y persistentes de la presión, lo cual conduce a distensión y a una mayor probabilidad de lesión adicional del mecanismo valvular de las venas mediante la distensión del anillo valvular de soporte. Las válvulas dejan de funcionar normalmente y aumenta el reflujo local. Esto puede progresar y, a través de la afectación de un mayor número de segmentos venosos, empeorar en la severidad y extensión de los síntomas.

La insuficiencia venosa profunda está provocada a menudo por un episodio previo de TVP (Fig. 6-21). Como mucho, el 60% de los pacientes con insuficiencia venosa clínica obvia presenta historia previa de TVP. El reflujo que tiene lugar después es más probablemente debido al daño directo del mecanismo valvular tras el episodio de TVP. A los 5 a 6 años desde el episodio agudo de TVP con extensa afectación de venas femorales y poplíteas, hasta el 75% de los pacientes desarrollará síntomas de insuficiencia. Las personas cuyos trombos se localizan únicamente en las venas de la pantorrilla tienen una probabilidad del 20% de desarrollar síntomas. Durante la fase de curación de una trombosis venosa aguda existe un intervalo transitorio precoz de 1 a 2 meses en el que hasta el 50% de los segmentos venosos muestran disfunción valvular. La función valvular puede permanecer comprometida y mostrar reflujo venoso en el 25% de los segmentos venosos después de 3 a 6 meses del episodio agudo de TVP.

Resulta claro que el mecanismo común responsable de insuficiencia venosa es la disfunción de la válvula venosa. Una debilidad inherente al mecanismo de la válvula puede provocar un fallo en la unión de las hojas bicúspides. La elevación crónica de la presión intraabdominal durante la gestación puede causar una disfunción transitoria del sistema venoso superficial. La redistribución del flujo en respuesta a obstrucción venosa, sólo parcialmente subsanada con el desarrollo de colaterales tras la TVP, es también un factor posible de predisposición para la disfunción valvular profunda. La cicatrización de las hojas de la válvula es la explicación probable para la insuficiencia venosa profunda que sigue a la TVP aguda. La coexistencia de insuficiencia venosa superficial y profunda se debe probablemente al desarrollo de disfunción valvular en los canales comunicantes entre las venas profundas y superficiales. Con el tiempo, la insuficiencia venosa de las venas profundas puede hacer que las venas perforantes se hagan incompetentes, lo cual transmite un mayor volumen al sistema superficial, comenzando un proceso de distensión venosa, desarrollo de varices y disfunción del mecanismo valvular. A la inversa, la disfunción crónica del sistema superficial sólo puede afectar a las venas profundas una vez comprometida la integridad de las válvulas de las venas perforantes. El aumento de presión y volumen sanguíneo hace que funcionen mal las válvulas en estas venas perforantes. Entonces tiene lugar el reflujo en el sistema profundo de la pantorrilla con compromiso de la función de bomba de la pantorrilla.

Patrones y criterios diagnósticos

El procedimiento de screening que utilizamos normalmente para la evaluación del paciente con insuficiencia venosa es el que sigue. Inicialmente se explora el sistema profundo con el paciente en supino o parcialmente sentado para evaluar la presencia y extensión de los cambios debidos a episodios previos de trombosis venosa. Se pide al paciente que realice la maniobra de Valsalva (Figs. 6-22 y 6-23) y se exploran las venas femoral común proximal, femoral profunda, femoral (superficial) y safena mayor. La vena safena mayor se visualiza con el transductor en el plano axial y con la extremidad inferior en rotación externa. Puede pedirse al paciente que doble la rodilla para observar las venas safena menor, poplítea proximal y distal y la safena menor proximal. El ecografista debe entonces comprimir el muslo en una región proximal al lugar del estudio Doppler. Se considera anormal la presencia de flujo por debajo de la pierna. Puede usarse el Doppler color en los planos axial o longitudinal. La ecografía dúplex se realiza en paralelo a la vena.

Para evaluaciones más rigurosas del patrón de flujo y del reflujo, el estudio debe realizarse con el paciente de pie, apoyándose en la extremidad que no está siendo explorada (Fig. 6-24). El cursor se coloca sobre los sitios mencionados previamente. Ahora, el ecografista comprime con su mano libre la pantorrilla (Fig. 6-24). Tras la aumentación venosa, no debiera existir un significativo reflujo de

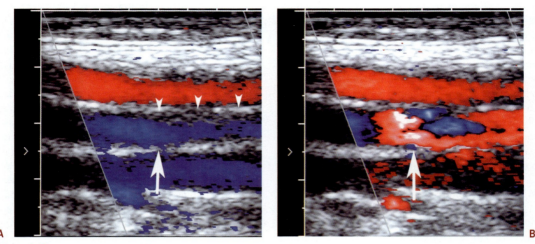

Figura 6-22. Se obtienen las ondas Doppler y las imágenes Doppler color con el paciente en supino. A: La maniobra de aumentación provoca un incremento del flujo en las venas femoral y femoral profunda (*azul*). Existe evidencia de TVP previa con engrosamiento de la pared en la vena femoral (*cabezas de flecha*). La localización de la válvula incompetente está indicada por la flecha. **B:** Al pedir al paciente que realice la maniobra de Valsalva, la válvula incompetente de la vena femoral proximal se hace evidente. Sin embargo, la vena femoral profunda, que se encuentra por debajo de la vena femoral, es competente y no muestra evidencia alguna de reflujo.

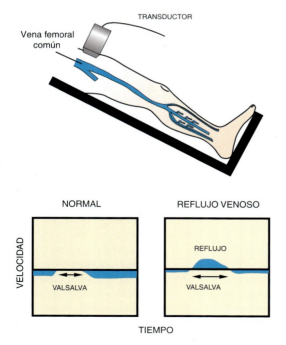

Figura 6-23. Una forma sencilla de detectar insuficiencia venosa es mediante la realización por parte del paciente de la maniobra de Valsalva. La respuesta normal consiste en el cese del retorno del flujo sanguíneo. La respuesta de la vena incompetente es un flujo sanguíneo inverso. Aunque esta exploración puede ser realizada en supino, es preferible ejecutarla con el paciente tumbado con una inclinación de unos 15° respecto a la horizontal, para minimizar así el reflujo fisiológico. La duración del reflujo es variable, pero si dura más de 1 segundo debe considerarse anormal.

Capítulo 6 · Trombosis venosa crónica e insuficiencia venosa

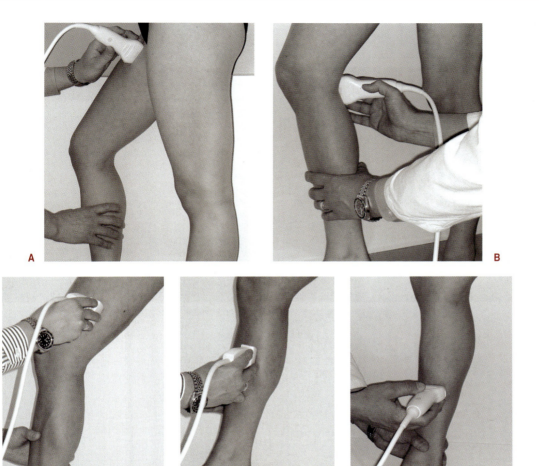

Figura 6-24. El sistema venoso profundo se evalúa con una exploración estándar para detectar la presencia de TVP aguda o crónica. A continuación se explora la función valvular. La evaluación de las venas superficiales, así como la de las venas profunda,s en búsqueda de insuficiencia venosa se realiza mejor con el paciente de pie, sin que apoye en la extremidad que está siendo examinada. **A:** Inicialmente se explora el origen de la vena safena mayor. La vena femoral común, la vena femoral (superficial) y la vena femoral profunda también pueden explorarse desde la misma localización. Se consigue aumentación venosa comprimiendo la pantorrilla y se registra el reflujo en el trazo Doppler. **B:** La evaluación de la vena safena menor se realiza con el transductor posicionado posteriormente en su origen en la vena poplítea. También se evalúa la competencia de la vena poplítea y se exploran la vena poplítea, por encima del origen de la vena safena menor, y las venas gastrocnemias, así como el segmento de vena poplítea distal. **C y D:** Se sigue el curso de la vena safena mayor con el transductor. El Doppler color o pulsado sobre la vena safena mayor se utiliza para registrar ondas durante la realización de aumentación venosa tras la compresión de la pantorrilla baja. Debe determinarse el nivel de la tributaria más baja competente. Por debajo de este punto, la safena mayor debe ser competente. En ocasiones, el reflujo se extiende hasta el nivel de una perforante y aparecen mínimas varices. El nivel al que la safena mayor vuelve a ser competente es en el que debe realizarse la intervención endovascular. Un enfoque similar se debe realizar para la safena menor. **E:** La exploración axial es a menudo útil para el estudio de las venas perforantes, que deben buscarse en sus localizaciones típicas en las regiones interna y externa de la pantorrilla baja y en el aspecto interno del muslo. La mano libre se utiliza para realizar la maniobra de aumentación venosa comprimiendo distal o proximalmente hacia la localización del transductor.

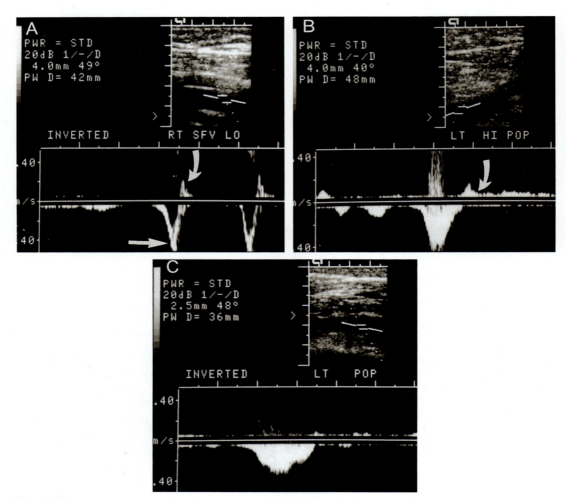

Figura 6-25. Normalmente, existe cierta cantidad de reflujo en la vena femoral superficial de mayor calibre y también puede verse en la vena poplítea proximal. **A:** El cursor está situado por encima de la vena femoral (superficial) distal y la vena poplítea proximal. Tras la aumentación venosa (*flecha*), se registra reflujo durante un período de tiempo muy corto (*flecha curva*). Se cree que representa la cantidad de sangre necesaria para cerrar las válvulas venosas abiertas. Este efecto puede estar más acentuado en las venas femoral común y femoral (superficial) proximal de algunos individuos. Cuanto mayor es la distancia entre las válvulas venosas y mayor el calibre de la vena, más pronunciada es la magnitud de este reflujo transitorio. **B:** Ahora, el cursor se sitúa sobre la vena poplítea proximal. De nuevo, se detecta una pequeña cantidad de reflujo, pero persiste durante algo más de tiempo (*flecha curva*). La sangre que ha sido evacuada durante la aumentación venosa está ahora rellenando las venas musculares proximales a una válvula venosa. Este efecto se ha acentuado al relajar el paciente voluntariamente los músculos de la pantorrilla. **C:** La porción inferior de la vena poplítea comunica distalmente con el par de venas de drenaje de la pantorrilla, que tienen innumerables válvulas muy cercanas entre sí. El reflujo fisiológico necesario para el cierre valvular apenas se percibe en el espectro Doppler.

Capítulo 6 · Trombosis venosa crónica e insuficiencia venosa

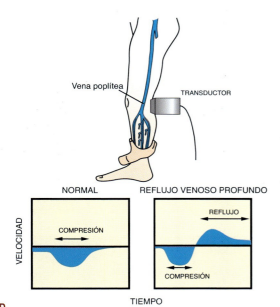

Figura 6-25. *Continuación.* **D:** Este dibujo resume una respuesta anormal tras la maniobra de aumentación. El reflujo de la sangre debe persistir al menos durante 0,7 segundos o más para ser considerado anormal.

sangre, aunque a menudo se registra reflujo durante un muy corto espacio de tiempo (Fig. 6-25). Se debe normalmente a la pequeña cantidad de sangre necesaria para el cierre de la válvula venosa y llenado de canales venosos que no contienen válvulas. El reflujo persistente durante más de 1 segundo se considera anormal. Puede registrarse el nivel del reflujo en la vena safena mayor proximal, incompetente (Fig. 6-26).

La ecografía es fácilmente utilizable para confirmar el diagnóstico de insuficiencia venosa superficial (Fig. 6-27). Aunque la presencia de varices se manifiesta a menudo clínicamente, la imagen ecográfica en tiempo real puede ayudar a documentar el tamaño y extensión de los canales venosos dilatados. La ecografía dúplex y el Doppler color pueden entonces documentar el patrón de flujo. La presencia de una fístula arteriovenosa congénita se incluye en el diagnóstico diferencial de los canales venosos distendidos. Mientras que las venas varicosas contienen más o menos sangre estanca en reposo, la fístula A-V congénita presenta elevadas velocidades de flujo. Se registra reflujo en el sistema superficial utilizando las mismas maniobras

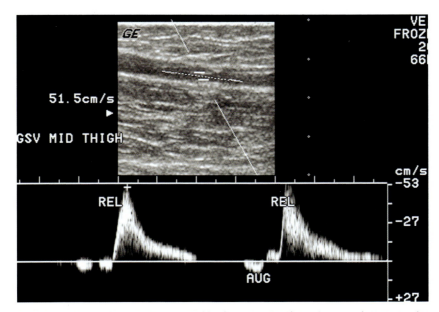

Figura 6-26. Este paciente tiene varices en la pantorrilla, y se estableció su comunicación con la vena safena mayor y las venas tributarias. Tras una mínima aumentación, se registró un marcado reflujo en la vena safena mayor proximal.

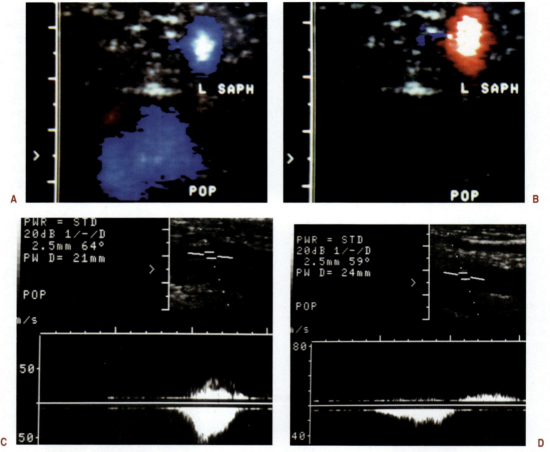

Figura 6-27. A: Esta imagen axial con Doppler color fue obtenida durante la maniobra de aumentación; se aprecia un incremento de flujo venoso en las venas poplíteas y safena menor. **B:** Tras la relajación, sólo se registra reflujo en la venas safena menor (*rojo*). **C:** Los trazos Doppler obtenidos de la porción baja de la vena poplítea muestran sólo aumentación sin reflujo significativo. **D:** La misma maniobra, realizada por encima del origen de la vena safena menor, muestra la presencia de reflujo. En este caso, el reflujo procedente del sistema venoso profundo era mínimo y reflejaba la capacidad de la vena poplítea. La anomalía fisiológica residía en la incompetencia valvular de la vena safena menor.

usadas para el sistema profundo. Aunque la exploración del sistema venoso superficial es interesante en sí misma, la contribución más importante de la ecografía reside en la documentación de la extensión del reflujo y en confirmar la ausencia de reflujo venoso profundo coexistente y disfunción de venas perforantes (Figs. 6-28 a 6-30).

La evaluación de la vena perforante es más compleja que el simple estudio del patrón de flujo. Por ejemplo, con reflujo en la safena mayor, todas las venas perforantes probablemente serán funcionalmente normales. El flujo sanguíneo sigue siendo desde la piel hacia las venas profundas y, sin embargo, el paciente tiene insuficiencia venosa y varices.

Una vena perforante puede invertir la dirección del flujo si la vena proximal se encuentra obstruida; se trata de una respuesta fisiológica a la obstrucción proximal. Su ligadura puede provocar más daño que beneficio.

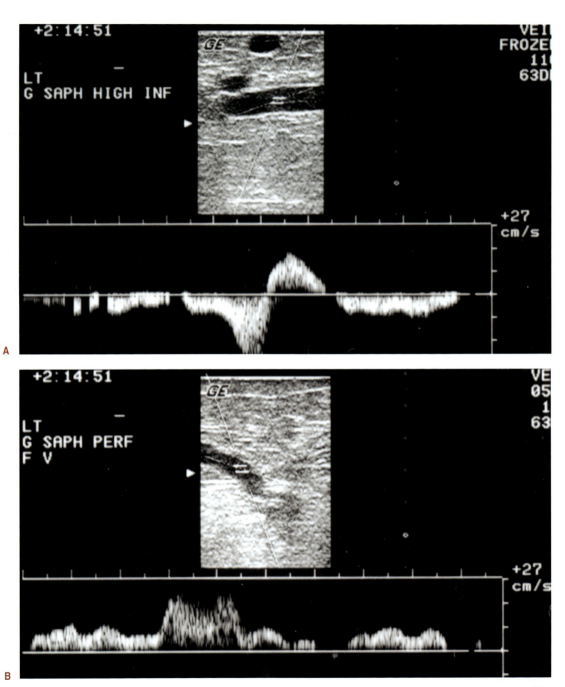

Figura 6-28. A: El estudio de la vena safena mayor muestra reflujo venoso de 1 segundo de duración y varices superficiales. **B:** A nivel del muslo, existe flujo venoso desde la vena perforante profunda a la superficial. Esta es la dirección opuesta a la normal. El diámetro de la vena perforante es mayor de 3 mm, umbral que determina que la vena es disfuncional.

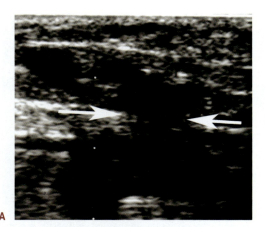
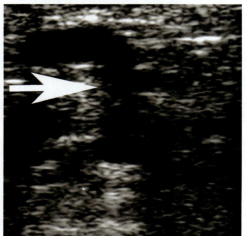

Figura 6-29. Las venas perforantes parecen jugar un papel crítico en los estadios más avanzados de la enfermedad venosa crónica. Su ligadura en pacientes con úlceras cutáneas parece llevar a una mejoría clínica. **A:** Esta imagen muestra un defecto en el plano fascial a través del cual cruza una vena perforante aumentada. **B:** La imagen transversa demuestra la misma vena y su comunicación con la vena tibial posterior. **C:** El trazo Doppler en la rama de la vena safena mayor distal a la perforante muestra reflujo significativo. En este paciente coexistían trombosis venosa profunda y superficial.

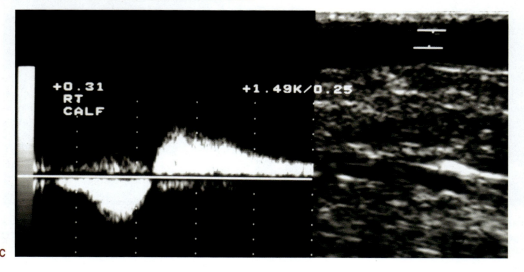

Capítulo 6 · Trombosis venosa crónica e insuficiencia venosa

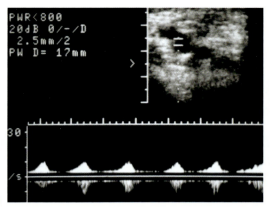 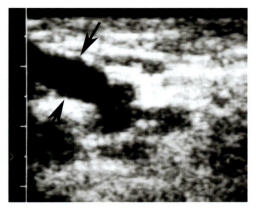

Figura 6-30. Aunque la inversión de flujo en la vena perforante es indicativa de anomalía severa en la hemodinamia venosa, no necesariamente está presente en pacientes con cambios crónicos atribuibles a insuficiencia (cambios cutáneos, úlceras). **A:** El trazo Doppler de esta vena perforante muestra inversión de la dirección normal del flujo. La amplitud del flujo sanguíneo es pequeña. **B:** El tamaño de la vena perforante es muy significativo, de 5 mm, por encima de 3 mm. Se trata de una vena perforante disfuncional.

En fases muy tardías y crónicas de la insuficiencia venosa, la perforante dilatada es un factor clave para el desarrollo de úlceras cutáneas. Los patrones de flujo pueden ser difíciles de determinar. El tamaño de la vena perforante parece más importante. Un diámetro de 2 mm se considera en el límite alto de la normalidad. La mayor parte de los expertos están de acuerdo en que debe tratarse quirúrgicamente la vena perforante cuando ésta presenta un diámetro mayor de 3 mm.

Maniobras específicas

El diagnóstico de insuficiencia venosa profunda se realiza fácilmente estudiando los patrones de flujo en las venas superficiales y profundas durante las maniobras descritas previamente.

Con la ecografía dúplex, puede demostrarse reflujo en la vena safena mayor durante la maniobra de Valsalva. Esta misma maniobra puede usarse también para las venas femoral superficial proximal y femoral profunda. Sin embargo, resulta menos fiable al nivel de la vena poplítea. Un enfoque alternativo consiste en la compresión de la musculatura del muslo para demostrar aumento de flujo inverso al nivel de la vena poplítea (Fig. 6-31). Las válvulas de la vena poplítea son los sitios críticos para considerar una posible cirugía reconstructiva de válvulas venosas profundas.

Puede usarse un manguito de compresión en el muslo para determinar si existe reflujo. El muslo es comprimido con el paciente tumbado en una camilla inclinada y se mide la duración de la velocidad o el reflujo. Otro enfoque consiste en la compresión con inflado de un manguito de presión en la pantorrilla (Fig. 6-32). A continuación, se cuantifica el reflujo retrasado tras la aumentación. Ambas exploraciones se realizan con el paciente erguido, de forma que los músculos de la pantorrilla estén relajados.

Nosotros utilizamos una técnica sencilla para confirmar la presencia de reflujo venoso a través de la compresión de la pantorrilla, consiguiendo el vaciamiento parcial del volumen sanguíneo en la pantorrilla y observando entonces la respuesta después de la liberación de la compresión (Fig. 6-25). Se pide al paciente que se ponga de pie y que se apoye sobre la pierna que no está siendo explorada. Entonces, se comprime la pantorrilla y se mide la cantidad de reflujo en diferentes localizaciones de la pierna (Fig. 6-24). Este último enfoque es más cercano a la fisiología del reflujo con el paciente de pie. Sin embargo, resulta bastante incómodo para el ecografista, que a menudo tiene que doblarse o

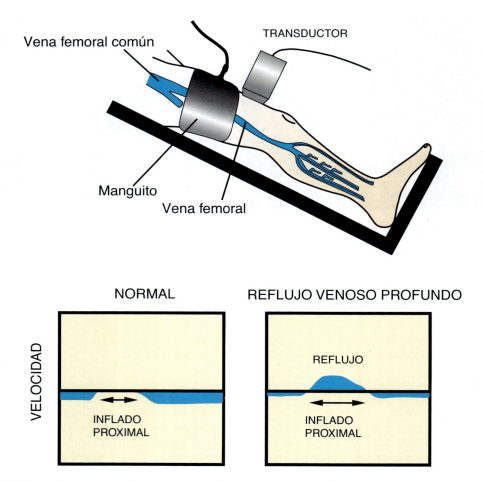

Figura 6-31. El uso de un manguito colocado por encima del muslo proximal se ha utilizado como sustituto de la maniobra de Valsalva. Se infla el manguito hasta una presión estándar y se mide la cantidad y duración del reflujo. Una variante más sencilla que nosotros utilizamos consiste en la compresión manual del muslo del paciente, buscando inversión de flujo en la onda Doppler. Esta maniobra funciona con el paciente en supino, pero tiende a dar resultados más consistentes con el paciente tumbado 15° respecto de la horizontal.

agacharse mientras realiza las maniobras y que puede necesitar un ayudante para la adquisición de los trazos Doppler.

Bibliografía

Akesson H, Brudin L, Dahlstrom JA, et al. Venous function assessed during a 5 year period after acute ilio-femoral venous thrombosis treated with anticoagulation. *Eur J Vasc Surg* 1990;4:43-48.

Caps MT, Manzo RA, Bergelin RO, et al. Venous valvular reflux in veins not involved at the time of acute deep vein thrombosis. *J Vasc Surg* 1995;22:524-531.

Jay R, Hull R, Carter C, et al. Outcome of abnormal impedance plethysmography result in patients with proximal-vein thrombosis: frequency of return to normal. *Thromb Res* 1984;36:259-263,

Killewich LA, Bedford GR, Beach KW, et al. Spontaneous lysis of deep venous thrombi: rate and outcome. *J Vasc Surg* 1989;9:89-97.

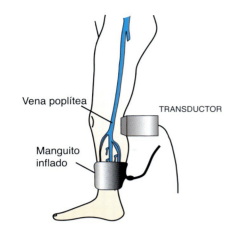
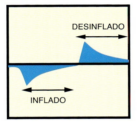

Figura 6-32. La cantidad de reflujo venoso puede ser semicuantificada utilizando un manguito por encima de la pantorrilla que es inflado de forma controlada. La altura del reflujo venoso puede entonces medirse. Esta técnica se usa principalmente con fines de investigación.

Kurz X, Kahn SR, Abenhaim L, et al. Chronic venous disorders of the leg: epidemiology, outcomes, diagnosis and management. Summary of an evidence-based report of the VEINES task force. Venous Insufficiency Epidemiologic and Economic Studies. *Int Angiol* 1999;18:83-102.

Markel A, Manzo RA, Bergelin RO, et al. Valvular reflux after deep vein thrombosis: incidence and time of occurrence. *J Vasc Surg* 1992;15:377-382.

Masuda EM, Kessler DM, Kistner RL, et al. The natural history of calf vein thrombosis: lysis of thrombi and development of reflux. *J Vasc Surg* 1998;28:67-73.

Meissner MH, Manzo RA, Bergelin RO, et al. Deep venous insufficiency: the relationship between lysis and subsequent reflux. *J Vasc Surg* 1993;18:596-605.

Monreal M, Martorell A, Callejas JM, et al. Venographic assessment of deep vein thrombosis and risk of developing post-thrombotic syndrome: a prospective study. *J Intern Med* 1993;233(3):233-238.

Rodriguez AA, Whitehead CM, McLaughlin RL, et al. Duplex-derived-valve closure times fail to correlate with reflux flow volumes in patients with chronic venous insufficiency. *J Vasc Surg* 1996;23:606-610.

van Haarst EP, Liasis N, van Ramshorst B, et al. The development of valvular incompetence after deep vein thrombosis: a 7 year follow-up study with duplex scanning. *J Vasc Endovasc Surg* 1996;12:295-299.

Vasdekis SN, Clarke GH, Nicolaides AN. Quantification of venous reflux by means of duplex scanning. *J Vasc Surg* 1989;10:670-677.

Widmer LK, Zemp E, Widmer MTH, et al. Late results in deep vein thrombosis of the lower extremity. *Vasa* 1985;14:264.

Capítulo **7**

Patología arterial periférica

El papel de la ecografía en el diagnóstico de la patología arterial periférica cada vez es mayor. Las pruebas de imagen que se realizan en la actualidad de forma no invasiva pueden agruparse en dos grandes categorías. La primera está constituida por aquellas pruebas diagnósticas tradicionales que se basan en la evaluación de masas próximas a los vasos y en el diagnóstico de posibles pseudoaneurismas, hematomas o fístulas arteriovenosa (AV) secundarias a yatrogenia. La ecografía a menudo conduce a la necesidad de cirugía, una vez determinada la naturaleza de la colección perivascular, evitando en la mayoría de los casos la necesidad de angiografía preoperatoria o de otras exploraciones diagnósticas.

La ausencia de flujo en una colección perivascular es un hallazgo tranquilizador. La naturaleza no vascular de la masa permite la biopsia por aspiración sin miedo a sangrado. Además, posibilita un enfoque más conservador mediante observación clínica y seguimiento con ecografías: si se sospecha un hematoma, la repetición de la prueba confirmará la resolución o, al menos, la naturaleza benigna del hallazgo. El segundo papel de la ecografía consiste en la aplicación del Doppler para la detección de estenosis u oclusión en las arterias periféricas y en los injertos de *bypass*, de forma similar a la evaluación de las arterias carótidas. La diferencia principal entre ambas pruebas reside en la longitud de las arterias a explorar; en la extremidad inferior, el transductor debe cubrir distancias cinco a diez veces mayores que en el cuello. El Doppler color resulta muy efectivo a la hora de evaluar el conducto arterial; a continuación pueden explorarse selectivamente algunos segmentos con el Doppler pulsado. La ecografía dúplex, aunque puede usarse para detectar la presencia de lesiones arteriales significativas y hacer un mapeo de su localización, requiere un elevado tiempo de exploración, de 60 a 120 minutos. El Doppler color en las arterias de la piernas es más efectivo y puede realizarse en un tiempo de entre 15 y 30 minutos.

INCIDENCIA E IMPORTANCIA CLÍNICA

Pseudoaneurismas

El desarrollo agudo de una masa arterial periférica suele ser secundario a traumatismo o intervención quirúrgica (Fig. 7-1). Debe sospecharse la presencia de un pseudoaneurisma cuando existen antecedentes de cateterismo arterial o de colocación de catéter arterial durante algunos días. La incidencia de esta complicación es de aproximadamente el 1% tras el cateterismo, pero puede alcanzar el 10% cuando existen antecedentes de procedimientos endovasculares que necesitan catéteres de diámetro mayor que aquellos utilizados para el diagnóstico; además, durante las intervenciones endovasculares casi siempre se precisa anticoagulación. El lugar de cateterismo suele ser la arteria

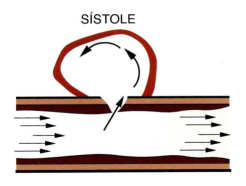
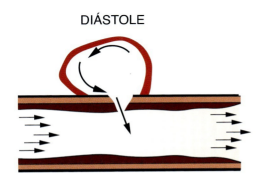

Figura 7-1. El aneurisma falso es una rotura contenida de las tres capas de la pared arterial (íntima, media y adventicia). La comunicación persistente entre el sitio de rotura y la luz arterial permite la entrada y salida de sangre desde la "colección". El patrón de flujo en el interior de la colección es de naturaleza turbulenta con mezcla de colores correspondiente a este movimiento circular de la sangre. La ecografía dúplex o el Doppler color son esenciales en el diagnóstico. Estos aneurismas pueden crecer provocando síntomas locales debido a la compresión de nervios o vasos adyacentes.

femoral común. El pseudoaneurisma se encuentra en íntima proximidad con el sitio de entrada en la luz arterial o puede estar conectado a la luz a través de un canal de longitud y grosor variables. Las punciones arteriales que tienen lugar por encima del ligamento inguinal son las que más probabilidad poseen de provocar la aparición de un pseudoaneurisma. La extensión completa de la colección puede ser difícil de determinar, ya que a menudo se extiende hacia la pelvis. Los pseudoaneurismas localizados por debajo del ligamento inguinal normalmente son secundarios a una compresión defectuosa tras la retirada del catéter. Los factores de riesgo implicados en su desarrollo incluyen la situación profunda de las arterias debido al hábito corporal, el uso de anticoagulantes y la utilización de catéteres de gran diámetro (mayor o igual a 7 French; 3 French equivalen a 1 mm). También pueden producirse pseudoaneurismas en los lugares de arteriotomía en la arteria braquial tras la cateterización cardíaca. Los pseudoaneurismas que surgen en relación con procedimientos quirúrgicos vasculares se discutirán en el siguiente capítulo. Pueden pasar desapercibidas masas de crecimiento más pausado tras el daño arterial; la masa crece lentamente en el tiempo y a menudo muestra depósito de trombo presentando riesgo de rotura.

También son bastantes frecuentes las fístulas A-V tras la colocación de catéteres percutáneos. Aparecen con más frecuencia cuando la punción arterial ha sido demasiado baja, por debajo de la unión de las arterias femoral superficial y profunda. La incidencia de fístula A-V se estima en un 0,5% tras la cateterización arterial. Entre los factores de riesgo se encuentran el uso de anticoagulantes y una técnica defectuosa. Las fístulas A-V congénitas son raras y se detectan normalmente a una edad temprana. Una fístula A-V no diagnosticada puede producir un significativo shunt, causando artificialmente, según crece, un aumento del gasto cardíaco.

Aneurismas

La patología aneurismática arterial se considera a menudo una forma de aterosclerosis. Los aneurismas se clasifican normalmente en saculares o fusiformes (Figs. 7-2 y 7-3). Sin embargo, aunque los aneurismas y la patología arterial periférica coexisten en muchos pacientes, la formación aislada de un aneurisma sin afectación aterosclerótica significativa no es infrecuente. Los aneurismas primarios representan una entidad patológica en la que el defecto primario reside en la debilidad de los componentes de la pared arterial. Esta teoría está apoyada por la observación de una predisposición genética visible en algunas familias con enfermedad aneurismática primaria. Esta hipótesis se sostie-

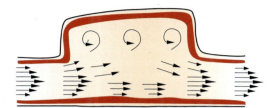

Figura 7-2. Un aneurisma sacular es una protuberancia excéntrica de la arteria en la que las tres capas de la pared permanecen intactas. La marcada excentricidad de la colección permite también un movimiento turbulento de la sangre, que se percibe más durante parte del ciclo cardíaco. La presencia de un aneurisma sacular debe sugerir la posibilidad de un agente infeccioso como la Salmonela. La mayoría de los aneurismas saculares son ateroscleróticos por naturaleza.

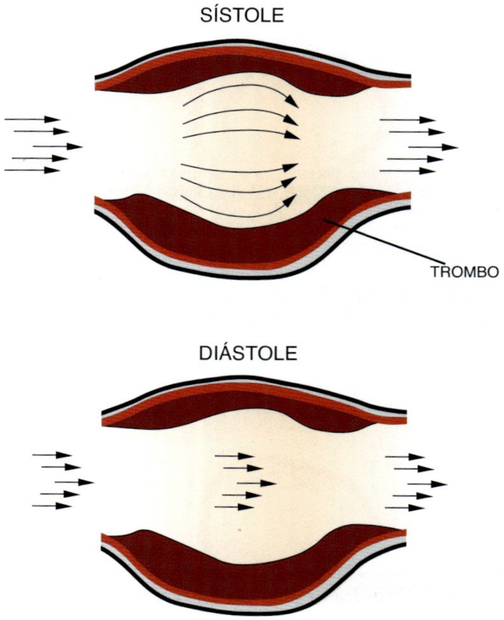

Figura 7-3. El aneurisma arterial tradicional consiste en una expansión más o menos simétrica de las paredes de la arteria y se conoce habitualmente como aneurisma fusiforme. Las tres capas de la pared se encuentran afectadas y tienen una gran tendencia a presentar trombo. La apariencia y los patrones de flujo de la luz son variables y dependen de la extensión del trombo. El diagnóstico sigue realizándose con ecografía en modo B complementada con Doppler color. Las complicaciones más importantes son el crecimiento continuo y la rotura, oclusión debida a trombosis y episodios de embolización periférica de parte del trombo depositado en el aneurisma.

ne también al observar que los aneurismas de la arteria poplítea son frecuentemente bilaterales (35 a 50% de las veces). Además, no es infrecuente que coexistan con un aneurisma en la aorta (20 a 35%). Existen también otras formas más difusas de patología aneurismática con agrandamiento difuso de la arteria periférica de un lado, ambos lados o limitada a las arterias proximales. Se conocen como casos de arteriomegalia primaria. La presencia de aterosclerosis con depósito de placas y oclusiones se asocia, pero no es causativa. Las oclusiones en la patología aneurismática son más abruptas y secundarias a embolización del trombo que se forma a lo largo de la pared del aneurisma.

Estenosis arterial periférica

Se estima que la prevalencia de la patología arterial periférica sintomática es del 5 al 10% en la población mayor de 70 años. Muchos pacientes sufren enfermedad vascular periférica durante años antes de buscar asistencia médica. Esto es un reflejo del desarrollo normal de canales colaterales, que a menudo son suficientes para mantener la perfusión necesaria en la extremidad en los pacientes mayores siempre que no hagan demasiado ejercicio o deambulen vigorosamente. En general, estos pacientes se adaptan disminuyendo sus niveles de actividad a medida que la enfermedad progresa. No obstante, tiene lugar un empeoramiento subjetivo de los síntomas en el 28 al 60% de los pacientes en 2 a 5 años. La tasa de amputación en estos pacientes no tratados varía entre el 2 y el 6% en un intervalo de 2,5 a 8 años.

La tasa de mortalidad estimada al año en estos pacientes con patología arterial periférica es mayor del 5%, y no depende de si ha existido procedimiento previo de revascularización. La afectación aterosclerótica coexistente en la circulación carotídea y coronaria es responsable de las elevadas tasas de morbilidad y mortalidad en estos casos. De los pacientes que se presentan para revascularización periférica, la prevalencia de patología arterial coronaria severa concurrente es del 20 al 30%. El infarto de miocardio es la primera causa de muerte en pacientes con patología arterial periférica.

Los eventos clínicos que llevan al paciente a demandar asistencia médica son el desarrollo de cambios crónicos en la piel y tejidos blandos, que reflejan insuficiencia arterial, y una curación defectuosa de las heridas. También pueden desarrollarse accidentes embólicos agudos a partir de una lesión arterial más proximal como una placa ulcerada.

El elevado índice de éxitos, de los procedimientos de revascularización ha reducido la necesidad de amputación por progresión de lesiones arteriales periféricas a lo largo de la vida del paciente. La elevada tasa de mortalidad en este grupo de pacientes por problemas coronarios y secundarios a la edad hace más probable el éxito del procedimiento de revascularización (permeabilidad del injerto de *bypass* arterial mayor del 85% en el momento de la muerte).

La exploración básica de *screening* para la patología arterial periférica es la medida del índice tobillo-brazo, la presión en la pierna dividida por la presión en el brazo (véase Capítulo 2, Fig. 3-15). Las dos pruebas de *screening* no invasivas utilizadas ampliamente para la caracterización de la severidad de las lesiones arteriales periféricas son las mediciones segmentarias de presión y los registros de volumen de pulso (Capítulo 3). Ambas pruebas no invasivas pueden confirmar la presencia de lesiones estenóticas significativas en las arterias femoropoplíteas o aortoilíacas. Sin embargo, no pueden ser usadas de forma fiable para identificar pacientes que van a tener lesiones arteriales susceptibles de intervenciones como angioplastia o colocación de *stent* e incluso recanalización más que una cirugía de revascularización más extensa.

EXTREMIDAD INFERIOR

Anatomía normal

La exploración con imagen se realiza normalmente con el paciente en supino. Las arterias femoral y poplítea viajan con su vena acompañante. La rama descendente lateral de la arteria femoral profunda y las arterias de la pantorrilla se acompañan de dos venas.

Las arterias ilíacas comunes nacen de la aorta y suelen ser visibles con el transductor (3-5 MHz) colocado sobre el ombligo. La bifurcación resulta más obvia en imágenes tomadas en el plano axial que en el longitudinal. Se consigue la visualización de toda la extensión de la arteria ilíaca en el 40 al 50% de los casos con frecuencias por encima de 5 MHz; su exploración es más fácil con frecuencias menores. La ventana óptima es aquella con el transductor localizado inmediatamente medial a la espina ilíaca anterior y orientado en paralelo a la pala ilíaca. En la bifurcación de la arteria ilíaca común, la ilíaca interna suele ser más profunda que la externa. La porción más distal de la arteria ilíaca externa a menudo puede visualizarse con el transductor de 5 MHz. La vena se localiza profunda respecto de la arteria y puede identificarse fácilmente utilizando la maniobra de aumentación durante la exploración.

La arteria femoral común nace al nivel del ligamento inguinal y continúa en una longitud de 4 a 6 cm hasta que se ramifica en arteria femoral superficial y profunda (Fig. 7-4). La exploración se realiza con el transductor localizado anteriormente o ligeramente medial. La bifurcación precoz de la arteria antes de la de la vena femoral común se aprecia mejor en la proyección transversa (Fig. 7-5). Por debajo debe colocarse el transductor longitudinalmente (Fig. 7-6). La arteria femoral profunda es profunda y lateral a la arteria femoral superficial, y rápidamente se ramifica para suministrar sangre a la región de la cabeza femoral y los músculos profundos del muslo (Fig. 7-7). En el 2 al 5% de los pacientes existe un origen medial de la femoral profunda. La presencia de patología arterial periférica se asocia normalmente con vías colaterales que tienden a desarrollarse desde las ramas de la arteria femoral profunda y desde la porción más inferior de la arteria femoral superficial. La arteria femoral superficial continúa a lo largo del aspecto medial del muslo, en una profundidad de 3 a 8 cm, hasta que alcanza el canal adductor cerca de la unión de los tercios medio e inferior del muslo. La vena cursa por debajo de dicho canal en su dirección por la región medial del muslo. En casos de sospecha de oclusión y ausencia de señales de flujo arterial, deben usarse las señales de flujo venoso Doppler

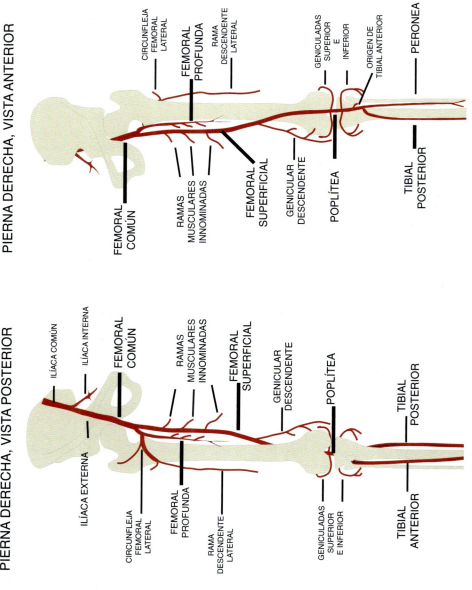

Figura 7-4. Las arterias principales de la extremidad inferior incluyen la femoral profunda (que suministra sangre a los músculos del muslo), la femoral superficial (que actúa básicamente como un conducto, pero que presenta algunas ramas para suministrar flujo a los músculos de los tercios medio e inferior del muslo) y la arteria poplítea (que atraviesa la rodilla antes de bifurcarse en las ramas tibioperoneas, que alimentan los músculos de la pantorrilla). La claudicación se manifiesta normalmente como una alteración de la sensibilidad en la pantorrilla a menudo provocada por el ejercicio. La estenosis u oclusión de cualquier porción de las ramas femoral superficial, poplítea o tibioperoneas es la causa más probable de este problema.

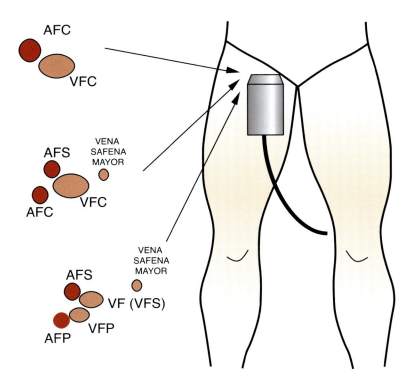

Figura 7-5. La región del muslo proximal y la ingle es una zona difícil de explorar para el ecografista principiante. La forma más sencilla de conocer las diferentes relaciones entre las ramas de las venas y las arterias es moviendo el transductor hacia abajo en el plano transverso. Con Doppler color, las arterias y venas pueden distinguirse fácilmente unas de otras. Si el aparato no cuenta con Doppler color, pueden ir mirándose una por una las arterias y venas con el cursor Doppler. Una vez identificados los distintos vasos, resulta relativamente sencillo colocar el transductor en el plano longitudinal y evaluar cada porción de la arteria.

para confirmar la colocación correcta del transductor y para determinar si efectivamente la exploración se está realizando en el lugar teórico de la arteria. La arteria femoral superficial surge del hiato en el músculo adductor mayor y continúa como arteria poplítea. Su posición puede que no sea posible con la pierna en posición neutra, en parte debido a la importante profundidad de este vaso y en parte por la pobre penetración del haz de ultrasonidos a través de la fascia. Por tanto, la pierna debe ser rotada externamente y la rodilla ligeramente doblada, con posición de "batracio" (Fig. 7-8). Si el transductor está colocado en el aspecto anterior y bajo del muslo, puede usarse la mano libre para tirar de los tejidos blandos próximos al transductor, lo cual ayuda a visualizar mejor la arteria y la vena a la altura de la rótula. Tanto la arteria como la vena pueden ser visualizadas desde un enfoque posterior. El transductor se coloca posteriormente, al nivel de la articulación de la rodilla, y la arteria y la vena poplíteas se observan según transcurren más medialmente. A veces, el tendón del músculo semimembranoso impide mantener el transductor en una posición transversa. Esta orientación es ideal

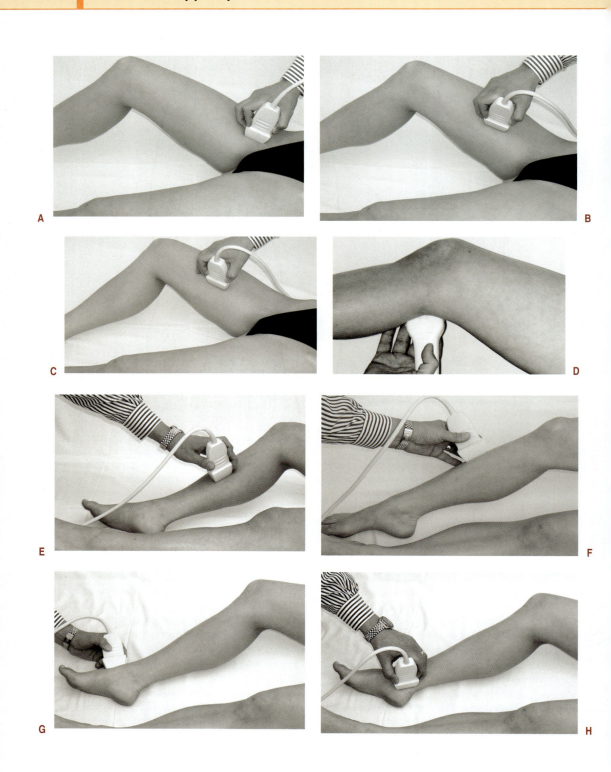

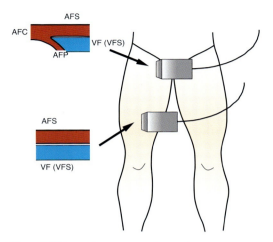

Figura 7-7. El estudio de la arteria femoral superficial se realiza desde la región anterior del muslo. La bifurcación de la arteria femoral común (AFC) en arteria femoral profunda (AFP) y arteria femoral superficial (AFS) debe ser identificada en cada paciente. El estudio de imagen se realiza más fácilmente en el plano longitudinal. Aunque puede usarse la ecografía dúplex para explorar la arteria y evaluar los patrones de flujo, nosotros nos basamos casi exclusivamente en el Doppler color para el seguimiento de la arteria y para detectar zonas de aumento de cambios de frecuencia; posteriormente, se evalúa con ayuda del análisis de la onda Doppler.

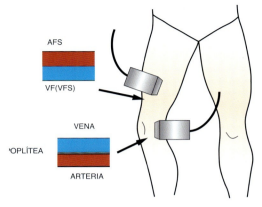

Figura 7-8. La región del canal adductor es una zona difícil de explorar. La mayoría de los errores en la detección de estenosis de las arterias femoropoplíteas tienen lugar a este nivel. Normalmente se explora con la pierna ligeramente flexionada y en rotación externa. A medida que se dirige el transductor inferiormente sobre la porción inferior del muslo, se localiza a mitad de camino entre la parte posterior y anterior del muslo. Ejerciendo una moderada presión, el transductor discurrirá entre el sartorio y el vasto medial en una ventana que permite visualizar la arteria. Desde la región posterior del muslo, el transductor se mueve hacia arriba y medialmente para seguir la arteria hasta que se interpone el tendón del músculo semimembranoso. Ambos enfoques en combinación permiten normalmente la evaluación de la arteria poplítea en el canal adductor.

Figura 7-6. La evaluación de las arterias de la extremidad inferior puede realizarse desplazando longitudinalmente el transductor a lo largo de las arterias femorales y poplíteas. **A:** La exploración comienza normalmente a nivel de la ingle, con el transductor paralelo al eje de las arterias. **B:** A continuación, el transductor se desplaza a lo largo del aspecto interno del muslo mientras y se obtienen señales Doppler color de la luz de la arteria. **C:** Al nivel de la región inferior del muslo, puede presionarse el transductor contra los tejidos blandos en la interfase palpable entre el músculo vasto medial de localización más anterior y el músculo sartorio más medial. **D:** Para el estudio de la arteria poplítea, el transductor se coloca posteriormente y la pierna permanece en rotación externa con la rodilla ligeramente flexionada. El transductor se desplaza caudalmente para visualizar la bifurcación de la tibial anterior y del tronco tibioperoneo. **E:** Las arterias tibial posterior y peronea se visualizan inferiormente desde el tronco tibioperoneo. **F:** La arteria tibial anterior se explora desde la región anterior de la pierna. **G:** El transductor se desplaza caudalmente a lo largo de la pierna, siguiendo la arteria tibial anterior hasta la altura de la arteria dorsal del pie. **H:** Las arterias tibial posterior y peronea pueden seguirse desde la región superior de la pantorrilla hasta el tobillo. La arteria peronea termina unos pocos centímetros por encima del tobillo. La arteria tibial posterior se sigue hasta su localización posterior al maleolo. El estudio de la arteria poplítea a veces se realiza en prono con la rodilla ligeramente flexionada. Esta posición también es útil para evaluar la presencia de atrapamiento de la arteria poplítea.

para evaluar la arteria en busca de aneurismas. Se necesita una posición longitudinal para la adquisición de ondas Doppler. Con este enfoque posterior y moviéndose hacia abajo, la arteria sigue siendo profunda respecto a la vena. Al nivel de la articulación de la rodilla, envía pequeñas ramas geniculadas, y aproximadamente de 6 a 8 cm de la articulación de la rodilla se divide en arteria tibial anterior y tronco tibioperoneo. Las arterias tibioperoneas se acompañan cada una de ellas de dos venas. La arteria tibial anterior se introduce en el compartimento anterior de la pierna después de cruzar la porción proximal de la membrana interósea. Se coloca en la parte más alta de dicha membrana y finalmente atraviesa la articulación del tobillo como arteria dorsal del pie. A menudo es difícil visualizar las venas acompañantes. El tronco tibioperoneo da las arterias tibial posterior y peronea, que proporcionan flujo sanguíneo a la mayoría de los músculos de la pantorrilla (Fig. 7-9). La arteria tibial posterior es más superficial y puede observarse desde el aspecto medial de la pantorrilla; se acompaña de dos venas que pueden visualizarse hasta el maleolo medial. La arteria peronea es más profunda que la arteria tibial posterior cuando se explora desde la región medial de la patorrilla. Desde esta posición, la arteria peronea está muy próxima, casi directamente en la porción más alta del peroné, lo cual puede aprovecharse enfocándola desde el aspecto lateral de la pantorrilla. A menudo es necesario doblar la rodilla para visualizar mejor la arteria peronea. Esta arteria termina aproximadamente entre 4 y 6 cm por encima de la articulación del tobillo y sirve como fuente importante de colaterales a las arterias tibiales anterior y posterior. En algunos sitios se adopta la posición en prono para el estudio de las arterias poplítea y tibioperoneas. Nosotros lo hacemos cuando se sospecha la presencia de aneurismas y no se puede obtener una ventana ecográfica satisfactoria con la flexión de la rodilla y rotación externa de la pierna. Cuando se sospecha atrapamiento de la arteria poplítea, realizamos estudios en supino y prono.

Patrones normales de flujo sanguíneo

El patrón normal de flujo en la arteria periférica normal es trifásico (Figs. 7-10 y 7-11). Existe una aceleración sistólica precoz en la velocidad del flujo, seguida de un periodo de inversión de flujo de baja amplitud correspondiente a la muesca dícrota de la onda de presión de flujo. Durante la diástole, existe flujo anterógrado de baja amplitud. La arteria femoral profunda a menudo tiene un patrón más pulsátil que la arteria femoral superficial, relativamente con mayor flujo inverso. Cuanto más periférica es la arteria, menor es la cantidad de flujo inverso, especialmente en las arterias por debajo de la rodilla. La respuesta al ejercicio o la isquemia consiste en una pérdida del patrón normal de flujo trifásico y el desarrollo de un patrón monofásico con pérdida del periodo de flujo inverso y flujo anterógrado persistente durante la diástole.

Los rangos de normalidad publicados para las velocidades de flujo en los distintos segmentos arte-

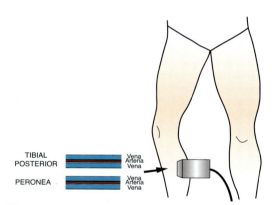

Figura 7-9. Las arterias tibioperoneas se ven mejor normalmente con el transductor a medio camino entre la parte anterior y posterior de la pantorrilla. Deben visualizarse las arterias tibiales posteriores en la mayoría de los individuos. La arteria peronea, más profunda, es accesible en la mayoría de los pacientes desde este enfoque. En los pocos pacientes en los que no es posible, debe colocarse el transductor inmediatamente al lado y posterior al peroné; lo cual permitirá una fácil identificación de la arteria. La arteria tibial anterior se ve mejor habitualmente desde el frente, en la parte más alta de la membrana interósea. Tanto la arteria tibial anterior como la tibial posterior se dirigen caudalmente hasta atravesar el tobillo. La tibial posterior lo hace por detrás del maleolo medial mientras que la tibial anterior se convierte en arteria dorsal del pie según atraviesa la articulación anterior del tobillo. La arteria peronea termina 4 cm por encima de la articulación del tobillo.

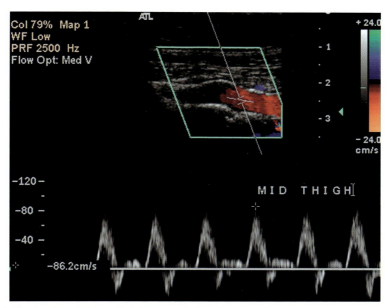

Figura 7-10. La onda Doppler típica de la arteria de la extremidad inferior consta de tres partes. La primera porción refleja el flujo anterógrado durante la sístole, a lo que sigue de un breve período de flujo inverso correspondiente a la muesca dícrota en la onda de presión. Por último, un componente de flujo anterógrado de baja amplitud es típico de la diástole. Esta forma de onda trifásica no está necesariamente presente en todos los pacientes normales. Una onda de velocidad Doppler tomada en la región distal de la arteria femoral superficial de este paciente muestra un fuerte componente de velocidad anterógrada (86 cm/seg) y una significativa cantidad de flujo inverso. El flujo es inverso durante la diástole precoz y posteriormente se hace anterógrado. Ambas señales diastólicas son de baja amplitud y pueden ser difíciles de visualizar en el trazo de la onda Doppler. El análisis de la onda Doppler arterial puede llevar a un error de interpretación. El flujo sanguíneo durante la diástole está ausente o es de menor amplitud de la detectable por el filtro de pared. Puede existir flujo anterógrado y no ser localizable al encontrarse por debajo del umbral de velocidad detectable por el aparato. La onda arterial tomada en la región inferior de la pierna tiende a ser más pulsátil, o sea, con mayor ratio de flujo inverso con respecto al componente anterógrado en comparación con el ratio en las arterias más proximales. Depende de la resistencia vascular periférica.

riales dependen del método utilizado para adquirir el espectro Doppler. Los valores obtenidos con sondas Doppler de diseño antiguo son mucho menores por la medición de la velocidad media. Los aparatos modernos utilizan el espectro Doppler actual para generar las ondas Doppler (Fig. 7-11).

Las velocidades de flujo en las venas que acompañan a las arterias tibiales son bajas, de 10 a 20 cm/seg o menores. Las ondas de velocidad pueden mostrar variación respiratoria con los parámetros de escala más bajos de velocidad Doppler. Las señales de velocidad del flujo pueden ocultarse en el rango de velocidad cubierto por el filtro de pared. La aumentación del flujo tras la compresión de las venas de la pantorrilla es una maniobra útil para confirmar la posición adecuada del transductor y la identificación de arteria y venas. Esto es especialmente importante cuando se sospecha oclusión de las arterias tibiales. El hecho de que se puedan obtener señales de flujo venoso sirve para garantizar que la ganancia Doppler es la adecuada y que las señales Doppler deben ser detectables al nivel de la arteria acompañante. La ausencia de señales Doppler de baja amplitud en una arteria se acepta

Procesado con detector de cruce cero Media de los cambios de frecuencia Doppler

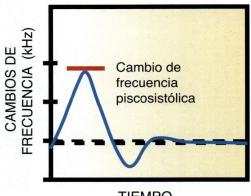

A

Procesado por la transformación de Fourier Espectro de distribución de frecuencia (velocidad)

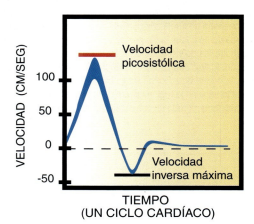

	Velocidad psicosistólica	Velocidad máxima inversa
ARTERIA FEMORAL COMÚN	90-140 CM/SEG	30-50 CM/SEG
ARTERIA FEMORAL SUPERFICIAL	70-110 CM/SEG	25-45 CM/SEG
ARTERIA POPLÍTEA	50-80 CM/SEG	20-40 CM/SEG

B

entonces como fiable, y también es más precisa la determinación de la presencia de oclusión arterial.

Patrones de flujo anormales

Masas vasculares

Las masas avasculares no presentan normalmente señales de flujo detectables con Doppler color o ecografía dúplex. Sin embargo, si la masa se encuentra en proximidad a una arteria, las pulsaciones de ésta pueden ser transmitidas a la masa y mostrarse como señales de baja amplitud que pueden ser interpretadas como señales de flujo en el interior de la masa. Una forma sencilla de corregir este problema consiste en disminuir la sensibilidad del color del aparato, de forma que no se aprecien señales Doppler color adyacentes a la arteria cuando se explora ligeramente por encima o debajo de la localización de la masa.

Las masas hipoecoicas pueden mostrar transmisión de señales Doppler color a pesar de la ausencia de flujo. Este artefacto se debe a los ajustes en el algoritmo utilizado para superponer la información Doppler color a la imagen en escala de grises. Puesto que las señales ecogénicas no suelen representar canales vasculares, los fabricantes de aparatos de ultrasonidos utilizan algoritmos que reducen la probabilidad de que se superpongan señales en color en cualquier área que contenga ecos fuertes en escala de grises. De forma inversa, los fabricantes buscan aumentar las señales de color en las regiones que no muestran ecos en la escala de grises, puesto que la sangre en movimiento es anecoica. Esta diferencia es responsable de la transmisión de pulsaciones arteriales como señales color en cualquier colección hipoecoica en proximidad a una arteria, como un hematoma. También es responsable de la presencia de señales Doppler color en cualquier región de la imagen con señales de baja amplitud en escala de grises. Puede observarse cómo el movimiento del transductor sobre cualquier colección hipo o anecoica provoca la aparición de señales Doppler color.

Los pseudoaneurismas continúan siendo la entidad más importante que requiere un diagnóstico preciso. Provocados por una rotura en la pared arterial, la colección resultante de sangre queda retenida en los tejidos blandos, permaneciendo en comunicación con la arteria. Esto crea un típico patrón de flujo sanguíneo en el interior de la cavidad del pseudoaneurisma y en el canal nutricio o cuello que comunica con la arteria. En el propio pseudoaneurisma se registra un patrón de flujo turbulento que simula la versión en color del signo del "yin-yang" o el movimiento de la ropa visible a través de la puerta de la lavadora. Este movimiento puede persistir durante toda la duración del ciclo cardíaco (Fig. 7-12). Durante la sístole, la sangre fluye hacia el interior de la colección (Fig. 7-13); la mayor presión sistémica arterial dirige la sangre al interior de la colección. Durante la diástole, la sangre fluye de nuevo desde la colección y a través del cuello hacia la arteria. La energía almacenada en los tejidos blandos es tal que la presión en la colección es mayor que la presión en la arteria durante la diástole. Por tanto, el flujo es dirigido hacia fuera de la colección. Se crea un patrón típico de ida y vuelta del flujo en el canal de comunicación entre el propio pseudoaneurisma y la arteria nativa (Fig. 7-14). El patrón de flujo se ve en el cuello del pseudoaneurisma (Fig. 7-15). Aunque este signo fue en origen descrito sólo con ecografía dúplex, el Doppler

---

Figura 7-11. A: Algunos de los valores de velocidad de flujo disponibles en los estudios se han obtenido con aparatos Doppler de antigua generación. Por tanto, la velocidad máxima medida con dichos aparatos corresponde a la velocidad media, lo cual es aproximadamente la mitad de lo que se mide en la onda espectral Doppler. **B:** El rango de velocidades normales obtenidas en las arterias de la extremidad inferior mediante el análisis espectral Doppler varía entre 50 y 140 cm/seg. Más distalmente, la velocidad disminuye a medida que lo hace el diámetro de la arteria. Esto puede parecer paradójico, ya que según hemos argumentado en la Figura 1-51, la velocidad del flujo aumenta al disminuir el diámetro del segmento arterial. De hecho, en las arterias de la extremidad inferior existen ramas colaterales que alimentan los distintos grupos musculares. Por tanto, el volumen de flujo disminuye por desviarse a las arterias que nutren los grupos musculares. Puesto que existe menos volumen de flujo en la arteria más distal, la velocidad del mismo disminuye a pesar de una reducción en el calibre de la arteria.

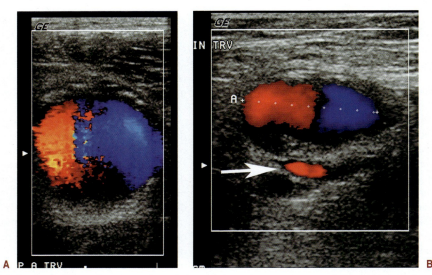

Figura 7-12. A: En la imagen Doppler color, un aneurisma de la poplítea puede presentar un movimiento turbulento de sangre en su interior. **B:** El mismo patrón puede verse en el pseudoaneurisma. Sin embargo, la diferencia reside en que la zona de color turbulento se encuentra fuera de la arteria (*flecha*). La arteria femoral común está comprimida por la cavidad del pseudoaneurisma.

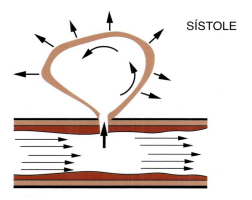

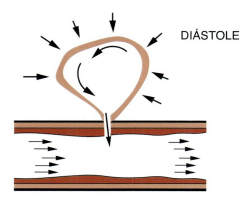

Figura 7-13. La naturaleza flexible de los tejidos blandos que rodean y contienen al pseudoaneurisma explica el patrón persistente de flujo que se establece en su interior y en su comunicación con la arteria nativa. Durante la sístole, la sangre fluye hacia la colección debido a la relativa mayor presión en la luz de la arteria. La energía se almacena en la colección al comprimirse los tejidos blandos. Durante la sístole, la energía almacenada es liberada al hacerse menor la presión en la arteria que la generada por el retroceso elástico de los tejidos blandos; ello favorece el flujo dentro de la arteria. El patrón turbulento de flujo persiste normalmente durante todo el ciclo cardíaco. La presencia de un canal de comunicación más largo aumenta la resistencia al flujo y rompe la estabilidad de este movimiento constante.

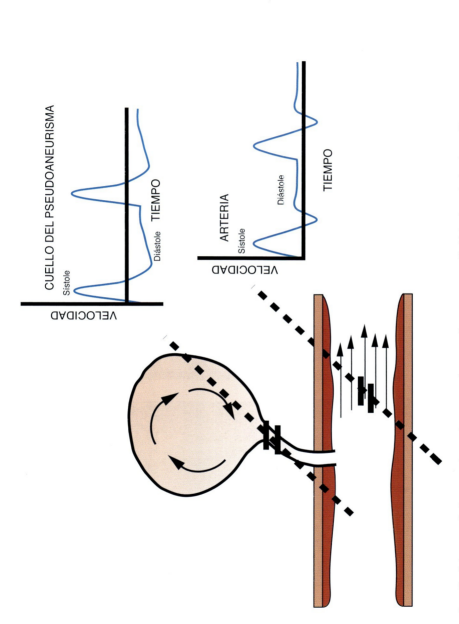

Figura 7-14. La confirmación de la presencia de un pseudoaneurisma se consigue normalmente con ecografía dúplex. La onda doppler medida en el cuello del pseudoaneurisma muestra un típico patrón de ida y vuelta. El pico pronunciado corresponde a la entrada de flujo durante la diástole, mientras que el flujo de amplitud baja más ancha surge con el vaciamiento en la arteria. Para nosotros es imprescindible registrar este flujo de ida y vuelta en el cuello ante cualquier sospecha de pseudoaneurisma.

color permite identificar rápidamente el cuello del pseudoaneurisma para ayudar a colocar el cursor sobre él. El movimiento de ida y vuelta está condicionado por la elasticidad de los tejidos blandos adyacentes y el contendido de la cavidad del pseudoaneurisma (Fig. 7-16). Se observa un patrón de mayor resistencia en pseudoaneurismas de menor tamaño o en aquellos en proceso de trombosis espontánea (Fig. 7-17). El patrón de flujo de ida y vuelta puede ser más difícil de detectar cuando la cavidad principal está conectada a la arteria nativa a través de un cuello largo.

Además del patrón descrito en la propia comunicación, la ecografía dúplex no muestra ningún patrón característico de flujo en la porción principal del pseudoaneurisma. Ello se debe parcialmente al

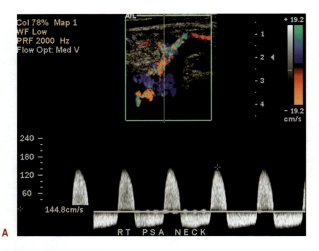

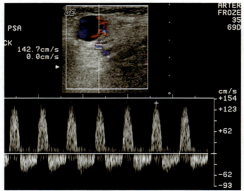
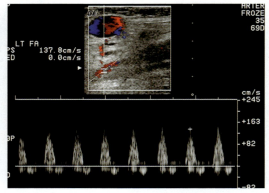

Figura 7-15. Estos trazos son típicos de los pseudoaneurismas. **A:** El cursor Doppler se localiza en el cuello del pseudoaneurisma y la onda doppler correspondiente muestra claramente el típico patrón de ida y vuelta. La cavidad en sí misma no se muestra en la imagen. **B:** Este otro paciente presenta un largo canal de comunicación, también con patrón de flujo de ida y vuelta. Se observa claramente la cavidad del pseudoaneurisma. **C:** La onda de la arteria femoral común no debería verse afectada por el pseudoaneurisma. Este trazo fue obtenido del mismo paciente que en B. En casos severos, el pseudoaneurisma puede comprimir la arteria y provocar estenosis y síntomas secundarios. Debe formar parte de la exploración, el estudio de la integridad de la arteria nativa y la vena contigua al pseudoaneurisma.

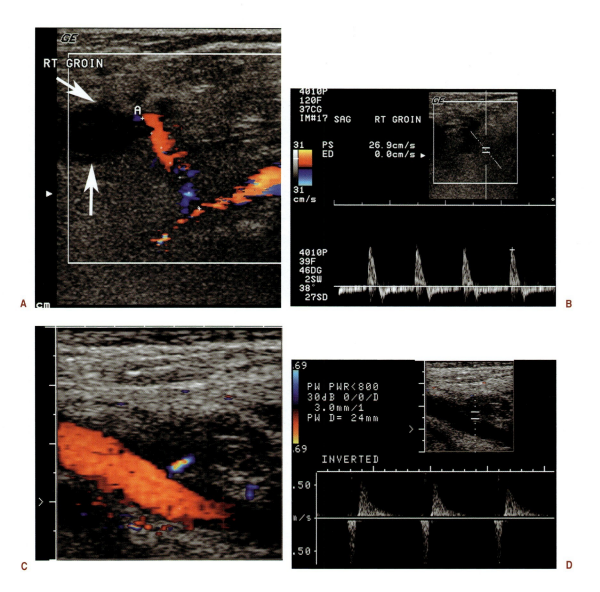

Figura 7-16. A: Esta imagen Doppler color muestra un canal de comunicación que desemboca en una pequeña cavidad trombosada en relación con el pseudoaneurisma (*flechas*). **B:** Los trazos Doppler indican señal de baja amplitud dentro y fuera de la región. **C:** Este otro paciente tiene también un pseudoaneurisma parcialmente trombosado en íntima proximidad con la arteria femoral común. **D:** El trazo Doppler muestra también señales de baja velocidad. Incluso después de la trombosis total de la cavidad, los canales de comunicación pueden mostrar persistencia de señales de flujo. Se cree que se trata de un hallazgo benigno, aunque no existen publicaciones acerca de la historia natural de estas anomalías.

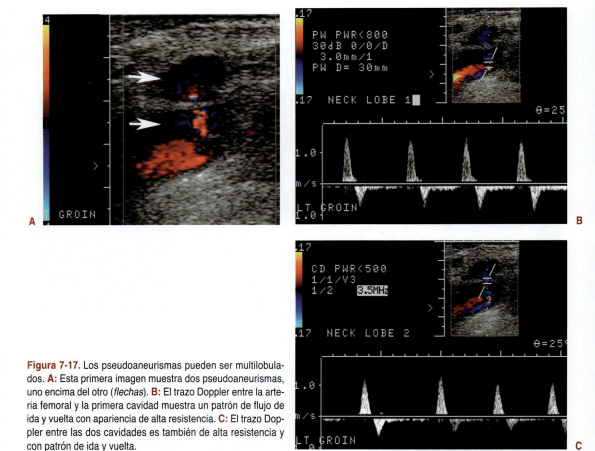

Figura 7-17. Los pseudoaneurismas pueden ser multilobulados. **A:** Esta primera imagen muestra dos pseudoaneurismas, uno encima del otro (*flechas*). **B:** El trazo Doppler entre la arteria femoral y la primera cavidad muestra un patrón de flujo de ida y vuelta con apariencia de alta resistencia. **C:** El trazo Doppler entre las dos cavidades es también de alta resistencia y con patrón de ida y vuelta.

hecho de que el patrón de flujo varía según el chorro de sangre entra en la colección, con algunas áreas dentro del chorro compartiendo señales sistólicas fuertes y otras, en la periferia, con señales de menor amplitud que pueden o no invertirse durante el ciclo cardíaco. Estos patrones varían en función del tamaño de la arteria nutricia, el tamaño de la colección, la longitud del cuello, la cantidad de tejido alrededor y la elasticidad de éste para acomodarse a la colección (Fig. 7-18).

Figura 7-19. La historia natural de los pseudoaneurismas se conoce cada vez mejor gracias a la ecografía. **A:** Esta pequeña colección en la ingle derecha es compatible con un pequeño pseudoaneurisma en comunicación con la arteria femoral común (*flecha*). **B:** Esta imagen fue tomada tres días después por empeoramiento de los síntomas. No sólo ha crecido el pseudoaneurisma, sino que existe un hematoma más extenso y un canal de comunicación más largo. No se ve la arteria femoral común visible en A. Ahora se visualiza un hematoma interpuesto entre la arteria y la cavidad del pseudoaneurisma. El crecimiento del pseudoaneurisma puede llevar a compresión de la arteria y vena, y causar un síndrome compartimental que puede comprometer a la extremidad. Este caso es una excepción, ya que la mayoría de los pseudoaneurismas tienden a no crecer y a trombosarse con el tiempo.

Capítulo 7 • Patología arterial periférica

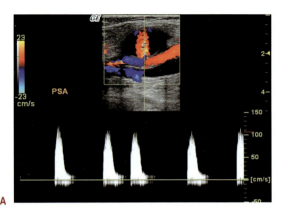

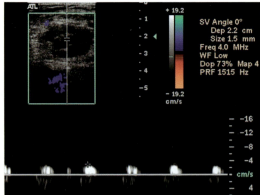

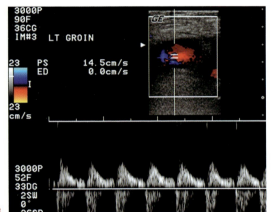

Figura 7-18. A: Este trazo Doppler está tomado del chorro de entrada de flujo en la cavidad del pseudoaneurisma. El patrón turbulento envía sangre a la periferia de la cavidad. **B:** En este paciente, el chorro se dirige directamente a la pared. En el centro, se registra una mezcla de flujo anterógrado y retrógrado en la interfase de flujo en direcciones opuestas. **C:** Esta imagen fue tomada de un pseudoaneurisma que mostraba un trombo significativo en su interior. El flujo dentro y fuera de la cavidad era muy bajo.

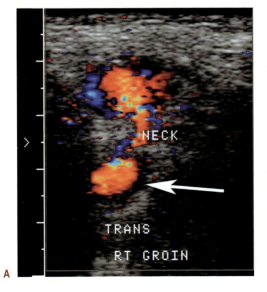

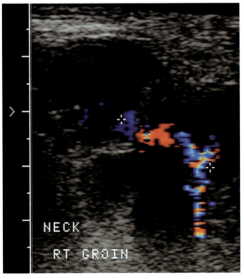

Las técnicas Doppler han hecho posible conocer la historia natural de estos pseudoaneurismas. Se ha visto trombosis de colecciones tratadas no quirúrgicamente cuando se realizó un estudio ecográfico secuencial cada 3 meses. Este enfoque es algo difícil de seguir, puesto que siempre existe el riesgo de rotura, que en la actualidad se considera muy bajo, especialmente en los de pequeño tamaño (Fig. 7-19).

La ecografía se ha utilizado como guía en la reparación transcutánea de los pseudoaneurismas originados tras el cateterismo. Una sencilla medida consiste en aplicar presión con el transductor sobre el cuello del pseudoaneurisma. La sonda se sostiene a lo largo del eje mayor de la arteria conforme se oblitera el flujo hacia la cavidad: puede practicarse una serie de tres aplicaciones de presión a través de la piel de 20 minutos cada una de ellas. Este tratamiento resulta exitoso en el 80% de los casos. No obstante, algunos pacientes requieren analgesia y resulta difícil de practicar en pacientes anticoagulados. Algunas complicaciones posibles incluyen la trombosis arterial o venosa. En general, existe una mayor probabilidad de éxito en los pseudoaneurismas de menor tamaño y en aquéllos con cuellos más largos. También han sido tratados con éxito mediante reparación transcutánea con compresión pseudoaneurismas que nacen de otras arterias, como la axilar o la braquial.

Una forma alternativa de tratamiento ha desplazado casi completamente a la técnica descrita. La inyección de trombina mediante control ecográfico consiste en la colocación de una aguja en la cavidad del pseudoaneurisma con control ecográfico e inyección de 1.000 unidades de trombina. El protocolo básico consistente en la inyección de trombina de alta concentración ha sido sustituido por el uso de una solución diluida de 1.000 unidades en 10 ó 20 ml de salino y la inyección lenta con control ecográfico. La dosis media de trombina puede reducirse, disminuyendo así el riesgo derivado de la inyección inadvertida en las arterias nativas. La técnica es más eficiente y presenta una tasa de éxitos mayor que la reparación por compresión. Además, también se aplica con éxito en pacientes anticoagulados.

Un pseudoaneurisma trombosado no debe considerarse necesariamente "seguro". Hay que contar con la posibilidad de infección coexistente cuando

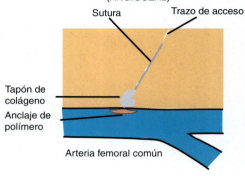

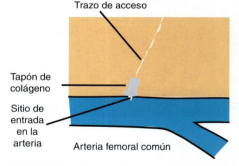

Figura 7-20. Los sistemas de cierre incluyen mecanismos de sutura (no mostrados) o tapones de colágeno de colocación percutánea. Los dos sistemas principales usados se muestran en este dibujo. Uno de ellos tiene un componente intravascular, el otro no.

se asocia a un injerto sintético, haciendo necesaria la biopsia por aspiración y el cultivo.

El uso de cierres que sellan el sitio de entrada en la arteria (Fig. 7-20) parece haber disminuido la incidencia global de formación de pseudoaneurismas. Sin embargo, cuando aparecen, tienden a ser grandes y fácilmente identificables con ultrasonidos. Los aparatos con componentes intravasculares

Capítulo 7 · Patología arterial periférica

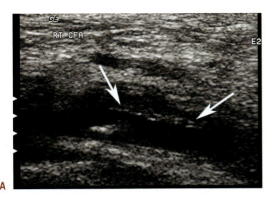

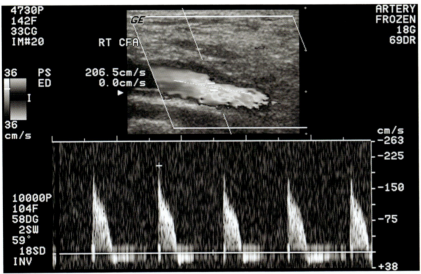

Figura 7-21. La migración de un "tapón" intravascular puede producir un émbolo, estenosis u oclusión arterial. **A:** El componente intravascular de un sistema de cierre protruye en la luz de la arteria femoral común (*flechas*). **B:** Se asocia a una estenosis efectiva del 50%, confirmada por la elevación de la velocidad de la onda doppler a este nivel.

pueden provocar estenosis (Fig. 7-21) o incluso oclusiones arteriales debido a la colocación inadvertida del componente intraarterial del sistema de cierre. El componente clave de algunos de estos aparatos es un tapón de colágeno de localización intravascular. Este tapón puede migrar y caer en la luz de la arteria.

Fístula arteriovenosa

La presencia de una fístula arteriovenosa se sospecha normalmente por la palpación clínica de "vibración". Este signo físico se debe a la transmisión de señales de alta velocidad que golpean la pared de la vena y de vibraciones que se extienden hacia los tejidos blandos. Pueden ser detectadas en los tejidos blandos en íntima proximidad al canal (Fig. 7-22). También se observa un artefacto perivascular similar con señales de color extendiéndose más allá de las paredes del vaso; se cree que representan las vibraciones de los tejidos blandos producidas por el chorro de la fístula A-V al impactar en la pared de la vena. Estas variaciones son codificadas como señales de color en el Doppler color.

Las fístulas A-V grandes pueden alterar el patrón de flujo en la arteria proximal a la comunicación. Con la fístula A-V grande, la ecografía dúplex muestra normalmente una vena distendida, más frecuen-

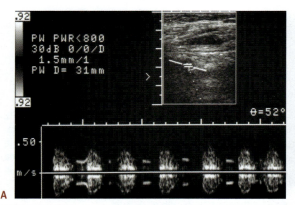 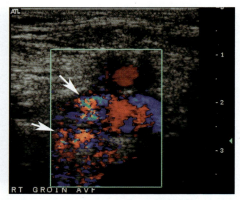

Figura 7-22. A: El estudio Doppler en los tejidos blandos que rodean a una fístula arteriovenosa muestra el patrón típico en "murmullo". **B:** La imagen Doppler color de otro paciente indica la presencia de energía transmitida en los tejidos blandos que rodean a la arteria y las venas. Estas vibraciones en los tejidos blandos se deben al movimiento rápido de la sangre en la fístula. También se puede registrar un movimiento vibratorio en las paredes de la arteria y la vena.

temente la vena femoral común, y señales de flujo Doppler de apariencia arterial en la luz de la vena (Fig. 7-23). Estas señales de alta velocidad son muy diferentes de las señales venosas normales de baja amplitud, lo cual puede verificarse rápidamente comparando las señales obtenidas con las de la vena en la extremidad opuesta. La onda de flujo arterial también puede alterarse (Fig. 7-24).

Debe distinguirse de otra fuente de señales de alta velocidad en la vena, como es la presencia de un proceso extrínseco que comprime a la vena, estrechando su luz y causando señales de alta velocidad (Fig. 5-49). La distinción con la fístula A-V "significativa" se consigue pidiendo al paciente que realice la maniobra de Valsalva. Las señales de flujo en una vena estenótica "normal", extrínsecamente

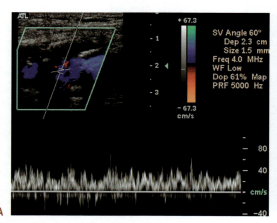 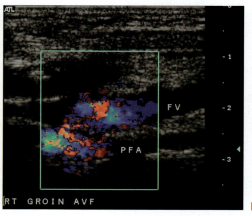

Figura 7-23. A: El trazo Doppler de esta vena femoral común muestra flujo sanguíneo constante de contorno irregular, en relación con la presencia de turbulencia en la vena por encima de la fístula. **B:** Puede usarse el Doppler color con alta escala de color (frecuencia de repetición del pulso) para explorar el área de sospecha de comunicación arteriovenosa y para identificar la arteria nutricia y la vena receptora.

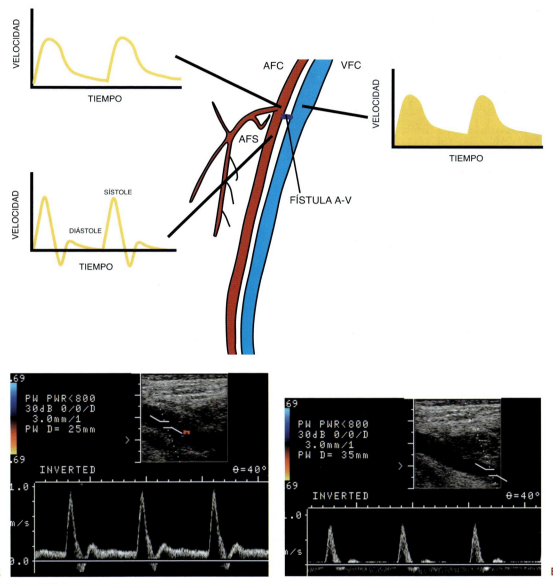

Figura 7-24. A: La incidencia de comunicación arteriovenosa (A-V) entre la arteria femoral y la vena tras cateterismo arterial se estima del 0,5%. La fístula A-V altera la onda arterial. Si la fístula es lo suficientemente grande, el componente diastólico de la onda arterial muestra flujo diastólico persistente. **B:** La onda de esta arteria femoral superficial proximal tiene un fuerte componente diastólico. **C:** Más allá de la fístula (no en el plano de imagen), se ha perdido el componente diastólico. La presencia de un aumento de flujo diastólico en la onda arterial, por lo demás de apariencia normal, debe sugerir la posibilidad de alguna forma de *shunt*, incluido el fisiológico, como ocurre en las infecciones (celulitis) o en otras lesiones como la enfermedad de Paget.

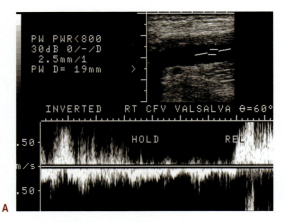

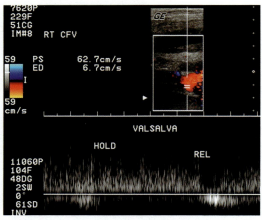

Figura 7-25. A: El flujo sanguíneo secundario a una pequeña fístula arteriovenosa se suprime fácilmente con la maniobra de Valsalva. **B:** Una fístula A-V mayor presenta flujo sanguíneo persistente incluso durante la maniobra de Valsalva; esta fístula probablemente requiera intervención.

comprimida, o en una vena con una fístula A-V pequeña, cesan (Fig. 7-25 A). Sin embargo, las señales producidas por una gran comunicación A-V persistirán incluso durante la maniobra de Valsalva. Estas fístulas normalmente requieren reparación quirúrgica (Fig. 7-25B). El Doppler color a menudo es la única forma de identificar el lugar de la comunicación. La proyección transversa normalmente identifica mejor la comunicación (Fig. 7-26). La búsqueda de la comunicación con ecografía dúplex puede llevar bastante tiempo y no resultar provechosa. La intervención quirúrgica no suele requerir una angiografía preprocedimiento si el canal de comunicación ya ha sido localizado y confirmado con ecografía.

Las fístulas A-V pequeñas pueden reevaluarse cada 2 semanas. Habitualmente pierden las señales de aspecto arterial durante la maniobra de Valsalva y normalmente se cierran de forma espontánea en la primera visita. Si persisten más de un mes, puede ser necesaria su ligadura quirúrgica.

Miscelánea de masas

Existe una variedad de masas que pueden ser observadas con relativa frecuencia cuando se exploran las extremidades inferiores. El quiste poplíteo se localiza habitualmente en la región posterior de la rodilla y muestra una gran variación en su ecogenicidad. Resulta fácil de distinguir del pseudoaneurisma, ya que no contiene señales de flujo ni se encuentra en proximidad con una arteria. Sin embargo, puede ser difícil diferenciarlo del hematoma, seroma o de un absceso.

Con frecuencia pueden visualizarse masas de tejidos blandos en la ingle, sobre todo adenopatías (Fig. 7-27). Los ganglios linfáticos inflamatorios benignos suelen ser hiperplásicos y mantienen su morfología típica mostrando señales Doppler color con patrón mixto de señales arteriales y venosas. Éstas se extienden desde el hilio hacia la periferia del ganglio. Una morfología más irregular y redondeada del ganglio debe sugerir una posible infiltración neoplásica. También ocasionalmente se ven señales de flujo en estas masas. Los ganglios linfáticos malignos e hiperplásicos en ocasiones han sido confundidos con fístulas A-V y pseudoaneurismas.

Aneurismas

Los aneurismas se desarrollan a consecuencia de una debilidad de la integridad estructural de la pared arterial. El agrandamiento focal de la arteria es más frecuente en las arterias poplítea y femoral superficial distal. A menudo son bilaterales (50%) y pueden permanecer asintomáticos durante largos periodos de tiempo. La coexistencia de un aneurisma de la aorta abdominal es también bastante frecuente (25-30%). La ecografía se ha convertido en el *gold* estándar para la confirmación del aneurisma sustituyendo a la arteriografía. La superioridad diagnóstica de la ecografía se debe al hecho de que puede detectar el trombo progresivo que ocupa el aneurisma desde la periferia. Dicho aneurisma con

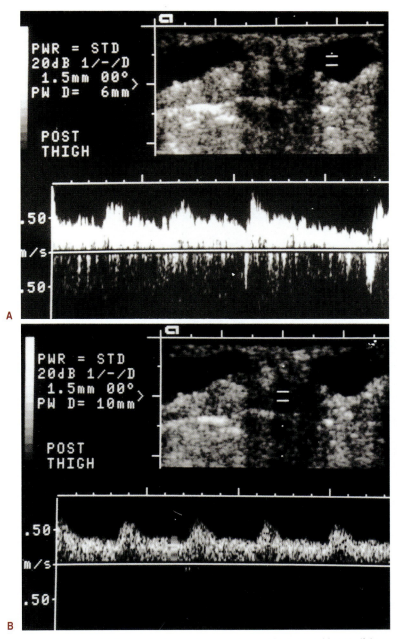

Figura 7-26. Las malformaciones arteriovenosas persistentes son normalmente bastante evidentes clínicamente. La presencia de cambios cutáneos superficiales, incluyendo decoloración y canales vasculares palpables, son hallazgos frecuentes. La malformación muestra canales vasculares dilatados que simulan varices en la imagen en escala de grises. **A:** El espectro Doppler obtenido del canal dilatado muestra una onda arterial con patrón de baja resistencia y con velocidad diastólica relativamente alta. Este patrón es diferente de las señales de baja velocidad que se ven en las varices. **B:** La imagen Doppler color muestra una pequeña arteria nutricia. El cursor se colocó en el sitio correspondiente, obteniéndose una onda de baja amplitud y baja resistencia. Esta rama arteria, nutricia es una de tantas arterias que nutren normalmente dichas malformaciones.

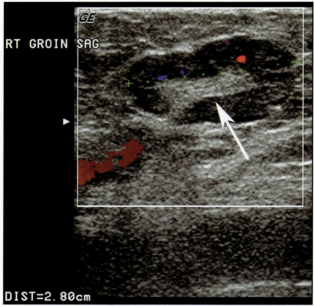

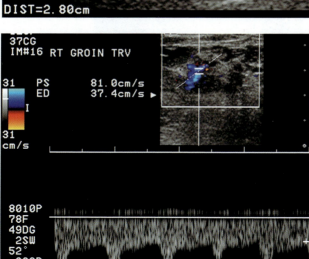

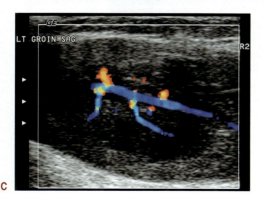

Figura 7-27. El diagnóstico diferencial de las masas inguinales incluye las adenopatías. Aquéllas asociadas con procesos malignos tienden a ser grandes y redondeadas, y muestran grados variables de hipervascularización. El ganglio linfático benigno hiperplásico suele verse junto a un proceso inflamatorio como celulitis, y su apariencia ha sido confundida con la fístula arteriovenosa o el pseudoaneurisma. **A:** Una entidad que en ocasiones se ha confundido con el pseudoaneurisma es el ganglio linfático hipervascular. Un estudio más cuidadoso de la masa sospechosa muestra señales Doppler color de disposición radial desde el hilio del ganglio. El ganglio muestra una periferia iso o hipoecoica alrededor del hilio, que es hiperecogénico (*flecha*). Los canales vasculares –arteria aferente y vena eferente– alcanzan el ganglio en la base del hilio. **B:** La exploración Doppler a nivel del hilio muestra señales a partir de la arteria de baja resistencia que nutre al ganglio. **C:** Este paciente presentaba una gran masa en la ingle, que contiene un patrón arboriforme compatible con el ganglio linfático maligno.

trombo puede presentar una apariencia casi normal de la luz arterial en la angiografía, incluso en presencia de un aneurisma bastante grande.

La ecografía Doppler es útil en la evaluación pre y postoperatoria de los aneurismas, ya que normalmente confirma la existencia de un aneurisma trombosado. También es útil para confirmar oclusión tras la cirugía de *bypass*. Un abultamiento o agrandamiento focal mayor del 20% del diámetro esperado del vaso constituye una definición funcional sencilla de aneurisma (Fig. 7-28). El control en serie de los aneurismas asintomáticos constituye

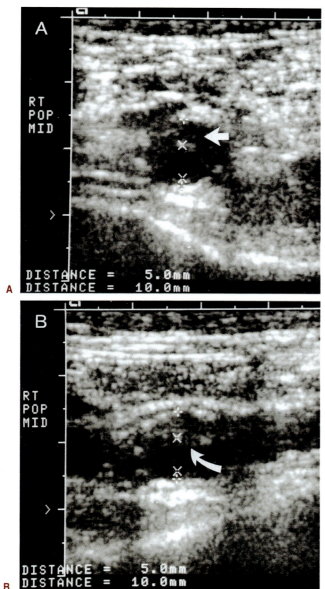

Figura 7-28. La ecografía constituye el *gold* estándar en el diagnóstico de los aneurismas arteriales periféricos. Este pequeño aneurisma de la arteria poplítea es asintomático y constituye un hallazgo incidental. En la extremidad contraria se observó un aneurisma clínicamente palpable. **A:** En la imagen axial se registra un diámetro anteroposterior de 1 cm. Existe material ecogénico (*flecha*) adyacente a la pared del aneurisma, que representa la presencia de un trombo laminar, con luz efectiva de 0,5 cm (entre los cursores). Esta luz se visualizó en la arteriografía y fue interpretada como normal, pasándose por alto el aneurisma. **B:** La extensión del aneurisma se ve mejor en la imagen longitudinal y se delimita mejor el trombo (*flecha curva*), localizado más posteriormente.

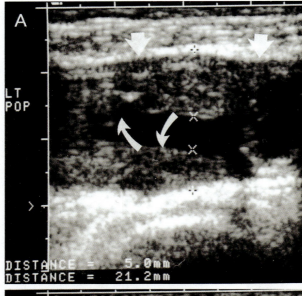
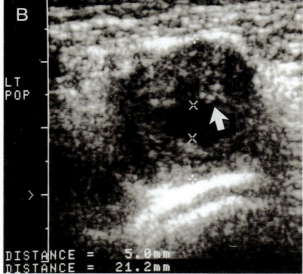

Figura 7-29. En este paciente se palpó una masa por detrás de la rodilla. La arteriografía demostró una arteria poplítea ligeramente dilatada. **A:** En la imagen longitudinal se ve una gran masa (*flechas*) contigua a la arteria poplítea y que representa un gran aneurisma de la arteria poplítea; su luz mide 0,5 cm entre los cursores. La arteria mide 2,1 cm y la mayoría de la pared del aneurisma está compuesta de un trombo ligeramente ecogénico (*flecha curva*). **B:** La naturaleza excéntrica del aneurisma se aprecia mejor en esta imagen transversa. El trombo es responsable de casi 1,5 cm del diámetro total del aneurisma, que mide 2,1 cm. La mayoría de los aneurismas son de localización posterior (*flecha*). Este recubrimiento con trombo es más que probablemente la causa de un episodio agudo de embolización arterial periférica. Los aneurismas como éste a menudo siguen creciendo y pueden trombosarse completamente y bloquear con el trombo las arterias periféricas de menor tamaño localizadas distalmente. También pueden romperse de forma aguda. En ambos casos, la pérdida aguda del miembro es una complicación frecuente.

una clara opción no invasiva. La ecografía ofrece la posibilidad de control de un posible crecimiento del aneurisma y del desarrollo de un trombo mural potencialmente embolizable. Se considera un diámetro de 2 cm como el umbral por encima del cual el pseudoaneurisma se asocia a la presencia de síntomas y trombosis arterial aguda (Figs. 7-29 y 7-30).

La verificación anatomopatológica directa de los aneurismas diagnosticados con ecografía ha demostrado que la técnica es bastante sensible y

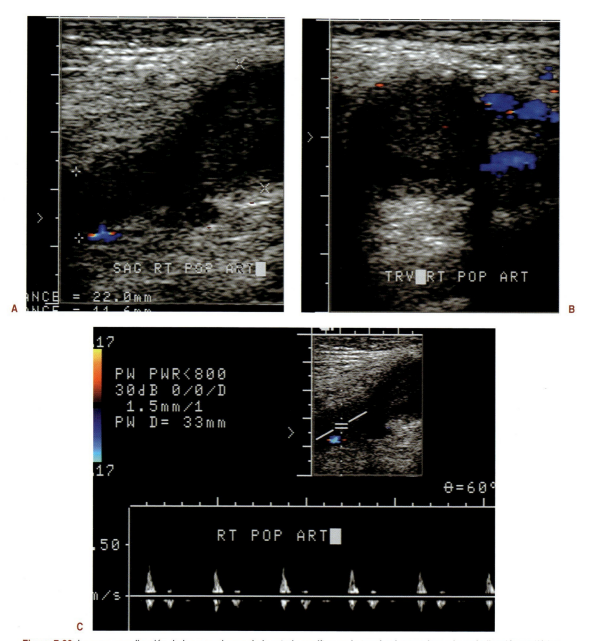

Figura 7-30. La peor complicación de los aneurismas de la arteria poplítea es la trombosis completa y la embolización periférica. Este paciente se presentó con dolor agudo en la pierna y decoloración cutánea. **A:** La imagen Doppler color longitudinal muestra dilatación de la arteria poplítea. La luz de la arteria contiene material ecogénico en relación con la presencia de trombo. **B:** La ausencia de flujo se confirmó en la imagen transversa y había señales venosas procedentes de venas poplíteas duplicadas. **C:** Las señales Doppler localizadas inmediatamente por encima muestran signos de baja amplitud compatibles con oclusión distal.

específica, de hecho, superior a la angiografía debido a la tendencia del trombo mural a depositarse en la periferia. La eficacia de las técnicas Doppler en la confirmación de la permeabilidad o en el diagnóstico de oclusión no ha sido aún establecida.

Estenosis y oclusiones

El espectro de lesiones presentes en las arterias de la extremidad inferior de pacientes con claudicación es muy variado. No es infrecuente que oclusiones arteriales de segmentos largos coexistan con segmentos arteriales prácticamente normales. Los sitios más frecuentes de patología son los segmentos distal de la arteria femoral superficial distal y proximal de la arteria poplítea. Los diabéticos tienden a presentar una afectación preferencial de las arterias tibiales y peroneas.

El diagnóstico de enfermedad periférica se establece a menudo mediante el registro de un cambio en el patrón de flujo en el espectro Doppler proximal o distal al sitio de la lesión arterial (Fig. 7-31). Los accidentes embólicos agudos obstruyen el flujo sanguíneo. La arteria proximal presenta un patrón de alta resistencia y baja velocidad de flujo (Fig. 7-32), mientras que la arteria distal prácticamente no tiene flujo sanguíneo. Las oclusiones arteriales a largo plazo se asocian al desarrollo de colaterales significativas. Las ondas de la arteria proximal pueden ser normales. Las ondas por debajo de la lesión mostrarán habitualmente un patrón monofásico con componente de baja resistencia si existe suficiente vasodilatación (Fig. 7-33).

Las lesiones arteriales hemodinámicamente significativas hacen que disminuya el periodo de flujo inverso diastólico precoz hasta desaparecer conforme la lesión se hace más severa (Fig. 7-34). El componente diastólico tardío de flujo anterógrado aumenta en magnitud al crecer la severidad de las lesiones proximales. Con lesiones más severas, persiste durante el ciclo cardíaco un patrón monofásico con velocidades de flujo anterógrado de baja amplitud, alcanzando las velocidades diastólicas entre el 30 y el 50% de los valores picosistólicos (Fig. 7-35). Se cree que este patrón representa una combinación de factores como dilatación progresiva y reclutamiento de arteriolas periféricas en el

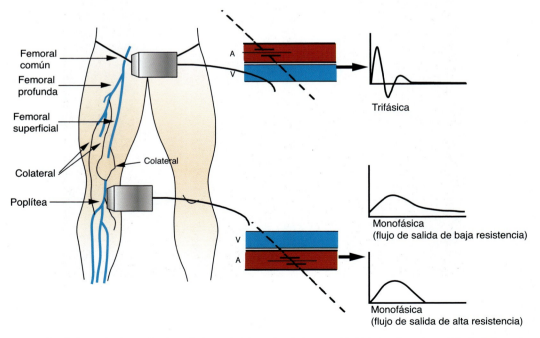

Figura 7-31. Las lesiones de alto grado o las oclusiones de las arterias de la extremidad inferior alteran la morfología de las ondas en la lesión, pero también pueden modificar la onda de flujo de entrada y casi siempre las ondas distales.

Capítulo 7 · Patología arterial periférica

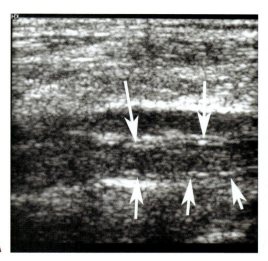
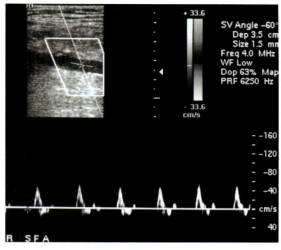

Figura 7-32. Este paciente presentó un episodio de embolismo agudo en la arteria poplítea. **A:** La arteria poplítea contiene una estructura con ecos de baja intensidad. **B:** Las señales Doppler tomadas de la arteria femoral superficial muestran un patrón de alta resistencia. El paciente era joven, presentó un episodio agudo y no había colaterales significativas.

lecho vascular distal de la pierna, así como desarrollo de múltiples pequeñas ramas colaterales. En combinación, estos cambios disminuyen la resistencia efectiva de la arteria distal a las lesiones obstructivas. Por tanto, para un mismo grado de estenosis, la porción diastólica de las ondas Doppler pueden mostrar una significativa variación, permaneciendo estable, en relación a la severidad de la estenosis arterial, la velocidad picosistólica.

Estos patrones pueden no verse en zonas proximales seleccionadas de vasos con lesiones focales de alto grado. Bajo dichas circunstancias, la eleva-

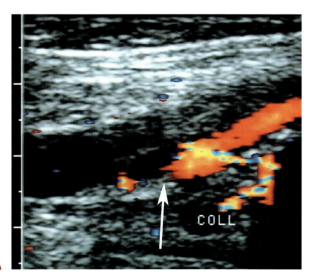

Figura 7-33. Este paciente presentaba claudicación de larga evolución y patología arterial periférica bien compensada con oclusión completa de la arteria femoral superficial. **A:** Hacia la izquierda de la flecha se observa oclusión de la arteria poplítea. Se ven señales en color a la derecha de la flecha por la presencia de flujo de entrada a partir de una rama colateral.

(Continúa en la página siguiente)

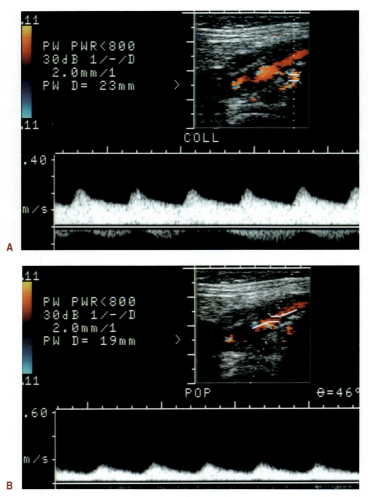

Figura 7-33. *Continuación.* **B:** Las señales Doppler en la rama colateral nutricia son de baja resistencia. **C:** Los trazos Doppler en la arteria poplítea muestran evidencia de patología proximal. Existe un patrón de baja resistencia y la onda presenta baja amplitud (*parvus*) y aumento retrasado del tiempo sistólico (*tardus*).

da resistencia provocada por la lesión distal y la ausencia de colaterales puede provocar una ausencia de flujo diastólico significativo (Fig. 7-36), presentando la onda Doppler flujo principalmente anterógrado durante la sístole con o sin componente de flujo diastólico significativo. Cuando existen grandes colaterales, el componente diastólico de flujo se mantiene y se hace más significativo. Globalmente, el componente de velocidad picosistólica del espectro Doppler se altera menos por la presencia o ausencia de colaterales o por la existencia de oclusiones proximales o distales (Fig. 7-37), por lo cual se considera un índice más útil en la clasificación de las estenosis en las arterias de la pierna.

La velocidad picosistólica disminuye conforme la arteria de la pierna es más distal, con valores de 110 cm/seg a nivel de la femoral común, de 90 cm/seg en la femoral superficial, de 70 cm/seg en la poplítea y de 40 a 50 cm/seg en las ramas tibioperoneas. Esta bajada normal en las velocidades pico-

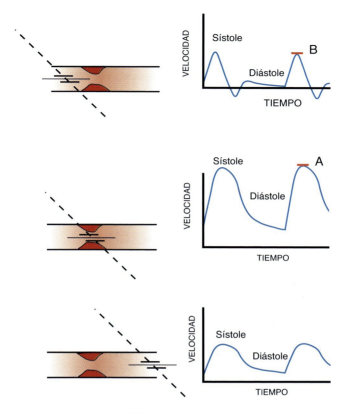

Ratio de Velocidad: A / B

Figura 7-34. El uso del ratio de la velocidad picosistólica para calificar el grado de severidad de estenosis requiere el estudio proximal de la estenosis (*arriba*). Se suele realizar proximalmente a 4 cm. Se mide la velocidad picosistólica en el punto de máxima velocidad o cambio de color en el mapa Doppler (*medio*). La porción diastólica de la onda a menudo muestra gran variabilidad, pudiendo estar ausente o ser bastante pronunciada para el mismo grado de severidad de estenosis en individuos diferentes. Las velocidades distales a las estenosis (*abajo*) pueden permanecer alteradas durante algunos centímetros, dependiendo del grado y morfología de la estenosis. En general, sin embargo, el componente diastólico de la onda permanecerá alto. Un ratio de velocidad de 2 corresponde a una estenosis del 50% y uno de 4 corresponde a una estenosis del 75%. Un ratio de 10 corresponde a una estenosis del 90%.

sistólicas tiene lugar a pesar del descenso gradual en el diámetro de arterias de 6-8 mm a 2-3 mm en las ramas tibioperoneas. Esta reducción parece paradójica, ya que el menor diámetro de un conducto arterial debiera normalmente hacer que aumentara la velocidad. En las arterias de la pierna, las ramas principales que nacen a lo largo de su curso son responsables del descenso en la cantidad de sangre que alcanza la arteria más distal, causa de la disminución progresiva en las velocidades.

Pueden verse zonas con valores de velocidad picosistólica que doblan los basales y que corresponden a lesiones hemodinámicamente significativas mayores del 50%. Se considera que un ratio de velocidad picosistólica de 4 corresponde a una estenosis del 90%. Por las razones discutidas previamente, no existen parámetros fiables para graduar la severidad de las estenosis que se basen en el

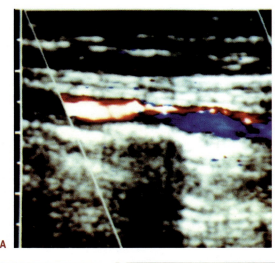
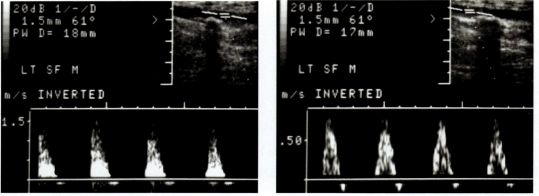

Figura 7-35. La presencia de una estenosis significativa (estenosis >50%) de la arteria femoral superficial normalmente dobla, como poco, la velocidad picosistólica en el lugar de la estenosis. **A:** La imagen Doppler color muestra un área de *aliasing* en el tercio medio de la arteria femoral superficial. **B:** Una vez detectado un lugar con señales Doppler color anormales, se utiliza el cursor para medir la velocidad picosistólica. En este caso, la velocidad picosistólica alcanza los 150 cm/seg y la onda arterial trifásica está preservada. **C:** La velocidad picosistólica se mide entonces en un punto localizado de 2 a 4 cm proximalmente. La velocidad picosistólica mide 70 cm/seg. El ratio de velocidades picosistólicas es 2:1, lo cual sugiere la presencia de una estenosis focal del 50% de la luz de la arteria a pesar de la normalidad de la onda típica.

componente diastólico del espectro de velocidad.

La sensibilidad diagnóstica es superior al 80% y la especificidad mayor del 90% en la detección de lesiones segmentarias arteriales con Doppler color y ecografía dúplex de las arterias femoropoplíteas. Debe desplazarse el transductor todo a lo largo de las arterias femoral y poplítea. Puesto que estas arterias miden de 30 a 40 cm de longitud, el estudio puede llevar 30 minutos o más. Cualquier sitio en el que la velocidad picosistólica sea al menos del doble se considera que presenta una lesión significativa. La velocidad en el lugar de sospecha de estenosis se compara normalmente con la de un punto de 2 a 4 cm proximal a él.

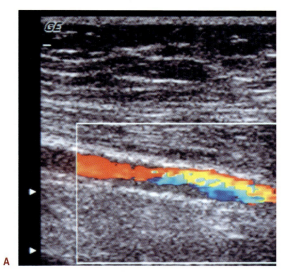
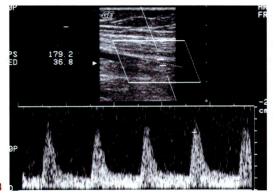
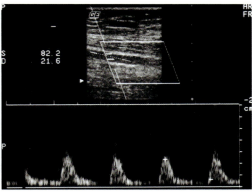

Figura 7-36. A: La presencia de flujo de entrada pobre en un segmento arterial de la extremidad inferior debido a estenosis ilíaca provoca normalmente un descenso en el flujo de las arterias más distales. Sin embargo, la presencia de una estenosis significativa puede detectarse con Doppler color. El estudio de la arteria femoral superficial muestra una zona focal de aumento de señal Doppler con *aliasing*. **B:** La onda Doppler tomada en la arteria femoral superficial media en el lugar del *aliasing* muestra una velocidad picosistólica de 179 cm/seg. El componente diastólico de flujo es notable. **C:** La onda Doppler inmediatamente por encima registra una velocidad de 82 cm/seg. Cuando se calcula el ratio de la velocidad picosistólica, un valor de 2,2 sugiere estenosis aproximadamente del 50%.

Se debe considerar posible oclusión siempre que exista un fallo para detectar señales de flujo en el segmento en cuestión. Una forma sencilla de asegurar que la ganancia Doppler es la correcta consiste en explorar también un segmento venoso adyacente.

La comparación de eficacia de la imagen ecográfica con la de la angiografía se ha realizado fundamentalmente en las arterias femoral y poplítea. Los estudios basados en la evaluación de las tres ramas tibioperoneas han mostrado cierto descenso en la fiabilidad diagnóstica con respecto a los resul-

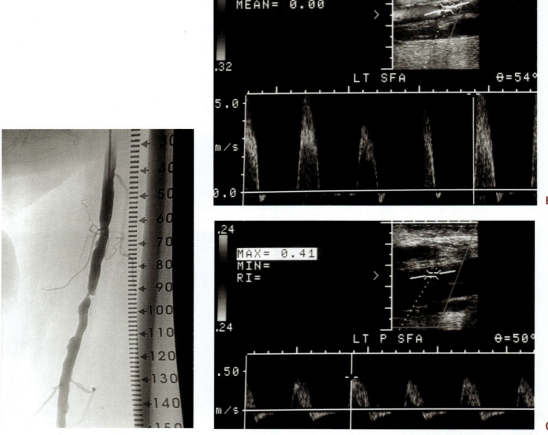

Figura 7-37. Este caso es un ejemplo extremo de la importancia de confiar en las velocidades picosistólicas para graduar las estenosis significativas. Nosotros utilizamos la siguiente regla: si la velocidad al final de la diástole es alta, probablemente exista lesión. Sin embargo, la velocidad al final de la diástole puede no aumentar en presencia incluso de una lesión muy severa. Éste es el caso que se muestra en el siguiente ejemplo. **A:** Esta arteriografía muestra una estenosis de muy alto grado en la arteria femoral superficial. **B:** La imagen longitudinal de la arteria femoral superficial muestra una velocidad picosistólica baja de 41 cm/seg. La onda Doppler es esencialmente trifásica, pero existe cierto grado de flujo diastólico inverso. **C:** Cuando la lesión es del 80 al 90%, las velocidades picosistólicas aumentan dramáticamente a 542 cm/seg, un ratio de velocidad mayor de 10:1, valor que asociamos a estenosis del 90%. La onda en la zona de estenosis no muestra un patrón de baja resistencia y es esencialmente bifásica. Éste es un ejemplo extremo que justifica la confianza en la velocidad picosistólica para clasificar las estenosis de la extremidad inferior.

tados obtenidos a partir de las arterias femoral y poplítea. Las arterias ilíacas pueden ser exploradas con un transductor de menor frecuencia. Forma parte de nuestro protocolo observar el espectro en la arteria femoral común y deducir la presencia de cualquier lesión ilíaca significativa por el efecto en la morfología del espectro de la velocidad. Una señal de baja amplitud (60 cm/seg) o la aparición

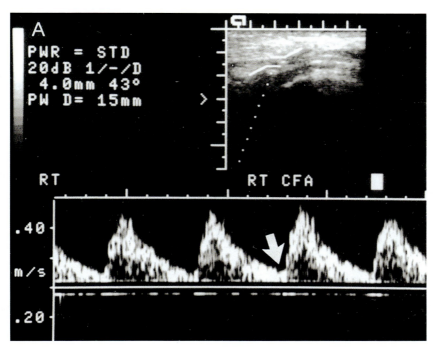

Figura 7-38. Puede sospecharse oclusión o estenosis de alto grado en la aorta o en la arteria ilíaca al observarse una onda Doppler en la arteria femoral común de baja amplitud (velocidad picosistólica de 45 cm/seg) y patrón *"tardus-parvus"* (aceleración sistólica lenta y baja amplitud sistólica) con un patrón de baja resistencia y velocidades diastólicas relativamente elevadas (*flecha*). El efecto producido por esta lesión aortoilíaca consiste en disminuir el flujo y por tanto las velocidades picosistólicas en los segmentos arteriales más distales.

de un componente de flujo diastólico anterógrado fuerte sin flujo inverso se considera evidencia de patología aortoilíaca significativa (Fig. 7-38). Sin embargo, nosotros realizamos un estudio de imagen selectivo cuando una lesión sospechosa requiere evaluación inmediata (Fig. 7-39).

La imagen Doppler color detecta estenosis mostrando un aumento típico de la saturación de color y *aliasing* en el lugar de estenosis y ausencia de color en el lugar de la oclusión. También resulta útil el tamaño percibido de la luz del flujo. Este enfoque probablemente subestima o sobreestima la extensión de la estenosis dependiendo de las velocidades reales de flujo. Se subestima el tamaño de la luz cuando las velocidades son elevadas debido a un exceso de color más allá de los límites de la arteria. Las velocidades de flujo disminuyen en estenosis segmentarias largas (mayores de 7 a 10 cm). La luz del flujo color apreciada en corte transversal, y no en longitudinal, puede usarse para clasificar subjetivamente la extensión de la estenosis. Se puede sobreestimar la severidad de una estenosis focal, ya que la velocidad en la periferia de la luz arterial puede disminuir por debajo de la sensiblidad de la velocidad de la escala de velocidad Doppler color y ser codificada en negro. Esta situación sucede normalmente cuando existe una lesión de alto grado de un segmento totalmente ocluido más proximal.

Protocolo de exploración

El estudio se realiza habitualmente dirigiendo el transductor desde la arteria femoral común hasta la

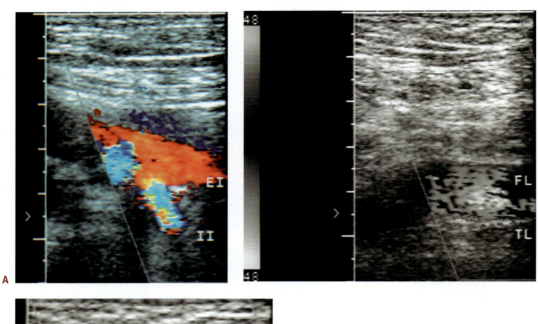
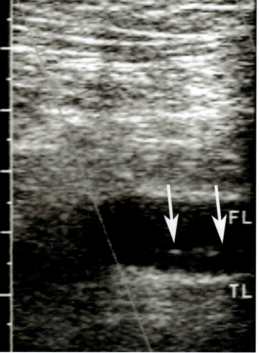

Figura 7-39. Este paciente estaba siendo sometido a un cateterismo diagnóstico cuando se produjo una gran disección (*flap* o desgarro intimal). Se realizó ecografía Doppler y evaluación fisiológica para valorar si la disección era significativa. **A:** Se efectuó un estudio ecográfico en la confluencia de las arterias ilíaca interna (*II*) e ilíaca externa (*IE*). **B:** La imagen Doppler color demuestra la disección al nivel de la arteria ilíaca externa. **C:** Claramente se visualiza el *flap* en la imagen en modo B (*flechas*).

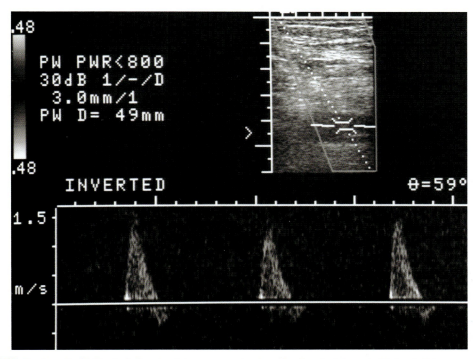

Figura 7-39. *Continuación.* **D:** El estudio Doppler de la zona muestra elevación discreta de las velocidades de flujo que no llegan a alcanzar la estenosis del 50%. Se realizó seguimiento del paciente, que siguió asintomático, y control de su hemodinamia de la extremidad inferior, que continuó normal.

arteria poplítea baja. Primero se toma un espectro Doppler sobre la unión de la ilíaca externa y la arteria femoral común. Se considera evidencia de patología aortoilíaca un registro de velocidades por debajo de 60 cm/seg o la pérdida precoz de la inversión diastólica normal del flujo; normalmente corresponde a una estenosis por encima del 75%.

El transductor se mantiene en una posición longitudinal y paralela a la arteria femoral superficial proximal, y la escala de color se fija a un máximo de 30 a 60 cm/seg. Para garantizar la percepción de flujo en el segmento arterial, debe mantenerse fijo el transductor durante uno a dos ciclos cardíacos. Una vez registradas señales de flujo en la longitud de este segmento, el transductor se desplaza en una distancia equivalente a su longitud, observándose las señales Doppler en el segmento más distal. Esto se repite hasta que deja de verse la luz del vaso por la elevada profundidad a nivel del canal adductor. A continuación, el transductor se coloca detrás de la rodilla, explorándose la arteria poplítea proximal hacia arriba hasta el lugar donde previamente se perdían las señales. Si no es posible mostrar completamente la luz de la arteria desde los márgenes anterior y posterior del muslo, se considera que la exploración es incompleta. La ventana de velocidad se reduce normalmente al rango 20 cm/seg a 40 cm/seg al nivel de la arteria poplítea. Por último, dicha arteria se continúa hacia abajo, hasta el origen de la arteria tibial anterior y después de las ramas tibioperoneas.

Normalmente se precisan de 10 a 12 pases con un transductor de 4 cm de longitud para explorar toda la longitud de las arterias femoropoplíteas.

Se realiza análisis espectral Doppler de aquellas zonas con velocidad de flujo anómala; se explora un punto de 2 a 4 cm proximal a la región de velocidad anómala para obtener un ratio de velocidad y se registra al menos un espectro de velocidad para cada arteria femoral común, femoral superficial y poplítea. Cuando sea posible, deben hacerse notar posibles ramas colaterales, evidencia indirecta de lesiones significativas más distales.

Las lesiones producidas en las arterias femoropoplíteas pueden progresar en severidad hasta provocar oclusión. Cuando existe una lesión oclusiva en un segmento arterial, se produce trombosis inmediatamente proximal y distal a la lesión hasta donde existe una rama colateral mayor. Estas ramas colaterales, al desarrollarse, llevan consigo una gran proporción del flujo sanguíneo (Fig. 7-40). Existe por tanto un punto en el que el flujo a través del segmento ocluido es igual o menor al presente en la colateral. De esta forma, una lesión de alto grado puede pasar desapercibida al tomarse un ratio con la velocidad de la lesión en el segmento con bajas velocidades y la del segmento inmediatamente proximal a la colateral en desarrollo (Fig. 7.41). Una estrategia sencilla para compensar este efecto consiste en construir el ratio de velocidad con un punto distal a la estenosis; sin embargo, en ocasiones no es efectiva. Puede suceder que la lesión se intuya sólo por la presencia de un perfil de baja velocidad sin flujo diastólico significativo proximal a la estenosis. En este caso, la estenosis puede no ser detectable, lo cual también puede ocurrir cuando existen calcificaciones, sospechándose la lesión sólo por la presencia de señales de bajo flujo en una región proximal y distal a la lesión. La severidad de longitud de la lesión puede no ser determinada de forma fiable. Y al revés, segmentos ocluidos pueden ser considerados de forma inadvertida estenóticos por obtenerse también de forma inadvertida señales Doppler procedentes de la colateral en desarrollo (Figs. 7-42 y 7-43). Con la ayuda del Doppler color, la exploración de ambas extremidades lleva aproximadamente 30 minutos.

Algunos casos raros de sospecha de atrapamiento de la arteria poplítea requieren modificar el protocolo de imagen. Debe realizarse primero un estudio de alta resolución para descartar una posible localización anómala de parte del músculo o tendón del gastrocnemio entre la arteria y la vena poplítea (Fig. 7-44). Además, se realiza un estudio con Doppler color y pulsado longitudinalmente sobre la arteria poplítea mientras el paciente realiza maniobras de dorsiflexión y flexión plantar del pie. Se considera atrapamiento significativo cuando existe una velocidad picosistólica del doble del valor normal o mayor.

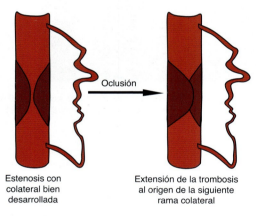

Figura 7-40. La historia natural de la estenosis es ligeramente diferente en las arterias de la pierna que en las carótidas. Las arterias de la pierna no nutren a un órgano crítico como el cerebro, y la progresión de estenosis significativa y oclusión es mucho mejor tolerada. A medida que progresa la estenosis, se desarrollan potenciales vías colaterales a partir de arterias nutrientes musculares o de otras ramas innominadas. En el momento de la oclusión del segmento arterial, el desarrollo de las vías colaterales es adecuado para prevenir la aparición de síntomas más severos, como el dolor en reposo. La estenosis subyacente puede ser bastante pequeña y la longitud de la estenosis mucho mayor. Existe una tendencia normal a depositarse el trombo en la luz de la arteria tanto proximal como distal a la oclusión. La luz ocluida se extiende normalmente desde el origen de la primera rama colateral grande proximal a la oclusión. El extremo distal de la oclusión corresponde normalmente al sitio en que una rama colateral nutre la luz arterial principal.

EXTREMIDAD SUPERIOR

Anatomía normal y patrones de flujo

El sistema arterial de la extremidad superior acompaña a las ramas venosas profundas (Fig. 7-45).

La arteria subclavia nace de la arteria innominada en el lado derecho y de la aorta en el izquierdo. Es posible identificar ambos orígenes a través de una ventana ecográfica por encima de la articula-

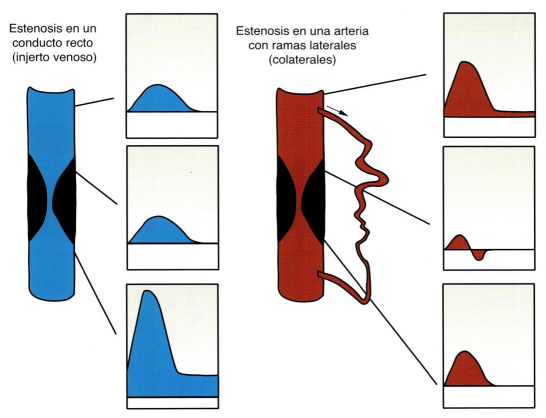

Figura 7-41. En el lado izquierdo del dibujo se muestra la situación ideal para la ecografía Doppler en la clasificación de las estenosis a través del aumento de las velocidades de flujo. La velocidad de la sangre inmediatamente proximal a la estenosis y algunos centímetros por encima es esencialmente la misma. La arteria se comporta como un conducto sencillo. La situación es típica de la mayoría de estenosis arteriales periféricas, *bypass* y estenosis de carótidas internas. En la derecha se muestra una situación que en ocasiones puede originar una clasificación poco fiable de la severidad de la estenosis. La presencia de una gran rama colateral desvía el flujo sanguíneo del segmento arterial principal con la estenosis de alto grado. Las velocidades máximas tomadas de 2 a 4 cm por encima de la estenosis, cuando se comparan con las velocidades en la estenosis, sugieren que no existe tal estenosis. Las velocidades registradas en una localización inmediatamente distal al origen de la rama colateral sugieren oclusión subtotal.

ción esternoclavicular. Su visualización puede conseguirse fácilmente con la maniobra que sigue (véase Capítulo 5, Fig. 5-58). El transductor se coloca transversalmente sobre la carótida y la vena yugular interna, que es más superficial. Posteriormente, se dirige lentamente hacia abajo hasta la clavícula y los pies. La carótida sigue en la imagen cuando aparecen las arterias subclavia y braquiocefálica. La arteria subclavia discurre superficial a la vena cuando el transductor se sitúa en la fosa supraclavicular. La unión entre el tercio medio y proximal de la clavícula es normalmente un punto ciego para el estudio ecográfico directo. La falta de espacio en el aspecto más lateral de la fosa supraclavicular a menudo hace necesario colocar el transductor por debajo de la clavícula. Ahora, la arteria aparece más profunda que la vena subclavia. La arteria axilar nace a la altura de la región externa de la prime-

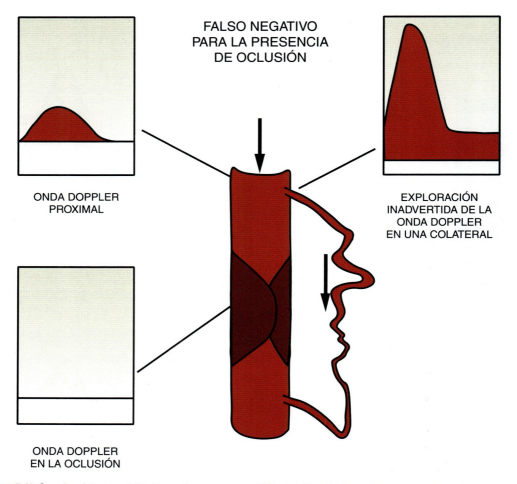

Figura 7-42. Cuando existe una colateral cerca de un segmento ocluido, puede explorarse de forma inadvertida dicha colateral, de forma que se asigne la señal Doppler de la colateral al segmento arterial, siendo así pasada por alto la oclusión.

ra costilla, como continuación de la arteria subclavia, y puede seguirse en su curso medial sobre la cabeza humeral para convertirse en arteria braquial a nivel del *teres major* en el brazo (Fig. 7-46). La arteria braquial puede seguirse hasta la fosa antecubital, donde se trifurca en las ramas radial, cubital e interósea. Las dos primeras pueden verse distalmente hacia la muñeca. Desde el nivel de la arteria braquial y hacia abajo existen dos venas acompañando a cada arteria. A veces, la arteria radial puede nacer de la arteria axilar y discurrir en paralelo con la arteria braquial.

La onda Doppler de estas ramas arteriales presenta elevada resistencia y es similar a la de las arterias de la extremidad inferior. Con una técnica cuidadosa es posible visualizar las ramas digitales más pequeñas.

Fisiopatología y eficacia diagnóstica

La evaluación no invasiva de las ramas arteriales de la extremidad superior está dirigida al diagnóstico de las oclusiones ateroscleróticas, la detección de estenosis focal debida a un síndrome del opér-

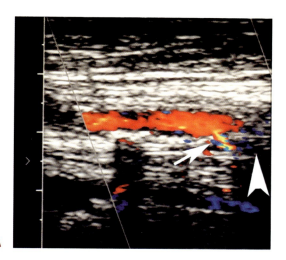
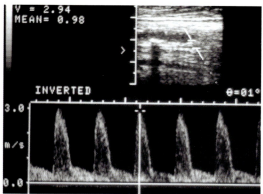
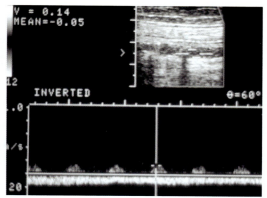

Figura 7-43. A: Esta imagen Doppler color muestra una arteria femoral superficial ocluida (*cabeza de flecha*) y la porción proximal de una rama colateral (*flecha*) a nivel de la oclusión. **B:** La onda Doppler en la colateral muestra un patrón de baja resistencia y señales de alta velocidad que podrían interpretarse como estenosis de alto grado. **C:** La onda Doppler en la arteria femoral superficial inmediatamente proximal a este punto muestra una disminución significativa de las velocidades.

culo torácico, la confirmación de oclusión arterial nativa secundaria a embolismo o trauma, la presencia de vasculitis, la detección de complicaciones tras el cateterismo cardíaco y la evaluación de la nutrición arterial de la mano ante posible ausencia de la arteria radial.

Las arterias de la extremidad superior suelen escaparse de las formas severas de lesiones ateroscleróticas que afectan a las extremidades inferiores. El lugar más frecuente de posibles lesiones estenóticas es la arteria subclavia proximal. La estenosis progresiva de la arteria proximal provoca el desarrollo de una colateral importante utilizando la arteria vertebral. Excepto por este tipo de lesión proximal, la oclusión aterosclerótica de las ramas más distales es relativamente rara. Se aplican los mismos criterios diagnósticos que en las arterias de la extremidad inferior. Se considera diagnóstica de estenosis significativa por encima del 50% una velocidad picosistólica del doble o mayor.

Puede usarse la ecografía Doppler para evaluar a los pacientes con sospecha de síndrome del opérculo torácico (Fig. 7-47). Para inducir estenosis arterial, el brazo se coloca en la posición que normalmente provoca la aparición de los síntomas, habitualmente abducción con la cabeza girada hacia el lado contrario del brazo afecto. El atrapamiento de la arteria puede tener lugar en uno de

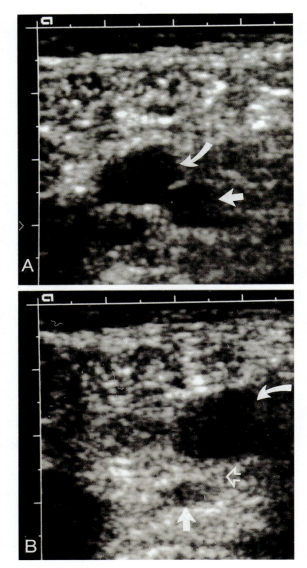

Figura 7-44. El atrapamiento de la arteria poplítea está causado por la localización anómala de parte del vientre muscular o el tendón de la cabeza medial del músculo gastrocnemio entre la arteria y la vena poplítea. **A:** En condiciones normales, debería existir separación entre la arteria (*flecha*) y la vena (*flecha curva*). **B:** En el lado contrario, este paciente muestra separación anómala (*flechas abiertas*) entre la arteria poplítea (*flecha*) y la vena (*flecha curva*). No obstante, el diagnóstico de atrapamiento requiere que la arteria poplítea sea comprimida extrínsecamente y que exista una alteración del flujo cuando el paciente realiza maniobras de flexión dorsal o plantar del pie.

Figura 7-46. La evaluación de las arterias periféricas de la extremidad superior puede realizarse de forma rápida. **A:** El transductor se coloca normalmente en posición longitudinal, cerca de la unión de la arteria axilar y braquial en el brazo. **B:** El transductor se coloca en posición medial y se dirige inferiormente hasta el nivel del codo. **C:** Las tres ramas de las arterias interósea, radial y cubital pueden ser visualizadas desplazando el transductor desde la región medial a la lateral. **D:** La arteria radial se explora hasta el nivel de la muñeca. E: La arteria cubital también puede verse hasta la muñeca.

Capítulo 7 · Patología arterial periférica

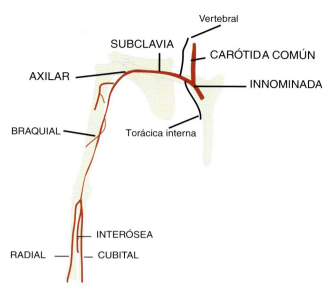

Figura 7-45. El árbol arterial de la extremidad superior presenta más variantes anatómicas que el de la extremidad inferior, sobre todo en el antebrazo. Las estenosis significativas o las oclusiones ateroscleróticas son bastante infrecuentes en la arteria subclavia y más distalmente. Las lesiones que se ven suelen ser secundarias a iatrogenia y embolismo periférico. En el lado izquierdo, la arteria subclavia nace directamente de la aorta, mientras que en el derecho, como se muestra, nace de la arteria innominada.

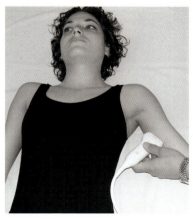

A

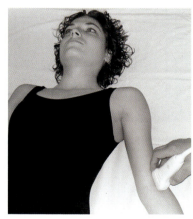

B

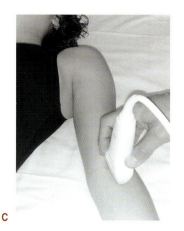

C

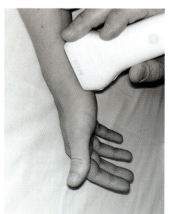

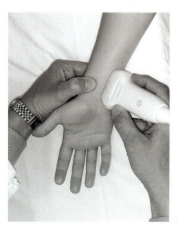

D, E

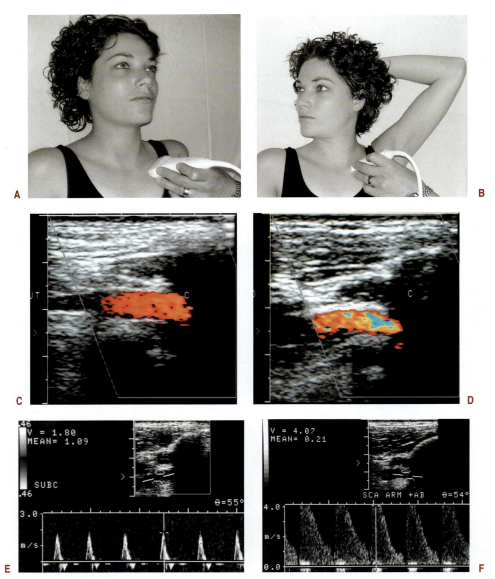

Figura 7-47. El síndrome del opérculo torácico provoca normalmente un descenso en la velocidad sanguínea de la arteria axilar y de las arterias de localización más periférica en el brazo cuando se realizan determinadas maniobras. **A:** Primero, se explora la arteria en posición neutra. **B:** A continuación, se coloca el brazo en abducción por detrás de la cabeza y con ésta girada hacia el lado opuesto al que se explora. **C:** El lugar de estenosis suele localizarse en un punto accesible al transductor. En posición neutra correspondiente a A, la imagen Doppler color muestra la arteria subclavia derecha en su paso por debajo de la clavícula (C). **D:** Con el brazo en abducción (B), la luz de la arteria subclavia aparece comprimida y existe *aliasing* de las señales Doppler color. **E:** La onda de velocidad Doppler de la arteria con el brazo en posición neutra es trifásica y se encuentra algo elevada (normal es – 100 cm/seg). **F:** Esta situación cambia rápidamente en la posición en abducción. Las velocidades picosistólicas son ahora mayores de 400 cm/seg, más del doble comparándolas con la velocidad basal, lo cual sugiere una estenosis del 50 al 75% de la arteria subclavia.

tres lugares en la arteria subclavia o axilar (Fig. 7-48). El primero es a nivel de una primera costilla cervical accesoria o del músculo escaleno. El segundo es en el cruce de la arteria subclavia, entre la primera costilla y el tercio medio de la clavícula. El tercero es menos frecuente y está localizado a nivel del músculo pectoral. Existe una asociación frecuente entre el síndrome del opérculo torácico y la embolización arterial distal debida al depósito de trombo en un segmento aneurismático de la arteria más allá de la estenosis. Puede determinarse la extensión de posibles oclusiones agudas o crónicas con vistas a programar una posible cirugía de *bypass* o trombolisis. La información obtenida con la ecografía ayuda a clasificar a los pacientes con síntomas arteriales de la extremidad superior. El hallazgo físico más frecuente del síndrome del opérculo torácico es la presencia de parestesias (alteración de la sensibilidad) en hasta un 80% de los pacientes, siendo el lugar más frecuente de los síntomas el territorio de distribución del nervio cubital. Sin embargo, sorprendentemente, la compresión venosa es mucho menos probable en estos pacientes.

El primer lugar de compresión posible es en la arteria subclavia proximal a su paso entre el músculo escaleno anterior y la primera costilla. La vena discurre normalmente por delante del músculo escaleno anterior, y por tanto no se afecta por la compresión de la arteria en un triángulo formado por el músculo escaleno anteriormente, el músculo escaleno medio posteriormente y la primera costilla inferiormente. Un segundo sitio de posible compresión es el espacio entre la primera costilla y la clavícula. Por último, más lateralmente, la arteria axilar puede comprimirse entre el tendón del pectoral menor y el proceso coracoides. A estas regiones de posible compresión extrínseca se une la posibilidad de una costilla anómala. La compresión de la arteria subclavia sucede más proximalmente y se debe a menudo a una estructura ligamentosa anómala que conecta la costilla cervical con la primera costilla (torácica). La exploración se realiza con el paciente en supino y la extremidad superior en

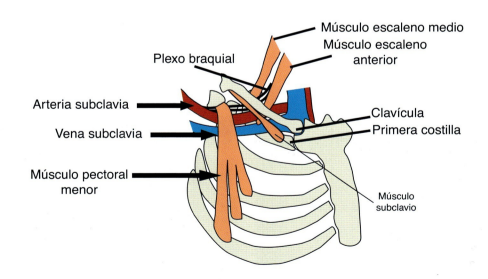

Brazo en abducción

Figura 7-48. Este dibujo señala las localizaciones clave en las que puede comprimirse la arteria subclavia. Los músculos escalenos pueden producir compresión del nervio y la arteria. La vena, la arteria y el nervio pueden ser comprimidos a nivel del cruce entre la primera costilla y la clavícula o por el músculo pectoral.

posición neutra (con la palma hacia arriba). Siempre se toman dos posiciones adicionales: el brazo en abducción con la cabeza en posición neutra y el brazo en abducción pero con la cabeza rotada hacia el lado contrario y la barbilla hacia arriba.

En casos de vasculitis deben explorarse las arterias subclavia, axilar y braquial en toda su longitud. Los patrones de flujo son bastante variables; las velocidades de flujo pueden ser bajas o altas en función de la localización, longitud y severidad de la estenosis. Puesto que el proceso tiende a ser difuso, la resistencia acumulativa de las arterias anatomopatológicamente estenosadas puede mitigar el aumento esperado en las velocidades picosistólicas (Fig. 7-49). En cambio, puede verse un descenso de las velocidades picosistólicas en los segmentos arteriales con adelgazamiento largo difuso de la luz. Al igual que en la extremidad inferior, la exploración de la luz estenótica en el plano axial es útil para confirmar que éste es de hecho el proceso anatomopatológico responsable de los síntomas del paciente. Los pacientes con síndrome de Raynaud pueden ser estudiados para evaluar la presencia de un proceso más proximal responsable de su sintomatología.

La evaluación preprocedimiento de las arterias de la extremidad superior se realiza normalmente en pacientes con patología arterial periférica severa. Resulta más útil antes de la realización de un cateterismo arterial o de la retirada de la arteria radial.

La fotopletismografía puede proporcionar información útil sobre el flujo sanguíneo en la mano y se usa en combinación con la compresión de la arteria radial para ver los efectos de una retirada quirúrgica planeada de la arteria. Tradicionalmente se ha venido realizando el test de Allen modificado. Se limita el paso de sangre a la mano a través de la compresión de las arterias cubital y radial; a continuación se libera alternativamente cada una de dichas arterias, observándose los cambios en la coloración de la mano.

Puede usarse la ecografía Doppler para explorar las arterias radial y cubital en la muñeca. Se utiliza la inversión del flujo en las ramas arteriales distales de la arteria radial durante la compresión de la misma para confirmar que las colaterales derivadas de la cubital serán suficientes para la mano tras la retirada de la arteria radial. Se ha propuesto la exploración selectiva de la arteria radial más distal, a la altura de la arteria *princeps pollicis*, como una prueba específica de la integridad del flujo sanguíneo a los dedos (Fig. 7-50)

Puede confirmarse de forma rápida la presencia de posibles oclusiones arteriales sospechadas tras el cateterismo cardíaco, y de esta forma actuar en

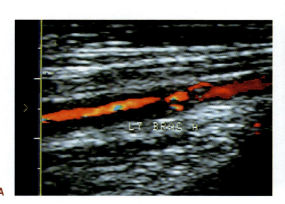 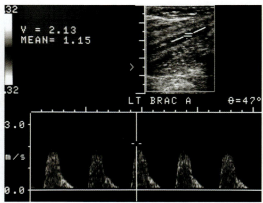

Figura 7-49. Este paciente presenta vasculitis. **A:** Se observa adelgazamiento difuso de la arteria axilar inmediatamente antes de convertirse en arteria braquial. **B:** Las ondas Doppler son monofásicas y las velocidades de flujo son altas en el segmento patológico.

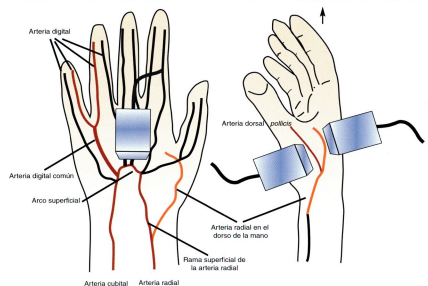
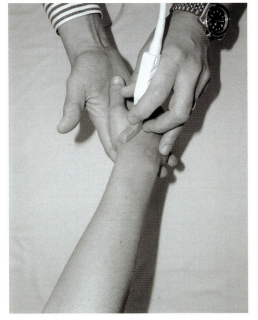

Figura 7-50. Los lugares más probables de compromiso vascular en la mano tras la retirada de la arteria radial son los dedos primero y segundo (pulgar e índice). **A:** Las arterias radial y cubital nutren la palma de la mano a través de ramas superficiales (normalmente de la arteria cubital) y profundas (de las ramas cubital y radial). **B:** También puede evaluarse el nivel del arco superficial utilizando un transductor de tamaño apropiado. **C:** Otra ventana posible corresponde a la arteria radial en su camino en el dorso de la mano que va a dar a la arteria *princeps pollicis*. Este suministro de sangre a los dedos es el más vulnerable a la retirada de la arteria radial.

consecuencia. También se pueden evaluar grandes hematomas (Fig. 7-51) y posibles pseudoaneurismas. No siempre es necesaria la realización de angiografía complementaria.

La ecografía Doppler permite la evaluación precoz de las fístulas de diálisis, lo cual se discutirá con más detalle en el capítulo siguiente. Puesto que se utiliza la heparina durante la diálisis, la incidencia de pequeños pseudoaneurismas es bastante alta. De forma similar, las múltiples punciones a las que están sometidas las venas de flujo de salida o los injertos favorecen el desarrollo de engrosamiento arterial por depósito de trombo, proliferación miointimal y estenosis. La estenosis al flujo de salida progresiva conduce a elevadas presiones y bajas tasas de flujo. En último término, estas lesiones progresan y provocan un fallo en el acceso de la diálisis. La eficacia en la detección de estenosis y pequeños pseudoaneurismas se encuentra por encima del 90%.

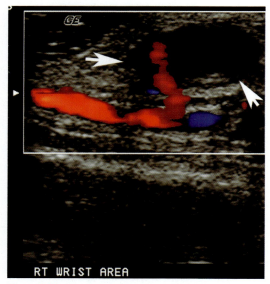

Figura 7-51. Las complicaciones que siguen al cateterismo pueden afectar también al sitio de acceso usado en la arteria de la extremidad superior. En esta imagen, el paciente presentó un pseudoaneurisma de la arteria radial tras el cateterismo.

Bibliografía

Abu-Yousef MM, Wiese JA, Shamma AR. The "to-and-fro" sign: duplex Doppler evidence of femoral artery pseudoaneurysm. *AJR* 1988;150:632-634.

Avenarius JK, Breek JC, Lampmann LE, et al. The additional value of angiography after colour-coded duplex on decision making in patients with critical limb ischaemia. A prospective study. *Eur J Vasc Endovasc Surg* 2002;23:393-397.

Baxter GM, Polak JF. Lower limb colour flow imaging: a comparison with ankle:brachial measurements and angiography [Comment]. *Clin Radiol* 1993;47:91-95.

Bjork L, Leven H. Intra-arterial DSA and duplex-Doppler ultrasonography in detection of vascularized inguinal lymph node. *Acta Radiol* 1990;31:106-107.

Corkill RA, Hughes PM, Elford JC, et al. The *in vitro* and *in vivo* ultrasonographic appearances of the angio-seal percutaneous closure device. *Clin Radiol* 2002;57:930-936.

Coughlin BF, Paushter DM. Peripheral pseudoaneurysms: evaluation with duplex US. *Radiology* 1988;168:339-342.

Dawson I, van Bockel JH, Brand R, et al. Popliteal artery aneurysms: long-term follow-up of aneurysmal disease and results of surgical treatment. *J Vasc Surg* 1991;13:398-407.

Edwards JM, Goldwell DM, Goldman ML, et al. The role of duplex scanning in the selection of patients for transluminal angioplasty. *J Vasc Surg* 1991;13:69-74.

Elsman BH, Legemate DA, van der Heijden FH, et al. Impact of ultrasonographic duplex scanning on therapeutic decision making in lower limb arterial disease. *Br J Surg* 1995;82:630-633.

Fellmeth BD, Roberts AC, Bookstein JJ, et al. Postangiographic femoral artery injuries: nonsurgical repair with US-guided compression. *Radiology* 1991;178:671-675.

Gooding GA, Effeney DJ. Ultrasound of femoral artery aneurysms. *AJR* 1980;134:477-480.

Grigg MJ, Nicolaides AN, Wolfe JH. Detection and grading of femorodistal vein grafts stenoses: duplex velocity measurements compared with angiography. *J Vasc Surg* 1988; 8:661-666.

Hirai T, Ohishi H, Kichikawa K, et al. Ultrasonographic screening for arterial occlusive disease in the pelvis and lower extremities. *Radiat Med* 1998;16:411-416.

Karacagil S, Lofberg A, Granbo A, et al. Value of duplex scanning in evaluation of crural and foot arteries in limbs with severe lower limb ischemia. A prospective comparison with angiography. *Eur J Vasc Endovasc Surg* 1996;12:300-303.

Katzenschlager R, Ugurluoglu A, Ahmadi A, et al. The incidence of pseudoaneurysm after diagnostic and therapeutic angiography. *Radiology* 1995;195:463-466.

Kirchhof C, Schickel S, Schmidt-Lucke C, et al. Local vascular complications after use of the hemostatic puncture closure device Angio-Seal. *Vasa* 2002;31:101-106.

Kochi K, Sueda T, Orihashi K, et al. New noninvasive test alternative to Allen's test: snuff-box technique. *J Thorac Cardiovasc Surg* 1999;118:756-758.

Leng GC, Whyman MR, Donnan PT, et al. Accuracy and reproducibility of duplex ultrasonography in grading femoropopliteal stenoses. *J Vasc Surg* 1993;17:510-517.

Lewis DR, Baird RN, Irvine CD, et al. Colour flow duplex imaging of occlusive arterial disease of the lower limb. *Br J Surg* l997;84:1625.

London NJ, Nydahl S, Hartshorne T, et al. Use of colour duplex imaging to diagnose and guide angioplasty of lower limb arterial lesions. *Br J Surg* 1999;86:911-915.

MacGowan SW, Saif MF, O'Neil G, et al. Ultrasound examination in the diagnosis of popliteal artery aneurysms. *Br J Surg* 1985;72:528-529.

Mazzariol F, Ascher E, Salles-Cunha SX, et al. Values and limitations of duplex ultrasonography as the sole imaging method of preoperative evaluation for popliteal and infrapopliteal bypasses. *Ann Vasc Surg* 1999;13:1-10.

Mohler ER III, Mitchell ME, Carpenter JP, et al. Therapeutic thrombin injection of pseudoaneurysms: a multicenter experience. *Vasc Med* 2001;6:241-244.

Moneta GL, Yeager RA, Antonovic R, et al. Accuracy of lower extremity arterial duplex mapping. *J Vasc Surg* 1992; 15:275-284.

Moneta GL, Yeager RA, Lee RW, et al. Noninvasive localization of arterial occlusive disease: a comparison of segmental pressures and arterial duplex mapping. *J Vasc Surg* 1993;17:578-582.

Morton MJ, Charbonneau JW, Banks PM. Inguinal lymphadenopathy simulating a false aneurysm on color-flow Doppler sonography. *AJR* 1988;151:115-116.

Musto R, Roach M. Flow studies in glass models of aortic aneurysms. *Can J Surg* 1980;23:452-455.

Paulson EK, Sheafor DH, Kliewer MA, et al. Treatment of iatrogenic femoral arterial pseudoaneurysms: comparison of US-guided thrombin injection with compression repair. *Radiology* 2000;215:403-408.

Polak JF, Karmel MI, Mannick JA, et al. Determination of the extent of lower-extremity peripheral arterial disease with color-assisted duplex sonography: comparison with angiography. *AJR* 1990; 155:1085-1089.

Polak JF, Karmel MI, Meyerovitz MF. Accuracy of color Doppler flow mapping for evaluation of the severity of femoropopliteal arterial disease: a prospective study. *J Vasc Interv Radiol* 1991;2:471-479.

Reeder SB, Widlus DM, Lazinger M. Low-dose thrombin injection to treat iatrogenic femoral artery pseudoaneurysms. *AJR* 2001;177:595-598.

Sarkar R, Ro KM, Obrand DI, et al. Lower extremity vascular reconstruction and endovascular surgery without preoperative angiography. *Am J Surg* 1998;176:203-207.

Sheldon PJ, Oglevie SB, Kaplan LA. Prolonged generalized urticarial reaction after percutaneous thrombin injection for treatment of a femoral artery pseudoaneurysm. *J Vasc Interv Radiol* 2000;11:759-761.

Vermeulen EG, Umans U, Rijbroek A, et al. Percutaneous duplex-guided thrombin injection for treatment of iatrogenic femoral artery pseudoaneurysms. *Eur J Vasc Endovasc Surg* 2000;20:302-304.

Whelan FF, Barry MH, Moir JD. Color flow Doppler ultrasonography: comparison with peripheral arteriography for the investigation of peripheral arterial disease. *J Clin Ultrasound* 1992;20:369-374.

Yokoyama N, Takeshita S, Ochiai M, et al. Direct assessment of palmar circulation before transradial coronary intervention by color Doppler ultrasonography. *Am J Cardiol* 2000; 86:218-221.

Zierler RE. Vascular surgery without arteriography: use of Duplex ultrasound. *Cardiovasc Surg* 1999;7:74-82.

Capítulo **8**

Estudios de imagen de intervenciones quirúrgicas y endovasculares

El estudio Doppler es un pilar esencial en la realización de la ecografía vascular diagnóstica; permite determinar la presencia y el carácter del flujo sanguíneo en aquellas masas próximas a prótesis vasculares, confirmar la permeabilidad de una arteria o injerto tras cirugía de *bypass* o endarterectomía y estudiar adecuadamente la zona de abordaje endovascular. Mientras que la presencia de flujo sanguíneo en una masa perivascular puede indicar la intervención por sospecha de pseudoaneurisma, la ausencia de flujo puede justificar un enfoque conservador. Por una parte, en caso de sospecha de hematoma, el seguimiento ecográfico puede documentar la resolución del proceso; por otra, cuando se sospecha un absceso, puede realizarse una biopsia sin miedo a hemorragia incontrolada.

Además, la ecografía Doppler aporta más información en el caso de procedimientos quirúrgicos y endovasculares. La detección de pequeñas fístulas arteriovenosas (A-V) en los injertos *in situ* es un ejemplo del uso útil del mapeo Doppler color durante el procedimiento. La exploración durante una fase temprana del postoperatorio permite comprobar la permeabilidad del injerto cuando existe incapacidad técnica para realizar mediciones de presión tobillo-brazo. La ecografía Doppler color se usa actualmente de forma rutinaria durante el seguimiento. Los estudios ecográficos se basan en los tres componentes de la imagen ecográfica: imagen de alta resolución para detectar defectos quirúrgicos, ecografía dúplex para cuantificar anomalías del flujo y Doppler color para explorar e identificar rápidamente patrones anormales de flujo.

ENDARTERECTOMÍA CAROTÍDEA

Estudio intraoperatorio

Cada vez se viene utilizando más la ecografía dúplex para determinar la permeabilidad y confir-

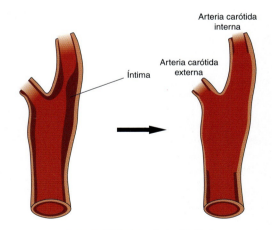

ENDARTERECTOMÍA CAROTÍDEA
Figura 8-1. La endarterectomía carotídea consiste en la retirada de la mayor parte de la íntima patológica del bulbo carotídeo y carótida interna proximal. También a menudo se retira parte de la media lesionada.

mar la apariencia técnicamente normal de las ramas carotídeas tras la endarterectomía (Fig. 8-1). Los dos cambios más importantes que tienen lugar son la presencia de *flaps* intimales y las estenosis secundarias a la colocación de grapas tanto proximales como distales al sitio de arterotomía (Fig. 8-2). Menos frecuentes son la placa retenida o la formación de trombo (Fig. 8-3).

La exploración tiene lugar una vez terminado el procedimiento, antes del cierre de la piel. El transductor, colocado en el interior de un guante estéril, se sitúa sobre la arteria expuesta. A continuación, se obtiene una imagen en modo B de alta resolución y se registran señales de flujo de la longitud de la arteria. Los *flaps* intimales se observan normalmente durante el estudio de imagen de alta resolución. Dichos *flaps* o las estenosis que no provocan anomalía alguna del flujo siguen siendo un problema diagnóstico. Aunque no se dispone actualmente de criterios fiables, sí existen datos experimentales que sugieren que los *flaps* intimales mayores de 3 mm tienden a progresar y alterar la permeabilidad del vaso. En general, pueden considerarse lesiones sospechosas, normalmente con *flap* intimal o estenosis, aquellas regiones con velocidades por encima de 125 cm/seg (para algunos, 150 cm/seg), requiriendo por tanto una reevaluación. El patrón de flujo anormal parece ser más discriminativo en la identificación de lesiones que pueden ser responsables de fallos postquirúrgicos precoces.

El Doppler color facilita la exploración en este punto ayudando a localizar de forma rápida cualquier zona de flujo sanguíneo anormal. Ello reduce el tiempo necesario de manipulación en la consola. La aplicación de la ecografía dúplex puede resultar dificultosa en el entorno intraoperatorio.

Estudio postoperatorio

Aunque infrecuente, el infarto o accidente isquémico transitorio tras la cirugía requiere una evaluación no invasiva inmediata para descartar oclusión aguda del vaso operado.

Las arterias carótidas cerradas con parche pueden ser difíciles de evaluar (Fig. 8-4). El material sintético puede retener algo de aire impidiendo el

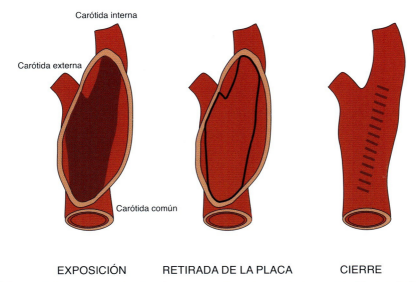

Figura 8-2. En este dibujo se resumen los diferentes pasos que tienen lugar durante la endarterectomía. La íntima patológica es expuesta tras la incisión de la pared arterial. A continuación, se "rebana" la placa. Por último, se cierra la pared de la arteria. Estos mismos pasos se siguen cuando se realiza el procedimiento en las arterias periféricas.

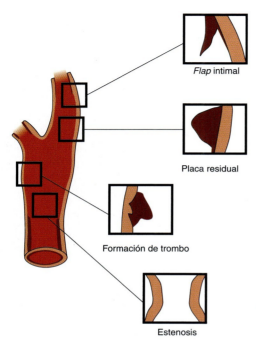

Figura 8-3. Aquí se resumen los mecanismos responsables de unos resultados quirúrgicos deficientes en la carótida (o de cualquier endarterectomía). Pueden verse estas anomalías en la imagen de alta resolución en modo B. La ecografía Doppler identifica aquellos defectos que provocan una anomalía significativa del flujo, normalmente una velocidad picosistólica por encima de 125 ó 150 cm/seg. Es muy probable que la última se suela corregir.

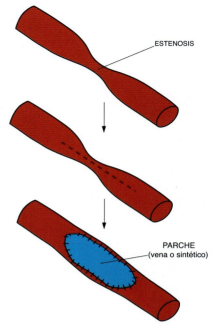

Figura 8-4. El cierre con parche se usa frecuentemente para agrandar un lugar estenótico en una arteria después de la endarterectomía o una estenosis de injerto venoso. Se utiliza para aumentar la luz residual y compensar así el engrosamiento fibrointimal que casi siempre tiene lugar. Se utiliza una pequeña pieza de vena o material sintético. Se realiza una incisión por encima de la estenosis (*medio*). A continuación, se sutura el parche a nivel de esta incisión (*abajo*).

paso del haz de ultrasonidos. El gas presente en el intersticio del material sintético se reabsorbe en 1 ó 2 días tras la cirugía; hasta entonces, pueden evaluarse zonas aisladas de la arteria proximal y distal al parche.

La postendarterectomía carótida normal demuestra evidencia de cirugía (Fig. 8-5). Las señales de flujo pueden regresar al valor basal o presentar un patrón de turbulencia en la ventana espectral Doppler (Fig. 8-6). Se cree que es debido a la exposición de una capa subintimal más irregular sin recubrimiento endotelial. A lo largo de los meses siguientes, se ven anomalías de flujo sugestivas de estenosis del 50% en el 20% de los pacientes (Fig. 8-7).

Deben realizarse pruebas de seguimiento a largo plazo, a los 6 y 12 meses, ya que la hiperplasia fibrointimal continúa progresando. La probabilidad de estenosis recurrente es mayor con el cierre primario sin uso de parches. Es menos probable que el engrosamiento de la pared arterial cause algún problema cuando el vaso nativo tiene un gran diámetro. Sin embargo, en hasta un 10% de los pacientes existe estenosis relativa del 50% o mayor de la arteria a los 12 meses. Se da además una elevada incidencia (hasta el 30%) de estenosis manifiesta a los 6 meses, que disminuye a la mitad después de un año. Las estenosis de entre el 50 y el 70% suelen mostrar una onda Doppler normal al año. La estrategia consiste entonces en realizar exploraciones

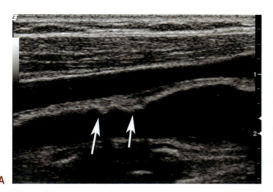 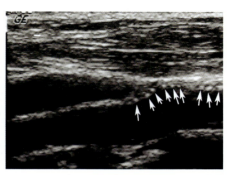

Figura 8-5. A: Se muestra el borde de un parche de Dacron ligeramente corvado tras el cierre con parche carotídeo de la arteriotomía. **B:** Se ven los puntos de sutura en un cierre primario tras endarterectomía carotídea en esta imagen en modo B.

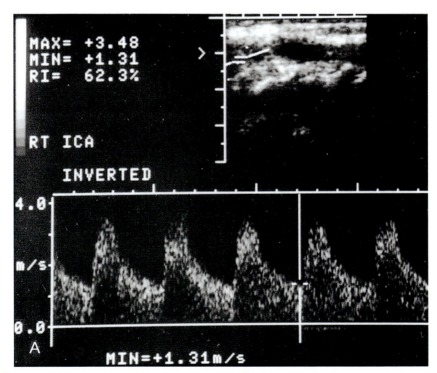

Figura 8-6. A: La presencia de una estenosis de alto grado en la carótida interna derecha está documentada por la presencia de una anomalía de flujo de alto grado con velocidad picosistólica de 348 cm/seg.

(Continúa en la página siguiente)

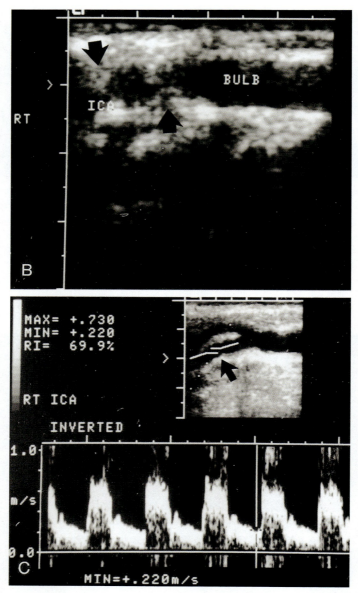

Figura 8-6. *Continuaci n.* **B:** La imagen correspondiente en modo B muestra pérdida de la definición de la luz y señal ecogénica en el interior de la carótida interna proximal (*flechas*). **C:** La imagen postquirúrgica de la bifurcación carotídea tras endarterectomía indica una buena definición de la carótida interna proximal (*flecha*). La onda espectral Doppler muestra un patrón que recuerda al de la arteria carótida común con aumento de la pulsatilidad de la onda durante la sístole. La apariencia de la onda espectral Doppler de la arteria carótida interna tras la endarterectomía a menudo simula la de la carótida común o externa. De forma similar, en una buena proporción de pacientes, tras el cierre primario, las velocidades picosistólicas muestran un ligero aumento en el rango de velocidad de 100 cm/seg, a veces alcanzando los 150 cm/seg. Esto se ve menos en casos de cierre con parche en el lugar de endarterectomía. La presencia de turbulencia, manifestada en forma de ensanchamiento espectral en la ventana Doppler, es también un hallazgo frecuente.

seriadas no invasivas sabiendo que la progresión a velocidades equivalentes a estenosis del 70% o mayores (velocidad picosistólica > 230 cm/seg o velocidad al final de la diástole <140 cm/seg) requerirán más que probablemente intervención quirúrgica. La reproducibilidad de los valores de velocidad picosistólica es tal que cambios de más del 20% respecto a una exploración previa se consideran significativos. Y corresponden a una progresión de la estenosis de aproximadamente el 10% del diámetro de la luz.

La onda Doppler de la carótida interna en el postoperatorio a menudo se muestra "externalizada", de apariencia similar a la de la carótida exter-

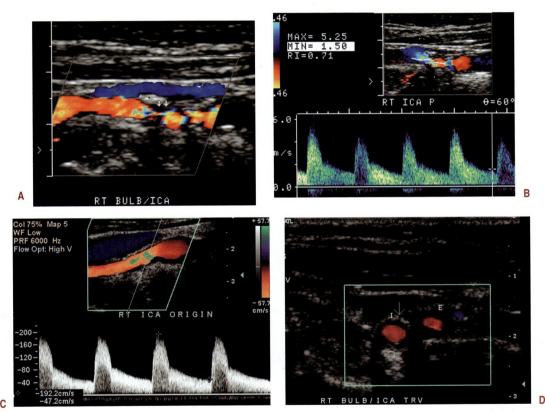

Figura 8-7. A: La evaluación preoperatoria de un paciente asintomático reveló una estenosis de alto grado de la carótida interna derecha en la imagen Doppler color. **B:** La onda Doppler correspondiente muestra una velocidad picosistólica de 525 cm/seg. **C:** 6 meses después de la cirugía, se realizó una nueva exploración Doppler como parte del programa normal, detectándose una anomalía moderada del flujo con velocidad picosistólica de 192 cm/seg. Este hallazgo, sugestivo de estenosis del 50 al 75%, no es frecuente en el período postquirúrgico precoz tras endarterectomía carotídea. La mayoría de estas anomalías de flujo se resuelven entre 6 meses y 1 año. Un porcentaje muy pequeño, estimado en menor del 10%, persistirá y progresará a consecuencia del desarrollo de hiperplasia fibrointimal. **D:** La imagen Doppler color transversa muestra cierta evidencia de engrosamiento parietal en la pared de la cartótida interna (*flechas*) y carótida externa proximal.

(Continúa en la página siguiente)

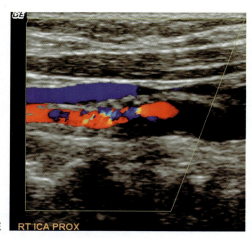

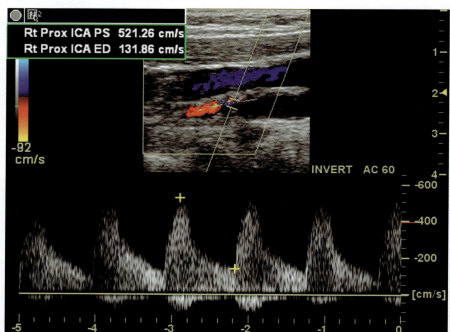

Figura 8-7. *Continuación.* **E:** La exploración Doppler color de control realizada al año muestra un adelgazamiento de la luz. Se aprecia *aliasing* en la imagen Doppler color. **F:** Existe un significativo aumento de la velocidad picosistólica correspondiente, de 521 cm/seg. Esta estenosis es mayor del 75% y cercana al 90%. Este paciente tiene una estenosis recurrente debida a hiperplasia fibrointimal muy agresiva.

na. En ocasiones resulta útil golpear suavemente la arteria temporal para diferenciar las carótidas internas y externas. Esto es más importante en pacientes que sólo tienen una rama carotídea permeable, ayudando a diferenciar una carótida interna ocluida de una carótida externa ocluida.

CIRUGÍA DE *BYPASS* PERIFÉRICA

La permeabilidad del injerto de *bypass* periférico normalmente se confirma por la presencia de un pulso palpable o por una constante mejoría del índice de presión tobillo-brazo postquirúrgico. Se conoce normalmente como tasa de permeabilidad primaria cuando no se precisa otra intervención sobre el injerto. Si el injerto precisa reintervención, se conoce como tasa de permeabilidad secundaria. Sigue sin aclararse cómo definir la tasa de permeabilidad cuando se realizan injertos más sofisticados de forma secuencial en respuesta a la progresión de lesiones ateroscleróticas en las arterias nativas o en respuesta a lesiones recurrentes en el injerto. Los injertos proximal, aortofemoral (Fig. 8-8), femorofemoral (Fig. 8-9) y axilofemoral (Fig. 8-10) están hechos de materiales sintéticos: Dacron y politetrafluoroetileno reforzado (PTFE). Se prefiere la vena autóloga para los *bypass* infrainguinales (Fig. 8-11).

Injertos de bypass vasculares sintéticos

Las complicaciones que pueden afectar la función de los injertos de *bypass* sintéticos de la extremidad inferior son variadas en función de la localización de la inserción del injerto, su material y del tiempo transcurrido desde la colocación.

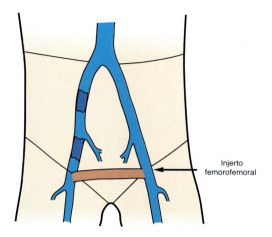

Figura 8-9. El injerto de *bypass* femorofemoral conecta ambas arterias femorales comunes. Permite el *bypass* de un sistema arterial ilíaco, que sólo se encuentra severamente afectado en un lado.

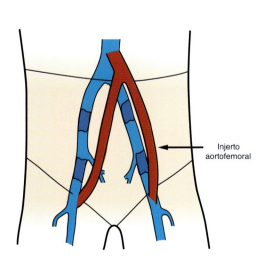

Figura 8-8. El injerto de *bypass* aorto-bifemoral se realiza más frecuentemente con Dacron. Conecta la aorta abdominal distal con ambas arterias femorales comunes, ignorando las dos arterias ilíacas, severamente afectadas.

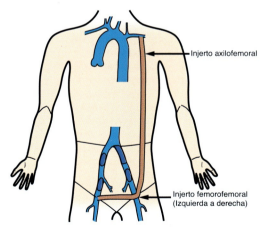

Figura 8-10. El *bypass* arterial más largo es el injerto axilofemoral, compuesto de politetrafluoroetileno reforzado o Dacron. La anastomosis proximal se realiza en la unión de las arterias subclavia y axilar. El injerto se coloca subcutáneo, formando un túnel hasta el nivel de la arteria femoral común. Son pocas las situaciones clínicas que provocan el uso de dicho injerto. Sin embargo, cuando se realizan, casi siempre se precisa un injerto de *bypass* asociado femorofemoral para proporcionar flujo sanguíneo a la extremidad inferior contraria.

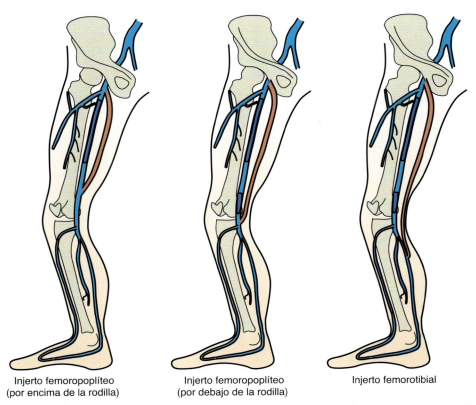

Injerto femoropoplíteo
(por encima de la rodilla)

Injerto femoropoplíteo
(por debajo de la rodilla)

Injerto femorotibial

Figura 8-11. Los injertos de *bypass* de las arterias periféricas se identifican por su composición (sintéticos o de vena autóloga), así como por la localización de su anastomosis proximal y distal. Los materiales sintéticos, como el politetrafluoroetileno reforzado (PTFE), se han usado de forma rutinaria para la trombosis venosa profunda por encima de la rodilla. Actualmente, se prefieren las venas autólogas. Aquí se muestran los principales tipos de injertos. Cada vez se utiliza más la vena autóloga para los injertos por encima de la rodilla. Sigue utilizándose material sintético en ocasiones en caso de no contar con segmentos venosos de suficiente longitud. La vena autóloga se usa habitualmente para los injertos por debajo de la rodilla, para la arteria poplítea propiamente por debajo de la rodilla o para las ramas arteriales más periféricas en la pantorrilla. Se prefieren los injertos venosos *in situ* para los injertos más distales. Son frecuentes las variaciones de estos tres tipos. La anastomosis proximal no necesariamente tiene que ser de la arteria femoral común, sino que puede colocarse en la arteria femoral superficial o incluso en otro injerto. También pueden añadirse juntos múltiples segmentos de vena para formar injertos venosos compuestos, siendo raramente interpuesto el PTFE entre segmentos venosos.

Durante el primero y segundo año siguientes a la cirugía puede existir fallo del injerto secundario a errores técnicos o al desarrollo de lesiones fibrointimales en la anastomosis. Los fallos más tardíos se deben más frecuentemente a la progresión de lesiones ateroscleróticas en los vasos nativos proximal y distal al injerto (Fig. 8-12). La complicación tardía en forma de pseudoaneurisma anastomótico tiene lugar de los 5 a 10 años tras la colocación del injerto, y afecta preferentemente a la anastomosis femoral de los injertos aortofemorales.

Pueden surgir infecciones en cualquier momento tras la colocación del injerto y asociarse al desarrollo de un pseudoaneurisma anastomótico. Con el tiempo, la aterosclerosis y la hiperplasia fibrointimal contribuyen a la progresión de la lesión y favo-

Capítulo 8 • Intervenciones quirúrgicas y endovasculares

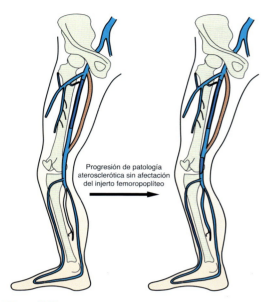

Figura 8-12. Un problema que en último término puede limitar el éxito de un injerto de *bypass* que funciona adecuadamente es la progresión de la patología aterosclerótica en las arterias proximales o distales al injerto. Este problema comienza a ganar importancia 2 a 3 años después de la cirugía.

recen el depósito de trombo crónico en el conducto de injerto sintético. Los dos tipos de material sintético presentan apariencia distinta en ecografía, lo cual se aprecia mejor en la proyección longitudinal. El Dacron, más frecuentemente utilizado en los injertos aortobifemorales, tiene una apariencia arrugada o de hoja de sierra (Fig. 8-13), mientras que los injertos de PTFE muestran de forma típica dos líneas ecogénicas paralelas (Fig. 8-14).

Masas (hematoma frente a pseudoaneurisma)

La eficacia de la ecografía dúplex en el diagnóstico de los pseudoaneurismas se encuentra por encima del 95%. Sin embargo, no hay patrones de onda específicos que puedan usarse para establecer este diagnóstico. Las ondas en los pseudoaneurismas presentan una apariencia variada dependiendo de la localización de la ventana Doppler. La imagen Doppler color revela una apariencia casi clásica de movimiento turbulento de sangre en la masa perivascular (Fig. 8-15). Este signo no es específico del pseudoaneurisma, ya que los aneurismas saculares comparten patrones de flujo similares. El diagnóstico se realiza normalmente cuando la ecografía en tiempo real confirma que la masa comunica con la luz normal del vaso o con el injerto de *bypass* contiguo con la anastomosis. En ocasiones, una anastomosis abierta puede simular un pseudoaneurisma (Fig. 8-16). Las señales de flujo tienden a perder el movimiento turbulento durante una parte del ciclo cardíaco.

Puede observarse un signo en el espectro Doppler de "ida y vuelta" en el canal de comunicación entre la colección perivascular y el vaso nativo. Dicho canal puede no estar presente en los pseudoaneurismas perianastomóticos, ya que éstos tienden a tener un cuello comunicante más ancho entre la colección extravascular y el injerto o la arteria; además, estos pseudoaneurismas tienden a presentar trombo en su interior.

Como en el caso de los pseudoaneurismas iatrogénicos sencillos, debe tenerse cuidado a la hora de diferenciar las pulsaciones perivasculares transmitidas al interior de un hematoma de aquellas debidas a la presencia de flujo. Para minimizar este efecto, debe disminuirse la sensibilidad del Doppler color al flujo de forma que no sean detectadas señales de color anormales sobre el injerto o arteria nativa en un lugar distante del pseudoaneurisma. La presencia de una colección heterogénea alrededor del injerto sin señales de flujo en su interior debe sugerir hematoma, seroma o absceso (Fig. 8-17).

Oclusiones y estenosis perianastomóticas

La ecografía Doppler es útil para diferenciar la oclusión total de la subtotal del injerto. La ausencia de señales Doppler en el interior del injerto es diagnóstica de oclusión. El Doppler color debe presentar un alto nivel de sensibilidad y la menor escala de velocidad posible, ya que los injertos subtotalmente ocluidos presentan flujo muy lento en su interior a pesar de la ausencia de pulso palpable. El Doppler Power también es una herramienta útil (Fig. 8-14B).

Puede detectarse una estenosis en la anastomosis y clasificarse usando el ratio de velocidad pico-sistólica descrito en la sección anterior. Sin embargo, existe una tendencia normal al desarrollo en la

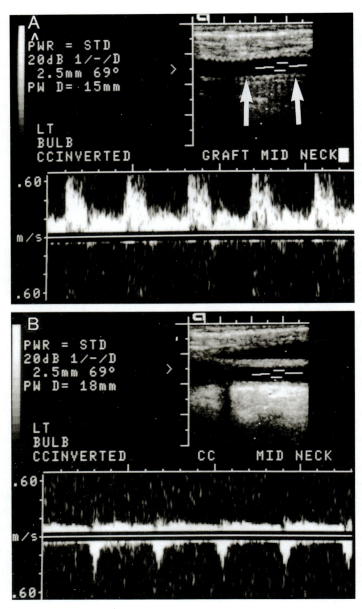

Figura 8-13. A: Esta imagen muestra flujo anterógrado en un injerto de *bypass* entre la arteria subclavia y la carótida común. El material usado es Dacron, como puede adivinarse por la apariencia en dientes de sierra debido a la interfase entre el conducto y la sangre (*flechas*). **B:** La segunda imagen muestra evidencia de un error técnico en el momento de la cirugía. La arteria carótida común, cuyo origen tenía una estenosis de alto grado, no ha sido ligada. El vaso permanece permeable y un flujo relativamente lento y el estancamiento sirven de causa para la formación de trombos y episodios repetidos de accidentes isquémicos transitorios. Tras este estudio diagnóstico ecográfico Doppler, la carótida común fue explorada y ligada.

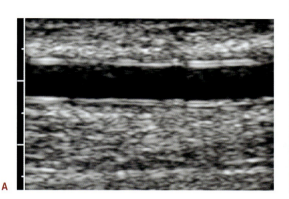
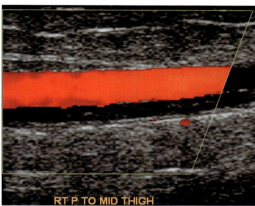
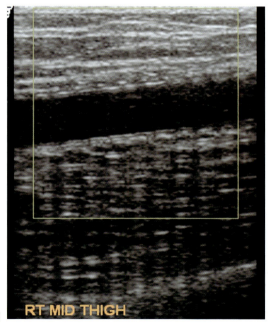

Figura 8-14. A: Las paredes del injerto de PTFE muestran finas líneas paralelas que simulan la pared del vaso. **B:** El depósito difuso del trombo en el injerto de *bypass* de PTFE se muestra claramente como una zona de ausencia de señal Doppler color (*cabezas de flecha*). El flujo queda restringido a una porción de este injerto. El material PTFE se observa habitualmente como una línea doble en la imagen de alta resolución (*flechas abiertas*). **C:** Este injerto de PTFE se encuentra completamente ocluido y relleno de trombo. Se usó el Doppler Power para confirmar el diagnóstico. Las oclusiones totales de los injertos de PTFE ocurren a menudo sin causa obvia observable en arteriografía o durante la exploración quirúrgica.

anastomosis de patrones de flujo alterado. En ocasiones, se crea en la anastomosis proximal una caperuza cuando el parche de la angioplastia agranda el lugar de inserción de un injerto en la arteria nativa. Las grandes anastomosis provocan una zona de señales de flujo alteradas con mezcla de señales de baja velocidad anterógrada y de flujo inverso. La mejor forma de asegurar que no existe estenosis es colocar la ventana Doppler 2 cm proximal a la anastomosis y seguir el curso del canal de flujo en los 2 cm proximales del injerto (Fig. 8-18). Si las señales de flujo permanecen menos de dos veces la velocidad en la arteria proximal, la estenosis es improbable. Si la velocidad aumenta, debe compararse con la velocidad proximal en el injerto. Un conducto de injerto bien unido no debe contener señales de velocidad por encima de dos veces las de la arteria nativa. A veces, un injerto de pequeño diámetro puede mostrar señales de velocidad más altas de lo esperado.

Son frecuentes los aumentos de las velocidades picosistólicas en las anastomosis distales de los injertos de *bypass*, a menudo debidos a la geometría de la construcción anastomótica, que frecuen-

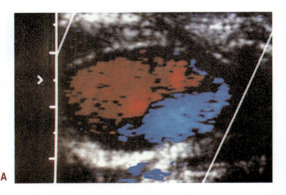

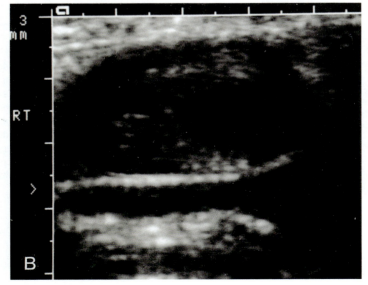

Figura 8-15. A: Se muestra la apariencia típica en imagen Doppler color de un pseudoaneurisma asociado con un injerto de *bypass*. Existe una mezcla de flujo anterógrado y retrógrado, referido frecuentemente como el signo de "yin-yang" en color o el signo de la "lavadora en color". Este movimiento turbulento de sangre se acentúa por el gran diámetro de la comunicación entre el pseudoaneurisma y la anastomosis del injerto del *bypass*. **B:** La imagen longitudinal muestra una colección hipoecoica sobre el injerto.

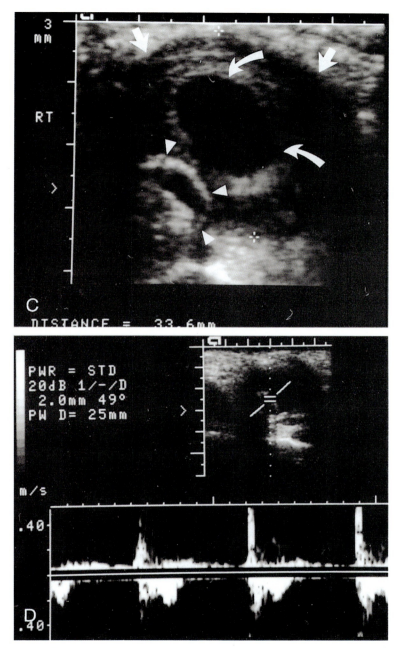

Figura 8-15. *Continuación.* **C:** La imagen transversa tomada a este nivel muestra la gran colección (*flechas*) y un área más central carente de señal (*flechas curvas*). Se localiza craneal al injerto, que se encuentra parcialmente comprimido (*cabezas de flecha*). El material ecogénico entre los confines físicos de la colección y el área central hipoecogénica corresponde a un depósito de trombo. **D:** La onda espectral Doppler se adquiere en la comunicación entre el injerto de *bypass* y la colección. A diferencia del patrón de flujo visible en muchos pseudoaneurismas tras cateterismo, los pseudoaneurismas que aparecen en los lugares de anastomosis tienden a presentar una comunicación más ancha y a menudo no muestran el típico patrón de flujo de "ida y vuelta" en la zona de la comunicación.

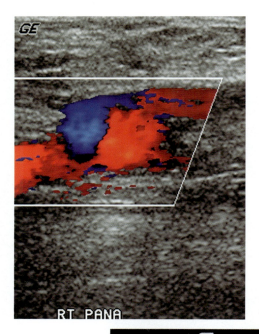

Figura 8-16. El diagnóstico diferencial de las masas pulsátiles incluye la región anastomótica irregular en el origen del *bypass*. En esta figura, el "casquete" o anastomosis proximal del injerto venoso muestra dilatación moderadamente severa secundaria a la cirugía reconstructiva realizada y al uso de un parche de angioplastia. La continuidad en el conducto entre el injerto y la arteria, así como la ausencia de depósito de trombo, es compatible con el diagnóstico de anastomosis irregular.

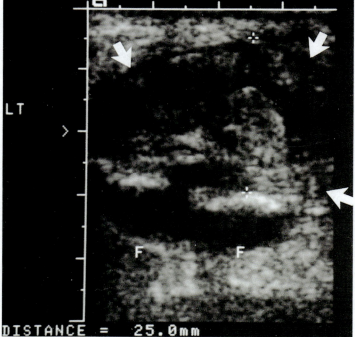

Figura 8-17. Esta gran colección heterogénea (*flechas*) se localiza superficial a un injerto de *bypass* femorofemoral sintético. El diagnóstico diferencial se estableció entre un hematoma y un pseudoaneurisma trombosado. La biopsia por aspiración de la colección demostró infección. El procedimiento de aspiración se realizó en base a ausencia de Doppler color y señales de onda en el Doppler dúplex en esta colección.

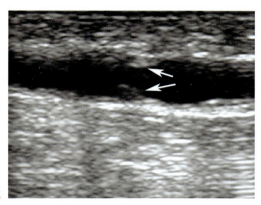 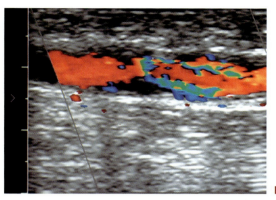

Figura 8-18. A: Las válvulas venosas persistentes (*flechas*) sirven como lugar posible de desarrollo de hiperplasia miointimal. **B:** Esta imagen Doppler color muestra la estenosis incipiente en el lugar de la válvula. El uso de un *bypass* venoso *in situ* requiere lisis completa y rotura de las válvulas, de forma que pueda establecerse flujo retrógrado en la vena antes de su conexión con el circuito arterial. Incluso cuando resulta exitoso, la manipulación de la válvula puede disparar el desarrollo de una lesión estenótica.

temente provoca aumentos del 50% en las velocidades picosistólicas. Este efecto es más pronunciado en los injertos poplíteos por debajo de la rodilla y los tibioperoneos, y se debe a la acomodación del flujo a los diferentes diámetros del conducto (Fig. 8-19). Existe una gran variabilidad de velocidades de flujo en la anastomosis de los injertos de *bypass* distales. Por tanto, debe realizarse un seguimiento seriado de estos lugares de flujo alterado, partiendo del hecho de que un aumento en la velocidad picosistólica o en un ratio de velocidad picosistólica en los meses siguientes es indicativo de estenosis en desarrollo. Nosotros confiamos más en un ratio de 4 o mayor para estenosis mayor del 75%, que en el doble de la velocidad picosistólica como umbral diagnóstico. Esto elimina el elevado número de pruebas falsas positivas presentes cuando se utiliza la velocidad picosistólica como umbral.

Injertos de vena autóloga

En la actualidad se utilizan dos tipos de injertos de bypass venoso para la revascularización arterial: la vena invertida y los injertos venosos in situ. La vena invertida es un segmento de vena superficial

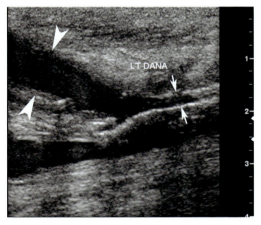

Figura 8-19. La colocación de un injerto venoso *in situ* es diferente de la colocación de un injerto venoso invertido. Los injertos de *bypass* venosos invertidos se colocan en dos pasos. La vena es retirada quirúrgicamente e invertida, anastomosándose entonces a la arteria. Ello crea una anastomosis distal en la que una vena de gran calibre se une a una arteria de menor diámetro. A continuación, deben evaluarse las velocidades de flujo en la anastomosis, definida como la región de 2 cm en la conexión del injerto a la arteria. **A:** Imagen en modo B de una anastomosis distal de un injerto venoso invertido (*cabezas de flecha*) con una arteria tibial (*flechas*).

(Continúa en la página siguiente)

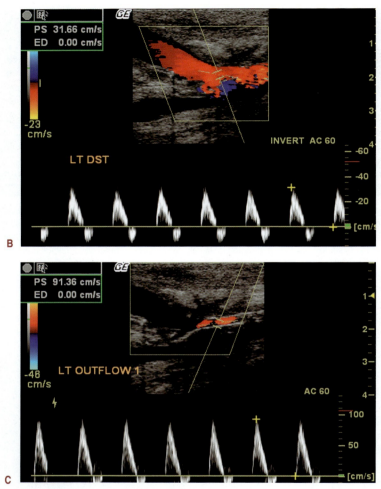

Figura 8-19. *Continuación.* **B:** Se registran velocidades de flujo de 32 cm/seg en la región distal de un injerto de diámetro grande, de 5 a 6 mm. **C:** La velocidad de flujo en la salida de la arteria con un diámetro de 2 mm ha aumentado a 92 cm/seg. Este incremento de la velocidad en la región de la anastomosis distal se debe sencillamente al cambio de calibre entre el conducto del injerto y la arteria en cuestión.

nativa que ha sido quitada de su localización anatómica normal, invertida y anastomosada a los segmentos arteriales nativos proximal y distal al segmento patológico. Pueden utilizarse segmentos de la vena safena mayor, la vena safena menor y las venas cefálica y basílica.

La técnica in situ utiliza la vena superficial más cercana, dejándola en su lecho nativo. Las válvulas son destruidas y ligadas las ramas colaterales que comunican normalmente con el sistema venoso profundo (Fig. 8-20). A continuación, las porciones proximal y distal son movilizadas y anastomosadas a los segmentos arteriales proximal y distal seleccionados. Cuando se utiliza la vena safena mayor, la anastomosis distal se realiza a menudo con las arterias tibioperoneas. Ambos enfoques presentan ventajas e inconvenientes. Las dos técnicas presentan tasas de permeabilidad de hasta el 80% (secundaria). El injerto de bypass invertido crea normalmente una anastomosis distal abierta, ya que el calibre de la vena invertida es mayor en la anastomosis distal. El abordaje in situ requiere la lisis de las válvulas, ya que el flujo arterial lleva una dirección inversa al flujo venoso y permite un mejor equilibrio entre el diámetro de la vena y el de la arteria receptora.

Los injertos compuestos se consiguen normalmente anastomosando un segmento de vena a otro segmento. A menudo se empalman segmentos de diferentes longitudes y de diferentes localizaciones anatómicas para alcanzar la arteria en cuestión. Pueden utilizarse materiales sintéticos como segmentos interpuestos.

Evaluación preoperatoria

La apariencia postquirúrgica del injerto de bypass y su hemodinamia son los focos principales de la ecografía Doppler. La evaluación prequirúrgica de las venas superficiales, aunque juega un papel importante, no es necesaria en todos los pacientes que van a ser sometidos a procedimientos de bypass. Se indica el estudio preoperatorio en

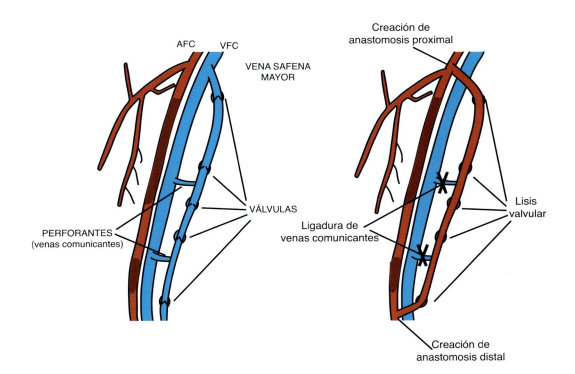

CREACIÓN DE INJERTO FEMOROPOPLÍTEO *IN SITU*

Figura 8-20. El proceso utilizado para la colocación del injerto venoso *in situ* se muestra en este dibujo. El injerto *in situ* permanece en su lecho anatómico normal. Sin embargo, las válvulas deben ser lisadas, puesto que normalmente previenen el flujo hacia abajo por la extremidad. También deben ser ligadas las venas perforantes para no crear una fístula arteriovenosa cuando se conecta la vena al circuito arterial. La anastomosis se crea movilizando los extremos de la vena; se puede conseguir moviendo la porción distal de la vena sobre distancias más largas que los pocos centímetros necesarios para la anastomosis proximal.

aquellos pacientes con historia de cirugía venosa y obtención de vena para cirugía de bypass coronario o periférica o trombosis venosa profunda.

La importancia principal de la técnica reside en documentar un calibre venoso por encima de los 2,5 mm. Dichas venas pueden usarse en ambos procedimientos, in situ e inverso. El estudio de la vena superficial debe incluir la localización de las ramas principales, documentando que dicha vena no presenta un curso serpiginoso o tortuoso, que indique que se trata de una vena varicosa o que existen vasos colaterales, que no suelen ser válidos para la cirugía. La exploración se realiza con el transductor en proyección transversal respecto a la vena. Debe ayudarse con uno o dos dedos de la mano que sujeta el transductor para guardar la misma distancia desde la superficie cutánea y minimizar la cantidad de presión transmitida desde el transductor a la vena. El estudio de las venas safenas mayor y menor se realiza habitualmente con el paciente de pie. El transductor se mueve progresivamente hacia abajo mientras se aplica a la piel una leve presión de forma intermitente; ello confirma la permeabilidad de la luz. Se mide el diámetro de la vena cada 10 cm, y se continúa el estudio distalmente a lo largo del aspecto medial del muslo, en la rodilla y también en el aspecto medial de la pantorrilla. Pueden verse las ramas principales en la piel a distancia de centímetros respecto al pliegue de la ingle.

El origen de la vena safena menor se identifica en la fosa poplítea y después continúa a medida que atraviesa la fascia y migra lentamente para colocarse anterior al maleolo lateral. Pueden precisarse estudios adicionales de las venas de la extremidad superior, de ambas venas basílicas y cefálicas, cuando las venas safenas mayor y menor no son lo suficientemente largas para la cirugía programada. El estudio se realiza en supino, de nuevo con el transductor en el plano transverso. La vena basílica se identifica en los tercios medio-proximal del brazo en su unión con la arteria braquial y debe explorarse distalmente. La vena cefálica tiende a ser más superficial a lo largo del aspecto lateral del brazo y puede estudiarse hacia arriba desde la fosa antecubital.

La estimación ecográfica del diámetro venoso se correlaciona bien con los hallazgos en venografía o cirugía.

Evaluación intraoperatoria

El estudio intraoperatorio se lleva a cabo cuando la vena ha sido anastomosada a los segmentos arteriales proximal y distal.

El procedimiento más tradicional se realiza con la vena expuesta en toda su longitud. El injerto intraoperatorio se estudia con ecografía Doppler, tratando de localizar posibles zonas focales de flujo anómalo o venas permeables al sistema venoso profundo. Este tipo de cirugía se realiza fácilmente con sonda manual Doppler. La imagen en tiempo real permite evaluar la anastomosis en busca de posibles flaps intimales, estenosis o depósito precoz de trombo.

Los enfoques quirúrgicos que limitan la exposición de la vena y precisan ligadura de ramas colaterales requieren una exploración ecográfica Doppler color o dúplex. Con ello se permite un seguimiento más rápido y eficaz de la longitud de la vena y posible detección de fístulas A-V. Puede ocurrir que una vena perforante no esté abierta en el momento de la cirugía, haciéndose significativa sólo después. El estudio de imagen resulta útil en la identificación de estas ramas, mientras que las sondas Doppler sencillas requieren que las ramas colaterales estén abiertas. La medición de la velocidad Doppler constituye parte estándar de la exploración. Las velocidades por debajo de 40 cm/seg deben sugerir un problema significativo y oclusiones incipientes. Esta regla se rompe sólo cuando existe una gran discordancia en tamaño entre el injerto y la vena, siendo el injerto mucho más ancho que la arteria.

Evaluación postoperatoria

Son tres los mecanismos de fallo que entran en juego. Los fallos precoces se atribuyen normalmente a errores técnicos que pueden provocar oclusión del injerto durante los dos primeros meses tras la cirugía (Fig. 8-21). Se incluye una localización deficiente de la línea de sutura, la apertura de canales venosos no sospechados en los injertos in situ, la selección defectuosa de los lugares de anastomosis y la también defectuosa lisis de las válvulas venosas (Fig. 8-22). Durante los dos primeros años tras la cirugía pueden desarrollarse lesiones fibrointimales o fibróticas en la anastomosis o en el conducto del injerto, más frecuentemente en el lugar de la válvula venosa (Fig. 8-23). Los fallos tardíos transcurridos más allá de 2 años, se cree que son secundarios a una progresión del proceso aterosclerótico en los vasos nativos proximal y distal a la anastomosis.

Sospecha de oclusión precoz

En los primeros días tras la cirugía a menudo es difícil verificar clínicamente la permeabilidad del injerto u oclusión. Esto es especialmente cierto cuando existen grandes hematomas o cuando se ha utilizado un segmento corto de injerto venoso.

Los segmentos cortos de *bypass* venoso a menudo se colocan en pacientes que han sufrido cirugía previa de *bypass* coronario o periférico y que tienen escasa cantidad de vena utilizable. Se colocan habitualmente cerca del lecho de la arteria, mientras que los injertos más tradicionales son

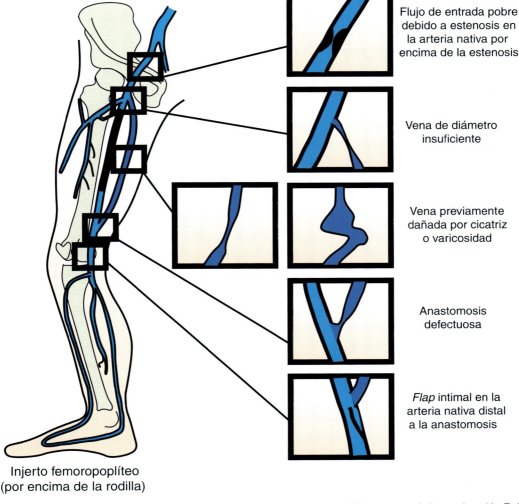

Figura 8-21. Este esquema resume algunos de los mecanismos responsables de los fallos precoces de la vena invertida. Todos ellos demuestran hallazgos anormales en ecografía Doppler y son apreciables o bien durante la cirugía o entre el primer y segundo mes tras la colocación del injerto.

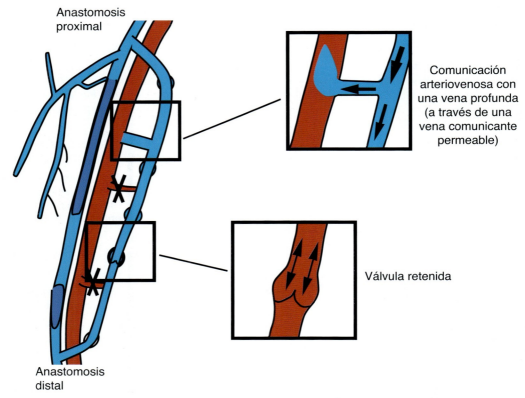

INJERTO SAFENO-FEMOROPOPLÍTEO *IN SITU*

Figura 8-22. La vena *in situ* está sometida a los mismos mecanismos de error que los injertos de vena invertida. Se muestran otras dos formas posibles de disfunción: la presencia de una fístula arteriovenosa enviando sangre hacia fuera desde el injerto distal y la presencia de válvulas retenidas que provocan obstrucción al flujo sanguíneo.

superficiales y fácilmente evaluables mediante la palpación clínica. Este enfoque se utiliza también más frecuentemente en procedimientos de rescate o para promover la curación de una herida.

La permeabilidad del injerto suele confirmarse mediante la detección de señales de flujo en su interior. En ocasiones, hemos visto valores no demasiado buenos del ratio tobillo-braquial a pesar de un patrón normal de flujo en el injerto de bypass. La evolución de estos injertos normalmente es buena, alcanzando el ratio cifras normales en 2 a 3 meses. Esta aparente pérdida de presión se cree que es debida a compresión local y obstrucción del flujo de entrada en el injerto y del conducto proximal por el hematoma (Fig. 8-24). A medida que se resuelve lentamente, mejora la compresión extrínseca así como la presión de perfusión.

Fístula arteriovenosa

Esta complicación suele aparecer con la técnica in situ. La fístula A-V puede pasar fácilmente desapercibida en la cirugía o en el postoperatorio

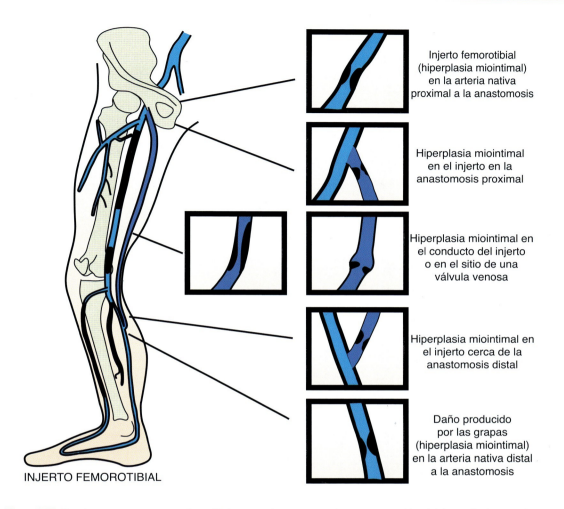

Figura 8-23. En este esquema se resumen los múltiples mecanismos que pueden ser responsables del desarrollo de una estenosis y de fallo del injerto en un injerto de vena invertida. Dichos mecanismos se observan típicamente de 1 a 2 meses después de la colocación quirúrgica de dicho injerto. Todas estas lesiones se manifiestan como una zona de flujo anómalo con velocidades picosistólicas aumentadas en la ecografía Doppler.

inmediato, ya que un buen porcentaje de ellas surge en las primeras semanas tras la cirugía. La ecografía Doppler color es una forma sencilla y elegante de documentar su presencia. Nuestro protocolo actual identifica lugares de comunicación A-V entre las venas superficiales in situ y las venas nativas más profundas (Fig. 8-25). Posteriormente, éstas deben operarse y ligarse, no siendo necesaria la angiografía.

Estenosis

La medición de la velocidad en el injerto durante el postoperatorio precoz o tardío puede utilizarse para detectar aquellos injertos con elevada proba-

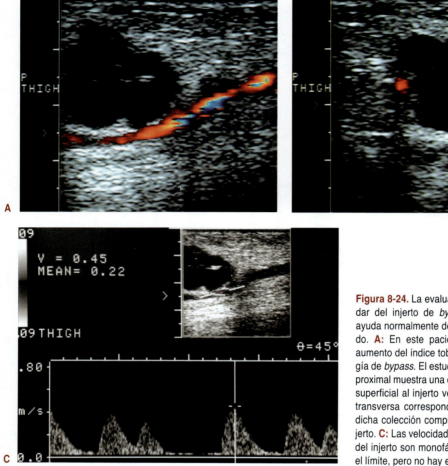

Figura 8-24. La evaluación no invasiva estándar del injerto de *bypass* postquirúrgico se ayuda normalmente del Doppler color y pulsado. **A:** En este paciente no se apreció un aumento del índice tobillo-braquial tras la cirugía de *bypass*. El estudio de imagen del injerto proximal muestra una colección hipoecogénica superficial al injerto venoso. **B:** En la imagen transversa correspondiente se aprecia cómo dicha colección comprime parcialmente el injerto. **C:** Las velocidades Doppler en este nivel del injerto son monofásicas, bajas aunque en el límite, pero no hay evidencia de estenosis.

bilidad de fracasar de forma incipiente; puede usarse como umbral una velocidad picosistólica por debajo de 40 ó 45 cm/seg (Fig. 8-26). La medición puede efectuarse en el injerto distal, aproximadamente de 5 a 10 cm de la anastomosis. De esta forma se consigue identificar sólo los injertos más severamente dañados y no aquéllos con estenosis menos significativas, proporcionando resultados falsos positivos cuando el injerto presenta un gran diámetro. Las estenosis precoces que pasan desapercibidas probablemente progresarán en los meses siguientes hasta hacerse restrictivas para el flujo, causando entonces un descenso en la velocidad del flujo y conduciendo finalmente a trombosis del injerto (Fig. 8-27). Estas lesiones a menudo son el resultado de hiperplasia fibrointimal. Una vez localizadas, pueden ser exploradas en busca de progresión (Fig. 8-28). Se ha usado la ecografía Doppler para explorar la longitud de estos bypass, que varía entre 30 y 75 cm. El lugar con sospecha de estenosis puede identificarse rápidamente a través de un cambio de color indicativo de estenosis de alto grado. A continuación, se utiliza el análisis espectral Doppler para graduar la severidad de la estenosis midiendo el ratio de velocidad picosistólica (Fig. 8-29).

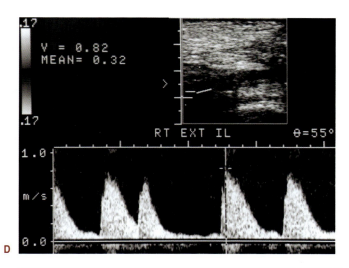

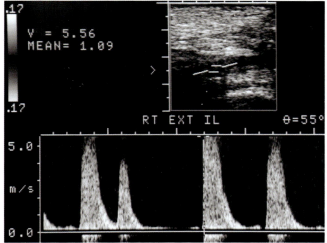

Figura 8-24. *Continuación.* **D:** La evaluación Doppler de la arteria ilíaca externa muestra una estenosis de alto grado responsable del descenso persistente del índice tobillo-brazo. La presencia de un hematoma hace difícil la evaluación clínica del injerto de *bypass* al no poder seguir su curso, frecuentemente más superficial. La evaluación con ecografía Doppler confirma que la etiología de la escasa respuesta a la cirugía es la estenosis de la arteria ilíaca externa y no un problema intrínseco con el injerto.

Aunque inicialmente se publicó que un ratio de velocidad picosistólica de 3 correspondía a una estenosis del 75%, otros investigadores creen que con este grado de estenosis se corresponde mejor un ratio de 3,7 e incluso 4,0. A partir de un ratio de 3,0 debe considerarse estenosis significativa. Debe indicarse una vigilancia estrecha en aquellas estenosis con ratios entre 3 y 4 no sometidos a intervención quirúrgica. Se recomienda intervenir cuando el ratio de velocidad picosistólica sea de 4 o mayor.

La evaluación de los lugares de sospecha de estenosis cerca de la anastomosis requiere una especial atención. Debe normalizarse cuanto sea

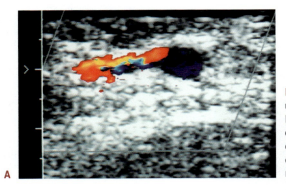

Figura 8-25. A: Esta imagen Doppler color transversa muestra una rama colateral que nace de un injerto de *bypass in situ*. **B:** El efecto hemodinámico de esta fístula se aprecia por la onda de baja resistencia presente por encima de la misma. **C:** Por debajo de la fístula, la onda Doppler presenta una apariencia de alta resistencia. La velocidad máxima también es ligeramente menor que la registrada por encima.

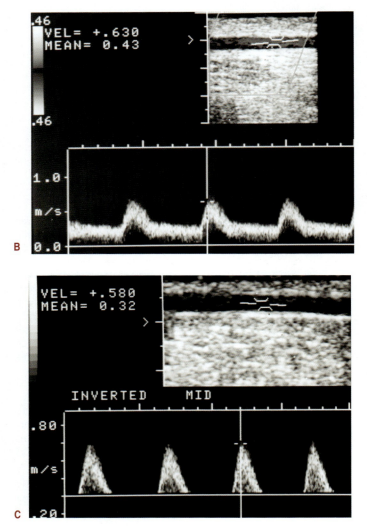

Capítulo 8 · Intervenciones quirúrgicas y endovasculares

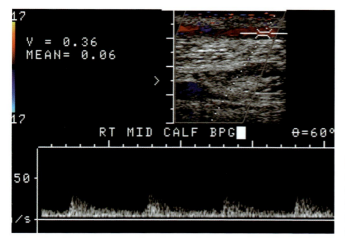

Figura 8-26. Una lesión proximal en el flujo de entrada ha disminuido significativamente la velocidad de este injerto de *bypass* a 36 cm/seg. El diámetro no es grande y esta velocidad probablemente representa un caso verdadero de disfunción del *bypass*.

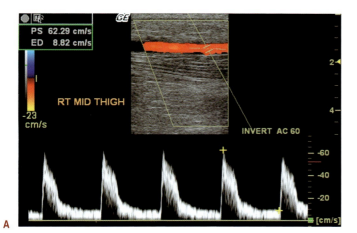

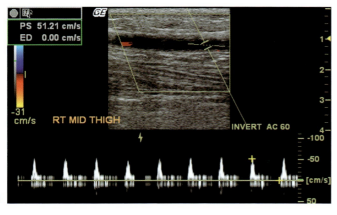

Figura 8-27. A: Este trazo Doppler se obtuvo del injerto de *bypass* de un paciente sin evidencia de lesión significativa. **B:** 6 meses después, una lesión distal ha alterado las velocidades picosistólicas pero, lo que es más importante, ha variado también la apariencia de la onda, de una onda de baja resistencia a una de muy elevada resistencia.

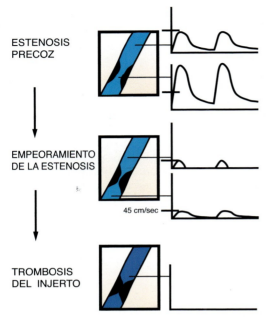

Figura 8-28. Este dibujo resume los estadios de la disfunción del injerto de *bypass* que pueden verse con el tiempo. Se trata de detectar y monitorizar las lesiones precoces más que confiar en que las mismas vayan a evolucionar lentamente en el tiempo y en que no causen trombosis del injerto en el intervalo de tiempo entre las visitas a la consulta.

posible el ratio de velocidad en el segmento arterial cercano en apariencia y el diámetro al segmento con estenosis. Ello significa que una lesión anastomótica proximal debe clasificarse en función del injerto y una lesión anastomótica distal debe ser clasificada respecto a la arteria afluente (Fig. 8-30).

Protocolo Doppler color en la extremidad

La exploración se realiza como sigue. El transductor se coloca en el plano transverso y sirve para identificar la localización y curso del injerto de bypass desde la anastomosis proximal a la distal. Debe aplicarse gel de contacto de forma generosa a lo largo de su curso.

A continuación, se coloca el transductor paralelamente al injerto; deben seguirse unos pasos bien definidos con ecografía Doppler en puntos concretos (Fig. 8-31); no obstante, el estudio con Doppler color debe extenderse a toda la longitud del injerto.

Una vez identificada la anastomosis proximal, deben examinarse los espectros Doppler de la arteria, 2 cm proximal a la anastomosis a 2 cm proximal al injerto. Los patrones de flujo a menudo son complejos en esta región, por lo que resulta eficaz mover la ventana Doppler a lo largo de estos centímetros. La imagen Doppler color normalmente detectará flujo anómalo en esta región, que se intercalará con un patrón de flujo desorganizado en la propia anastomosis.

Después, se explora el injerto moviendo el transductor longitudinalmente y hacia abajo a lo largo del injerto en incrementos equivalentes a la longitud del transductor. La ventana color debe angularse conforme al curso que siga el injerto. El transductor debe mantenerse en la misma posición durante uno a tres ciclos cardíacos, el tiempo suficiente para detectar señales de flujo en la luz. La mayoría de las veces se coloca la escala del mapa de color en un máximo de 30 a 50 cm/seg. Cualquier área de flujo anormal debe registrarse midiendo su velocidad picosistólica. A continuación, se registra el espectro Doppler en la región 2 a 4 cm proximal al sitio de flujo anómalo y se calcula el ratio de velocidad picosistólica, dividiendo la velocidad picosistólica medida en el sitio de sospecha de estenosis con el Doppler color entre la medida en la porción del injerto 2 a 4 cm proximal. Si no se detecta flujo anormal, deben registrarse velocidades en la anastomosis y cada 10 cm a lo largo del injerto. La anastomosis distal casi siempre muestra cierta elevación de la velocidad picosistólica. Aunque el doble del ratio de velocidad picosistólica se considera significativo en cualquier otro sitio del injerto, este ratio se evalúa con respecto al flujo de salida de la arteria. Puede confundir la presencia de una estenosis en la arteria receptora (Fig. 8-32).

Este tipo de exploración funciona mejor utilizando un transductor de 4 cm de longitud.

Injertos de acceso de diálisis y fístulas arteriovenosas

Existe gran interés en la evaluación de las fístulas de diálisis A-V (Fig. 8-33). Éstas se colocan típicamente en el antebrazo y son o bien sintéticas o bien construidas con vena autóloga. Algunos problemas frecuentes relacionados con ellas incluyen el desarrollo de microaneurismas, grandes aneurismas o estenosis. Puede usarse la ecografía dúplex

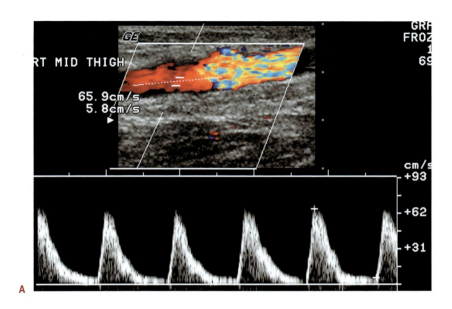

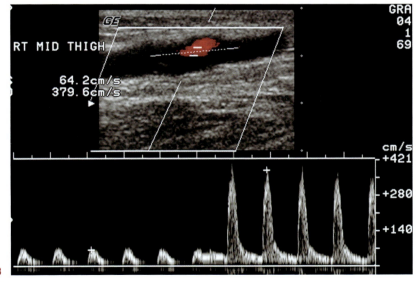

Figura 8-29. A: El trazo Doppler en este injerto de *bypass* se obtuvo inmediatamente antes de la zona de *aliasing* en esta imagen Doppler color. **B:** Existe un salto hacia arriba en las velocidades de flujo en la zona de *aliasing* de 64 cm/seg a 380 cm/seg, compatible con un ratio de velocidad de casi 6:1, y por tanto con una estenosis mayor del 75%.

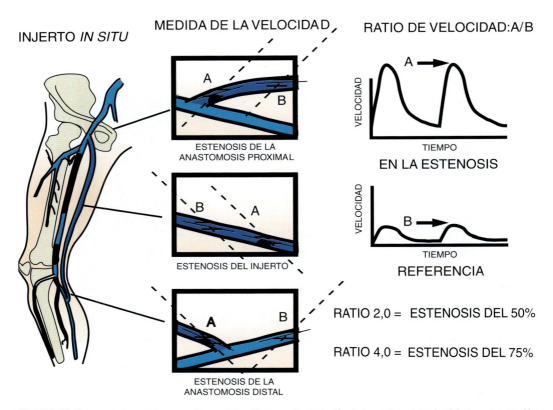

Figura 8-30. Este esquema resume un enfoque sistemático para la gradación de las estenosis en los injertos venosos. Hay que tener cuidado a la hora de seleccionar un segmento de referencia arterial apropiado cuando se calcula el ratio de velocidad picosistólica.

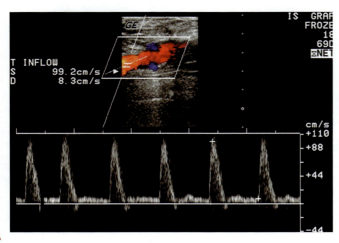

Figura 8-31. El protocolo típico de seguimiento del injerto puede esquematizarse en pasos bien definidos. **A:** Evaluación de la arteria con flujo de entrada con registro de la onda Doppler en un punto.

Capítulo 8 · Intervenciones quirúrgicas y endovasculares

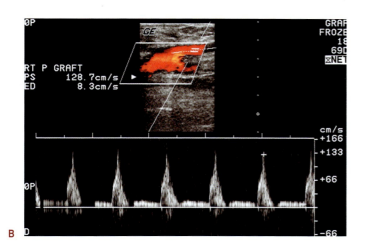

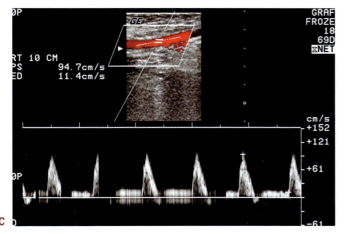

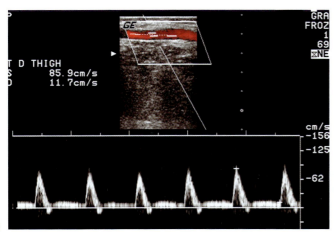

Figura 8-31. *Continuación.* **B:** Evaluación del injerto proximal, incluida la zona de la anastomosis, y registro de la velocidad en el injerto cerca de la anastomosis. **C:** Exploración a lo largo de la longitud del injerto con registro de ondas cada 10 cm. **D:** Registro en la región distal del muslo (cada 10 cm).

(Continúa en la página siguiente)

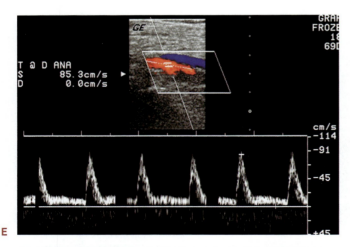

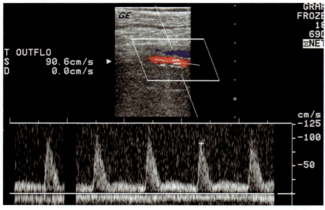

Figura 8-31. *Continuación.* **E:** Se toman registros adicionales en el caso de injertos más largos; no obstante, debe tomarse al menos un registro del injerto en la anastomosis distal. **F:** Evaluación de la arteria en el flujo de salida.

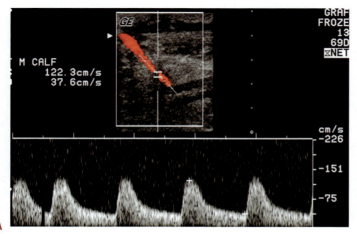

Figura 8-32. **A:** Se registran las velocidades de flujo en el injerto distal en la zona de la anastomosis.

Capítulo 8 · Intervenciones quirúrgicas y endovasculares

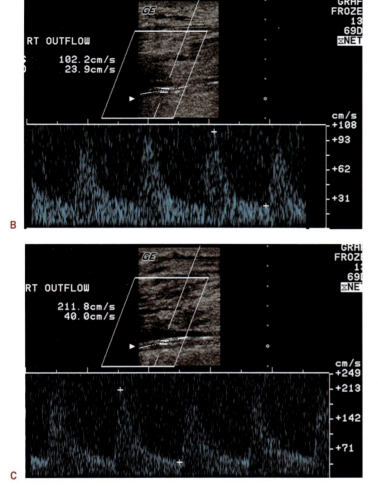

Figura 8-32. *Continuación.* **B:** En referencia al flujo proximal de salida de la arteria, no hay evidencia de estenosis. **C:** Sin embargo, la arteria nativa presenta un valor de velocidad picosistólica cercano al doble, indicando que la arteria presenta una estenosis próxima al 50%.

para detectar estenosis: la eficacia de la técnica es cercana al 90%. Puede disminuir la eficacia cuando existen patrones de flujo turbulento provocados por un curso tortuoso y curvas pronunciadas en estos shunts A-V. En el segmento recto de las venas eferentes, la sensibilidad para la detección de estenosis es cercana al 95%. El uso añadido de Doppler color no parece mejorar la eficacia diagnóstica, aunque facilita la exploración. La detección de pseudoaneurismas menores se ve facilitada por el mapeo color. La revisión quirúrgica del injerto por aneurismas pequeños es improbable a menos que la diálisis se vea comprometida.

Las velocidades de flujo deben encontrarse próximas a o por encima de 200 cm/seg. Los descensos en la velocidad del flujo entre 100 y 200 cm/seg deben alertar sobre un posible mal funcionamiento, probablemente estenosis en el flujo de salida (Fig. 8-34).

Seguimiento de procedimientos intervencionistas

La ecografía Doppler es adecuada en la evaluación de lugares de intervención endovascular, entre ellos los más frecuentemente practicados: angioplastia con balón (Fig. 8-35) y colocación de

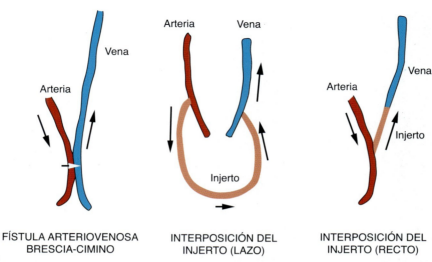

Figura 8-33. Los injertos de diálisis a menudo desarrollan áreas de estenosis y pequeños pseudoaneurismas. Son dos los enfoques posibles a la hora de crear un acceso de diálisis colocado subcutáneamente en el antebrazo y en el brazo. El primer tipo consiste en una conexión laterolateral de la arteria con la vena (*izquierda*). Se trata de fístulas arteriovenosas con agujas de acceso de diálisis localizadas en la vena con flujo de salida. El segundo tipo presenta un conducto sintético interpuesto entre la vena y la arteria; puede consistir en un segmento recto interpuesto entre la arteria y la vena (*medio*) o un lazo o vuelta entre dichas estructuras. Este segmento sintético se usa para la colocación de la aguja durante la diálisis. La eficacia diagnóstica de la ecografía Doppler en la detección de los pseudoaneurismas es básicamente la misma en los diferentes tipos de *shunts* de diálisis. La eficacia en la detección de estenosis es ligeramente mejor en el caso de la interposición recta que cuando se trata de un "lazo". Se debe al hecho de que la dinámica de flujo de los canales curvos puede ser más difícil de analizar con ecografía Doppler. Un sitio frecuente de estenosis en todos estos injertos es la vena eferente más por debajo de la anastomosis. Este lugar debe incluirse en la evaluación del acceso de diálisis, al igual que los perfiles de flujo en la arteria proximal. La etiología de estas estenosis se cree que es secundaria a inserciones previas de catéteres que provocan reacción fibrointimal en el lugar de una válvula dañada.

stent (Fig. 8-36). Puede realizarse trombolisis endovascular tanto en la arteria como en la vena (Fig. 8-37). Además, cada vez existe un mayor repertorio de aparatos de trombectomía mecánica (Fig. 8-38).

Otras intervenciones menos frecuentemente realizadas son la aterectomía (Fig. 8-39) y la angioplastia con láser (Fig. 8-40).

Trombolisis

Puede utilizarse la ecografía para identificar el sitio de acceso percutáneo, monitorizar la liberación del agente lítico y evaluar los resultados del tratamiento.

Acceso percutáneo

En ocasiones se necesita un acceso directo al injerto sintético trombosado como los injertos axilofemoral, aortobifemoral, femorofemoral o infrainguinal. La punción directa de estos injertos resulta muy fácil con la ecografía. De esta forma, puede llevarse a cabo la trombolisis con la seguridad de que el catéter se encuentra localizado en la estructura vascular apropiada (Fig. 8-41).

La punción arterial anterógrada suele ser la forma más eficaz de acceder a los injertos femoropoplíteo o infrapoplíteo. La identificación de la anastomosis proximal se consigue explorando la arteria proximal al injerto. Esto ayuda a confirmar que exis-

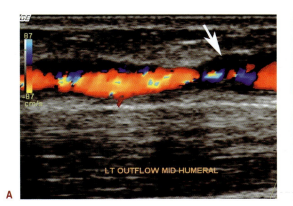
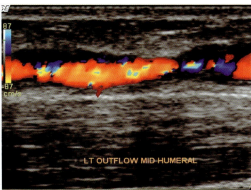
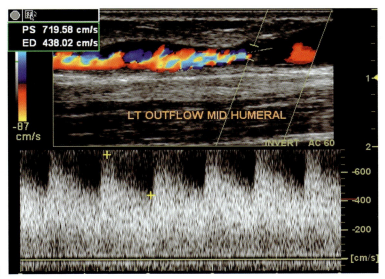

Figura 8-34. A: Este injerto de acceso de diálisis presenta velocidades de flujo bajas de hasta 70 cm/seg, mientras que las velocidades normales deberían ser de al menos 200 cm/seg. **B:** La exploración del acceso de diálisis muestra un estrechamiento en la imagen Doppler color con material hipoecoico que provoca estenosis. **C:** La velocidad picosistólica ha aumentado a 720 cm/seg, que se corresponde con un ratio de velocidad picosistólica de 10, compatible con una estenosis del 90%.

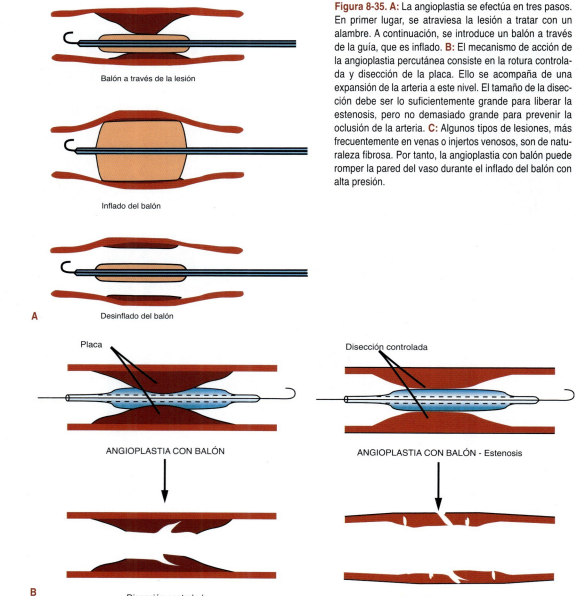

Figura 8-35. A: La angioplastia se efectúa en tres pasos. En primer lugar, se atraviesa la lesión a tratar con un alambre. A continuación, se introduce un balón a través de la guía, que es inflado. **B:** El mecanismo de acción de la angioplastia percutánea consiste en la rotura controlada y disección de la placa. Ello se acompaña de una expansión de la arteria a este nivel. El tamaño de la disección debe ser lo suficientemente grande para liberar la estenosis, pero no demasiado grande para prevenir la oclusión de la arteria. **C:** Algunos tipos de lesiones, más frecuentemente en venas o injertos venosos, son de naturaleza fibrosa. Por tanto, la angioplastia con balón puede romper la pared del vaso durante el inflado del balón con alta presión.

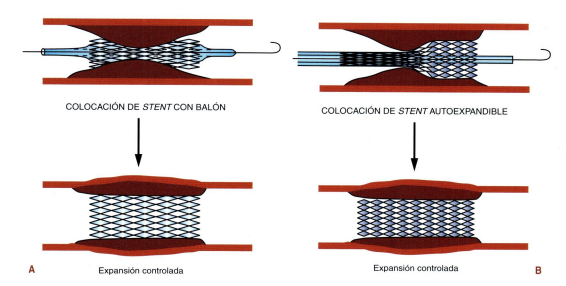

Figura 8-36. El mecanismo de acción de la colocación de *stent* consiste en la expansión controlada del segmento arterial a tratar. El *stent* puede ser colocado en un primer intento (colocación primaria del *stent*) o tras la realización de angioplastia (colocación secundaria del *stent*). La colocación del *stent* previene posibles complicaciones como la reestenosis por la naturaleza elástica del vaso o la extensión de cualquier disección; el efecto negativo es el desarrollo de hiperplasia fibrointimal. Hay dos tipos de *stent:* el montado sobre balón o el autoexpandible. **A:** Los *stent* montados sobre balón pueden ser previamente montados o montarse por el explorador. El balón es inflado y después desinflado colocándolo en su sitio. **B:** Los *stent* autoexpandibles están montados en una vara y cubiertos por una manga. Al retirar la manga, el *stent* es liberado. El diseño original estaba formado por acero inoxidable, lo cual hacía que se acortaran al ser liberados. Los *stents* más recientes están compuestos de Nitonol, siendo mucho menor la probabilidad de acortamiento.

te espacio suficiente para insertar el catéter y permite orientarlo de forma que la entrada sea más eficiente y rápida en el injerto.

También es posible el acceso percutáneo en las arterias distales a la oclusión con control ecográfico. En la ingle puede canularse mucho más rápidamente una arteria femoral permeable distal a una oclusión ilíaca una vez que ha sido localizada con ecografía. La entrada en la arteria poplítea utilizando un enfoque retrógrado puede realizarse desde la parte posterior de la rodilla. Este enfoque es útil cuando se intentan recanalizar segmentos femorales superficiales ocluidos. La ecografía ha demostrado que su realización es más segura desde el aspecto posteromedial de la rodilla, ya que las venas raramente se encuentran encima de esta porción de la arteria. La exploración ecográfica rápida confirma este hecho y ayuda a guiar la aguja.

Monitorización

La estrategia actual para la monitorización de la trombolisis intraarterial requiere la realización de angiografías repetidas y que las decisiones sobre la posición del catéter sean tomadas en consecuencia. Con la ayuda del Doppler color es posible realizar algunas de estas maniobras utilizando información obtenida del espectro Doppler. Por ejemplo, cuando se registran patrones de flujo normales en el injerto, puede retirarse progresivamente el catéter sin la ayuda de angiografías repetidas. Sin embargo, un patrón de flujo obstructivo sugiere empeoramiento, necesidad de lisis continua y evaluación angiográfica repetida.

Postprocedimiento

Una vez conseguida la trombolisis, debe tratarse de determinar la causa de la oclusión aguda. La

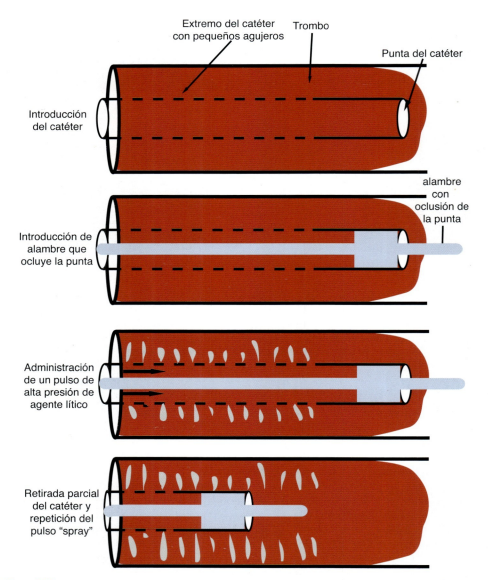

Figura 8-37. Son muchos los enfoques posibles para la administración endovascular de agentes trombolíticos como la uroquinasa o la clase de activadores del plasminógeno del tejido. El más sencillo es colocar un catéter en la región a tratar y liberar posteriormente el agente. El segundo consiste en usar un catéter con pequeños agujeros laterales para distribuir rápidamente el agente. Esta técnica se conoce como administración en "spray".

Figura 8-39. La aterectomía percutánea se realiza en cuatro pasos. Primero se atraviesa la lesión y el aparato es colocado sobre la placa a eliminar. Se infla un balón que es presionado contra la placa. A continuación, se hace avanzar una cuchilla sobre la lesión que retira el material de la placa y se presiona en un reservorio de recuperación en la punta del aparato. El mecanismo de acción de la aterectomía percutánea es la retirada de material. Normalmente, la superficie queda suave en el lugar del tratamiento. Se usa en aplicaciones especializadas (por ejemplo, en estenosis de injerto venoso).

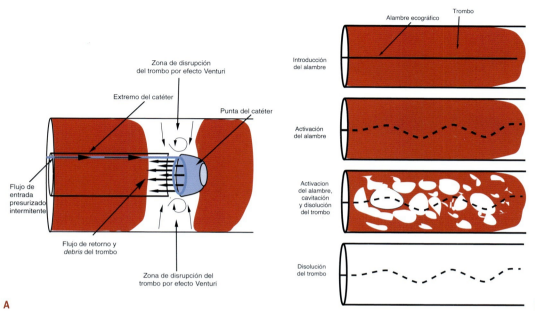

Figura 8-38. Los enfoques endovasculares para la trombectomía mecánica incluyen la trombectomía aspirativa y otros mecanismos para disolver el trombo. **A:** Entre los aparatos más usados, se encuentra uno que aspira el trombo utilizando el efecto Venturi de un chorro de salino proyectado desde la punta de un catéter especialmente diseñado. Este aparato, el Angiojet (Angiojet, Minneapolis, MN), se utiliza para la trombectomía del acceso de diálisis, así como para la de vena nativa y arteria. **B:** También puede usarse la ecografía para inducir trombolisis. Existen enfoques transcutáneos para promover la actividad de agentes líticos. Entre los enfoques endovasculares se ha usado un aparato de punta activa. Un nuevo aparato induce la cavitación a lo largo de la longitud variable de un alambre.

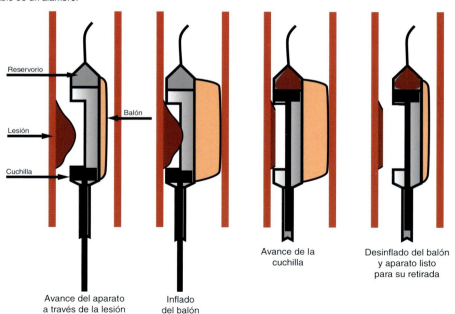

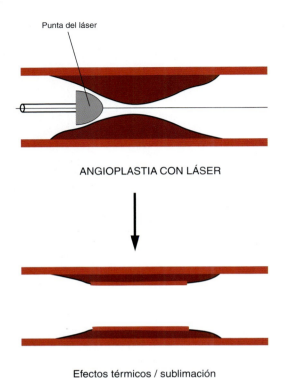

Figura 8-40. La angioplastia con láser se ha realizado normalmente utilizando la energía láser para quemar y disolver la lesión estenótica. Otro enfoque usa la fotoenergía del haz para vaporizar directamente el material de la placa. La luz de la arteria presenta una apariencia regular tras la realización del procedimiento. El tamaño de la luz es aproximadamente del tamaño del aparato láser mismo.

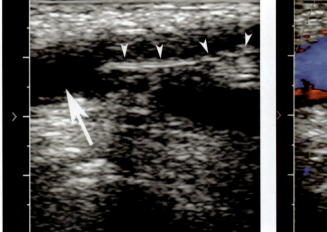
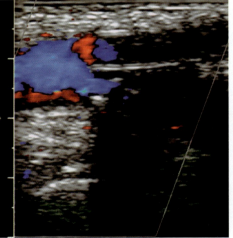

Figura 8-41. A: Esta imagen en modo B muestra la punta del catéter (*cabezas de flecha*) introducida de forma retrógrada desde un injerto femorotibial ocluido hacia la arteria femoral común nativa (*flecha*). **B:** El Doppler color confirma que el catéter se encuentra en el injerto ocluido y que sigue existiendo flujo en la arteria femoral común nativa.

ecografía Doppler puede entonces explorar la longitud del injerto para determinar lugares de flujo alterado. La mayoría de las veces se realizan angiografías en una única proyección. Se han visto angiogramas aparentemente normales tras exploraciones Doppler anormales de estenosis de alto grado visualizadas con angiografía con proyecciones oblicuas adicionales. También resulta útil la ecografía Doppler para identificar zonas de disección (Fig. 8-42), más probables en injertos con hiperplasia fibrointimal difusa. Esta información es útil para indicar la necesidad de mayor intervención en un injerto de apariencia casi normal en angiografía.

Angioplastia y colocación de *stent*

En los siguientes párrafos se discuten las intervenciones percutáneas como grupo.

Preprocedimiento

El mapeo arterial con ecografía Doppler añade información importante no disponible con otras pruebas no invasivas. Antes de cualquier intervención, puede determinarse de forma fiable la presencia de segmentos ocluidos. Si estas oclusiones deben ser abordadas quirúrgicamente, el paciente es dirigido a cirugía. Si, sin embargo, se detectan lesiones focales susceptibles de angioplastia, se recomienda una intervención percutánea. La exploración a realizar es la misma que la descrita en el Capítulo 7, Fig. 7-6. La ecografía Doppler es muy eficaz en la detección de oclusiones segmentarias y localiza la mayoría de las estenosis focales; de hecho tiende a sobreestimar la severidad de la lesión, lo cual puede causar un dilema cuando los síntomas del paciente son mínimos en la extremidad estudiada o están ausentes.

Durante el procedimiento

Una vez identificada la estenosis y tomada la decisión de realizar angioplastia, puede localizarse dicha estenosis midiéndose la velocidad del flujo y determinando el ratio de velocidad picosistólica. La única limitación significativa de este enfoque es para las lesiones de alto grado con grandes colaterales inmediatamente proximales a ellas. Bajo dichas circunstancias, el estudio del conducto con estenosis puede proporcionar falsas señales de baja velocidad, al encontrarse el segmento que contiene la lesión ocluido de forma subtotal y con disminución del flujo y de las velocidades cuando se comparan con el lado contralateral.

El éxito de la intervención se evalúa normalmente con angiografía. Hay otras dos formas adicionales de evaluar los resultados de la intervención.

El primero es la ecografía intravascular, que se realiza con una frecuencia de 10 a 20 MHz utili-

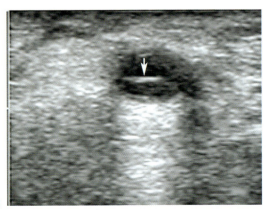
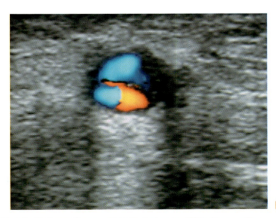

Figura 8-42. A: Esta imagen transversa en modo B muestra evidencia de disección en un injerto de *bypass*. **B:** La imagen Doppler color confirma que existe flujo en ambos lados de la luz.

zando un transductor montado sobre un catéter. Este transductor-catéter explora la lesión mientras se mueve lentamente hacia arriba y abajo en el segmento arterial en cuestión. Los resultados de la intervención se evalúan a partir de las imágenes bidimensionales en tiempo real. Dichas exploraciones han demostrado que del 10 al 20% de los casos que se creían con resultados satisfactorios en angiografía, tenían reducciones significativas y persistentes de la luz residual (estenosis persistente) o grandes disecciones en las placas ateroscleróticas que requerían la repetición de la angioplastia o la colocación de stent. Por ejemplo, en ocasiones por la naturaleza elástica del vaso tiene lugar una vuelta al

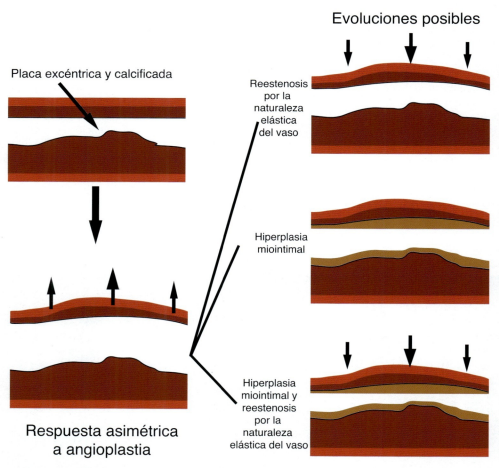

Figura 8-43. Las lesiones excéntricas pueden reestenosarse sencillamente por la naturaleza elástica del vaso. Las anomalías persistentes de flujo pueden indicar la necesidad de repetir la intervención o, más probablemente, la necesidad de colocación de *stent*.

diámetro normal tras el intento de angioplastia de placas asimétricas, que precisa colocación de stent (Fig. 8-43). En estos casos se repite la intervención hasta la corrección de la anomalía postprocedimiento.

El segundo enfoque es el mapeo Doppler color. Dado que la mayoría de las intervenciones suelen producirse sobre arterias nativas, de localización profunda en los tejidos blandos, la resolución de la imagen en escala de grises resulta insuficiente para visualizar de forma eficaz y caracterizar la mayoría de las lesiones arteriales. No obstante, se obtienen fácilmente los parámetros de velocidad Doppler adoptándose la misma estrategia que la descrita para el mapeo arterial o del injerto. Se miden por tanto las velocidades picosistólicas tanto proximal como distal a la estenosis. Se ha visto que la velocidad picosistólica proximal a la estenosis a menudo mejora, mientras que las velocidades picosistólicas en el lugar de la estenosis disminuyen. Este descenso es paralelo a una mejoría en la severidad de la lesión tras la intervención, y puede extenderse al uso de mediciones seriadas no invasivas de las velocidades en las arterias como forma de seguimiento de los resultados de las intervenciones percutáneas (Fig. 8-44). Los resultados de los estudios con ecografía dúplex tras angioplastia se han mostrado superiores a los estudios de la aterectomía. Ello ha llevado a un descenso en el número de aterectomías practicadas.

El lugar de angioplastia (Fig. 8-45) o de colocación de stent puede monitorizarse de igual forma que se realiza la monitorización del injerto de bypass (Figs. 8-46 y 8-47).

Seguimiento del procedimiento

La evaluación de los resultados de la intervención percutánea es un reto interesante. ¿Cómo se pueden comparar los resultados del procedimiento A con los del procedimiento B en pacientes con patología vascular periférica?

¿Qué debemos evaluar?

La respuesta obvia es: los síntomas del paciente. El paciente que ha de ser sometido a intervención percutánea suele presentar claudicación o dolor en reposo. La resolución del síntoma es el punto clínico final. Sin embargo, puede confundirse con la presencia de síntomas provocados por otra lesión arterial o por un proceso patológico no relacionado con la patología arterial, como estenosis del canal raquídeo o patología degenerativa discal. Los pacientes no operados con patología arterial pueden responder de forma satisfactoria a un programa aislado de ejercicios. Puede ser, por tanto, difícil determinar qué ha causado la mejoría en los síntomas, la intervención percutánea o la adopción de un programa de ejercicios tras la intervención.

El segundo grupo de parámetros a seguir son las presiones tobillo-brazo suplementadas por registros pulso-volumen o por mediciones de presión segmentaria. Al principio, muchos diabéticos no pueden ser evaluados al presentar vasos rígidos difícilmente compresibles, lo cual hace poco fiable las mediciones de presión. Pueden ocurrir tres circunstancias en pacientes con monitorización seriada de sus presiones. En la primera, las lesiones precoces que se desarrollan en los primeros 2 años tras el procedimiento se manifiestan en forma de un descenso en la presión en cualquiera de las exploraciones de seguimiento realizadas a las 6 semanas, a los 3 meses, a los 6 meses, a los 12 meses y después, cada año. Estos descensos medibles de la presión tienen lugar a pesar de la ausencia de síntomas en hasta dos tercios de los pacientes y tienen que ver con el desarrollo de una estenosis significativa en el injerto. En una segunda circunstancia, las lesiones más precoces no son detectadas durante la visita, y la lesión progresa hacia la oclusión total en el intervalo de tiempo antes de la nueva visita. Por último, una tercera circunstancia registra una mejoría persistente en el índice tobillo-braquial a pesar de la oclusión del injerto. Esto se debe probablemente a un mayor cuidado por parte del paciente, que ahora adopta un programa de ejercicios y elimina el tabaco. La distinción entre las tres posibles evoluciones es posible sólo utilizando ecografía Doppler o angiografía. Las velocidades picosistólicas en el injerto disminuyen en respuesta a la estenosis en desarrollo antes de que exista alguna evidencia de descenso de la presión.

La imagen Doppler color puede usarse para localizar el lugar de la estenosis y estimar su severidad. Aún no ha sido determinado qué constituye un cambio significativo entre las visitas repetidas. En la carótida, un cambio del 30% en la velocidad Doppler se considera significativo y corresponde a una variación del 20% en la severidad de la lesión. Estos cambios están presentes incluso antes de que

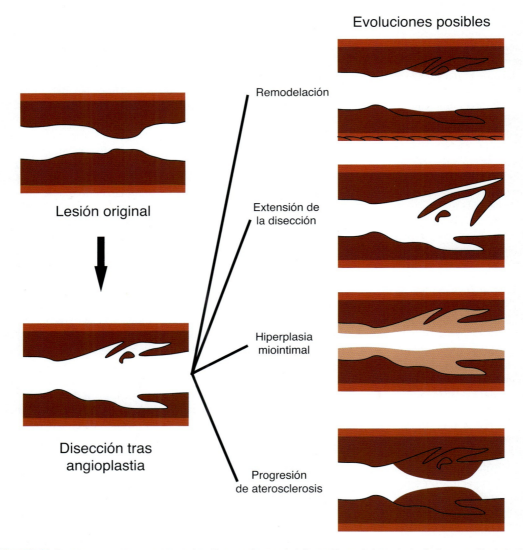

Figura 8-44. En este esquema se representan las diferentes formas de fallo en el lugar de la angioplastia. La extensión de la disección es un problema relacionado con el mecanismo de acción de la angioplastia y se observa en una fase semiaguda tras la realización de la intervención. La hiperplasia fibrointimal tiene lugar en casi la totalidad de las intervenciones percutáneas en pocos meses tras el procedimiento. La progresión de la aterosclerosis se produce unos pocos años después de la intervención.

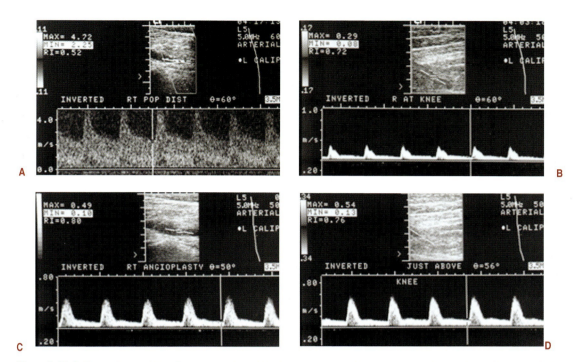

Figura 8-45. A: El estudio ecográfico Doppler muestra evidencia de una estenosis de alto grado en la arteria poplítea con velocidades de flujo de 472 cm/seg. **B:** Ésta corresponde a un ratio de velocidad mayor de 10 en comparación con la velocidad picosistólica por encima de la lesión. **C:** Tras la realización del procedimiento, las velocidades de flujo regresan a valores normales en el lugar de la angioplastia. **D:** Las velocidades de flujo obtenidas por encima del lugar de la angioplastia están también aumentadas respecto al valor basal compatible con mejoría de flujo hacia la pierna.

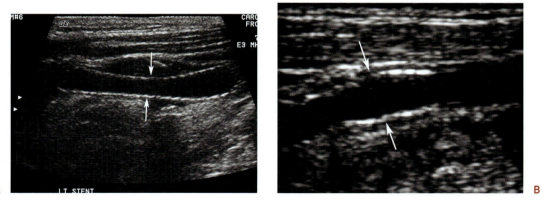

Figura 8-46. Tras la colocación, los *stent* carotídeos sin evidencia de anomalía de flujo pueden tener apariencias diferentes. **A:** Pueden tener una morfología en reloj de arena con adelgazamiento en el centro del *stent*. **B:** Morfología en gota con dilatación en el centro del *stent*.

(Continúa en la página siguiente)

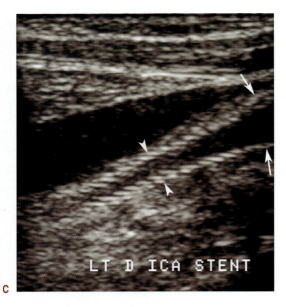

Figura 8-46. *Continuación.* **C:** Un sencillo afilamiento desde la carótida común en la carótida interna.

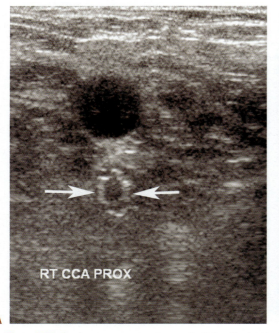
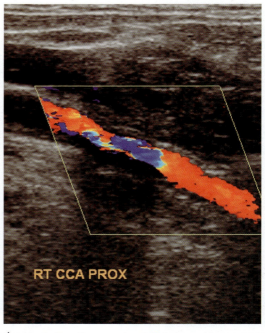

Figura 8-47. Pueden verse casos extremos de disfunción del *stent*. Éste de diseño antiguo se colapsó. **A:** La imagen transversa de la arteria carótida común muestra colapso parcial de un *stent* (*flechas*). **B:** La imagen Doppler color longitudinal muestra *aliasing* en esta localización.

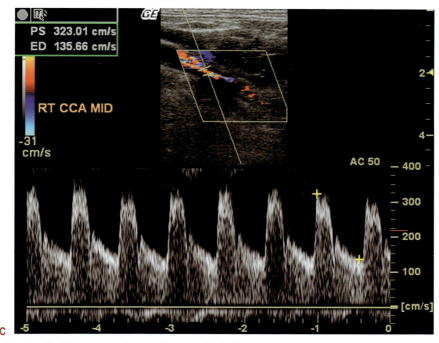

Figura 8-47. *Continuación.* **C:** Esto se confirma con la presencia de elevadas velocidades de flujo en la misma localización.

la velocidad proximal en el injerto o el vaso disminuya por debajo de un valor crítico de 45 cm/seg. Las zonas que muestran más de tres veces el ratio de la velocidad picosistólica deben considerarse que representan estenosis significativas mayores del 75%.

Intervenciones venosas

La ecografía puede usarse para establecer el diagnóstico de trombosis venosa profunda y confirmar el deterioro fisiológico de su función. Los casos de trombosis de vena ilíaca proximal pueden confirmarse por los efectos en los patrones de flujo visibles hacia abajo en la pierna. La intervención exitosa y la mejoría en la función pueden ratificarse con la evaluación Doppler de las venas de la extremidad inferior en la misma localización (Fig. 8-48)

Se aplican los mismos principios discutidos para las intervenciones arteriales. Los criterios de velocidad no están bien definidos y se realiza a menudo una evaluación empírica de los patrones de flujo sanguíneo.

Bibliografía

Adar R, Critchfield GC, Eddy DM. A confidence profile analysis of the results of femoropopliteal percutaneous transluminal angioplasty in the treatment of lower extremity ischemia. *J Vasc Surg* 1989;10:57-67.

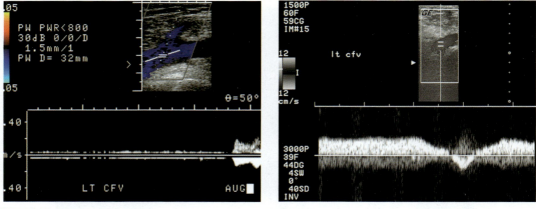

Figura 8-48. A: Las velocidades de flujo en la vena femoral común se encuentran marcadamente disminuidas. La responsable es una estenosis proximal con trombosis de la vena ilíaca. **B:** Tras trombolisis y colocación de *stent* se aprecia cierta mejoría en la dinámica de flujo y también de la sintomatología.

Ahmadi R, Schillinger M, Maca T, et al. Femoropopliteal arteries: immediate and long-term results with a Dacron-covered stent-graft. *Radiology* 2002;223:345-350.

Back MR, Novotney M, Roth SM, et al. Utility of duplex surveillance following iliac artery angioplasty and primary stenting. *J Endovasc Ther* 2001;8:629-63 7.

Bandyk DF, Jorgensen RA, Towne JB. Intraoperative assessment of *in situ* saphenous vein arterial bypass grafts using pulsed Doppler spectral analysis. *Arch Surg* 1986; 121:292-299.

Bandyk DF, Schmitt DD, Seabrook GR, et al. Monitoring functional patency of *in situ* saphenous vein bypasses: the impact of a surveillance protocol and elective revision. *J Vasc Surg* 1989;9:286-296.

Becquemin JP, Allaire E, Qvarfordt P, et al. Surgical transluminal iliac angioplasty with selective stenting: long-term results assessed by means of duplex scanning. *J Vasc Surg* 1999;29:422-429.

Bostrom A, Karacagil S, Jonsson ML, et al. Repeat surgery without preoperative angiography in limbs with patent infrainguinal bypass grafts. *Vasc Endovasc Surg* 2002; 36(5):343-350.

Buth J, Disselhoff B, Sommeling C, et al. Color-flow duplex criteria for grading stenosis in infrainguinal vein grafts. *J Vasc Surg* 1991;14:716-728.

Cohen JR, Mannick JA, Couch NP, et al. Recognition and management of impending vein-graft failure. Importance for long-term patency. *Arch Surg* 1986;121:758-759.

Collier P, Wilcox G, Brooks D, et al. Improved patient selection for angioplasty utilizing color Doppler imaging. *Am J Surg* 1990;160:171-174.

Cragg A. Lower extremity deep venous thrombolysis: a new approach to obtaining access. *J Vasc Interv Radiol* 1996; 7:283-288.

Dake M, Semba C. Thrombolytic therapy in venous occlusive disease. *J Vasc Interv Radial* 1995;6(suppl):73-77.

Dougherty MJ, Calligaro KD, DeLaurentis DA. The natural history of "failing" arterial bypass grafts in a duplex surveillance protocol. *Ann Vasc Surg* 1998;12:255-259.

Fillinger MF, Reinitz ER, Schwartz RA, et al. Graft geometry and venous intimal-medial hyperplasia in arteriovenous loop grafts. *J Vasc Surg* 1990;11:556-566.

Golledge J, Beattie DK, Greenhalgh RM, et al. Have me results of infrainguinal bypass improved with the wide spread utilisation of postoperative surveillance? [Comment]. *Eur J Vasc Endovasc Surg* 1996;11(4):388-392.

Gratz I, Afshar M, Kidwell P, et al. Doppler-guided cannulation of the internal jugular vein: a prospective randomized trial. *J Clin Monit* 1994;10:185-188.

Hedgcock MW, Eisenberg RL, Gooding GA. Complications relating to vascular prosthetic grafts. *J Can Assoc Radiol* 1980;31:137-142.

Henderson J, Chambers J, Jeddy TA, et al. Serial investigation of balloon angioplasty induced changes in the superficial femoral artery using colour duplex ultrasonography. *Br J Radiol* 1994;67:546-551.

Idu MM, Buth J, Hop WC, et al. Factors influencing the development of vein-graft stenosis and their significance for clinical management. *Eur J Vasc Endovasc Surg* 1999; 17:15-21.

Ihnat DM, Mills JL, Dawson DL, et al. The correlation of early flow disturbances with the development of infrainguinal graft stenosis: a 10-year study of 341 autogenous vein grafts. *J Vasc Surg* 1999;30:8-15.

Kanterman RY, Vesely TM, Pilgram TK, et al. Dialysis access grafts: anatomic location of venous stenosis and results of angioplasty. *Radiology* 1995;195:135-139.

Mattos MA, van Bemmelen PS, Barkmeier LD, et al. Routine surveillance after carotid endarterectomy: does it affect clinical management? *J Vasc Surg* 1993;17:819-831.

Mills JL, Bandyk DF, Gathan V, et al. The origin of infrainguinal vein graft stenosis: a prospective study based on duplex surveillance. *J Vasc Surg* 1995;21:16-25.

Myers KA, Wood SR, Lee V. Vascular ultrasound surveillance after endovascular intervention for occlusive iliac artery disease. *Cardiovasc Surg* 2001;9:448-454.

Nielsen TG, Djurhuus C, Pedersen EM, et al. Arteriovenous fistulas aggravate the hemodynamic effect of vein bypass stenoses: an in vitro study. *J Vasc Surg* 1996;24: 1043-1049.

Olojugba DH, McCarthy MJ, Naylor AR, et al. At what peak velocity ratio value should duplex-detected infrainguinal vein graft stenoses be revised? *Eur J Vasc Endovasc Surg* 1998;15:258-260.

Polak JF, Donaldson MC, Dobkin GR, et al. Early detection of saphenous vein arterial bypass graft stenosis by color assisted duplex sonography: a prospective study. *AJR* 1990; 154:857-861.

Polak JF, Donaldson MC, Whittemore AD, et al. Pulsatile masses surrounding vascular prostheses: real-time US color flow imaging. *Radiology* 1989;170:363-366.

Porter DH, Rosen MP, Skillman JJ, et al. Mid-term and longterm results with directional atherectomy of vein graft stenoses. *J Vasc Surg* 1996;23:554-567.

Reilly LM, Okuhn SP, Rapp JH, et al. Recurrent carotid stenosis: a consequence of local or systemic factors? The influence of unrepaired technical defects. *J Vasc Surg* 1990; 11:448-460.

Ryan SV, Dougherty MJ, Chang M, et al. Abnormal duplex findings at the proximal anastomosis of infrainguinal by pass grafts: does revision enhance patency? *Ann Vasc Surg* 2001;15:98-103.

Sanborn TA, Cumberland DC, Greenfield AJ, et al. Peripheral laser-assisted balloon angioplasty. Initial multicenter experience in 219 peripheral arteries. *Ann Surg* 1989;124:1099-1103.

Sanchez LA, Suggs WD, Veith FJ, et al. Is surveillance to detect failing polytetrafluoroethylene bypasses worth while: twelve-year experience with 91 grafts. *J Vasc Surg* 1993;18:981-990.

Spijkerboer A, Nass P, de Valois J, et al. Iliac artery stenoses after percutaneous transluminal angioplasty: follow-up with duplex ultrasonography. *J Vasc Surg* 1996;23:691-697.

Apéndice: formularios de evaluación vascular

ESTUDIO DIAGNÓSTICO VASCULAR

EXPLORACIÓN DE LA ARTERIA CARÓTIDA

FECHA _____ REGISTRO ____ REFERENCIAS _____
INDICACIONES _____

DERECHA	Velocidad (cm/seg)	Ratio ACI/ACC	% estenosis
ACC proximal	/		
ACC media	/		
ACC distal	/		
ACI proximal	/		
ACI media	/		
ACI distal	/		
ACE	/		

IZQUIERDA	Velocidad (cm/seg)	Ratio ACI/ACC	% estenosis
ACC proximal	/		
ACC media	/		
ACC distal	/		
ACI proximal	/		
ACI media	/		
ACI distal	/		
ACE	/		

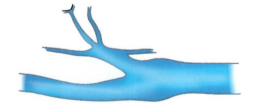
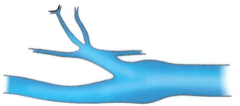

Placa dominante: Calcificada___	
Textura: Homogénea___	Heterogénea___
Densidad dominante: Hipoecogénica___	Hiperecogénica___
Superficie: Lisa___ Irregular___	Ulcerada___

Placa dominante: Calcificada___	
Textura: Homogénea___	Heterogénea___
Densidad dominante: Hipoecogénica___	Hiperecogénica___
Superficie: Lisa___ Irregular___	Ulcerada___

FLUJO EN LA ARTERIA VERTEBRAL

	Anterógrado	Retrógrado	Alterado	Sin flujo detectable	No visualizado
DERECHA					
IZQUIERDA					

Ecografista: _____

Reexplorado por: _____ Observado por: _____ Discutido con: _____

Apéndice • Formularios de evaluación vascular

ESTUDIO DIAGNÓSTICO VASCULAR

EXPLORACIÓN VENOSA DE LA EXTREMIDAD INFERIOR

FECHA _____ REGISTRO _____ REFERENCIAS _____

INDICACIONES _____

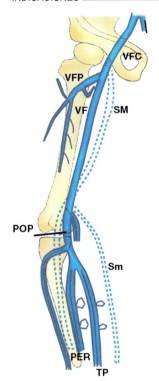

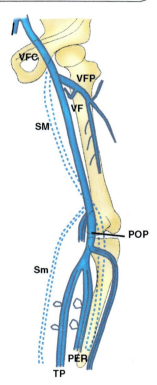

COMPRESIBILIDAD		
Localización	DERECHA	IZQUIERDA
FC		
FP		
Femoral (superior)		
Femoral (distal)		
Poplítea		
Peronea		
Tibial posterior		
Gastrocnemia		
Soleal		
Safena mayor		
Safena menor		

1. NORMAL
2. PÉRDIDA PARCIAL DE
3. PÉRDIDA TOTAL DE

	Aumentación		Fase		Valsalva	
	Derecha	Izquierda	Derecha	Izquierda	Derecha	Izquierda
FC						
Femoral						
Poplítea						
TP						
Peronea						

HALLAZGOS: _____

Ecografista: _____

Reexplorado por: _____ Observado por: _____ Discutido con: _____

ESTUDIO DIAGNÓSTICO VASCULAR

EXPLORACIÓN VENOSA DE LA EXTREMIDAD SUPERIOR

FECHA _____ REGISTRO _____ REFERENCIAS _____

INDICACIONES _____

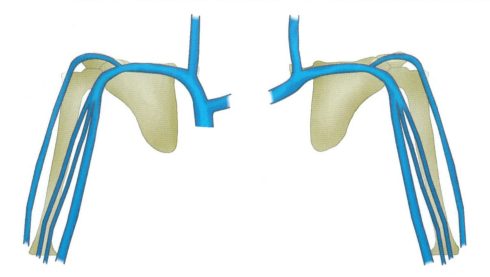

Vena	Compresibilidad		Fase		Aumentación		Maniobra inspiratoria	
	Derecha	Izquierda	Derecha	Izquierda	Derecha	Izquierda	Derecha	Izquierda
Yugular interna								
VBC								
Subclavia proximal								
Subclavia media								
Subclavia distal								
Axilar								
Braquial								
Basílica								
Cefálica								

HALLAZGOS: _____

_____

Ecografista: _____

Reexplorado por: _____   Observado por: _____   Discutido con: _____

Apéndice • Formularios de evaluación vascular

ESTUDIO DIAGNÓSTICO VASCULAR

EXPLORACIÓN DEL INJERTO DE *BYPASS* (IZQUIERDA)

FECHA _____ REGISTRO _____ REFERENCIAS _____

INDICACIONES _____

TIPO DE INJERTO _____

Fecha de colocación _____ Fecha de revisión _____

Anastomosis proximal _____ Anastomosis distal _____

	Velocidad PW	Ratio
Flujo de entrada	/	
Anastomosis	/	
	/	
	/	
	/	
	/	
	/	
	/	
Anastomosis	/	
Flujo de salida	/	
Flujo de salida distal	/	

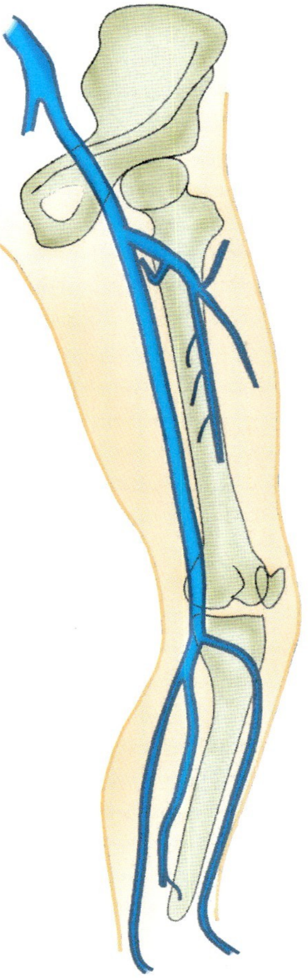

INFORMACIÓN PRELIMINAR

_____

_____

Brazo derecho SBP _____ Brazo izquierdo SBP _____

         ABI   ABI

RDP _____ _____   LDP _____ _____

RPT _____ _____   LPT _____ _____

Ecografista: _____

Reexplorado por: _____ Observado por: _____ Discutido con: _____

ESTUDIO DIAGNÓSTICO VASCULAR

EXPLORACIÓN DEL INJERTO DE BYPASS (DERECHA)

FECHA _____ REGISTRO _____ REFERENCIAS _____

INDICACIONES _____

TIPO DE INJERTO _____

Fecha de colocación _____ Fecha de revisión _____

Anastomosis proximal _____ Anastomosis distal _____

	Velocidad PW	Ratio
Flujo de entrada	/	
Anastomosis	/	
	/	
	/	
	/	
	/	
	/	
	/	
	/	
Anastomosis	/	
Flujo de salida	/	
Flujo de salida distal	/	

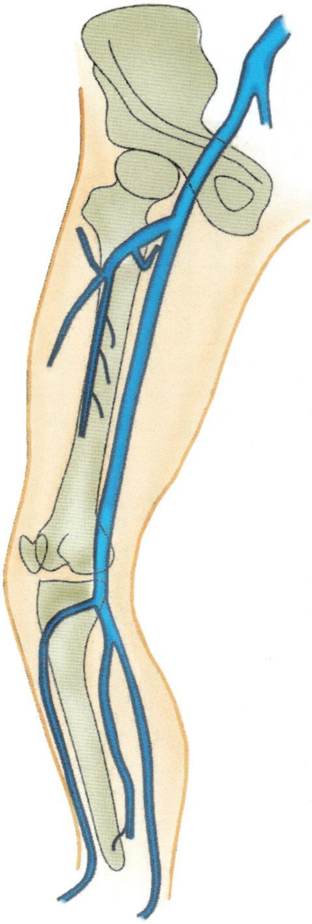

INFORMACIÓN PRELIMINAR

_____

_____

Brazo derecho SBP _____ Brazo izquierdo SBP _____
                ABI   ABI

RDP _____ _____   LDP _____ _____

RPT _____ _____   LPT _____ _____

Ecografista: _____

Reexplorado por: _____ Observado por: _____ Discutido con: _____

Apéndice • Formularios de evaluación vascular   355

ESTUDIO DIAGNÓSTICO VASCULAR

SEUDOANEURISMA Y FÍSTULA A-V (lado izquierdo)

FECHA _____ REGISTRO _____ REFERENCIAS _____
INDICACIONES _____

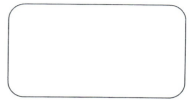

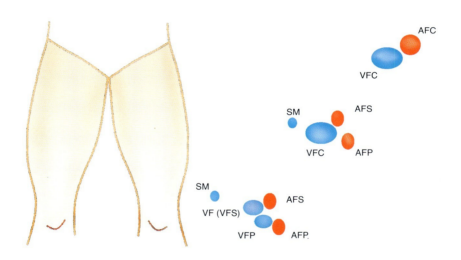

HALLAZGOS: _____
_____
_____

Ecografista: _____

Reexplorado por: _____   Observado por: _____   Discutido con: _____

ESTUDIO DIAGNÓSTICO VASCULAR

SEUDOANEURISMA Y FÍSTULA A-V (lado derecho)

FECHA_____ REGISTRO _____ REFERENCIAS _____

INDICACIONES _____

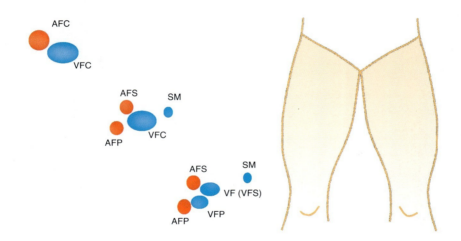

HALLAZGOS: _____
_____
_____

Ecografista: _____

Reexplorado por: _____   Observado por: _____   Discutido con: _____

Apéndice • Formas de evaluación vascular 357

ESTUDIO DIAGNÓSTICO VASCULAR

MAPEO VENOSO DE LA EXTREMIDAD INFERIOR

FECHA _____ REGISTRO _____ REFERENCIAS _____

INDICACIONES _____

Derecha

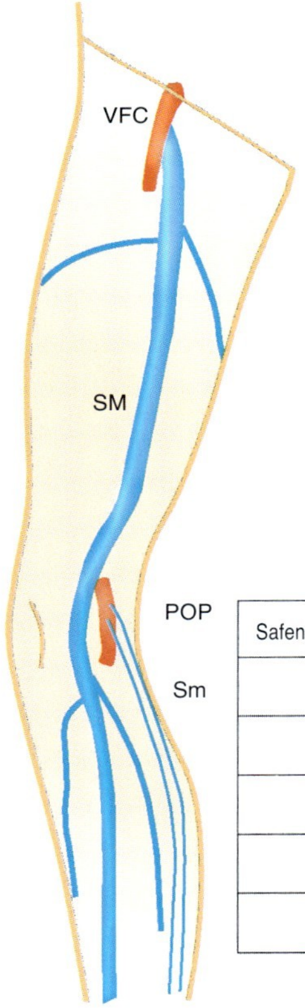

VFC

SM

POP

Sm

Izquierda

VFC

SM

POP

Sm

Safena mayor	Safena mayor

Safena menor	Safena menor

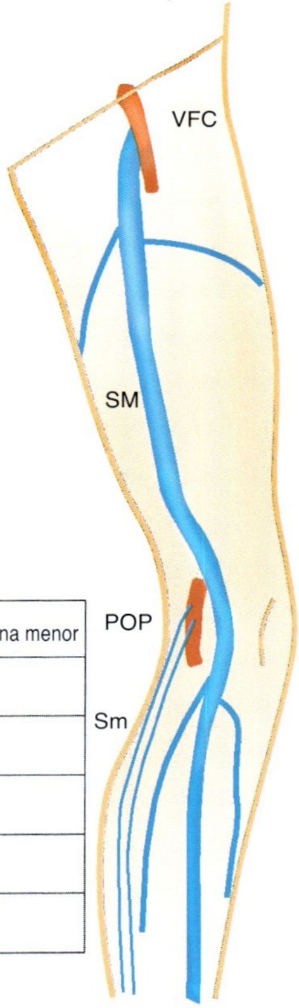

HALLAZGOS: _____
_____
_____

Reexplorado por: _____ Observado por: _____ Discutido con: _____

ESTUDIO DIAGNÓSTICO VASCULAR

MAPEO VENOSO DE LA EXTREMIDAD SUPERIOR

FECHA _____ REGISTRO _____ REFERENCIAS _____

INDICACIONES _____

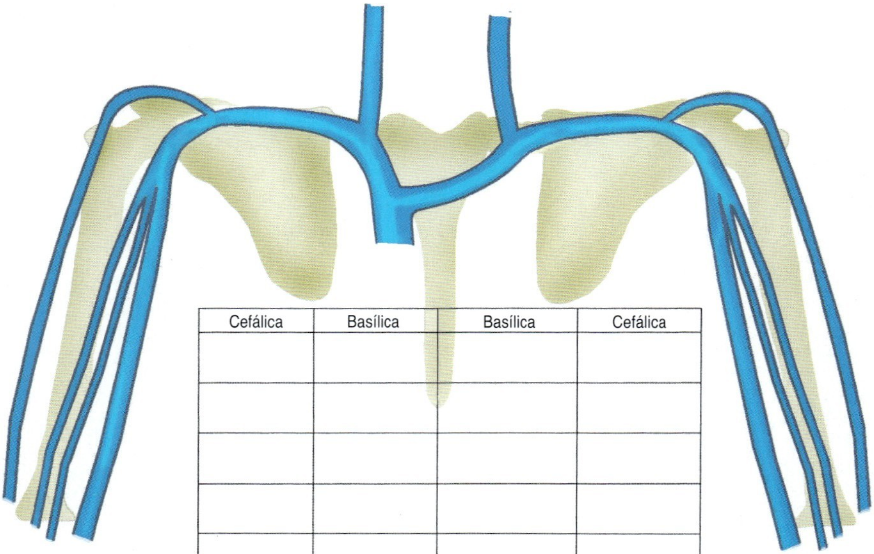

Cefálica	Basílica	Basílica	Cefálica

HALLAZGOS: _____

Reexplorado por: _____   Observado por: _____   Discutido con: _____

Índice

A
Absceso, con trombosis venosa profunda, 204
Accidente isquémico transitorio, con estenosis de carótida interna, 64-65
Agentes de contraste, modo-B frente a imagen Doppler, 31
Aire, artefacto, 31
Aliasing, efecto de, 20
Amputación
    con aterosclerosis, 69-70
    con estenosis arterial periférica, 255
Análisis de onda, estenosis de arterias periféricas, 105-109
Análisis ROC (Receiver operating characteristic), arteriografía, 85
Analizador del espectro, componentes de, 12
Anatomía "normal" en el paciente, 177
Aneurisma, 253-254
    arterias del cuello, 155-161
    con aterosclerosis, 69
    con trombosis venosa profunda, 204
    de arterias carotídeas, 155
Angiografía por sustracción digital, 96
Angiografía-resonancia magnética, eficacia de, 80
Angioplastia con balón, endarterectomía carotídea, 67
Angioplastia percutánea, 70-71
Angioplastia, imagen, 341-347
    durante el procedimiento, 342-343
    postprocedimiento, 343-347
    preprocedimiento, 341-342
Angio-Seal, estenosis por, 270
Angio-TC, eficacia, 80-82
Anticoagulantes, patología arterial periférica, 253
Artefactos, 31-36
    imagen Doppler, 31-36
Arteria carótida común
    estenosis de carótida interna, ratio, 138
    patrón de flujo en, 116
Arteria carótida externa, 116
Arteria carótida
    aterosclerosis, 58-67
        evolución, 61-64
        factores de riesgo, 59
        grado de estenosis, 65-66
        incidencia, 58-59
        intervenciones, 66-67
        localización, 59-61
        patrón, 59-61
        prevalencia, 58-59
        secuelas, 64-65
    común, estenosis de carótida interna, ratio, 138
    estenosis, 91-93
        arteriografía, 91-93
        Doppler direccional periorbitario, 93
        Doppler ocular, 93
        interna
            arteria carótida común, interna, ratio, 138
            velocidad al final de la diástole en, 138
            velocidad picosistólica, 138
        oculopletismografía, 93
    exploración, 350
    imagen, 111-139
        anatomía normal, 111-114
        criterios diagnósticos (Doppler), 114-118
        curvas, 137-139
        patrones de flujo en la estenosis, 119-137
        técnica, 111-114
    stent, colocación de, endarterectomía carotídea, 67
Arteria femoral común, 255
Arteria femoral, 255
Arteria poplítea, 255
Arteria vertebral, 161-166
    patrón de flujo, 161
    ventanas ecográficas, 161
Arterias del cuello, 110-167
    arco "bovino", 111
    arteria braquiocefálica derecha (innominada), 111
    arteria carótida común izquierda, 111-112
    arteria carótida común, 111-112
    arteria carótida externa, 116
    arteria carótida interna, 115
    arteria vertebral, 161-166
    eficacia diagnóstica, 139-155
        calcio, 153
        cambios inflamatorios, 154-155
        características de superficie, 147-152
        criterios diagnósticos, 146-147, 154
        engrosamiento parietal, 155
        morfología, 153
    imagen de la carótida, 111-139

anatomía normal, 111-114
criterios diagnósticos (Doppler), 114-118
curvas, patrones de flujo, 137-139
estenosis, patrones de flujo, 119-137
masas, 155-161
patrones de flujo, 114-115
protocolo de imagen estándar, 113
ramas carotídeas interna-externa, distinción, 111
Arterias estenóticas, 38-44
Arterias ilíacas comunes, 255
Arterias normales, patrones de flujo, 36-38
Arteriografía
análisis ROC, 85
angiografía-TC, 80-82
angio-RM, 80
definiciones, 82
ecografía Doppler, 82
eficacia de, 79-85
especificidad, 82-85
estenosis arterial periférica, 93-96
estenosis carotídea, 91-93
flebo-RM, 80
sensibilidad, 82-85
Arteriomegalia, con aterosclerosis, 69
Arteritis de células gigantes, 154-155
Arteritis de Takayasu, 154-155
Artritis reumatoide, trombosis venosa profunda, 205
Artritis, trombosis venosa profunda, 205
Aterectomía percutánea, 71
Aterosclerosis
arterias carotídeas, 58-67
evolución, 61-64
factores de riesgo, 59
grado de estenosis, 65-66
incidencia, 58-59
intervenciones, 66-67
localización, 59-61
patrón, 59-61
prevalencia, 58-59
secuelas, 64-65
extremidad inferior, 67-75
distensibilidad arterial, 73
engrosamiento de íntima-media de pared carotídea, 71-73
evolución, 69
función endotelial, 73-75
intervenciones endovasculares, 70-71
intervenciones quirúrgicas, 60-70
patología cardiovascular subclínica, 71-75
prevalencia, 67-68
reactividad arterial braquial, 73-75
secuelas, 69
progresión a oclusión estenótica, 59
Aumento de velocidad al final de la diástole, marcador de estenosis severa, 136

B
Bifurcaciones, sitios de, imagen Doppler, 37

C
Calcificación, artefactos, 31
Calcio, diagnóstico de arterias del cuello, 153
Cambios inflamatorios, arterias del cuello, 154-155
Canales venosos, normales, 44-45
Carcinoma de vejiga, trombosis venosa profunda, 204
Catéteres venosos centrales, 216
Catéteres
patología arterial periférica y, 253
venosos, 216
Cateterismo cardiaco, patología arterial periférica y, 253
Celulitis, con trombosis venosa profunda, 204
Cirugía de bypass periférica, imagen después de, 309-348
fístulas arteriovenosas, 333-334
hematoma, pseudoaneurisma, 311
injertos de acceso de diálisis, 333-334
injertos de bypass vasculares sintéticos, 309-318
estenosis perianastomóticas, 311-318
masas, 311
oclusiones. 311-318
injertos de vena antóloga, 318-333
evaluación intraoperatoria, 320
evaluación postquirúrgica, 321-328
estenosis, 324-328
fístula arteriovenosa, 323-324
sospecha de oclusión precoz, 322-323
evaluación prequirúrgica, 320
protocolo Doppler color de la extremidad, 328-333
intervenciones, 334-348
angioplastia, 341-347
durante el procedimiento, 342-343
preprocedimiento, 341-342
seguimiento del procedimiento, 343-347
colocación de stent, 341-347
intervenciones venosas, 347-348
trombólisis, 337-341
acceso percutáneo, 337-341
monitorización, 34
postprocedimiento, 341
pseudoaneurisma, 311
Clasificación de estenosis, 65-66
Colaterales venosas, desarrollo de, 45
Colesterol
lipoproteína de alta densidad, 59
lipoproteína de baja densidad, 59

Índice

niveles elevados, 59
Comunicaciones arteriovenosas, 46
Criterios diagnósticos, 146-147
Curación defectuosa de heridas, con estenosis arterial periférica, 255
Curva de compensación tiempo-ganancia, imagen en escala de grises, 1

D

Detector de cruce cero, limitación del, 13,15
Diabetes, cifras elevadas de colesterol, 59
Dilatación aneurismática, 47
    imagen Doppler, 47
Dispersión de Rayleigh, imagen en escala de grises, 2
Distensibilidad arterial, con aterosclerosis de la extremidad inferior, 73
Doppler continuo, 12-17
Doppler direccional periorbitario, estenosis carotídea, 93
Doppler ocular, estenosis carotídea, 93

E

Ecogenicidad, imagen en escala de grises, niveles de, 2,4
Ecografía, 12-30
    artefactos, 31-36
    arterias estenóticas, 38-44
        incompetencia valvular, 45-46
    canales venosos normales, 44-45
    características generales, 1-47
    comunicaciones arteriovenosas, 46
    consideraciones prácticas, 24-30
    Doppler de onda continua, 12-17
    ecografía Doppler color, 23-24
    ecografía dúplex, 18-22
    imagen Doppler Power, 24
    imagen en escala de grises, 1-9
    imagen en modo B frente a ecografía Doppler, 30-31
    imagen en modo B, 31
        agentes de contraste, 31
    masas, 46-47
    patrones de flujo, 36-38
        arterias normales, 36-38
    principios de, 12-17
    venas obstruidas, 45
Ecuación de Bernoulli, clasificación de la estenosis de la válvula aórtica, 65
Edema de extremidad, 204
Edema de pierna, trombosis venosa por encima de la rodilla, 203
Embarazo
    edema unilateral, 204
    trombosis venosa profunda preparto, 50
Embolismo pulmonar agudo, 48
Endarterectomía carotídea
    imagen después de, 302-308
    tratamiento estándar, 66
    visión intraoperatoria, 302-303
    visión postquirúrgica, 303-308
Enfermedad de Buerger, 68-69
Engrosamiento íntima-media, arterias del cuello, eficacia diagnóstica, 154
Engrosamiento parietal, arterias del cuello, 155
    eficacia diagnóstica, 155
Estenosis anastomótica, detección, 314
Estenosis arterial periférica, 93-109, 254-255
    análisis de onda, 105-109
    arteriografía, 93-96
    Doppler (onda continua), 104
    pletismografía, 102-104
    presiones segmentarias, 96-102
    tasa de mortalidad, 254
Estenosis de arteria carotídea interna
    arteria carótida común, interna, ratio, 138
    ecografía Doppler, eficacia diagnóstica de, 139
    velocidad al final de la diástole en, 138
    velocidad picosistólica, 138
Estenosis de arteria vertebral, clasificación de la, 161
Estenosis perianastomótica, injertos de bypass vasculares sintéticos, 311-318
Estenosis
    en arterias periféricas, 254-255. Véase también Arterias periféricas
    en la extremidad inferior. Véase también Extremidad inferior, 278-287
    gradación, 65-66
Estudio isotópico con fibrinógeno, trombosis venosa, 90-91
Estudios ecográficos seriados, 198-209
Evolución, trombosis venosa, 89
Exploración de injerto de bypass,
    derecha, 354
    izquierda, 353
Exploración negativa por encima de la rodilla, estrategia alternativa para la evaluación de pacientes con, 198
Extremidad inferior, 255-290
    anatomía normal, 255-260
    aterosclerosis, 67-75
        distensibilidad arterial, 73
        enfermedad vascular subclínica, 71-75
        engrosamiento íntima-media de la arteria carótida, 71-73
        evolución, 69
        función endotelial, 73-75
        intervenciones endovasculares, 70-71
        intervenciones percutáneas, 70-71
        intervenciones quirúrgicas, 69-70
        localización, 67-69
        patrón, 67-69
        prevalencia, 67-68
        reactividad de la arteria braquial, 73-75
        secuelas, 69

exploración de, posición del paciente, 174
exploración venosa, 351
mapeo venoso, 357
patrones anormales de flujo, 263-287
    aneurismas, 274-278
    estenosis, 278-287
    fístula arteriovenosa, 271-274
    masas misceláneas, 274
    masas vasculares, 263-270
    oclusiones, 278-287
patrones normales de flujo, 260-262
protocolo de exploración, 287-290
trombosis venosa, 48-51, 169-197
    anatomía normal, 169-181
    criterios diagnósticos, 181-197
        compresibilidad, pérdida de, 186-188
        flujo venoso alterado, 188-197
        visualización del trombo, 182-186
    ecografía venosa con compresión, causas de error durante, 188
    trombosis venosa aguda obstructiva, hallazgos diagnósticos, 183
Extremidad superior, 209-219, 290-300
    anatomía normal, 209-213, 290-293
    criterios diagnósticos, 213-219
    eficacia diagnóstica, 293-300
    exploración venosa, 352
    fisiopatología, 293-300
    mapeo venoso, 358
    patrones de flujo, 290-293
    trombosis venosa profunda, 216
    trombosis venosa, 51

F

Fallo cardiaco derecho, con trombosis venosa profunda, 204
Fisiopatología, 49-77
    arterias carótidas, 58-67
        evolución en el tiempo, 61-64
        factores de riesgo, 59
        gradación de la estenosis, 65-66
        incidencia, 58-59
        intervenciones, 66-67
        localización, 59-61
        patrón, 59-61
        prevalencia, 58-59
        secuelas, 64-65
    extremidad inferior, 67-75
        distensibilidad arterial, 73
        enfermedad cardiovascular subclínica, 71-75
        engrosamiento de íntima-media de carótida, 71-73
        evolución, 69
        función endotelial, 73-75
        incidencia, 67-68
        intervenciones endovasculares, 70-71
        intervenciones percutáneas, 70-71
        intervenciones quirúrgicas, 69-70
        localización, 67-69
        patrón, 67-69
        prevalencia, 67-68
        reactividad arterial braquial, 73-75
        secuelas, 69
    trombosis venosa, 48-58
        incidencia, 48-51
            extremidad inferior, 48-51
            extremidad superior, 51
        intervenciones, 57-58
            evolución, 55-56
            factores de riesgo, 51-53
            localización, 53-55
            patrón, 53-55
            prevalencia, 48-51
            prevención, 57
            secuelas, 56-57
            tratamiento, 57-58
Fístula arteriovenosa, 204-205, 333-334
    extremidad inferior, 271-274
"Flash" color, imagen Doppler, 34
Flebitis superficial, con trombosis venosa profunda, 204
Flegmasia cerulea dolens, 51
Forma del transductor, imagen en escala de grises, 5
Fotopletismografía, 298

G

Ganglios linfáticos inflamatorios benignos, 274
Ganglios linfáticos
    fístulas arteriovenosas, pseudoaneurismas, confusión de, 274
    masa
        con trombosis venosa profunda, 204
        en la ingle, 204
Gas, artefacto, aire, 31

H

HDL, véase Lipoproteína de alta densidad
Hematoma, con trombosis venosa profunda, 204
Hipertensión, elevación de niveles de colesterol, 59
Hipertiroidismo, aumento de flujo carotídeo en el, 133, 155

I

Imagen armónica nativa, 9-11
    resolución axial, resolución lateral, 10
    resolución en eje z, 10
    resolución lateral, 10
Imagen Doppler, 1-47
    aliasing, efecto de, 20
    analizador de espectro, componentes de, 13

Índice

artefactos, 31-36
    "flash" color, 34
bifurcaciones, sitios de, 37
calcificación, como artefacto, 31
canales venosos normales, 44-45
características generales, 1-47
comunicaciones arteriovenosas, 46
consideraciones prácticas, 24-30
cursor Doppler, 19
dilatación aneurismática, 47
Doppler de onda continua, 12-17
Doppler Power, 24
ecografía Doppler color, 23-24
    limitaciones, 26
ecografía dúplex, 18-22
ecografía dúplex, 18-22
errores durante, 139,141
espectro Doppler, signo de "ida y vuelta", 311
estenosis, 38-44
    clasificación de la severidad de la, 41,44
    colaterales venosas, desarrollo de, 45
    detector de cruce cero, limitación de, 13,15
    incompetencia venosa, 45-46
    maniobra de Valsalva, respuesta a, 45-46
    vasos tortuosos, zonas de aumento de velocidad, 37
flujo sanguíneo en la luz de la arteria, distribución de, 36
imagen de flujo B, 31
    agentes de contraste, 31
imagen en escala de grises, 1-9
límite Nyquist, 20
masas periféricas, ecografía Doppler, 46
masas, 46-47
modo B frente a imagen Doppler, 30-31
    agentes de contraste, 31
    sonda sin imagen, 30
número Reynolds, 41
onda continua
    estenosis arterial periférica, 104
    trombosis venosa, 89-90
onda Doppler, estenosis de carótida interna, 44
patrones de flujo, 36-38
    arterias normales, 36-38
principios, 12-17
pseudoaneurisma, patrón de movimiento turbulento, 46
transformación de Fourier, 13
variación respiratoria, pérdida de, 45
venas dorsales del pie, 171
venas obstruidas, 45
vistas por unidad de tiempo rápidas, ecografía dúplex, imagen Doppler color, 30

Imagen en escala de grises, 1-9
    curva de compensación tiempo-ganancia, 1
    dispersión Rayleigh, 2
    ecogenicidad, niveles de, 2,4
    estructuras vasculares de interés, 7
    formas de los transductores, 5
    habilidad del ecografista para realizar la prueba, 7
    hiperecogenicidad, 2,4
    hipoecogenicidad, 2,4
    reflexión especular, 2
    sectorial, 5
    transductor lineal, 5
        forma del transductor, 7
    transductores cónvex, 5
        transductores curvos, 7
    transductores ecográficos, imagen en modo B, 2
    transductores sectoriales, 7
Imagen flujo-B, 31
    agentes de contraste, 31
Imagen modo-B frente a imagen Doppler, 30-31
Incompetencia venosa, 45-46
    con trombosis venosa profunda, 204
Índice tobillo-braquial, 96-99
Índice tobillo-brazo, 96-99
Infarto, con estenosis de carótida interna, 64-65
Ingle
    adenopatías, 204
    masas de tejidos blandos, 274
Injerto de politetrafluoroetileno, en procedimientos de bypass axilofemoral, 70
Injerto venoso in situ, 318
Injerto venoso invertido, 318
Injertos de bypass vascular sintéticos, 311-318
    estenosis perianastomótica, 311-318
    imagen después de, 309-318
        masas, 311
        oclusiones, 311-318
Injertos de bypass venosos, tipos de, 318-319
Injertos de diálisis, estudios de imagen tras colocación de, 333-334
Injertos venosos autólogos, imagen después, 318-333
    protocolo de extremidad con Doppler color, 328-333
    valoración intraoperatoria, 320
    valoración postoperatoria, 321-328
        estenosis, 324-328
        fístula arteriovenosa, 323-324
        oclusión precoz, sospecha de, 322-323
    valoración prequirúrgica, 320
Injertos, diálisis, imagen después de, 333-334
Insuficiencia cardiaca congestiva, 216
Insuficiencia cardiaca, derecha, con trombosis venosa profunda, 204
Insuficiencia venosa profunda, 241

Insuficiencia venosa, 231-250
    anatomía, 231-235
    criterios diagnósticos, 241-249
    función, 232-235
    importancia clínica, 235-241
    incidencia, 235-241
    maniobras específicas, 249-250
    patrones, 241-249
    válvulas venosas profundas, 231
    venas perforantes, 232
    venas superficiales, 231
Intervenciones endovasculares
    imagen tras, 302-349

L
LDL. Véase Lipoproteína de baja densidad
Límite Nyquist, teorema de, 20
Linfedema, 204
Lipoproteína de alta densidad, 59
Lipoproteína de baja densidad, 59

M
Maniobra de Valsalva
    para evaluar permeabilidad, 191
    respuesta a, imagen Doppler, 45-46
Masa pulsátil del cuello, palpable, 155
Masas hipoecogénicas, 263
Masas pélvicas
    con trombosis venosa profunda, 204
    proceso obstructivo en, 203
Masas periféricas, ecografía Doppler, 46
Masas vasculares, extremidad inferior, 263-270
Masas, 46-47
    arterias del cuello, 155-161
    debidas a aumento de la tortuosidad del vaso, 155
    ecografía Doppler, 46-47
    extremidad inferior, 274
    injertos de bypass vascular sintético, imagen 311
    vascular, extremidad inferior, 263-270

N
NASCET. Véase North American Carotid Endarterectomy Trial
Neoplasias cervicales, trombosis venosa, 204
Neoplasias ováricas, trombosis venosa, 204
Nódulos adenomatosos, 155
North American Carotid Endarterectomy Trial, 66
Número Reynolds, imagen Doppler, 41

O
Obstrucción venosa mediastínica extrínseca, 216
Oclusiones, injertos de bypass vasculares sintéticos, imagen, 311-318
Oculopletismografía, estenosis carotídea, 93
Osteoartritis, trombosis venosa profunda, 205

P
Patología arterial periférica, 252-301
    anatomía normal, 255-260
    aneurisma, 253-254
    estenosis arterial periférica, 93-109, 254-255. Véase también Estenosis arterial periférica
    extremidad inferior, 255-290
        patrones de flujo anormales, 263-287
            aneurismas, 274-278
            estenosis, 278-287
            fístula arteriovenosa, 271-274
            masas vasculares, 263-270
            masas, miscelánea, 274
            oclusiones, 278-287
    extremidad superior, 290-300
        anatomía normal, 290-293
        eficacia diagnóstica, 293-300
        fisiopatología, 293-300
        patrones de flujo, 290-293
    importancia clínica, 252-255
    incidencia, 252-255
    patrones de flujo normales, 260-262
    protocolo de exploración, 287-290
    pseudoaneurismas, 252-253
Patologías incidentales, con trombosis venosa profunda, 204-209
Patrones de flujo, 36-38
    arterias normales, 36-38
Placa heterogénea, 153
Placa homogénea, 153
Placa. Véase también Aterosclerosis
    arterias del cuello, eficacia diagnóstica, 146-147, 153-154
    progresión a oclusión estenótica, 59
    rotura de, 61
    tamaño de, 147
    zona hiperecogénica focal en medio de, 153
Pletismografía, 102-104
    estenosis arterial periférica, 102-104
    trombosis venosa, 87-89
Presiones segmentarias, estenosis arterial periférica, 96-102
Procedimientos intervencionistas, imagen tras, 334-348
    angioplastia, 341-347
        postprocedimiento, 341
        preprocedimiento, 341-342
        tras el procedimiento, 343-347
    intervenciones venosas, 347-348
    trombólisis, 337-341
        acceso percutáneo, 337-341
        monitorización, 341
        postprocedimiento, 341
Procedimientos quirúrgicos, imagen tras, 302-349
Procesos malignos pélvicos, trombosis venosa, 204
Pruebas diagnósticas vasculares, eficacia, 78-109
    arteriografía, 79-85

análisis receiver operating characteristic, 85
angiografía-RM, 80
angiografía-TC, 80-82
  definiciones, 82
  ecografía Doppler, 82
  especificidad, 82-85
  prevalencia de enfermedad, 82-85
  sensibilidad, 82-85
  venografía-RM, 80
estenosis carotídea, 91-93
  arteriografía, 91-93
  Doppler direccional periorbitaria, 93
  Doppler ocular, 93
  oculopletismografía, 93
estenosis arterial periférica, 93-109
  análisis de onda, 105-109
  arteriografía, 93-96
  Doppler (onda continua), 104
  pletismografía, 102-104
  presiones segmentarias, 96-102
venografía, 78-79
trombosis venosa, 85-91
  Doppler (onda continua), 89-90
  evolución, 89
  pletismografía, 87-89
  rastreo con 125fibrinógeno yodado, 90-91
  venografía, 85-87
Pseudoaneurisma, 252-253, 263
  con trombosis venosa profunda, 204
  fístula A-V
    lado derecho, exploración, 356
    lado izquierdo, exploración, 355
  patrón turbulento con, 46
Pseudotromboflebitis, 204
PTFE. Véase Injerto de politetrafluoroetileno

Q
Quiste de Baker, con trombosis venosa profunda, 204
Quiste poplíteo, con trombosis venosa profunda, 204
Quiste sinovial, con trombosis venosa profunda, 204

R
Rastreo con fibrinógeno yodado125, trombosis venosa, 90-91
Recanalización, segmentos venosos obstruidos, 56
Reflexión especular, imagen en escala de grises, 2
Regla de un dedo, en el diagnóstico del trombo venoso de la pantorrilla, 199
Resolución en el eje Z, imagen armónica, 10
Rotura de placa, 61

S
Segmentos tortuosos, lugares de, 37
Sensibilidad de la arteriografía, 82-85

Signo del "yin-yang", 263
Síndrome del opérculo torácico, 216
Síndrome postflebítico, 56
Sondas manuales, análisis de onda espectral, ecografía dúplex, ondas, 108

T
Tabaquismo, elevación niveles colesterol, 59
Tamaño, placa carotídea, 147
Transductor lineal, forma de, 7
Transductores sectoriales, 7
Transformación de Fourier, 13
Trombina, inyección con control ecográfico de, 270
Trombo obstructivo, confirmación del, 190
Trombo, estructura de, en ecografía, 56
Trombólisis, imagen, 337-341
  acceso percutáneo, 337-341
  monitorización, 341
  postprocedimiento, 341
Trombosis venosa "por encima de la rodilla", 201-204
  estudios ecográficos seriados, 201-204
  pierna edematosa
  vías colaterales, 202
Trombosis venosa pélvica, 50
Trombosis venosa profunda "por debajo de la rodilla", estudios ecográficos seriados, 198-201
Trombosis venosa profunda aguda, entidades patológicas, 204
Trombosis venosa profunda asintomática, eficacia diagnóstica, 198
Trombosis venosa profunda crónica, 211-231
  anatomía, 221-225
  criterios diagnósticos, 225-229
  estrategia diagnóstica, 229-231
  patrones, 225-229
  recomendaciones, 231
Trombosis venosa profunda sintomática, eficacia diagnóstica, 197-198
Trombosis venosa profunda crónica, 221-231
  anatomía, 221-225
  estrategia diagnóstica, 229-231
  patrones, 225-229
  recomendaciones, 231
  extremidad inferior, 168
  extremidad superior, 216
Trombosis venosa, 48-58,85-91,168-220
  asintomática, 48
  Doppler (onda continua), 89-90
  eficacia diagnóstica, 197-209
    estudios ecográficos seriados, 198-209
      patología incidental, 204-209
      trombosis venosa profunda, debajo de la rodilla, 198-201
      trombosis venosa profunda, encima de la rodilla, 201-204

trombosis venosa profunda aguda, entidades patológicas, 204
trombosis venosa profunda asintomática, 198
trombosis venosa profunda sintomática, 197-198
  epidemiología, 48
  estadios en la evolución de, 55
  evolución, 55-56,89
  extremidad inferior, 169-197
    anatomía normal, 169-181
    criterios diagnósticos, 181-197
      compresibilidad, pérdida de, 186-188
      flujo venoso alterado, 188-197
      visualización del trombo, 182-186
    ecografía venosa de compresión, causas de error durante, 188
    trombosis venosa profunda aguda obstructiva, hallazgos diagnósticos de, 183
  extremidad superior, 209-219
    anatomía normal, 209-213
    criterios diagnósticos, 213-219
    trombosis venosa profunda, 216
  factores de riesgo, 51-53
  importancia clínica, 168-169
  incidencia, 48-51, 168-169
    extremidad inferior, 48-51
    extremidad superior, 51
  intervenciones, 57-58
    prevención, 57
    tratamiento, 57-58
  localización, 53-55
  patrón
  pletismografía, 87-89
  prevalencia, 48-51
  profunda
    crónica, 221-231
    extremidad superior, 216
  rastreo con fibrinógeno125 yodado, 90-91
  secuelas, 56-57
  venografía, 85-87
Trombosis, venas profundas
  crónica, 221-231
  extremidad superior, 216

Tumores prostáticos, trombosis venosa, 204
Tumores testiculares, trombosis venosa, 204

U
Úlcera, definición, 143

V
Válvulas venosas profundas, insuficiencia venosa, 231
Variación respiratoria, pérdida de, imagen Doppler, 45
Variz venosa, con trombosis venosa profunda, 204
Vasos tortuosos, zonas de aumento de la velocidad, 37
Vena axilar, 211
Vena basílica, 209,211
Vena braquiocefálica, 212
Vena cefálica, 211
Vena femoral común, 170
Vena femoral profunda, 170
Vena femoral superficial, 170,171
Vena ilíaca externa, 170
Vena poplítea, 170
  posición del paciente, 179
Vena safena mayor, 170, 231
Vena safena menor, 170, 231
Vena subclavia, 212
Vena tibial anterior, 170,171
Vena yugular externa, 212
Vena yugular interna, 211-212
Venas braquiales, 211
Venas de la pantorrilla
  senos venosos musculares, 181
  trombo, regla del dedo, 199
Venas perforantes, insuficiencia venosa, 232
Venas superficiales, insuficiencia venosa, 231
Venas tibiales posteriores, 171
Venografía
  eficacia de, 78-79
  trombosis venosa, 85-87
Venografía-resonancia magnética, eficacia de, 80
Vistas por unidad de tiempo rápidas, ecografía dúplex, imagen Doppler color, 30

Z
Zona focal hiperecogénica en el seno de la placa, 153

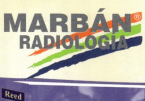
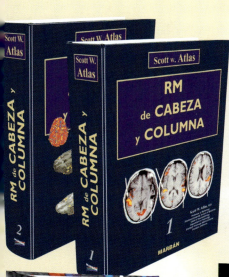
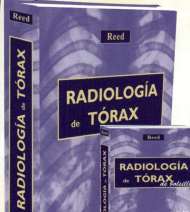
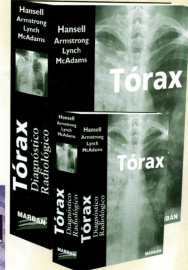
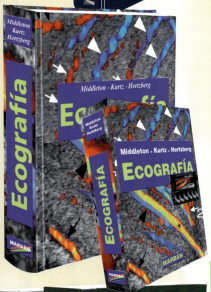
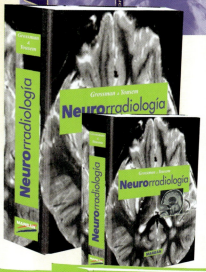
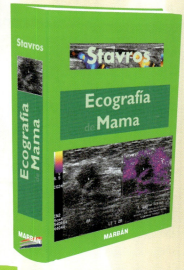
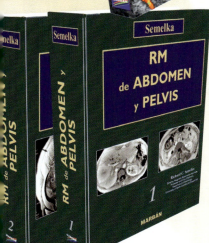
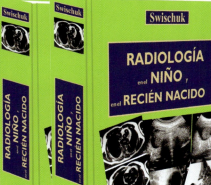
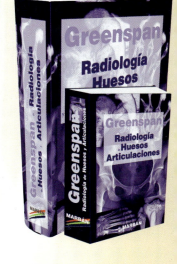

Middleton Kurtz, Hertzberg

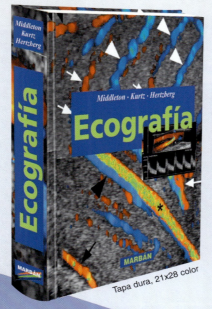

Tapa dura, 21x28 color

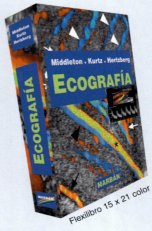

Flexilibro 15 x 21 color

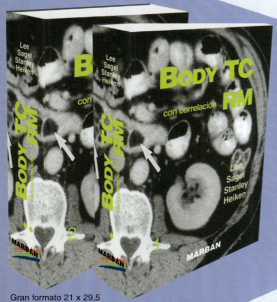

Gran formato 21 x 29,5
Impreso sobre papel arte
Tapa dura

Body TC
con correlación RM

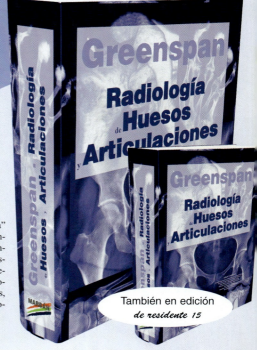

También en edición *de residente 15*

A pesar del frecuente uso de avanzadas fórmulas de "alta tecnología" en imagen musculoesquelética, la radiografía convencional sigue siendo una modalidad coste-efectiva con un papel esencial en el tratamiento de los pacientes de cirugía ortopédica y traumatología y que, en nuestra opinión, debería utilizarse antes que cualquier otra. Aún así, el objetivo principal de este libro es mostrar la utilidad de los diferentes métodos de imagen para evaluar trastornos congénitos, traumatológicos, artríticos, neoplásicos, infecciosos y metabólicos del sistema musculoesquelético, e indicar para qué anomalías es más útil cada uno.

Hansell, Armstrong, Lynch & McAdams

La nueva referencia en Radiología de Tórax

también en formato
de residente 15
Flexilibro 15x21

Gran formato 21 x 29,5
Impreso sobre papel arte
Peso neto: 5,1 kg

Grossman & Yousem

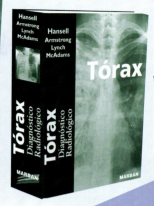

El Grossman -Yousem representa el equilibrio entre extensión justa y contenido completo y actualizado en el difícil "arte" de la **neurorradiología**. La técnica BOLD, la espectroscopía de difusión, la espectroscopía por RM, las imágenes de perfusión, etc., así como todas las técnicas más conocidas, están presentes en este trabajo número uno. Presentación en formato grande y en *de residente 15*

Gran formato 21 x 29,5
Impreso sobre papel arte
Tapa dura

Residente 15
Flexilibro 15x21

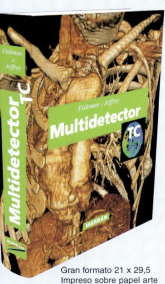

Fishman & Jeffrey

Con los escáneres espirales de una sola sección apenas podíamos vislumbrar el horizonte y anticipar el futuro que hoy parece tan extendido con la aplicación en clínica de la TC multidetector. Lo que en otra época se consideraba una idea muy atractiva se ha convertido en una realidad clínica, puesto que ya funcionan estaciones de trabajo perfectamente integradas que brindan una visualización volumétrica 3D, la angiografía por TC y un estudio cardíaco con un grado de resolución anatómica que produce verdadero asombro.

Nuestra motivación, al escribir un libro como éste, nace del número cada vez mayor y creciente de aplicaciones clínicas de la TC. Como ejemplo característico citaremos el hecho siguiente: en los últimos años, la TC se ha convertido en la técnica preferida para el estudio de los pacientes con sospecha de embolia pulmonar y ha sustituido a los estudios de medicina nuclear y de angiografía pulmonar. Toda la esfera de la TC cardíaca está dispuesta para crecer con rapidez a medida que se reduzcan los tiempos de barrido y nadie duda de que esta área rivalizará, en adelantos técnicos, con la RM cardíaca.

Gran formato 21 x 29,5
Impreso sobre papel arte
Tapa dura

Swischuk

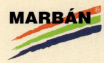

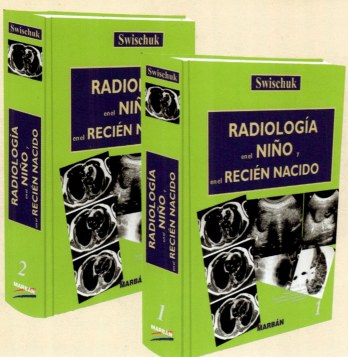

Leonard E. Swischuk, MD
Professor of Radiology and Pediatrics
Director, Division of Pediatric Radiology, Chidren´s Hospital
The University of Texas Medical Branch at Galveston
Galveston, Texas

McNally

Autores:
Ian Beggs
Stefano Bianchi
Nathalie Boutry
Rethy K. Chhem
Michael Cohen
Lawrence Friedman
Wayne Gibbon
Andrew J. Grainger
Carlo Martinoli
Eugene G. McNally
Simon J. Ostlere
Philip J. O'Connor
Philip Robinson
James L. Teh
David J. Wilson
Jane Wolstencroft

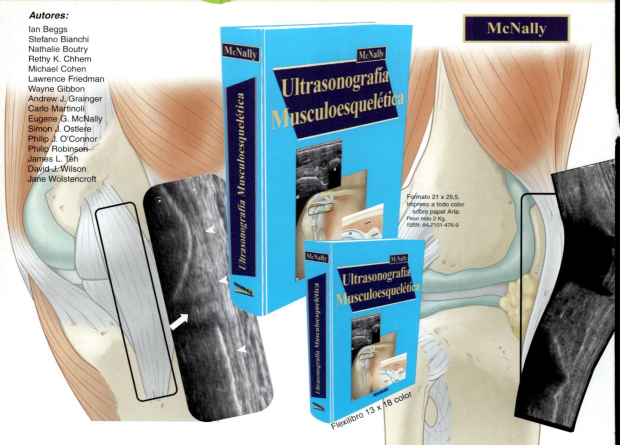

Formato 21 x 29,5.
Impreso a todo color
sobre papel Arte.
Peso neto 2 Kg.
ISBN: 84-7101-476-9

Flexilibro 13 x 18 color

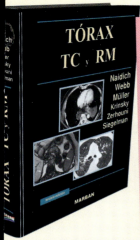
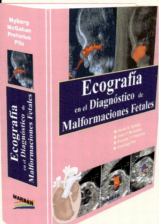
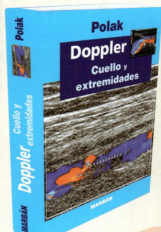
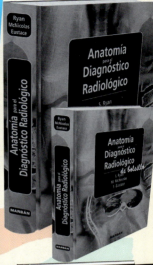
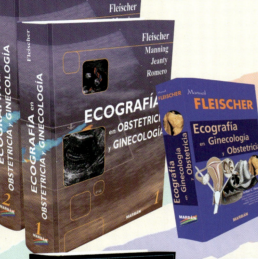
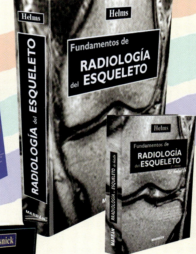
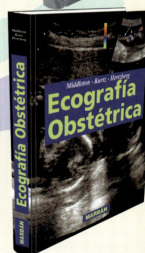
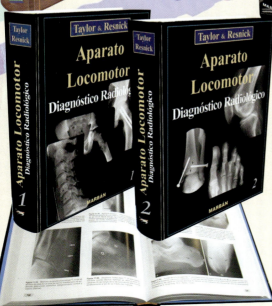
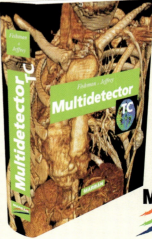

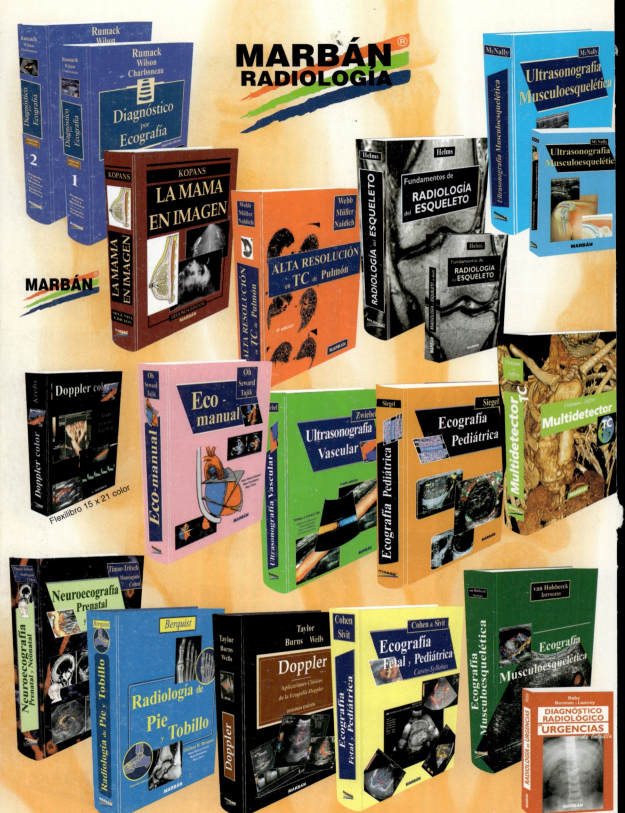